Geoffrey Cannon ist Ernährungswissenschaftler und Autor zahlreicher Buch- und Zeitschriftenveröffentlichungen. Er war Chefredakteur der *BBC Radio Times* (1969–1979) sowie Redakteur der *Sunday Times* (1980–1984). In Großbritannien werden regelmäßig Radio- und Fernsehbeiträge von ihm zu den Themen Ernährung und Gesundheitspolitik ausgestrahlt. Seit 1989 ist Geoffrey Cannon Fachberater der Weltgesundheitsorganisation.

Dieses Buch wurde auf chlor- und säurefreiem Papier gedruckt.

Vollständige Taschenbuchausgabe Mai 1996
Droemersche Verlagsanstalt Th. Knaur Nachf., München

Dieses Buch erschien in der vgs verlagsgesellschaft unter
dem Titel »Teufelskreis – Wenn Antibiotika krank machen«
Titel der Originalausgabe »Superbug«

Umschlaggestaltung: Alexander Urban, Wiesbaden
Satz: Ventura Publisher im Verlag
Druck und Bindung: Elsnerdruck, Berlin
Printed in Germany
ISBN 3-426-82080-3

5 4 3 2 1

Geoffrey Cannon

# Antibiotika – die sanften Killer

Aus dem Englischen von Sebastian Vogel

Knaur

# Inhalt

## 4 Apocalypse Now



## 5 Die Natur nimmt Rache



## 6 Wege aus dem Teufelskreis

# Vorbemerkung des Verlages

Dieses Buch wurde von dem englischen Autor Geoffrey Cannon geschrieben, der sich in mancher Hinsicht natürlich auf britische Verhältnisse bezog. Da das deutsche Gesundheits- und Pharmawesen sich von dem britischen unterscheidet, haben wir den Text mit Genehmigung des Autors in manchen Passagen leicht verändert oder ergänzt, um auch dem deutschen Leser adäquate Informationen zu bieten. So wurden Bezeichnungen und Zahlenangaben durch die entsprechenden, in Deutschland gültigen Namen und Daten ersetzt und analoge Informationen, Struktur und Organisation der deutschen Institutionen angepaßt.

Aussagen über Antibiotika, die naturwissenschaftliche Sachverhalte betreffen und die Wirkung dieser Medikamente auf den Menschen erläutern – welche ca. 90 Prozent des Buches ausmachen –, wurden nicht verändert.

Änderungen oder Ergänzungen sind dem »Pschyrembel«, 257. Auflage 1994, dem »Arzneiverordnungsreport '93« (Hrsg. Ulrich Schwabe und Dieter Paffrath) und dem Anhang des vorliegenden Buches »Antibiotika von A–Z« entnommen. Die englischen Anmerkungen und Literaturangaben wurden um deutsche Standard-Lehrwerke bzw. -Ratgeber ergänzt.

vgs verlagsgesellschaft
Köln

# Einleitung

Antibiotika haben einen hervorragenden Ruf. Wir sind in dem Glauben aufgewachsen, daß sie einen großen Segen darstellen. Und das können sie auch sein. Antibiotika und andere mikrobenhemmende Medikamente haben in den letzten 50 Jahren das Leben und die Gesundheit unzähliger Menschen gerettet. Die ersten Sulfonamide und das Penicillin boten aufsehenerregende neue Heilungschancen für verbreitete, gefährliche oder sogar tödliche Bakterienerkrankungen wie Lungenentzündung, Kindbettfieber, Gonorrhöe, Syphilis und Wundinfektionen. Mit Antibiotika wurden große Operationen am offenen Körper zu Routineeingriffen, und andere Präparate dieses Typs wirken gegen ansonsten tödliche Infektionen der meisten lebenswichtigen Organe. In Entwicklungsländern benutzt man zu Recht auch relativ gefährliche Antibiotika wie Chloramphenicol oder Tetracyclin, um bösartige Infektionskrankheiten wie Typhus und Cholera zu behandeln. Manche Leser dieses Buches verdanken den Antibiotika wahrscheinlich ihre Gesundheit oder sogar das Leben.

Antibiotika sind Wirkstoffe, die Bakterien töten oder in Schach halten, mikroskopisch kleine Lebewesen, die hin und wieder Krankheiten erzeugen. Und gegen solche Bakterieninfektionen wirken die Antibiotika tatsächlich. Sie ähneln in ihrem Effekt den Pflanzenschutzmitteln, jenen Chemikalien zur Vernichtung von Insekten und Unkräutern, die in der Landwirtschaft seit einem halben Jahrhundert eingesetzt werden. Genau wie Pflanzenschutzmittel sich gegen Schädlinge richten, die Krankheiten bei Nutzpflanzen hervorrufen, so richten sich Antibiotika gegen die Mikroorganismen, die Menschen (und Tiere) krank machen. Antibiotika und Schädlingsgifte sind gleichermaßen chemische Behandlungsmittel, und man setzt sie aus ähnlichen

Gründen ein. Wenn ein Feld von Blattläusen befallen ist, wird der Bauer dankbar ein Insektengift anwenden. Und wenn Eltern erleben, wie ihr Kind an Hirnhautentzündung erkrankt, werden sie ebenso dankbar ein Antibiotikum verschreiben lassen. Wir leben mit Antibiotika und mit Schädlingsbekämpfungsmitteln; ein Leben ohne sie gibt es nicht, und manchmal ist ihre Verwendung sinnvoll.

Antibiotika haben tiefgreifende Auswirkungen auf unseren Organismus. Und sie haben auch tiefgreifende Auswirkungen auf unser Denken. Unser Wissen um die Bedeutung von Gesundheit und Krankheit, aber auch darüber, wie wir nach einer Erkrankung wieder genesen, wird stark von unserem Glauben an die Antibiotika beeinflußt. Er verstärkt unser Zutrauen zu den Ärzten und das Zutrauen der Ärzte zur medikamentösen Therapie.

Erste Eindrücke hinterlassen ihre Spuren, und die ersten Antibiotika waren für zuvor unheilbare Krankheiten von gewaltiger Bedeutung. Das *Journal of the American Medical Association* veröffentlichte 1989 den Bericht eines älteren Arztes nach 65 Berufsjahren. Er schrieb: »Die dramatischsten Ereignisse meines Lebens waren die Fortschritte in der Behandlung bakteriell bedingter Krankheiten, zuerst durch die mikrobenhemmenden Medikamente und später durch die Antibiotika. Ich schätze mich glücklich, daß ich einschließlich der Studienzeit bereits 14 Jahre in der medizinischen Praxis tätig war, bevor Sulfanilamid, der erste mikrobenhemmende Wirkstoff, eingeführt wurde. Nur wenn man miterlebt hat, wie hilflos Patienten und Ärzte früher waren, kann man in vollem Umfang die dramatischen Veränderungen würdigen, die sich durch die mikrobenhemmenden Wirkstoffe und dann durch die Antibiotika ergaben. Es war eine unvergeßliche Erfahrung.«

Zunächst hielt man die Antibiotika für Wundermedikamente. Wie die Alchemisten, die nach dem »Stein der Weisen« suchten, mit dem sie unedles Metall in Gold verwandeln konnten, so suchen die Chemiker noch heute nach der »magischen Kugel«, jenem Medikament, das Krankheiten immer heilt und niemals Schaden anrichtet. Den Mythos, Antibiotika seien solche magischen Kugeln, verbreiten manche Ärzte bedenkenlos, und schädliche Nebenwirkungen schreiben sie dann »persönlichen Eigenarten« oder einer »Überempfindlichkeit« zu; damit behaupten sie unausgesprochen, der Schaden sei die Schuld des Patienten und nicht des Medikaments. Aber die magische Kugel gibt es nicht. Alle wirksamen Medikamente, auch die Antibiotika, sind starke Medikamente: Sie einzunehmen, heißt immer ein Risiko einzugehen.

### *Nutzen – und Risiken*

Es wäre wunderschön, wenn Antibiotika tatsächlich ungefährlich wären. Aber die Ärzte, die ihre Wirkung auf die Patienten beobachteten, wußten von Anfang an, daß sie ein zweischneidiges Schwert sind und nicht nur nützen, sondern auch schaden können. Der verantwortungsvolle Umgang mit Antibiotika erfordert wie bei allen Medikamenten eine Abwägung von Nutzen und Gefahren, die man im voraus nie genau kennt. Wenn Antibiotika nach der allgemein anerkannten Praxis verwendet werden, ist der Nutzen bei ihnen nach der Überzeugung der Ärzte weitaus größer als das Risiko. Aber die Standard-Nachschlagewerke, die Ärzte und Pharmakologen benutzen, sind voller Warnungen vor den Gefahren der Antibiotika.

Die Penicilline wirken auch heute noch meist gegen ein breites Spektrum von Bakterieninfektionen und gelten im allgemeinen als relativ ungefährlich. Sie stören aber recht häufig das Immunsystem des Organismus und erzeugen allergische Reaktionen – von Hautausschlägen bis hin zum seltenen, lebensbedrohenden anaphylaktischen Schock. Verschiedene Antibiotika, die noch vor einer Generation von niedergelassenen Ärzten regelmäßig gegen geringfügige Infektionen verschrieben wurden, hält man heute allgemein für so gefährlich, daß sie nur noch bei wenigen, sehr schweren Krankheiten empfohlen werden. In seltenen Fällen haben Antibiotika schwere Nebenwirkungen: Streptomycin kann zum Beispiel eine nicht mehr heilbare Taubheit hervorrufen, und Chloramphenicol erzeugt manchmal die aplastische Anämie, eine tödliche Blutkrankheit. Viele Antibiotika sollte man während der Schwangerschaft meiden. Theoretisch besteht beispielsweise die Möglichkeit, daß Cotrimoxazol das heranwachsende Kind im Mutterleib schädigt, und Tetracycline beeinträchtigen bei Kindern wahrscheinlich die Zahn- und Knochenentwicklung. Fast alle Antibiotika können Darmerkrankungen wie Durchfall und Krämpfe auslösen, und einige, beispielsweise Clindamycin und Ampicillin, rufen in seltenen Fällen die Colitis pseudomembranacea hervor, eine gefährliche und manchmal tödliche Krankheit, die den Darm zerstört.

Berichte über Nutzen und Risiken der Antibiotika, die hier und in diesem ganzen Buch wiedergegeben werden, stammen aus Lehrbüchern und anderen wissenschaftlichen Quellen. Bei den Nachschlagewerken handelt es sich unter anderem um das »Merck Manual« und das »ABPI Data Sheet Compendium«, die häufig von Ärzten herangezogen werden, sowie um speziellere Werke wie »Martindale's Extra Pharmacopeia«, »Principles and Practice of Infectious Diseases«, »Antimicrobial Therapy«, »The Antimicrobial Drugs«, »The Pharmacological Basis of Therapeutics« und »Clinical Pharmacology« sowie um zwei verläßliche Bücher für Laien, nämlich »Medical Treatments: the Benefits and Risks« und »Medicines: a Guide for Everybody« (zusammengestellt von Professor Peter Parish). Diese und andere Quellen (auch deutschsprachige) werden im Text und im Anhang im einzelnen genannt.

Die verbreiteten Nebenwirkungen der Antibiotika gehen im allgemeinen vorüber. Zu Opfern werden die Patienten bei den heute gebräuchlichen Präparaten meist nur, wenn sie hohe Dosen über längere Zeit einnehmen. Aber das stimmt nicht immer. Anfällige Personen und sogar junge Erwachsene mit gutem gesundheitlichem Allgemeinzustand erleiden gelegentlich schon bei einer einmaligen Antibiotikabehandlung Schäden, die zu einer Gefahr werden können, wenn ein aufmerksamer Arzt das Präparat nicht rechtzeitig absetzt. Manche Nebenwirkungen sind nicht vorhersehbar, und man erkennt nicht, daß das Medikament die Ursache ist. Viele häufig verschriebenen Antibiotika verursachen manchmal Symptome, die nur schwer einzuordnen sind, wie Hitzewallungen, Erschöpfungs- und Verwirrungszustände, Depressionen oder immer wiederkehrende Infektionen; andere, wie Nieren- und Leberschäden, sind nur schwer zu erkennen. Der Arzt hat nie die Garantie, daß ein Antibiotikum ungefährlich ist. Es gilt das allgemeine Prinzip der Chemotherapie: Gegen die gefährlichsten Krankheiten sind die giftigsten Medikamente oft am wirksamsten.

Ist es nicht seltsam, daß wir soviel Vertrauen in Medikamente setzen, die uns soviel Schaden zufügen können? Oft wird den Patienten gesagt, eine empfohlene medikamentöse Behandlung sei der einzige Weg, um eine schwere Erkrankung oder sogar den Tod abzuwenden. Wie oft stimmt das wirklich? Wir sind alle in dem Glauben aufgewachsen, sämtliche Nebenwirkungen der Antibiotika seien geringfügig, verglichen mit der Krankheit, die geheilt werden soll. Aber ist es wirklich immer so? Ist es wenigstens meistens so?

Dieses Buch verfolgt unter anderem das Ziel, die Aufmerksamkeit für die starke Wirkung der Antibiotika zu wecken und zu einer auf Wissen gegründeten Partnerschaft zwischen Arzt und Patient beizutragen. Das Kapitel 6 enthält Hinweise zur vernünftigen Anwendung von Antibiotika, und das anschließende Ver-

zeichnis »Antibiotika von A bis Z« führt Hunderte von Antibiotika auf, die derzeit für Menschen verschrieben werden, einschließlich ihrer Anwendungsgebiete und ihrer Neben- und Wechselwirkungen.
»Teufelskreis« ist aber kaum als ein Medikamentenratgeber gedacht. Es soll eine Veränderung des Denkens bewirken. Antibiotika sind kostbare Medikamente, daran gibt es keinen Zweifel. Doch wenn man aus Fachzeitschriften, Forschung und öffentlichem Gesundheitswesen alle Hinweise über Nutzen und Risiken der Antibiotika sowie über die kurz- und langfristigen Auswirkungen ihrer häufig übermäßigen und mißbräuchlichen Anwendung sammelt, dann scheint mir, daß Antibiotika wie jedes zweischneidige Schwert möglicherweise mehr Schaden als Nutzen bringen: Das heißt, sie erzeugen oder verschlimmern vielleicht mehr Krankheit, als sie heilen.

### *Der Medikamenten-Teufelskreis*

Bevor in den dreißiger und vierziger Jahren die Sulfonamide und das Penicillin entwickelt wurden, waren die größten Medikamentenhersteller mittelständische Unternehmen ohne außergewöhnliche Gewinne. Erst die begeistert vorangetriebene kommerzielle Entwicklung der Antibiotika machte die Pharmaindustrie zu dem, was sie heute ist: ein multinationaler Gigant, dessen einzelne Firmen in manchen Fällen mehr Geld umsetzen, als der Haushalt eines kleinen Staates umfaßt.
Der Marktwert aller an Menschen und Tieren angewandten Antibiotika lag weltweit nach Schätzungen der Weltgesundheitsorganisation 1980 bei 8,25 und 1990 bei 18 Milliarden US-Dollar. Für das Jahr 2000 sprechen die Hochrechnungen von 40 Milliarden Dollar. Die produzierte Menge lag 1980 bei 25 000 und 1990 bei 35 000 Tonnen, und für das Jahr 2000 wurden

50 000 Tonnen vorausberechnet. Und jede Tonne besteht aus sehr vielen Einzeldosen. In Großbritannien wurden 1990 nach Zahlenangaben aus der Industrie 50 Millionen Antibiotikabehandlungen verschrieben, durchschnittlich also etwa eine für jeden Mann, jede Frau und jedes Kind. In Deutschland waren es nach Angaben im Arzneiverordnungsreport '93 gut 35 Millionen Rezepte für 1992.

Diese bemerkenswerte Statistik über Produktion und Verbrauch wäre ein Beleg für einen gewaltigen Nutzen für die Menschheit – wenn Antibiotika ungefährlich wären oder wenn sie wenigstens angemessen verschrieben würden. Aber so ist es nicht. Von dynamischen Pharmavertretern ermutigt, verschreiben vielbeschäftigte Allgemeinärzte nur allzuoft nicht nur Penicillin oder andere preiswerte Antibiotika, sondern auch neue, teure Präparate als Ersatz für intensive Beschäftigung mit dem Patienten. Oder verschreiben sie gegen Infektionen, die geringfügig sind oder durch Antibiotika gar nicht gebessert werden können. Chirurgen setzen Antibiotika vor und nach Operationen als Vorsichtsmaßnahme gegen Infektionen oft im Übermaß ein; dabei übersehen sie ihre Wirkungslosigkeit und die langfristigen schädlichen Auswirkungen. Landwirte füttern die Tiere in der Massenhaltung systematisch mit Tetracyclin, um das Wachstum zu beschleunigen und die heftigen Infektionen zurückzudrängen, die sich unter den auf engem Raum lebenden Tieren sonst zwangsläufig verbreiten würden. In Entwicklungsländern bekommt man Sulfonamide, Streptomycin, Chloramphenicol, Tetracyclin und andere starke Medikamente bei Straßenverkäufern, ohne daß es eine Zulassung oder eine echte Überwachung gäbe. Wiegt der Nutzen unter allen diesen Umständen schwerer als die Risiken?

Die unmittelbaren Nebenwirkungen sind nur einer von mehreren Gründen, warum Antibiotika gefährlich sind. Die wichtigste Bedrohung für die Gesundheit der Menschen, die sich durch übermäßige und mißbräuchliche Verwendung noch verstärkt, ergibt sich aus ihren heimtückischen, unsichtbaren Auswirkungen auf die Mikroökologie des menschlichen Organismus. Die Gründe sind, kurz gesagt, folgende:

Der Begriff »Antibiotikum« bedeutet wörtlich »gegen das Leben«: Biologie ist die Wissenschaft vom Lebendigen. Antibiotika werden am Menschen angewandt, und Gifte wie Insektizide und Herbizide, die manchmal auch als Biozide bezeichnet werden, setzt man im wesentlichen aus den gleichen Gründen ein: um Lebewesen zu töten, die man für schädlich hält. »Biozid« bedeutet »Lebenstöter«, und Antibiotika sind eigentlich Schädlingsvernichtungsmittel für die Verwendung an Menschen. Diese Parallele zwischen Schädlingsbekämpfungsmitteln und Antibiotika mag hergeholt erscheinen. Aber Insekten und Pflanzen sind Lebewesen, wenn sie auch im biologischen System an anderer Stelle stehen als der Mensch. Außerdem sind Wirkungen und Nachwirkungen bei Bioziden und Antibiotika ähnlich.

Heute redet jeder von Ökologie. Wir wissen, daß auf jeden Schädling viele nützliche Tiere kommen: Vögel, Bienen, Käfer, Schmetterlinge und andere Lebewesen, die das Gleichgewicht der Natur aufrechterhalten. Wenn man Insekten und Pflanzen mit Giften behandelt, gerät dieses Gleichgewicht durcheinander.

Schädlingsbekämpfungsmittel töten nicht nur Schädlinge, sondern auch ihre natürlichen Feinde, so daß eine biologische Einöde entsteht, in der sich neue Schädlinge ungehindert breitmachen können. Wenn ein Bauer solche Bekämpfungsmittel anwendet, läuft er Gefahr, in den chemischen Teufelskreis zu geraten: Er muß immer mehr Gifte einsetzen, um den Schädlingen stets einen Schritt voraus zu sein.

Das dritte Kapitel dieses Buches handelt vom letzten ökologischen Neuland: nicht von den Regenwäldern Brasiliens oder der Ozonschicht über der Antarktis, sondern von dem Ökosystem an und in unserem eigenen Körper, das unsere Gesundheit entscheidend beeinflußt. Für Bakterien gilt das gleiche wie für Wildtiere: Auf jeden Mikroorganismus, der zum Krankheitserreger werden kann, kommt eine viel größere Zahl nützlicher Arten. Diese Bakterien haben sich im Einklang mit uns entwickelt, insbesondere in unserem Darm, und sind die erste Abwehrschranke gegen Krankheiten. Antibiotika töten nicht nur gefährliche Bakterien, sondern auch die nützliche Flora, und damit richten sie mikrobiologische Verheerungen an, so daß neue Krankheiten entstehen, Fuß fassen, sich ausbreiten und sogar zur Epidemie werden können. Wer Antibiotika nimmt, läuft Gefahr, in einen chemischen Teufelskreis zu geraten, so daß er immer stärkere Mittel nehmen muß, um Infektionen zurückzudrängen.

### *Von der Heilkunst zum totalen Krieg*

Die vielen hundert Bakterienarten, die sich in einem gesunden menschlichen Darm tummeln, bilden zusammen ein lebenswichtiges Körperorgan, das nicht nur für unsere Verdauung unentbehrlich ist, sondern auch für unsere Immunität: Es schützt uns dagegen, daß krankheitserzeugende Mikroorganismen eindringen oder sich ausbreiten. Wir brauchen die nützliche Bakterienflora in unserem Körper. Aber die moderne Medizin geht noch immer nach der veralteten Keimtheorie der Krankheiten vor, die Louis Pasteur und die anderen »Mikrobenjäger« vor über einem Jahrhundert entwickelten: Danach sind nur tote Bakterien gute Bakterien. Und deshalb hat der von Männern beherrschte Berufsstand der Mediziner aus der Heilkunst eine Art des totalen Krieges gemacht: Medikamente sind Kugeln, Bomben und Geschosse, und die Mikroorganismen sind der Feind, den man aufspüren und zerstören muß.

Bei den meisten Krankheiten, an denen die Menschen in den Industrieländern heute leiden, handelt es sich nicht um Infektionskrankheiten. Weder die koronare Herzkrankheit noch Krebs werden von Bakterien hervorgerufen. Und dennoch haben wir weiterhin den Mythos und die Erinnerung der Keimtheorie im Kopf. Professor Lewis Thomas, ein kluger Beobachter des Medizinerberufes, schreibt in seinem Artikel »Germs«: »Schaut man Fernsehen, könnte man denken, wir lebten auf Abruf, in ständiger Gefahr, auf allen Seiten umgeben von menschenfressenden Keimen, geschützt gegen Infektion und Tod nur durch eine chemische Technologie, mit der wir sie abtöten können.«

Er fährt fort: »Wir betrachten Krankheiten der Menschen immer noch als das Werk organisierter, moderner Dämonen, und der sichtbarste, wichtigste Feind sind die Bakterien ... Es gibt so viele von ihnen, daß Krankheiten unvermeidlich erscheinen, als natürlicher Teil des menschlichen Lebens: Wenn es uns gelingt, eine Krankheit auszurotten, ist sofort eine andere zur Stelle, die nur darauf wartet, den freigewordenen Platz einzunehmen.« Und er kommt zu dem Schluß: »Es handelt sich hierbei um Täuschungen eines Verfolgungswahns auf gesellschaftlicher Ebene; erklären lassen sie sich zum Teil durch unser Bedürfnis nach Feindbildern und zum Teil durch die Erinnerung daran, wie es früher war.«

Krieg und Bomben töten Gute und Böse. Je mehr Antibiotika wir nehmen, insbesondere die »Breitbandpräparate«, die ein breites Spektrum von Bakterienarten töten, desto mehr machen wir uns anfällig für Krankheiten. Diese Entwicklung beginnt schon vor der Geburt. Bakterien auf der Haut, in Mund und Rachen sowie um unsere Geschlechtsorgane herum verleihen uns einen natürlichen Infektionsschutz. Die nützliche Bakterienflora der Mutter besiedelt das Baby, wenn es durch die Scheide zur Welt kommt und wenn es später an ihrer Brust saugt.

Wird ein Kind aber in einem Krankenhaus geboren, dessen mikrobiologisches Milieu durch ständigen Antibiotikaeinsatz durcheinandergeraten ist, während die Mutter selbst ebenfalls Antibiotika genommen hat, ist es eine leichte Beute für Infektionen, die nun ihrerseits mit Antibiotika behandelt werden: Das Baby erlebt die ersten Umdrehungen im Teufelskreis der Medikamente.
Die Kinder des Antibiotikazeitalters sind anfällig für dauernde Infektionen von Ohren, Nase und Rachen, die mit Antibiotika in Schach gehalten werden und immer wiederkehren. Mädchen und Frauen bekommen häufig Infektionen der Harnwege und der Blase, die mit Antibiotika behandelt werden und sich dann verschlimmern.
Im Kapitel 4 dieses Buches wird gezeigt, wie Antibiotika Krankheiten züchten. Genau wie Biozide aus einer Population normalerweise harmloser Lebewesen entsetzliche Schädlinge machen können, so können auch Antibiotika zu »Superinfektionen« führen. Durch dauernde Antibiotikabehandlung besteht also die Gefahr, daß Mikroorganismen, die sich zu einem ungefährlichen Leben im Darm entwickelt haben, unkontrolliert vermehren, ohne Einschränkung durch die normale nützliche Darmflora, die von den Medikamenten zerstört wurde.
So können sich beispielsweise Bakterien der Art *Escherichia coli* ausbreiten und Durchfall, Harnwegsinfektionen und Darmentzündungen hervorrufen. Auch andere Arten wie *Clostridium difficile* können sich unkontrolliert vermehren und gefährliche oder sogar tödliche Infektionen auslösen. Und manchmal machen sich im Darm und anderen Körperbereichen dann Mikroorganismen breit, die keine Bakterien sind, wie zum Beispiel der Pilz *Candida albicans.*
Bei vielen Krankheiten, die heute auf der Welt häufig vorkommen, sind Antibiotika die eigentliche Ursache. Paradoxerweise glaubt man vielleicht an sie, weil sie nach der Verschreibung

zunächst einmal wirken (zumindest eine Zeitlang) – gegen eine Infektion, die, ohne daß man es weiß, durch die vorherige Antibiotikabehandlung hervorgerufen wurde.

### *Ökologisches Chaos*

Antibiotika können Superinfektionen verursachen, daran gibt es keinen Zweifel. Befürchtungen hegen führende Mikrobiologen aber vor allem, weil Antibiotika den natürlichen Evolutionsprozeß stören und »Supererreger« entstehen lassen: neue, mutierte, medikamentenresistente Krankheitserreger. Was dabei geschieht, läßt sich am besten durch einen Vergleich aus der Landwirtschaft erklären. Auf dem Bauernhof üben Biozide auf die Schädlinge den sogenannten Selektionsdruck aus, und das hat zur Folge, daß mutierte Formen herangezüchtet werden, denen die vom Bauern eingesetzten Bekämpfungsmittel nichts mehr ausmachen. Das sind die Superschädlinge. Dann bringt die Industrie ein neues Produkt auf den Markt, das neue Superschädlinge entstehen läßt; und so weiter. Schädlinge haben eine geradezu bewundernswerte Fähigkeit, immer neue, gegen immer mehr Gifte resistente Superschädlinge hervorzubringen und so der endgültigen Vernichtung zu entgehen. Gleichzeitig ist das auch gut fürs Geschäft, denn das Veralten ist bei den landwirtschaftlichen Chemikalien gleich mit eingebaut.
Der Chemikalieneinsatz in der Landwirtschaft ähnelt dem Chemikalieneinsatz in der Medizin. Wenn man nur den jeweiligen Zeitpunkt betrachtet, erfreut sich der Bauer immer des unmittelbaren Nutzens der chemischen Waffen: Die Schädlinge sterben, und die Nutzpflanzen gedeihen. Aber der Acker wird von Jahr zu Jahr stärker von den Bekämpfungsmitteln abhängig und anfälliger für die von den Chemikalien herangezüchteten Superschädlinge. Und diese neuen Schädlinge werden zur Katastro-

phe, wenn sie sich unkontrolliert vermehren, weil die Chemikalien ihre natürlichen Feinde getötet haben. Auf lange Sicht ist das ökologische System des ganzen Ackerlandes der Verlierer.

An die Schlagzeilen über die katastrophalen Auswirkungen der Schädlingsbekämpfungsmittel auf Nutzpflanzen, Land, Wildtiere und Umwelt haben wir uns mittlerweile gewöhnt. Viele Fernsehsendungen haben uns klargemacht, was es für uns und die ganze Welt bedeutet, wenn die Regenwälder Brasiliens und die Ozonschicht über der Antarktis zerstört werden. Daß der Treibhauseffekt sich zu einer weltweiten Katastrophe ausweiten und zukünftige Generationen bedrohen kann, haben die Regierungen aller Länder erkannt, und das wissen wir. Wir verstehen heute, welchen Platz die Natur im System Erde einnimmt, wo wir selbst stehen und welche Gefahren eine Störung des Gleichgewichts für die Erde, für andere und für uns selbst bedeutet. Aber seltsamerweise wissen wir bisher sehr wenig über das natürliche Gleichgewicht in uns selbst, auf und in unserem eigenen Körper. Man fordert uns heute überall zu »grünem Denken« auf, nur nicht, wenn es um uns selbst geht.

### *Jet-Set-Epidemien*

Wie wird aus einem Erreger ein Supererreger? Schon zu Beginn des Antibiotikazeitalters wußten die Wissenschaftler, daß ein bestimmtes Medikament manchmal plötzlich gegen einzelne Erreger nicht mehr wirkt. Und sie kannten auch den Grund: Mit einer Wahrscheinlichkeit von vielleicht eins zu einer Million entstehen resistente Bakterien, und da die Bakterienpopulation aus vielen hundert Millionen Zellen besteht, tauchen solche Formen zwangsläufig auf. Das war zwar besorgniserregend, aber man konnte ihnen ja begegnen, und sei es auch nur durch

die Entwicklung neuer Antibiotika, die gegen die neuen Erregerstämme wirkten.
In den fünfziger Jahren machte ein japanisches Wissenschaftlerteam jedoch eine erschreckende Entdeckung. Man war verblüfft über eine Ruhrepidemie, die auf Sulfonamide, Streptomycin und Tetracyclin nicht ansprach; wie sich herausstellte, liegt die genetische Information für die Antibiotikaresistenz in den Bakterienzellen in Form von Nucleinsäureringen vor. Und diese »Plasmide« können nicht nur von einer Bakterienzelle auf viele Millionen andere derselben Art übertragen werden, sondern sie können die Medikamentenresistenz sogar zu anderen Bakterienarten weitergeben. Und, was noch schlimmer ist: Sie sorgen nicht nur für Resistenz gegen ein einziges Antibiotikum, sondern unter Umständen sogar gegen mehrere. Resistenz ist also kein Zufallsereignis: In Wirklichkeit »lernen« die Erreger die Unempfindlichkeit gegen die Medikamente, und die Resistenz gegen Antibiotika ist selbst ansteckend. Plasmide ähneln in vielerlei Hinsicht den Viren: Das Vehikel, mit dem Supererreger Epidemien neuer, resistenter Stämme auslösen, kann sich in wenigen Monaten über die ganze Welt verbreiten.
Und tatsächlich werden Bakterien, die bei Menschen Krankheiten hervorrufen, auf der ganzen Welt immun gegen Antibiotika. Ständig entstehen neue Formen alter Krankheiten.
Auch jemand, der nie im Leben Antibiotika eingenommen hat, kann sich mit einem Supererreger infizieren, der zum Beispiel gerade per Flugzeug eingetroffen ist, vielleicht im Darm eines Reisenden, der im Ankunftsland mit anderen den gleichen Tisch, das gleiche Handtuch oder das gleiche Bett benutzt. Ein führender Wissenschaftler, den ich für dieses Buch befragte, ist Professor Stuart Levy von der Fakultät für Medizin und Mikrobiologie der Tufts University in Boston. Er sagt: »Die Bakterien eines Menschen gehören nicht nur ihm. Sie werden abgestoßen, ausgeschieden und auf andere Weise in die Umwelt freigesetzt,

und dort werden sie zu Teilen eines allgemeinen Gemischs. Noch komplizierter wird das Ganze, weil nicht nur die Einwohner einer Stadt oder eines Landes gefährdet sind, sondern die Welt als Ganzes. Bakterien brauchen keinen Paß.«
Eines Tages kommt vielleicht eine neue Infektion in Heathrow oder Frankfurt an, zum Beispiel im Darm eines Fluggastes, der gerade aus einem Drittweltland eintrifft, und dieser Erreger ist möglicherweise gegen sämtliche Antibiotika resistent. Bisher ist das nicht geschehen – noch nicht. Aber Infektionen, gegen die viele Antibiotika nicht mehr wirken, sind auf dem Vormarsch. Im August 1992 berichtete das Nachrichtenmagazin *Time* unter der Überschrift »Angriff der Supererreger«: »Die Medikamentenresistenz beschränkt sich nicht auf ein paar Keime, sondern hat bereits ein ganzes Spektrum von Krankheitserregern erfaßt.« Resistente Stämme der Erreger von Ruhr, Typhus, Lungenentzündung, Gonorrhöe, Tuberkulose und anderer schwerer Krankheiten sind heute häufig und manchmal sogar epidemieartig verbreitet. In Industrieländern wie den USA oder Deutschland kann man solche Supererreger, wenn man sie erst einmal erkannt hat, fast immer mit den Beständen einer gutsortierten Apotheke in den Griff bekommen. Die Menschen in den Entwicklungsländern sind oft nicht so gut dran. Und manche arme Länder grenzen an reiche Staaten. Dem *Time*-Bericht zufolge »machen sich Gesundheitsbeamte in den USA große Sorgen um möglicherweise tödliche Formen der Ruhr in Mittel- und Südamerika, die gegen ein halbes Dutzend Medikamente resistent sind«.

Supererreger sorgen heute überall auf der Welt dafür, daß Infektionen ausbrechen. Ist es denkbar, daß ein solcher Bakterienstamm sich eines Tages nicht nur als resistent gegen alle Antibiotika erweist, sondern auch eine unkontrollierbare Epidemie einer unheilbaren Krankheit hervorruft? Im Kapitel 5 wird unter anderem über die »Superstaphylokokken« berichtet, auch MRSA genannt, einen mehrfachresistenten Stamm von *Staphylococcus aureus,* der heute die Stationen vieler Krankenhäuser rund um die Welt verseucht, gerade auch in den Industrieländern. Dieser Supererreger, der schreckliche und manchmal tödliche Infektionen hervorruft, entstand durch den übermäßigen Einsatz der Antibiotika in den Krankenhäusern und vor allem bei Chirurgiepatienten. Bekämpfen läßt er sich heute vielfach nur noch mit einem einzigen, sehr teuren und sehr toxischen Antibiotikum. In Großbritannien haben große Krankenhäuser Millionen Mark ausgegeben, um Stationen gegen die Superstaphylokokken zu wappnen.

Professor David Williams, der Leiter der mikrobiologischen Abteilung des London Hospital, sagte 1987: »Manche Leute meinen, man müsse sich wegen der Resistenz keine Sorgen machen, weil wir ständig neue Medikamente finden. Und die Weltuntergangspropheten sagen, wir stünden ständig an der Schwelle zur Katastrophe. Was *Staphylococcus aureus* angeht, steht die Katastrophe nach meiner Ansicht tatsächlich dicht bevor.«

Nun könnte man denken: Wenn das alles stimmt, warum habe ich dann noch nichts davon gehört? Die Antwort ist eine weitere Frage: Wer hat ein Interesse daran, es zu sagen? Krankenhausverwaltungen prahlen nicht damit, daß die Superstaphylokokken in ihren chirurgischen Stationen lauern. Industriemanager unterstützen keine Fernsehsendungen, in denen erklärt wird,

daß ihre Produkte Krankheiten heranzüchten. In Großbritannien beispielsweise ist das Gesundheitsministerium sowohl für die medizinische Versorgung der Bevölkerung zuständig als auch für die Pharmaindustrie, eine wichtige Exportbranche, die 1988 nicht weniger als 450 Millionen Mark ausgab, um ihre Produkte bei den Ärzten anzupreisen.
Kompetente Warnungen vor den Gefahren der Antibiotika wurden im Laufe der Jahre immer wieder übersehen. In einem Bericht der medizinischen Wochenzeitschrift *The Lancet* hieß es 1985: »Eine internationale Konferenz, die einen weltweiten Überblick über die Antibiotika geben sollte, wurde in den USA von der Pharmaindustrie verhindert.« Wie sich herausstellte, hatten die National Institutes of Health der USA eine Reihe von Tagungen über »weltweite Antibiotikaverwendung und Antibiotikaresistenz« finanziert, auf denen führende Ärzte, Mikrobiologen und Epidemiologen ihre Aufmerksamkeit darauf richteten, welche Gefahren für die Volksgesundheit sich aus der übermäßigen und mißbräuchlichen Verwendung von Antibiotika ergeben. Nachdem die Pharmaindustrie protestiert hatte, strich das Weiße Haus die Zuschüsse für weitere Tagungen. Solange die Bürger über die Gefahren der Medikamente nicht Bescheid wissen, wird sich der Druck, sie unterschiedslos anzuwenden, nicht vermindern.

### *Gesunderhaltung*

Und es gibt noch einen Grund, warum wir Antibiotika für etwas Gutes halten: Meist wirken sie als Schnellhilfe. Sie sorgen dafür, daß wir uns wohler fühlen. Sie sind die richtigen Medikamente in einer Gesellschaft, deren Motto lautet: Ich will es sofort. Ihr Nutzen ist offenkundig, die Risiken sind nicht spürbar. Chirurgen und andere Ärzte, die gelernt haben, auf die Gefahren von

Medikamenten zu achten, denken vielleicht zweimal nach, bevor sie Antibiotika einsetzen, aber sie werden immer dazu neigen, es im Interesse ihrer Patienten zu tun, auch wenn sie wissen, daß es ein Glücksspiel mit der Krankheit ist.
Nicht nur die Pharmaindustrie drängt darauf, daß immer mehr Antibiotika verwendet werden. Die Patienten verlangen sie oft ebenfalls. In den USA kann ein Arzt wegen eines Kunstfehlers verurteilt werden, wenn er sich weigert, bei einer Bakterieninfektion Antibiotika zu verschreiben; wenn er sich mit dem Argument verteidigt, er habe damit im Interesse der Volksgesundheit gehandelt, hätte er bestimmt keinen Erfolg.
Antibiotika haben in der Natur zu ebenso tiefgreifenden Störungen geführt wie die Vernichtung der Regenwälder und der Ozonschicht. Aber das bedeutet nicht, daß eine Welt ohne Antibiotika eine bessere Welt wäre. Wie die Anti-Baby-Pille oder die Kernenergie sind sie eine Ressource, deren Erfindung zu einem Prüfstein für die Klugheit der Menschen wurde. Antibiotika können Leben retten; sie sind nicht die Medikamente der ersten Wahl, sondern das letzte Mittel, das nur mit größter Vorsicht bei gefährlichen, tiefsitzenden Bakterieninfektionen angewandt werden sollte.
Das Kapitel 6 gibt Hinweise, wie man aus dem Teufelskreis der Medikamente ausbrechen kann. Es zeigt, wie man die Abwehrkräfte gegen Krankheiten stärkt, wann man Antibiotika ablehnen und wann man sie nehmen sollte. Auch dabei gibt es eine Parallele zur Landwirtschaft. Eine umweltverträgliche Landwirtschaft arbeitet mit der Natur, nicht gegen sie: Man reichert den Boden an, respektiert die Tiere und weiß über das Ökosystem ländlicher Gegenden Bescheid. Und unsere eigene Gesundheit, aber auch die unserer Angehörigen und Freunde können wir am besten erhalten, wenn wir das natürliche Gleichgewicht in unserem Organismus kennen. Statt einen Krieg gegen unsichtbare Feinde zu führen, können wir die nützlichen Mikroorganismen

hegen, die sich mit uns entwickelt haben und dazu da sind, uns zu schützen.
Die moderne Medizin und die Pharmaindustrie gründen sich auf die Keimtheorie der Krankheiten, der zufolge Krankheiten »da draußen« sind und uns als zufällige Heimsuchung »aus heiterem Himmel« treffen können. Wenn das stimmt, hat die Krankheit nicht viel mit uns selbst zu tun; wir sind für unsere Gesundheit nicht verantwortlich, und wenn wir krank sind, gehen wir zum Arzt, damit er uns in Ordnung bringt. Die Keimtheorie der Krankheit ist falsch, und die erste Verantwortung für den Schutz unserer Gesundheit liegt bei uns selbst. Der Einfluß der Keimtheorie und die Art, wie sie unsere Vorstellungen beherrscht, sind die unglückseligen Folgen eines gewaltigen Machtkampfes im 19. Jahrhundert, bei dem die falsche Seite gewonnen hat.
»Teufelskreis« soll nicht nur die Vorstellungen über Antibiotika verändern, sondern auch das Bewußtsein über die Bedeutung von Krankheit und Gesundheit.

# 1 Blindes Vertrauen

## Patienten und ihre Ärzte

*Unser Glaube an die Medikamente verschafft den Ärzten eine ganz eigene Macht und beeinflußt massiv unser Verständnis über Krankheit und Gesundheit. Das pastorale Auftreten des Medizinerstandes springt ins Auge, denn seine Vertreter verabreichen die Antibiotika, um uns von den Krankheiten zu erlösen. Und tatsächlich sind Antibiotika eine wirksame Behandlung für schwere bakterielle Infektionen. Aber die Realität unterscheidet sich doch sehr von dem Mythos, daß diese Medikamente ein Lebenselixier sind. Antibiotika haben viele Nebenwirkungen, die Krankheiten nachahmen können, welche eigentlich kuriert werden sollten. Die fälschliche Auffassung, daß Antibiotika sicher sind, führt zu einem sorglosen Umgang, zu Überdosierung und Mißbrauch in Krankenhäusern und Allgemeinpraxen. Und der historisch gewachsene Nimbus der Antibiotika, als die Bezwinger der großen Seuchen des 19. Jahrhunderts, steht auf tönernen Füßen.*

### Die neuen Hohepriester

*Die Geschichte von Bennie Gray*

Daß wir an Antibiotika glauben und sie für Wundermittel halten, ist leicht verständlich. Diese hochwirksamen Medikamente helfen offensichtlich gegen Bakterieninfektionen, die Europa und Amerika im 19. Jahrhundert schrecklich heimsuchten. Und der fabelhafte Ruf, dessen sich die Antibiotika heute noch erfreuen, ist nicht nur ihre Legendenwirkung. Wahrscheinlich wurden die meisten Leser dieses Buches irgendwann in ihrem Leben schon

einmal mit Antibiotika gegen harmlose oder schwerwiegende Bakterieninfektionen behandelt.
Aber die Medaille hat auch eine Kehrseite. Wie alle wirksamen Medikamente, so sind auch Antibiotika grundsätzlich giftig. Diejenigen, die heute in Großbritannien, den USA und anderen Ländern mit staatlicher medizinischer Kontrolle auf Rezept erhältlich sind, haben viele nachteilige Nebenwirkungen – manche davon harmlos, andere schwerwiegend. In seltenen Fällen können Antibiotika sogar einen Menschen töten. Für manche Patienten, die in diesem Buch zu Wort kommen, hat sich der von den Antibiotika angerichtete Schaden nach ihrer eigenen Überzeugung als schlimmer erwiesen als die Krankheit, die mit den Medikamenten geheilt werden sollte.
Jede von Antibiotika ausgelöste Leidensgeschichte ist anders. Bennie Gray gründete 1964 im Londoner Stadtteil Marylebone den ersten Verbrauchermarkt für Antiquitäten. In den siebziger Jahren wurde er als Journalist der Zeitung *The Observer* für seine fundierten Reportagen preisgekrönt. In den achtziger Jahren gründete er erneut eine Firma, diesmal, um verkommene Innenstadtgebäude zu reizvollen Arbeitsstätten umzuwandeln, so die Danceworks in Mayfair und die Canalot Studios in North Kensington. »Ich war immer gesund«, berichtete er mir. »Bis vor kurzem hatte ich nicht einmal eine Erkältung.« Er war für seine Tatkraft bekannt – bis 1990. Dann geriet er in eine verzweifelte Lage.
Soweit er sich rückblickend erinnern konnte, hatte er 1968 mit Anfang 30 zum erstenmal Antibiotika genommen. »Ich hatte mir in der Karibik irgend etwas geholt. Zurück in England, gab man mir Streptomycin. Fünf Tage lang hatte ich hohes Fieber und nahm zwölf Kilo ab. Seither habe ich immer Probleme mit dem Gleichgewicht. Wenn ich einen Weg nicht richtig erkennen kann, zum Beispiel wenn ich bei schlechter Sicht Ski laufe, wird mir schlecht. Ein Arzt machte eine Mittelohrentzündung dafür

verantwortlich, und er sagte mir, das sei eine Nebenwirkung des Streptomycins.«

Das stimmt tatsächlich. Streptomycin kann, wie andere Wirkstoffe aus der Gruppe der Aminoglykoside, im Innenohr den Nerv schädigen, der das Gleichgewichtsgefühl steuert, und in seltenen Fällen ist ein solcher Schaden nicht mehr zu beheben. Auch die Hörfähigkeit kann durch ständige Ohrgeräusche wie beim Hörsturz (Tinnitus) beeinträchtigt sein. In den fünfziger und sechziger Jahren setzte man Streptomycin bei allen möglichen Infektionen ein. Inzwischen wird es nicht mehr häufig verwendet, unter anderem wegen seiner Giftwirkung[1)2)].

»Anfang 1989«, so Bennie Gray weiter, »bekam ich ein Gerstenkorn am Augenlid. Ich wurde operiert und begleitend mit Antibiotika behandelt. Es war der erste von etwa zehn Fällen, in denen ich in der Folgezeit einen Arzt aufsuchen mußte, und jedesmal folgte eine Antibiotikabehandlung. Ich fiel hin und hatte eine Haut- und Fleischwunde am Unterschenkel – Antibiotika. Ich stieß mir den Kopf und zog mir eine Platzwunde zu – Antibiotika. Viermal hatte ich Zahn- und Zahnfleischprobleme – Zahnärzte in Großbritannien und in der Karibik behandelten mich mit Antibiotika. Dreimal litt ich an Ohrinfektionen – Antibiotika. Damals kam ich nicht auf die Idee, einmal zu fragen, was für Präparate man mir gab. Und kein Arzt, kein Zahnarzt fragte: ›Welche Antibiotika haben Sie in der letzten Zeit eingenommen?‹ Die einzige Frage lautete: ›Sind Sie gegen irgend etwas allergisch?‹

Man hat mich geradezu in diese Wirkstoff-Falle gelockt, die mich für Unfälle und Infektionen anfälliger gemacht hat. Jetzt muß ich der Tatsache ins Gesicht sehen, daß ich mein Immunsystem zugrunde gerichtet habe. Ich besitze nur noch einen Bruchteil meiner früheren Energie. Ich habe den Spaß am Leben verloren. Erst in den letzten drei Monaten dämmerte es mir – mein Gott, ich habe im letzten Jahr alle diese Antibiotika genommen. Was machen die mit mir?«

Als mir Bennie Gray das in der Küche seines Hauses in Hampstead erzählte, bei einem Abendessen aus Fisch, frischer Vollwertkost und viel Salat, hinterließ er einen gesunden Eindruck. Daß er Mitte Fünfzig war, sah man ihm nicht an. Aber er sagte: »Nachmittags, gegen vier oder fünf, klappe ich zusammen. Ich bin meistens müde. Nur noch viel Schlaf hilft.«

Zwei Wochen zuvor war er mit seiner Frau in der irischen Grafschaft Cork gewesen. »Wir gingen an einer abgelegenen Bucht spazieren. Es fing an zu regnen, und wir wurden sehr naß. Nach dieser sommerlichen Bekanntschaft mit den Elementen bekam ich eine schreckliche Erkältung mit Halsschmerzen; das war mir noch nie im Leben passiert – und man verschrieb mir Antibiotika.«

Nachdem Bennie monatelang über Antibiotika nachgedacht und gelesen hatte, stand seine Meinung fest: »Es ist, als würde man Saatgut essen, um sein Leben zu retten. Wenn man im Sterben liegt, ißt man das Saatgut, und das rettet einen vielleicht. Genauso sollte man Antibiotika einsetzen, als letzte Zuflucht für wirklich schwere Infektionskrankheiten. Aber in unserem Land und in den USA wirft der Arzt seinem Patienten so ungefähr als erstes ein Rezept für ein Antibiotikum hin – und führt ihn dazu, sein eigenes Immunsystem und die körpereigene Krankheitsabwehr zu zerstören, eine der wichtigsten Körperfunktionen.«

»Bei den Antibiotika herrscht in den neunziger Jahren eine vergleichbare Situation wie mit den Zigaretten in den Sechzigern. In Zukunft werden wir auf die vergangenen Jahrzehnte, in denen Antibiotika so leichtfertig verteilt wurden, mit Verwunderung zurückblicken, genauso wie wir uns heute verwundert an die Zeiten erinnern, als man das Rauchen für schick und sogar gesund hielt.«

Nachdem Bennie eingesehen hatte, daß Antibiotika die Ursache seiner Erschöpfung waren, weigerte er sich, sie weiterhin einzunehmen. Er kämpfte sich ohne Medikamente durch die Erkältung, die er in Irland bekommen hatte. Er achtete jetzt sorgfältig auf sich, mit gesunder Ernährung, frischer Luft und verschiedenen Heilmethoden, die auf Medikamente verzichten. »Ich habe das Gefühl, daß ich irgendwie dahin zurückkommen kann, wo ich einmal war«, versicherte er mir. »Das ist jetzt für mich das Wichtigste. Ich will versuchen, meine frühere Gesundheit und Lebenskraft wiederzufinden.« Ein paar Monate später sah ich ihn wieder; nach seiner eigenen Einschätzung ging es ihm um 80 Prozent besser.

Bennies Geschichte ist in zweierlei Hinsicht ungewöhnlich. Erstens machen die meisten Menschen nicht neun- oder zehnmal im Jahr eine Antibiotikabehandlung durch, obwohl Kinder und Erwachsene mit Dauerinfektionen tatsächlich recht häufig ebenso hohe Gesamtdosen wie er bekommen. Und zweitens ist er von Natur aus kräftig und zudem wohlhabend. Andere, die an Antibiotika-Nebenwirkungen leiden, verfügen nicht über seine physischen und materiellen Reserven.

Als ich für dieses Buch recherchierte, dachte ich viel über Bennie Grays Geschichte nach. Ist es wirklich möglich, daß Antibiotika die Gesundheit ruinieren können? Daß das Streptomycin sein Gleichgewichtsgefühl geschädigt hatte, konnte stimmen. Aber können Antibiotika, die ein Mediziner verschreibt, einen tatsächlich zugrunde richten? Vielleicht war er auch eine Ausnahme, ein Einzelfall. »Sie sollten nicht über so etwas schreiben«, sagten mir einige Ärzte. »Es wird die Öffentlichkeit nur in Angst versetzen. Antibiotika sind gute Medikamente. Das ist die Nachricht, die Sie übermitteln sollten.« Und noch mehr solcher Ratschläge.

Aber was wäre, wenn Bennie Grays katastrophale Erfahrungen häufiger vorkommen? Dann könnte das, was ihm widerfuhr, auch Ihnen geschehen – oder vielleicht haben Sie es schon erlebt. Ist das möglich? Wir werden sehen.

### *Nehmen Sie die Tabletten weiter*

Bücher über Antibiotika, die für Laien geschrieben sind, schlagen meist einen optimistischen oder sogar missionarischen Ton an. Der Pharmakologe Dr. John Halliday schreibt in der Einführung zu dem Buch »Antibiotika: ein umfassender Führer«[3]: »Durch die Entwicklung eines breiten Spektrums von Antibiotika lassen sich heute viele einst lebensbedrohliche Krankheiten erfolgreich behandeln«, und er kommt zu dem Schluß: »Es gibt viel Anlaß zu Optimismus, und die Zeiten sind heute nicht weniger aufregend als in den Tagen der ersten Pioniere auf dem Gebiet der Antibiotika.«

Das Buch, das 1990 erschien, enthält zwar eine beachtliche Aufzählung von »Nebenwirkungen und Warnungen«, aber Dr. Halliday geht mit bedingungsloser Begeisterung vor. »Ist der häufige Einsatz von Antibiotika etwas Schlechtes?« wird in der Einleitung gefragt. Die Antwort legt die Vermutung nahe, wir könnten ohne Antibiotika nicht auskommen. »Es wird oft behauptet, die Einnahme von Antibiotika hemme die körpereigenen Abwehrkräfte und man solle Infektionskrankheiten lieber bekämpfen, ohne auf Medikamente zurückzugreifen. Es gibt aber keine stichhaltigen wissenschaftlichen Indizien, die diese Ansicht stützen, und sie sollte einen nie von einer gerechtfertigten Behandlung abhalten.« Und man soll den Anordnungen der Ärzte folgen, denn »wenn eine Störung nicht behandelt wird, können sich schwere oder chronische Infektionskrankheiten entwickeln, die dann ein viel größeres Problem darstellen als der vermutlich eingebildete Schaden durch Antibiotika.«

Bleiben wir noch ein wenig bei Dr. Hallidays Argumentation, und sehen wir uns an, welche Formulierungen er benutzt. »Es gibt keine stichhaltigen wissenschaftlichen Indizien« bedeutet natürlich, daß es Indizien gibt, die aber in den Augen der Wissenschaftler nur schwach sind. »Schwere oder chronische Infektionskrankheiten können sich entwickeln« – das klingt, als ob ein Arzt sagt (wie es manche Ärzte tun): »Sie behaupten, Sie fühlen sich jetzt wohl, aber ich sage Ihnen, wenn Sie meinen Anordnungen nicht folgen, werden Sie schwer krank oder gar sterben.« Und »der vermutlich eingebildete Schaden« klingt wie das vielen Patienten nur allzu bekannte »Sie sagen, Sie fühlen sich miserabel, aber das spielt sich nur in Ihrem Kopf ab«. (Oder: »Ich sehe, Sie sind deprimiert. Ich kann Ihnen dagegen etwas verschreiben.«)

Manche Ärzte müssen sich den Vorwurf gefallen lassen, daß sie ihre Patienten täuschen, erschrecken oder beleidigen, wenn sie selbst ratlos sind. Andere lassen die Patienten im unklaren – vergleichbar dem Spruch »aber doch nicht vor den Kindern«. Viele Bücher und Artikel, die für Wissenschaftler geschrieben werden, sind im Zusammenhang mit Antibiotika weit weniger euphorisch.

Nehmen wir zum Beispiel Professor Calvin Kunin von der Abteilung für innere Medizin der Ohio State University; in dem kürzlich erschienenen Standardwerk »Principles and Practice of Infections Diseases« (Prinzipien und Praxis der Infektionskrankheiten)[4)] schreibt er: »Die fatalen Giftwirkungen der Antibiotika sind gut bekannt. Sie reichen vom Tod durch anaphylaktischen [allergischen] Schock bis zur aplastischen Anämie [einer irreversiblen Schädigung des Knochenmarks und damit auch der Blutzellen] durch Penicillin beziehungsweise Chloramphenicol. Sie bewirken schweren Durchfall durch Lincomycine, Ausschlag durch Ampicillin, Nephrotoxizität [Nierenschäden] und Ototoxizität [Gehörschäden] durch Aminoglykoside und zuletzt Blutungen bei einigen neueren Beta-Lactam-Antibiotika.«

Das sind nur ein paar der vielen möglichen Nebenwirkungen der derzeit auf dem Markt befindlichen Antibiotika[2]. Betrachten wir einmal eine davon, den anaphylaktischen Schock (Anaphylaxie), etwas genauer. Menschen, die als allergisch gegen bestimmte Antibiotika gelten, sind durch frühere Behandlung mit dem Wirkstoff empfindlich geworden. Infolgedessen behandelt der Körper das Medikament bei einer erneuten Anwendung als Gift, in schweren Fällen sogar wie ein Schlangengift. Antibiotika, die eine solche Wirkung haben können, sind die Beta-Lactame (Penicilline und Cephalosporine) und die Sulfonamide. Auch Wespenstiche und viele andere Substanzen können den anaphylaktischen Schock auslösen, aber die wichtigste Einzelursache sind Antibiotika[5].

Fachleute schätzen, daß in den USA jeder zehnte bis zwanzigste auf diese Weise gegen Penicillin empfindlich geworden ist. Das entspricht 10 bis 20 Millionen Menschen. Der anaphylaktische Schock kann fast jedes Organ betreffen, insbesondere aber Haut, Lunge, Herz, Nervensystem und Darm. Häufig findet man eine schwache Reaktion, beispielsweise einen Hautausschlag. Aber etwa in einem von zehn Fällen ist er schwerwiegend – nach Schätzungen sterben in den USA jedes Jahr über 500 Menschen an einem anaphylaktischen Schock. In Deutschland wären es bei ähnlicher Häufigkeit 150 Todesfälle pro Jahr.

»Die systemische Anaphylaxie ist der fatalste und potentiell tödliche Ausdruck einer plötzlichen Empfindlichkeit«, so begann ein Übersichtsartikel zum Thema in der führenden amerikanischen Fachzeitschrift *The New England Journal of Medicine*. »Die im typischen Fall abrupte, nicht vorhersehbare schwere Reaktion behindert häufig die Behandlung ... Es ist zwingend erforderlich, ein anaphylaktisches Ereignis schnell zu erkennen, denn es kann sehr rasch lebensbedrohlich werden.«[5]

Antibiotika sind wirklich lebenswichtig zur Behandlung schwerer innerer Bakterieninfektionen. Dazu gehören zum Beispiel die Hirnhautentzündung (falls Bakterien die Erreger sind), schwere Geschlechtskrankheiten wie Gonorrhöe und Syphilis sowie die Blutvergiftung, die von vielen Bakterienarten hervorgerufen werden kann. Auch größere chirurgische Eingriffe, darunter Operationen, bei denen am offenen Körper Organe mit umfangreicher Geräteunterstützung übertragen werden, könnte man ohne systematische Antibiotikabehandlung nicht riskieren. Bei fehlendem Schutz würden Bakterien aus der unsterilen Krankenhausluft in das freiliegende Innere des Patienten gelangen. Antibiotika können Leben retten; sie sind sicherlich ein kostbarer Schatz.
Und wenn Antibiotika vorsichtig verschrieben werden, bringen sie auch kaum jemanden um. Aber unangenehme Nebenwirkungen sind häufig. Dr. Kunin verweist auf eine amerikanische Krankenhausstudie und stellt fest: »Etwa fünf Prozent der Krankenhauspatienten, die mit Antibiotika behandelt wurden, erleben irgendeine unangenehme Begleiterscheinung des Medikaments, und bei etwa 20 Prozent derer, die medizinisch versorgt werden müssen, gab es in der Vergangenheit unerwünschte Nebenwirkungen von Antibiotika.« Das sind entsetzlich viele Menschen.

### *Der Arzt als Zauberer*

Immer mehr Menschen denken inzwischen genauer nach und übernehmen selbst die Verantwortung für ihre Gesundheit. Führende Mediziner unterstützen diesen Trend, ebenso wie die wachsende Zahl der Allgemeinärzte, die Vorbeugung predigen. Mehrere Gruppen verschreibungspflichtiger Medikamente, insbesondere die Barbiturate und Tranquilizer, sind mittlerweile wegen ihrer schädlichen Nebenwirkungen berüchtigt. Frauen sind wegen möglicher Schadwirkungen der Anti-Baby-Pille verständlicherweise vorsichtiger geworden. Und eine Zeitlang war das Vertrauen der Öffentlichkeit in die Pharmaindustrie durch drei große Skandale erschüttert. Die Medikamente Contergan, Opren und Halcion, verschreibungspflichtige Präparate, verursachten in einer ganzen Reihe von Fällen Mißbildungen, geistigen Verfall oder sogar den Tod.

Den Medizinstudenten bringt man bei, Antibiotika nicht in zu großem Umfang einzusetzen, und die Ärzte in den Krankenhäusern werden heute angeregt, diese Wirkstoffe vorsichtiger zu verwenden, als es vor ungefähr 15 oder 20 Jahren üblich war. Auch viele niedergelassene Ärzte sind davon abgekommen, Antibiotika bei geringfügigen Infektionen routinemäßig zu verschreiben. Aber nach wie vor nimmt die Mikrobiologie im Ausbildungsplan der Ärzte keinen wichtigen Platz ein, und die Zahl der Antibiotikaverschreibungen in Krankenhäusern und in Arztpraxen steigt weiterhin an.

In der Einstellung der Mediziner zu den Antibiotika gibt es eine seltsame Unstimmigkeit. Einerseits wissen die Ärzte sehr wohl, daß diese starken Wirkstoffe viele »Nebenwirkungen« haben[6)]. Andererseits gelten die Antibiotika, und zwar offensichtlich bei Ärzten und Patienten, ja eigentlich bei jedermann, als Lebensretter und Gesundheitsbringer: schlicht als Wundermittel.

Daß Antibiotika in unserem Weltbild eine Sonderstellung einnehmen, hat tiefe geschichtliche Wurzeln. Heute wird jedem, der in der Nähe eines Radios oder eines Arztes wohnt, der Glaube an die Antibiotika eingeredet. Für die meisten Menschen in den Industrieländern hat die Technik den Platz der Religion eingenommen, und die Antibiotika gelten als das charakteristische Geschenk der modernen Medizin – großzügiger gegeben als alle Geschenke Gottes, denn »der Herr gibt und nimmt«, aber die Wunderarznei in der Pille oder Spritze, die uns als wissenschaftliches Sakrament angeboten wird, verwandelt Krankheit in Gesundheit, Angst in Hoffnung, sogar die Bedrohung des Todes in das Versprechen des Lebens. Nun ja, das ist die Vorstellung. Kein Wunder, daß wir gegenüber den Antibiotika eine geradezu ehrfürchtige Haltung einnehmen.

Wirklichkeitsfremd? Vielleicht für diejenigen von uns in westlichen Ländern, die wir Bücher lesen. Aber mit Sicherheit werden die Antibiotika den Armen überall auf der Welt genau auf diese Weise von der Pharmaindustrie angepriesen; man macht die Menschen glauben, Gesundheit und Wohlergehen hänge für sie und ihre Kinder von Antibiotika und anderen Medikamenten ab. Und für uns im Westen geht die Legende von den Antibiotika weit über die Wissenschaft hinaus. Sir Alexander Fleming, der britische Mikrobiologe, der einen Nobelpreis bekam, weil er die bakterientötende Wirkung des Penicillins entdeckte, nimmt im öffentlichen Bewußtsein eine herausragende Stellung ein. Wie die Geschichte von Newtons berühmtem Apfel, so kennt beispielsweise jedes britische Schulkind auch die von Flemings Kulturschale mit Staphylokokken, die zufällig abgetötet wurden, weil der Wind an einem Septembertag des Jahres 1928, während Fleming Ferien machte, ein paar Penicillinsporen daraufgeweht hatte. Das Fenster des St. Mary's Hospital in der Praed Street nahe der Paddington Station ist nicht weit von meiner Wohnung entfernt; ich komme dort oft vorbei, und jedesmal empfinde ich den besonderen Reiz eines Ortes, von dem eine Veränderung der Weltgeschichte ausging.

Fleming verdankt seinen Platz in der Geschichte einem Zufall. Und doch gilt er allgemein als eines der Genies, die das 20. Jahrhundert prägten und wie Albert Einstein oder Robert Oppenheimer zeigten, mit welcher Macht die Wissenschaft unserem Leben ein neues Gesicht geben kann. In früheren Jahrhunderten erforschten Entdecker wie Christoph Columbus und James Cook die Gestalt der äußeren Welt. Im 20. Jahrhundert zeichnete man neue Pläne von der inneren Welt, von unserem Körper und unserem Geist; Wissenschaftler wie Sigmund Freud und Alexander Fleming traten als Vorbilder an die Stelle der Soldaten und Staatsmänner.

### *Medikamente als Lebenselixier*

Die bakterientötenden Wirkstoffe haben offenkundig eine großartige Fähigkeit, unsichtbare Organismen, die tödliche Krankheiten hervorrufen, unschädlich zu machen. Die ersten Geschichten über die Wirkung des Penicillins auf das Leben einzelner sind moderne Evangelien. Nehmen wir beispielsweise eine Geschichte, die Louise Carter, eine Hebamme, erzählte; sie ist zitiert in dem Buch »Miracle Cure: the Story of Antibiotics« (Wunderheilung: die Geschichte der Antibiotika), das 1990 erschien[7]. Im Jahr 1943 kümmerte sie sich um Mrs. Phyllis Andrews, die ein gesundes Kind zur Welt gebracht hatte. Die junge Mutter litt an Kindbettfieber, einer Bakterieninfektion der Gebärmutter und des Geburtskanals, die sich mit dem Blut auf den ganzen Körper ausgebreitet hatte und an der sie wahrscheinlich sterben würde.

»Schwester Carter erinnerte sich, wie sie eines Abends vor ihrer Station eilige Schritte hörte. Der Arzt, ein Mr. Verwood, trat herein, bereits mit Kittel und Maske und offensichtlich bereit zu handeln. Er bat sie um eine 10-ml-Spritze mit Wasser und wusch sich die Hände. Er nahm die Spritze und füllte den Inhalt in eines von zwei Gefäßen mit einem gelben Pulver. Das Pulver löste sich auf und gab sofort einen scharfen Geruch ab, der Schwester Carter ein wenig erschreckte. Die Flüssigkeit wurde dann in eine Flasche mit physiologischer Kochsalzlösung geschüttet, die man der Frau als Infusion in die Venen tropfen ließ.

Es war unglaublich: Schon nach einer halben Stunde stieg der

Blutdruck, die Temperatur war um zwei Grad zurückgegangen, und der Puls war auf den erträglichen Wert von 90 Schlägen pro Minute gefallen. Man gab ihr die zweite Flasche mit dem neuen Medikament; um 5 Uhr 40 morgens öffnete Mrs. Andrews die Augen und bat ein wenig verwirrt um eine Tasse Tee. Schwester Carter faßte ihren Bericht mit folgenden Worten zusammen: ›Ich verließ die glückliche kleine Familie, einen stolzen, erleichterten Vater, ein hübsches und zufriedenes Baby und eine glückliche junge Mutter, die mit Hilfe einer Wunderarznei dem Tod von der Schippe gesprungen war.‹«

Diese einfache Geschichte hat die Macht eines elementaren Mythos. Man beachte ihre Sprache und ihre Symbole. Das Gefühl von einem Wunder, das Louise Carter verspürte, ähnelt stark dem, was die Jünger Jesu nach den Berichten des Neuen Testaments empfanden. Ihre Geschichte ist der wahrgewordene Traum eines Alchimisten, und das Bild von dem maskierten Mann, der den Zaubertrank in die Venen einer todgeweihten Frau tropfen läßt und ihr so das Lächeln und das unschuldige Leben wiedergibt, könnte aus einem Märchen stammen.

Heute, wo es Antibiotika überall gibt, haben wir uns daran gewöhnt, den Arzt nicht nur als einen Heilkundigen zu betrachten, sondern als Magier mit verstecktem Zauberstab. Wir haben das gleiche gesehen wie Schwester Carter, wenn nicht im wirklichen Leben, dann im Kino oder im Fernsehen, in den Filmen, die den Ärzten ihre einzigartige Stellung als Wohltäter verleihen. Das Bild vom klarsichtigen und durchsetzungsfähigen Arzt im weißen Kittel, der seinen Blick am Krankenbett auf die Spitze der Kanüle mit dem lebensrettenden Medikament konzentriert, gehört zu den Heiligenbildern unserer Zeit.

In solchen Szenen gibt es gewöhnlich keinen Dialog zwischen dem Arzt, der weiß und gibt, und dem unwissenden, empfangenden Patienten, der vor Bewunderung erstarrt und von dem Geschenk verwandelt wird, ohne zu zweifeln oder zu fragen. Am besten wirkt das Bild, wenn der Arzt ein Mann und die Patientin eine Frau ist. Der Mann ist dabei tatsächlich gottähnlich, und die Patientin verliert (wie wir alle wissen) ihre Identität als Individuum. Und es ist unser Glaube an das Medikament, der dem Arzt die Macht verleiht.

Natürlich sind Ärzte fehlbar, und oft stehen sie unter erheblichem Streß. Scheidungen, Alkoholismus, Drogensucht und Selbstmord sind im Medizinerberuf häufig, und Ärzte leben im Durchschnitt nicht länger als andere Angehörige der gleichen Gesellschaftsschicht[8)]. Sie sind eben auch nur Menschen. Und doch bestehen wir so oft darauf, Ärzte im Geist zu Übermenschen zu machen – was uns ebensowenig hilft wie ihnen. Um auf den Gegensatz zwischen der typischen ehrfürchtigen Haltung gegenüber den Chirurgen und der allgemeinen Geringschätzung für Politiker hinzuweisen, meinte der frühere britische Labour-Abgeordnete Denis Healey einmal halb im Scherz, die unzufriedenen Kunden eines Chirurgen könnten sich schließlich meist nicht beschweren, weil sie entweder bewußtlos oder tot seien!

Leichtsinn hat in unserem Leben gewöhnlich wenig Platz. Wenn man einen Vertrag unterschreibt, sollte man das Kleingedruckte lesen, damit man weiß, worauf man sich einläßt. Wenn man bei Geschäftsverträgen vorsichtig ist, heißt das nicht, daß man alle Anwälte für Narren oder Gauner hält, sondern nur, daß man eine bewußte Entscheidung treffen will und die Verantwortung mit dem Geschäftspartner teilt. Wenn wir finanzielle Entscheidungen treffen, lassen wir uns beraten – nicht weil wir glauben, Makler und Bankiers seien unfähig, sondern weil wir wissen, daß die besten Geschäfte nicht »von der Stange« kommen; sie werden individuell geplant, auf unsere besonderen Bedürfnisse und Umstände zugeschnitten, und außerdem erfordert jede dauerhafte Beziehung gegenseitigen Respekt.

Zwischen Arzt und Patient sind die Verhältnisse meist anders.

Wir erwarten vom Arzt, daß er uns »bessert«, aber wie, das wissen wir nicht. Dr. Glin Bennet schreibt in seinem Buch »The Wound and the Doctor« (Die Wunde und der Arzt): »Unwissende Patienten sind im Umgang einfacher als informierte, und der Medizinbetrieb läuft reibungsloser, wenn die Leute nicht fragen, sondern sich wie ein Kind fügsam in die Hand der Ärzte begeben ... Die Ärzte halten ihre Patienten vielleicht nicht absichtlich unwissend, aber mit Sicherheit wollen sie die klinische Beziehung streng unter Kontrolle halten. Sie haben eine fast unangreifbare Stellung, denn sie besitzen alle Informationen über den Patienten, der seinerseits fast nichts weiß und sehr ängstlich ist; das steigert die Macht des Arztes noch weiter.«[8)]
Es gehören immer zwei dazu, aus einem Menschen einen Patienten zu machen. Im allgemeinen nehmen wir nicht nur an, daß der Arzt es »am besten weiß«, sondern auch, daß ihm alles über Medikamente bekannt ist. Wenn man Ärzte kritisiert, weil sie sich mit einer Aura des Geheimnisvollen umgeben, erwidern sie oft, der Patient wolle gar nichts wissen, er wolle nur ein Medikament, um gesund zu werden und weiterzuleben.
Wenn wir uns auf die Ärzte verlassen, tun wir es also oft in blindem Vertrauen. Der Vertrag, den wir ohne Prüfung hinnehmen, das Symbol der medizinischen Autorität, ist das Rezept; jenes Stück Papier, das einem bekannten Scherz zufolge in einer Geheimschrift bekritzelt ist, die nur der Kollege aus dem Nachbarberuf, der Apotheker, entziffern kann. Über die Bedeutung dieses Handels wissen wir so gut wie nichts.
Übertrieben? Nun, hier sind ein paar Fragen über Sie und Antibiotika. Wann haben Sie zuletzt Antibiotika bekommen? Wie lauteten der Wirkstoff- und der Handelsname des Medikaments? Wie war es dosiert, und wieviel Tage lang haben Sie es eingenommen? Welche bakterielle Infektionskrankheit wurde diagnostiziert, und welche Bakterienart war die Ursache? Wie viele Antibiotikabehandlungen haben Sie zum Beispiel in den

letzten fünf Jahren durchgemacht? Und gegen welche Infektionen wurden sie verschrieben?[9)]
Wenn Sie diese Fragen beantworten können – hier noch zwei weitere: Welches sind die häufigsten Nebenwirkungen der Antibiotika, die Sie eingenommen haben? Haben Sie infolge der Antibiotikaeinnahme an einer Krankheit gelitten, und wenn ja, was haben Sie unternommen, um sich in Zukunft zu schützen? Alle diese Fragen können Sie sich selbst, Ihrem Partner oder Ihren Angehörigen stellen.

## Wut- und Schmerzensschreie

*Die Geschichte von Caroline Walker*

Über Antibiotika dachte ich zum erstenmal genauer nach, als Caroline Walker, meine Frau, 1988 starb. Wir hatten zusammen das Buch »The Food Scandal« (Der Lebensmittelskandal) geschrieben. Sie machte gesundes Leben zu ihrem Beruf: Sie aß das Richtige, rauchte nie und trieb regelmäßig Sport. Aber als sie 34 war, entdeckte man bei ihr Krebs, und viereinhalb Jahre später starb sie. Warum gerade sie?
Wie alle anderen um sie herum war Caroline verwundert. In einem Rundfunkinterview über Ernährung, das sie kurz vor ihrem Tod gab, sagte sie: »Als ich mit Darmverschluß ins Krankenhaus kam und operiert wurde, trauten sie ihren Augen nicht. Eine junge Frau, Ernährungsexpertin, die sich mit Vollkornbrot und lauter anderen guten Sachen vollstopft, kommt mit einem zerstörten Darm hierher!« Aber, so sagte sie, »es hat nie meine Überzeugung erschüttert, daß man Krebs verhüten kann und daß Dickdarmkrebs vorwiegend durch die Ernährung entsteht. Das ist doch plausibel, nicht? Was geht durch den Darm? Die Nahrung!«

Krebs hat selten nur eine einzelne Ursache. Eine Ausnahme ist der Lungenkrebs, von dem man heute weiß, daß er in erster Linie durch Rauchen entsteht. Menschen, die an Krebs leiden, waren vielleicht schon lange vor Ausbruch der Krankheit geschwächt und irgendwie anfällig. Caroline hatte viel Zeit, darüber nachzudenken; als sie in dem Interview auf ihr früheres Leben zu sprechen kam, sagte sie: »Ich hatte ein paar Probleme, von denen ich glaube, daß sie damit zusammenhängen, und die von den Ärzten wohl nicht richtig behandelt wurden.«

Seit etwa ihrem 25. Lebensjahr traten immer wieder unerträgliche Schmerzen des Dickdarms auf, und zwar an der Stelle, wo der Krebs 1985 zum Darmverschluß führte. Jahrelang war sie bei Ärzten gewesen; sie hatten nichts gefunden und gesagt, da sei nichts, oder zumindest nichts Besorgniserregendes. (Später erklärte man ihr, Dickdarmkrebs sei »okkult«, und zwar in dem Sinne, daß er keine Schmerzen verursache. »Am besten schreiben sie meinen Fall in die Lehrbücher und überlegen es sich anders«, meinte sie.)

Ungeachtet der Schmerzen – was war die Ursache für die Krebserkrankung in Carolines Darm? Die »Probleme«, von denen sie gesprochen hatte, gingen, wie ich wußte, bis auf das Jahr 1976 zurück; das war lange bevor ich sie kennenlernte, und es war jenes Jahr ihrer »geheimnisvollen Krankheit«, wie ihre Angehörigen es nannten. Sie war fast ununterbrochen schwer krank und erholte sich nie ganz. Danach blieb sie oft blaß und müde; sie ging meist schon am frühen Abend zu Bett und litt an einer Reihe kleinerer Infektionen und Beschwerden.

Nach ihrem Tod sah ich alle ihre alten Tagebücher durch. Sie hatte darin nur wenige persönliche Aufzeichnungen hinterlassen, meist enthielten sie nur Verabredungen und Adressen. Eine Ausnahme war das Tagebuch von 1976, in dem sich die Notizen über ihre Krankheit häuften. Sie hatte vermutlich mehrere Infektionen, die sie sich wahrscheinlich in Amsterdam oder auf einer Israelreise zugezogen hatte. »Hepatitis?« und »Brucellose?« stand in ihrem Tagebuch. Doch beide Diagnosen bestätigten sich nicht, denn mit ihrer Leber war alles in Ordnung.

Nach der Behandlung machte sie Aufzeichnungen über ihr Befinden. »Teuflische Depression«, stand da, oder »nachmittags sehr müde«, »völlig außer Atem«, »sehr verwirrt und deprimiert«, »sehr müde«, »erschöpft und deprimiert«, »benommen«, »müde, ziemlich betäubt«, »müde (nicht genug Schlaf)«. Kein Wunder, daß sie und ihre Familie vor einem Rätsel standen.

Gegen Virusinfektionen wie die Hepatitis verwendet man keine Antibiotika, aber sie wurden Caroline vermutlich im Februar 1976 verschrieben, möglicherweise »nur für den Fall«, daß es sich um eine Bakterieninfektion handelte. Im Mai bekam sie mit Sicherheit Antibiotika gegen die »Brucellose?« Am 4. Mai stand in ihrem Tagebuch »2 x Septrin«, und dieses kombinierte Breitbandantibiotikum nahm sie in doppelter Dosierung mindestens zehn Wochen lang.

Septrin (dt. Äquivalent: Eusaprim) ist der Handelsname des meistverkauften Antibiotikums von Wellcome, einer führenden britischen Pharmafirma. Der generische Name (Wirkstoffname) lautet Cotrimoxazol. Es ist ein »Cocktail«, die Kombination zweier antibakterieller Substanzen, nämlich des Sulfonamids Sulfamethoxazol und eines Antibiotikums aus einer anderen Wirkstoffamilie namens Trimethoprim. Es gibt keinerlei Anhaltspunkte, daß Caroline jemals darüber aufgeklärt wurde, wie sie mögliche schädliche Nebenwirkungen des Medikaments erkennen und bekämpfen konnte. Ich glaube sogar, man teilte ihr überhaupt nicht mit, daß es Probleme verursachen kann.

Ich schlug »Cotrimoxazol« in der Bibel der Apotheker nach, dem »Martindale: the Extra Pharmacopeia«, einem umfangreichen Band von über 2000 dreispaltig engbedruckten Seiten[1]. Was ich da las, ließ mich schaudern. Erstens wurde für das Medikament eine Behandlungsdauer von »bis zu 14 Tagen«

empfohlen. Caroline hatte es fünfmal so lange eingenommen, vielleicht noch länger. Und zweitens füllten die Nebenwirkungen vier Spalten des »Martindale«; sie umfassen unter anderem Kopfschmerzen, Schwindelgefühl, Schwäche, Schlaflosigkeit und Anämie.

Das beste englische Nachschlagewerk für den Laien ist »Medicines: A Guide for Everybody«[10]; es stellt fest, daß Cotrimoxazol alle Nebenwirkungen der Sulfonamide haben kann, und zusätzlich umfaßt die Liste noch Übelkeit, Durchfall, Stimmungsschwankungen und Verwirrungszustände. Was das bedeutete, wußte Caroline nicht: Ihre geheimnisvolle Krankheit, die sie fast ein Jahr lang praktisch handlungsunfähig machte, konnte zwar durch ihre Infektion (en) entstanden sein, es hörte sich aber eher so an, als handelte es sich um die Nebenwirkungen der Medikamente, die ihr zur Behandlung verschrieben wurden.

Weitere Nebenwirkungen von Cotrimoxazol sind unter anderem Erkrankungen des Blutes, der Nieren und der Leber. Die meisten Begleiterscheinungen betreffen jedoch nach Martindale die Haut und den Verdauungstrakt (zu dem natürlich auch der Darm gehört); wie außerdem angezeigt wurde, wirkt das Medikament immunsuppressiv, das heißt, es schwächt den Mechanismus, mit dem sich der Körper selbst gegen Erkrankungen schützt[11][12].

War auf diese Weise Carolines Krebs entstanden? Es klingt unwahrscheinlich, und natürlich gibt es keine Möglichkeit, das festzustellen. Es könnte sein, daß die lange Antibiotikabehandlung Caroline 1976 zugrunde richtete, gerade als sie am Anfang ihrer Karriere stand. Ich kann mir gut vorstellen, daß die Nachwirkungen angehalten und sie dauerhaft geschwächt haben. »Sie war nach der Krankheit nie mehr die alte«, erzählte man mir.

Wissenschaftler verabscheuen im allgemeinen sogenannte »anekdotische Informationen«, und es stimmt, selbst wenn die Antibiotika Carolines Gesundheit ruiniert haben, könnte sie ein Fall unter Millionen sein (oder wenn man Bennie Gray hinzunimmt, zwei unter Millionen). Aber Fallbeschreibungen sind die Bausteine, aus denen sich wissenschaftliche Erkenntnisse zusammensetzen. Und es führt kein Weg an der aus klinischen Tests erwachsenen Einsicht vorbei, daß viele häufig verschriebene Antibiotika zahlreiche kurz- und langfristige unerwünschte Nebenwirkungen haben. Würden Patienten und nicht Pharmakologen die Literatur über die negativen Auswirkungen von Medikamenten zusammentragen, dann, so wage ich zu behaupten, würden Ärzte und Patienten vorsichtiger mit Antibiotika umgehen.

Meine Kollegin Angela Henderson, die mit mir an diesem Buch gearbeitet hat, interessiert sich schon seit ihrer Kindheit für Antibiotika. Sie berichtete mir:

»Ich bin fast froh darüber, daß ich mich nicht an die vielen Gelegenheiten erinnern kann, zu denen mir als Kind Antibiotika verschrieben wurden. Mir ist aber im Gedächtnis geblieben, daß ich sie gegen Mittelohrinfektionen bekam. Viele Jahre später litt ich wieder darunter, und ich suchte einen Arzt auf – der natürlich Antibiotika verschrieb. Zu seiner Überraschung und leichten Verwirrung (in der Sprechstunde war ein Medizinstudent anwesend) erklärte ich ihm, ich wollte keine Antibiotika nehmen, und ich wollte wissen, was man gegen Mittelohrentzündungen tat, bevor es Antibiotika gab. ›Nun ja‹ erwiderte er, ›Sie könnten ein paar Tropfen Friar's Balsam versuchen oder einige Mentholkristalle mit kochendem Wasser inhalieren. Sie wissen schon, Handtuch über den Kopf, tief atmen, so etwas. Es fördert den Abfluß aus den Eustachischen Röhren und kann die Gene-

sung beschleunigen. Ich persönlich würde Antibiotika empfehlen, aber ich denke, Sie können es auch so versuchen‹. Ungefähr das sagte er.
Es klang zweifelnd. Ich eilte in die Apotheke und besorgte mir beides. Durch die regelmäßigen Inhalationen war die Ohrinfektion bald geheilt. Ich frage mich, wie viele Antibiotikabehandlungen ich als Kind ebenso einfach hätte vermeiden können.
Apotheken können eine Fundgrube für wertvolle Hausmittel sein. Als ich kürzlich eine Blasenentzündung (Cystitis) hatte, machte ich mir nicht die Mühe, zum Arzt zu gehen. Eine freundliche Apothekerin empfahl mir eine Kaliumcitratmischung in Wasser. Sie sollte den Säuregehalt des Urins senken, und es wirkte. Wieder war ich um die Antibiotika herumgekommen, die der Arzt mir mit Sicherheit verschrieben hätte.
Meine Abneigung gegen den regelmäßigen Gebrauch von Antibiotika entwickelte sich Anfang der achtziger Jahre, als ich mir bei einem Indienaufenthalt die Ruhr holte. Als ich praktisch im Delirium lag und an Symptomen litt, die ich hier nicht beschreiben möchte, nahm ich als Notfallmaßnahme ein Breitbandantibiotikum. Ein paar Tage später, nachdem ich den strengen Diätanweisungen meiner indischen Gastgeber gefolgt war und nur Reis, Joghurt und Fruchtsaft zu mir genommen hatte, ging es mir viel besser. Ich werde nie erfahren, ob die Antibiotika für meine Genesung eine Rolle gespielt haben – wenn es so war, bin ich dankbar dafür.
Allerdings litt ich nach der Erkrankung fast ein Jahr lang am Syndrom des irritablen Darms, dem Reizkolon, einer verbreiteten Krankheit mit ähnlichen Symptomen wie beim Durchfall, mit oder ohne Schmerzen. Es ist ein unerfreuliches Leiden, das die Mediziner vor ein Rätsel stellt. Ich war bei vier Ärzten, bis ich überhaupt eine Diagnose bekam. Die ersten drei behaupteten, mir fehle nichts; wenn ich widersprach, gab man mir verschiedene kleine, unnütze Ratschläge, die mit meinem Alter, meinem

Geschlecht und verschiedenen emotionalen Problemen zu tun hatten. ›Sie werden herauswachsen‹, sagte man mir. Ich fragte, was ich essen solle. Es schien mir offenkundig, daß richtige Ernährung bei einer Darmkrankheit wichtig ist. ›Was Sie essen, spielt keine Rolle‹, erhielt ich zur Antwort. Ich war davon nicht überzeugt.

Der vierte Arzt war hilfreicher. Er diagnostizierte das Reizkolon und sagte mir, man wisse nicht sehr viel darüber. Ich fragte ihn, was ich essen solle. Er antwortete, manchen Menschen gehe es besser, wenn sie keine Weizenprodukte zu sich nehmen. Nachdem ich Weizen drei Tage lang gemieden hatte, spürte ich keine Beschwerden mehr. Aß ich Weizen, kehrten die Symptome wieder. Dieses Erlebnis hatte auf mich eine tiefgreifende Wirkung. Was war mit meinem Darm geschehen, daß ein Nahrungsmittel, das ich mein Leben lang gegessen hatte, plötzlich zu einer Art Gift wurde?

Ich las alle Bücher, die ich über das Thema finden konnte, und dabei erfuhr ich, daß Darmkrankheiten durch ein Ungleichgewicht der natürlichen Darmbakterien oder ›Darmflora‹ entstehen können. Fehlt eine gesunde Darmflora, kann der Darm gegen manche Nahrungsmittel empfindlich werden. Darminfektionen wie die Ruhr, aber auch verbreitetere Leiden wie die Gastroenteritis (Magen-Darm-Entzündung) können die Darmflora stören. Und von Antibiotika, besonders wenn es sich um Breitbandwirkstoffe handelt, wird sie mitunter ganz und gar ruiniert. Jetzt verstand ich wenigstens, warum ich am Reizkolon litt: Ich hatte sowohl eine Darmerkrankung gehabt als auch Antibiotika genommen.

Mir wurde klar, daß ich meinen Darm wieder mit gesunden Bakterien besiedeln mußte und ihn durch die Ernährung nicht reizen durfte. Dazu mußte ich eine Menge Joghurt mit lebenden Kulturen zu mir nehmen und Weizen vermeiden; statt dessen lag das Schwergewicht auf anderen Getreidearten sowie auf

Obst und Gemüse. Ich probierte es auch mit gesunder Darmflora in Tabletten- oder Pulverform[13]. Mit dieser Behandlung blieben die Symptome aus. Heute, Jahre später, kann ich auch wieder Weizen essen, wenn ich möchte.

Von diesem Ergebnis angeregt, studierte ich Ernährungs- und Diätwissenschaft. Bei meiner klinisch-therapeutischen Arbeit wurde mir klar, daß Antibiotikaeinnahme, besonders über längere Zeit hinweg, ein entscheidendes gemeinsames Merkmal vieler Patienten mit einem Reizkolon ist. In den meisten Fällen hatte eine Behandlung, die der meinigen ähnelte, gewirkt. Ich erfuhr auch, daß es viel mehr Methoden zur Behandlung von Infektionskrankheiten gibt, die ohne Antibiotika auskommen und die natürliche, schätzende Darmflora nicht zerstören.«

An den bisher in diesem Kapitel erzählten Geschichten von Bennie Gray, Caroline Walker und Angela Henderson, die, wie wir noch sehen werden, auch auf andere Menschen zutreffen, erscheint eines besonders merkwürdig: Die Ärzte gaben keinerlei Warnung vor der Giftwirkung der Antibiotika. Sie ließen die Opfer ohne Beratung, verwirrt, verängstigt und natürlich krank. Dabei ist es keineswegs so, daß die gefährlichen Wirkungen der Antibiotika ein dunkles Geheimnis wären, das nur Spezialisten wie den Mikrobiologen und Pharmakologen bekannt wäre. Jeder Allgemeinarzt erhält genaue Informationen über die Risiken wie auch über den Nutzen der Antibiotika, und diese Daten werden in den Nachschlagewerken, die den Ärzten zur Verfügung stehen, regelmäßig auf den neuesten Stand gebracht[14]. Warum also das Schweigen?

### *»Ich nehme jetzt überhaupt keine Antibiotika mehr«*

Zum erstenmal veröffentlichte ich die Geschichte von Caroline Walker 1990 in der Zeitung *The Independent.* Von einem Arzt kam eine entrüstete Erwiderung; er schrieb: »Der wissenschaftliche und medizinische Fortschritt wird vom ›Glauben‹ der Menschen vernebelt ... Mr. Cannon hat eine Reihe von Ereignissen aufgezählt, einige unzusammenhängende Befunde in die Debatte geworfen und auf Grundlage seiner eigenen ›Meinung‹ eine Schlußfolgerung gezogen. Ich bin sicher, daß die meisten Menschen, die diesen Artikel gelesen haben, ihn nicht für sachlich oder richtig halten.«

Als Erwiderung schrieb Sir Thomas Bazley, der Angriff auf meinen Bericht unterstelle, daß man keine Hypothese äußern solle, für die es keine stichhaltigen Indizien gebe. »Aber«, so schrieb er weiter, »in diesem Fall würden andere nicht auf eine Möglichkeit aufmerksam gemacht, die weitere Untersuchungen erfordert. Und solche Untersuchungen könnten schließlich zu stichhaltigen Hinweisen führen, wie es in vergleichbaren Fällen bereits geschehen ist.«

Insgesamt erhielt ich auf meinen Artikel fast 100 Briefe. Ein halbes Dutzend davon drückte gemischte Gefühle aus. Ein 78jähriger Apotheker aus Teddington in Middlesex schrieb zum Beispiel, er habe seine »rumorende« Prostata seit 15 Jahren mit regelmäßigen Cotrimoxazoldosen beruhigt und, so schrieb er, »ich arbeite immer noch von 10 bis 16 Uhr ... Ich schreibe das nur, um einen anderen Standpunkt als den Ihres hervorragenden Artikels auszudrücken.«

Aber fast alle, die auf den Bericht im *Independent* reagierten, äußerten gegenüber den Antibiotika Entsetzen oder Angst, die sich auf eigene Erfahrungen gründeten. Ihre Briefe sind tatsächlich Wut- und Schmerzensschreie. Bennie Grays Brief veranlaßte mich, ihn zu interviewen, denn er schrieb: »Ich möchte alles in meinen Kräften Stehende tun, um die Antibiotikaepidemie zu beenden. Ich betrachte mich heute selbst als Opfer ihrer gefährlichen Auswirkungen auf das natürliche Abwehrsystem. Antibiotika gefährden die gesamte Ökologie unseres Körpers.«

Viele Krankheiten, die in den letzten 50 Jahren aufgetaucht oder häufiger geworden sind, werden in medizinischen Lehrbüchern mit dem Vermerk »Ätiologie unbekannt« verzeichnet. Das heißt, man kennt die Ursache nicht. Die heutige medizinische Wissenschaft ist nicht allwissend, davon ist sie weit entfernt. So heißt es zum Beispiel über zwei Erkrankungen des Nervensystems, die Multiple Sklerose und eine Erkrankung der Motoneuronen »Ätiologie unbekannt«.

Eine seltene, aber schwerwiegende Auswirkung der Sulfonamide und auch des Nitrofurantoins, eines Antibiotikums, das bei Harnwegsinfektionen eingesetzt wird, ist die periphere Neuritis, eine Nervenentzündung an den Gliedmaßen, also an Händen und Füßen[1]. Ihre ersten Anzeichen sind ein krabbelndes Gefühl und Taubheit in Armen und Beinen. Entzündung ist ein frühes Krankheitszeichen. Bei einer schweren Neuritis werden die Nerven überall im Körper geschädigt. Die genannten Antibiotika erzeugen Neuritis wahrscheinlich dadurch, daß sie die Verwertung der B-Vitamine blockieren, die das Nervensystem ernähren. (Beri-Beri, die Vitamin-B-Mangelkrankheit, ist eine Form der Neuritis.) Könnte eine Erkrankung der Motoneuronen bei der Antibiotikatherapie manchmal als Komplikation auftreten? Nach Ansicht von Claire Stafford, die mir aus Barnes in London schrieb, und auch nach der Meinung ihres beratenden Chirurgen lautet die Antwort ja.

Antibiotika, die ihr als jungem Mädchen gegen Scharlach, Lungen- und Rippenfellentzündung verschrieben wurden, haben sie ihrer Meinung nach vergiftet: Sie verursachten schwere allergische Reaktionen und dann, so glaubt sie, schädigten sie ihr Nervensystem.

Sie wurde von einem Krankenhaus ins andere verlegt, und ihr Zustand verschlechterte sich zusehends, als sie mit verschiedenen Antibiotika behandelt wurde. Auf alle reagierte sie mit Allergien. Wegen einer Lungeninfektion »experimentierten sie mit mir; sie gaben mir jedes Jahr neun Monate lang ein Antibiotikum als Dauertherapie. Meinem Brustkorb bekam das überhaupt nicht, und ich wurde gegen fast alles allergisch. Dann veränderten sich meine Motoneuronen, ich verlor das Gefühl in den Gliedmaßen – alles die üblichen Symptome. Als ich deswegen einen Neurochirurgen aufsuchte und er hörte, daß man mich Jahr für Jahr neun Monate lang mit Antibiotika auf Trab gehalten hatte, sagte er: ›Erst wenn ein Krankenhaus merkt, was ein anderes Krankenhaus getan hat, wird einem klar, daß etwas Übles vor sich geht.‹ Die Medikamente hatten das ganze Vitamin B aus mir herausgeholt.«

»Die Antibiotika haben mich fertiggemacht, und mein Immunsystem ist seither völlig durcheinander. Ich nehme überhaupt keine Antibiotika mehr.« Ihr Brief endete mit dem gleichen Aufschrei der Wut, den auch andere in ihren Zuschriften ausgedrückt hatten, weil sie von den schädlichen Wirkungen der Antibiotika überzeugt waren. »Es ist die Antwort des bequemen Arztes auf alles. In meiner ganzen Krankheitsgeschichte hat mich nie ein Arzt gefragt, wie ich lebe oder was ich esse. Bei allen, die ich kenne, ist es das gleiche – ›nehmen Sie einfach weiter die Tabletten‹. Nebenwirkungen und Folgeschäden werden als ›persönliche Überempfindlichkeit‹ abgetan. Ich wünsche Ihnen alles Gute für Ihre Arbeit, aber Sie werden eine Menge Widerstand von denen zu spüren bekommen, die ein hergebrachtes Interesse daran haben, Medikamente zu verkaufen.«

## »Ich dachte, ich müßte sterben«

Die Menschen, von denen die bisher zitierten Briefe stammen, berichten über Krankheiten, die nach ihrer Überzeugung von hochdosierter, langanhaltender Therapie vor allem mit Breitbandantibiotika hervorgerufen wurden. Nach einer allgemeinen Regel steigt mit der Dosis eines Medikaments auch das Risiko schädlicher Nebenwirkungen, und die Ärzte werden angehalten, sich vor übertriebener Antibiotikaverwendung zu hüten. Aber was ist »übertrieben«? Gleichzeitig gilt eine zweite Regel: Je hartnäckiger die Krankheit ist, desto länger und in desto höheren Dosen werden Antibiotika verschrieben. Außerhalb der Pharmaindustrie und des medizinischen Berufsstandes sind sich nur wenige Menschen über die Giftwirkung der Antibiotika im klaren; wäre es anders, würden die Patienten sich wahrscheinlich lieber nur gelegentlich und bei nachgewiesenen, schweren Bakterieninfektionen damit behandeln lassen.

Leider stimmt es auch, daß jedes starke Medikament schon bei einer einmaligen Dosis krank machen kann. Von den Briefen, die ich bekam, stammte ein Dutzend von Leuten, die nicht in großem Umfang Antibiotika eingenommen hatten. Ein Leser beschrieb beispielsweise die Nebenwirkungen von Cotrimoxazol, das seiner Frau wegen einer Blasenentzündung verschrieben worden war. »Die Wirkung war verheerend«, schrieb er. »Auf einer Reise nach London, fast unmittelbar nachdem meine Frau die Dosis genommen hatte, wurde ihr im Zug übel, und sie konnte nur unter größten Schwierigkeiten von der U-Bahn-Station Clapham aus ein kurzes Stück gehen ... Danach ging es ihr rasch schlechter, und sie wurde ganz schwach. Wenn sie aufstand, mußte ich sie stützen, und zurück ins Bett mußte ich sie fast heben. Nach einer Woche hatte sie sich erholt. Aber als wir wieder zu Hause waren, nahm unser Hausarzt den Bericht ohne Anmerkung zur Kenntnis; später wollte er das Medikament bei drei Gelegenheiten erneut verschreiben, und jedesmal mußte man ihm sagen, daß meine Frau dagegen allergisch ist.«

Die bereits erwähnte Tatsache, daß zu den Nebenwirkungen von Cotrimoxazol auch Schwindel und Schwächegefühle gehören, war diesem Arzt offensichtlich unbekannt.

Drei Briefe berichteten über schädliche Nebenwirkungen einer Behandlung mit Erythromycin, einem Antibiotikum aus der Familie der Makrolide, die häufig eingesetzt werden, wenn der Patient bekanntermaßen allergisch gegen Penicillin ist. Eine 67jährige Frau schrieb aus Hove in Sussex: »Nur ein einziges Mal mußte ich mitten in der Nacht den Arzt rufen: nachdem ich Erythromycin eingenommen hatte, das mir wegen einer Brustkorbinfektion verschrieben worden war. Ich hatte entsetzliche Magenkrämpfe, Speichel lief mir aus dem Mund, und ich dachte, ich müßte bestimmt sterben.«

Mrs. M. St. V. Hughes schrieb aus Maidstone in Kent: »Vor ein paar Jahren wurde mir wegen einer Zahnentzündung Erythromycin verschrieben.« Am nächsten Abend litt sie an starker Übelkeit, und »mein Magen fühlte sich an, als würde er sich selbst auffressen, und ich hatte schneidende Schmerzen«. Ihr Arzt glaubte, die Beschwerden hätten nichts mit dem Medikament zu tun, und riet ihr, es weiterhin zu nehmen. Das »verstärkte meine Schmerzen, so daß ich nur noch eingerollt wie ein Embryo liegen und mich umklammern konnte; dabei fragte ich mich, ob ich sterben würde.« Am nächsten Morgen sagte man ihr in der Zahnklinik, sie solle das Medikament absetzen, da sie »offensichtlich stark allergisch« dagegen sei.

Ich schäme mich fast für das, was ich beim Lesen der Briefe, die mich auf den Artikel im *Independent* hin erreichten, als erstes empfand: Ich hielt sie zunächst für Beschwerden verbitterter Menschen, die vermutlich ihre Behauptungen nicht richtig einstufen konnten, und im schlimmsten Fall nur Ausnahmen wären, bei denen der Betreffende Pech gehabt hatte. Dann las ich die Briefe genauer, und ich verglich die Symptome, die sie beschrieben, mit den Informationen, die den Ärzten über die schädlichen Nebenwirkungen der Antibiotika zur Verfügung stehen.

Nehmen wir beispielsweise das Erythromycin. Es ist als Generikum (also unter dem Wirkstoffnamen) erhältlich, aber auch unter verschiedenen Markenbezeichnungen (Eryhexal, Erythrocin, Monomycin, Paediathrocin u. a.). Im allgemeinen gilt es als »gutes Medikament«; ein Übersichtsbericht stellt fest: »Erythromycin hat unter anderem den Vorteil, daß schwere Nebenwirkungen selten vorkommen und daß es einen hervorragenden Sicherheitsstandard hat.«[15]

Nun ja, bis zu einem gewissen Grade; es kann schwere Nebenwirkungen haben. Die ABPI Data Sheets, die den Allgemeinärzten in Großbritannien regelmäßig von der Pharmaindustrie zugänglich gemacht und jährlich in Buchform zusammengestellt werden, enthalten Informationen über schädliche Nebenwirkungen des englischen Präparats Iloson.[14] Dazu lautet der Eintrag in der Ausgabe von 1989/ 90: »Es kann begleitet sein von Unwohlsein, Erbrechen, Bauchkoliken und Fieber. In manchen Fällen können die Bauchschmerzen ähnlich sein wie bei Gallenkoliken, Pankreatitis, durchgebrochenem Magengeschwür oder einem akuten chirurgischen Bauchleiden ... Erste Symptome traten in einigen Fällen nach einer Behandlungsdauer von wenigen Tagen auf, meist aber folgten sie nach einer Dauertherapie von ein bis zwei Wochen.« Allgemeiner formuliert Martindales Extra Pharmacopeia: »Magen-Darm-Reizungen sind im Zusammenhang mit Erythromycin recht häufig, insbesondere bei hohen Dosen. Schwere Nebenwirkungen«, so fügt das Werk hinzu, »sind jedoch selten.«[1]

»Ich bin in dem Glauben aufgewachsen, die Ärzte wüßten alles am besten. Inzwischen denke ich anders darüber«, so Mrs. M. R. Sell aus Twickenham in Middlesex, eine der vielen Mütter, die mir schrieben. Ihrer kleinen Tochter wurde Penicillin verschrieben. »Damals sagte ihre Kindergärtnerin, sie sitze wie betäubt herum. Zuerst dachte ich mir nicht viel dabei, aber dann unterhielt ich mich mit meiner Mutter. Sie war entsetzt. Sie hatte vor vielen Jahren als Krankenschwester gearbeitet, und damals, so erzählte sie mir, hatte sie bei Kindern nach der Einnahme von Medikamenten die gleichen Symptome beobachtet. Eines davon war später dauerhaft geistig behindert, die anderen erholten sich wieder.« Später wurde Mrs. Sell das gleiche Medikament verordnet, und daraufhin, so schrieb sie, »kam es mir vor, als ob ich ein paar Zentimeter über dem Boden schwebte und als ob der obere Teil meines Kopfes aus Luft bestand. Es war wirklich ein seltsames, schreckliches Gefühl, und es hörte auf, als ich das Präparat absetzte. Hinterher war mir klar, wie sich meine Tochter gefühlt haben mußte. Glücklicherweise blieben keine Spätfolgen zurück.«
Manche Antibiotika können tatsächlich Benommenheit, Verwirrung und Teilnahmslosigkeit hervorrufen. Professor Parish beurteilt die Frage umfassender und stellt fest: »Eine sehr seltene, gefährliche Wirkung des Penicillins ist eine Gehirnreizung, die zu Störungen der Gehirnfunktion führt.«[2] Diese Anfälligkeit kann gehäuft in einzelnen Familien auftreten. Nach allgemeiner Ansicht verschwinden die negativen Wirkungen nach Absetzen des Wirkstoffs. »Sehr selten« bedeutet: die Ärzte sollten sich durch die schrecklichen Nebenwirkungen nicht abhalten lassen, Penicillin zu verschreiben, und die Patienten sollten sich bei wirklich schwerwiegenden Bakterieninfektionen mit dem Wirkstoff behandeln lassen.

»Uns allen hat man den Glauben eingeimpft, die Mediziner wüßten es am besten«, schrieb Mrs. Doodie Grubb aus High Wycombe. Ihrer kleinen Tochter wurde Cotrimoxazol verschrieben. »Sie bekam eine starke Nesselsucht (Ausschlag mit Quaddeln) auf dem ganzen Körper.« Später schwoll der Körper sogar selbst an; man behielt sie im Krankenhaus, bis die Schwellungen abgeklungen waren. »Während ihres Krankenhausaufenthalts stand sie im Mittelpunkt großer Aufmerksamkeit; man photographierte sie von allen Seiten als Beispiel einer extrem starken Septrinreaktion ... Glücklicherweise wurde sie schnell wieder gesund, aber man sagte uns, wenn sie noch einmal Cotrimoxazol (oder ein anderes Medikament auf Sulfonamidbasis) bekäme, könne das noch viel schlimmere Folgen haben. Hätte ich doch bloß meinem Gefühl gehorcht und das Medikament abgelehnt.«

Die Kinder von Mrs. Sell und Mrs. Grubb erlebten offensichtlich einen stark ausgeprägten toxischen Schock. Ein schwacher Schock, manchmal auch »Überempfindlichkeitsreaktion« genannt, ist bei vielen Antibiotika die häufigste schädliche Nebenwirkung. Er zeigt sich in Form einer oder mehrerer allergischer Reaktionen wie Ausschlag, Benommenheit, Verwirrung, Erbrechen, Bauchschmerzen oder Durchfall. Diese Symptome einer Immunreaktion, mit deren Hilfe der Körper einen Giftstoff loswerden will, können auch andere Ursachen haben, und deshalb werden sie von Ärzten und Patienten häufig nicht als Zeichen einer Antibiotikavergiftung erkannt.

Die Tochter von Mrs. Grubb litt anscheinend an einer Form des anaphylaktischen Schocks. Er ist eine schwere Nebenwirkung der Penicilline und anderer Betalactam-Antibiotika, aber auch der Sulfonamide[1)]. In seiner seltenen, am stärksten ausgeprägten Form läßt er alle Körpergewebe anschwellen; der Betroffene leidet an Atemnot, Schüttelfrost und einem drastischen Blutdruckabfall – all das kann tödlich sein.

Zwei junge Frauen aus Swansea und dem Londoner Stadtteil Bayswater schrieben über die Nebenwirkungen von Tetracyclin, das ihnen – wie es auch heute noch häufig geschieht – gegen Gesichtsakne verschrieben wurde. In einem Fall wirkte das Medikament. »Meine Haut verbesserte sich verblüffend. Aber im nachhinein ist mir klar, daß es auch ein paar andere Veränderungen gab. Zuerst meine Zähne. Sie waren mit kleinen weißen Flecken übersät, die erst nach Jahren wieder verschwanden. Und zweitens, was noch wichtiger war, mein Magen: Verdauung ... Noch heute habe ich manchmal Verdauungsstörungen und Blähungen.« In dem zweiten Fall wirkte das Medikament nicht gegen die Akne, und »ich litt gelegentlich an einem unangenehm luftgefüllten Bauch«. Beide Frauen wechselten zu homöopathischen Arzneien. Die eine sagte: »Meine Haut ist in den letzten Wochen glatter geworden, und zwar schneller als irgendwann mit den Antibiotika.« Die andere stellte fest: »Heute rate ich jedem, der nach einer Heilung für Akne sucht, zu geeigneten Alternativen in Form der Homöopathie.«[16)]

Alle Antibiotika können Magen- und Darmstörungen verursachen. Am häufigsten tun das die Tetracycline, und diese Wirkstoffe haben außerdem einen weiteren besonderen Effekt: Sie dringen in die Zähne ein und verursachen dann mitunter Verfärbungen und Schäden des Zahnschmelzes[1)]. »Viele Kinder hatten Pech: Ihre Zähne sind gelb, weil sie als Säuglinge oder Kleinkinder Tetracyclin bekamen, oder weil ihre Mutter während der Schwangerschaft solche Präparate einnahm«, stellt Professor Parish fest. Auch in die Knochen dringen die Tetracycline ein, und das kann bei Kleinkindern zu Mißbildungen führen[1)]. Deshalb werden sie in Großbritannien und anderen Industrieländern gewöhnlich während der Schwangerschaft und bei Kindern unter zwölf Jahren nicht empfohlen.

Wie bereits erwähnt wurde, gehören die Antibiotika, die am häufigsten allergische Reaktionen auslösen, in die große Gruppe der Betalactame, die auch die Penicilline und die chemisch ähnlichen Cephalosporine umfaßt[17]. Ein einmal betroffener Organismus wird mit größerer Wahrscheinlichkeit auch gegen Antibiotika anderer Gruppen allergisch. Das ist ein wichtiger Grund, warum man Antibiotika bei geringfügigen Infektionen oder solchen, die von selbst verschwinden, nicht einsetzen sollte. Denn wer gegen viele Antibiotika allergisch ist und dann eine wirklich bedrohliche Bakterieninfektion bekommt, gerät in ernste Gefahr.

Zwei Damen mittleren Alters erklärten in ihren Briefen, sie seien im Laufe der Jahre gegen Antibiotika allergisch geworden. Anne Marsh aus Lechlade in Gloucestershire, eine 57jährige staatlich geprüfte Krankenschwester im Ruhestand, schrieb, sie habe nach mehrjähriger Antibiotikabehandlung »auf fast alle Antibiotika heftig und auf verschiedene Weise reagiert: mit allgemeinem Ausschlag, Lippen- und Augenschwellungen und Atemproblemen ... « »Ich kenne«, so schrieb sie, »nur ein Antibiotikum, das ich einnehmen kann: Vibramycin« (ein Markenname des Doxycyclins aus der Gruppe der Tetracycline).

Der 48jährigen Felicity Thornton aus Bolton wurden im Laufe ihres Lebens immer wieder Antibiotika verschrieben, und heute verursachen alle einen juckenden Ausschlag. »Vor sechs Jahren erkannte mein Arzt, daß es keine Antibiotika mehr gab, die er mir noch verschreiben konnte, und er bemerkte dazu, es sei das beste, nicht mehr krank zu werden.« Heute läßt sie Infektionen ohne Medikamente ihren normalen Gang gehen. »Das letzte Mal bin ich vor über drei Jahren zum Arzt gegangen, und seitdem habe ich nur fünf Tage bei der Arbeit gefehlt.«

Bevor ich mit der Arbeit an diesem Buch begann, hatte ich keine Vorstellung davon, welche Leiden Antibiotika verursachen können. Aus den meisten Briefen, die ich erhielt, sprach ein allgemeines Gefühl, das Mrs. Kath Brabbins aus East Yorkshire so formulierte: »Heute vermeide ich Antibiotika, wenn es irgend

möglich ist. Nach allen meinen Erfahrungen sind die Probleme, die sie verursachen, schlimmer als das Leiden, das sie heilen sollen.«
Beruhigend wäre die Vorstellung, die negativen Nebenwirkungen der Antibiotika seien entweder harmlos oder selten. Aber in den Nachschlagewerken steht etwas anderes. Genauso beruhigend wäre es, wenn man glauben könnte, solche Nebenwirkungen träten nur bei falschem oder übermäßigem Gebrauch der Antibiotika auf. Auch hier sieht die Realität anders aus. Und wie viele Menschen wirklich an den Folgen der Antibiotikaeinnahme leiden, weiß niemand: Wahrscheinlich bringen die meisten Betroffenen niemals Ursache und Wirkung in Zusammenhang; sie werden sich nie bewußt, daß die Medikamente, die ihnen der Arzt verschrieben hat, sie krank machen; oder sie leiden im stillen.
Möglicherweise werden manche rätselhaften Krankheiten, die man mit dem Etikett »Ätiologie unbekannt« versieht, in einigen Fällen von Medikamenten verursacht. Eine der alarmierendsten Geschichten berichtete mir Mrs. P. Bonnette aus Leicester in ihrem Brief. Sie schrieb: »Man verschrieb mir Cotrimoxazol, weil ich an einer Konjunktivitis (Bindehautentzündung) litt; nachdem ich die Tabletten nur einen Tag lang genommen hatte, bekam ich hohes Fieber und zahlreiche Flecken auf der Haut. Ich kam sofort ins Krankenhaus. Die Flecken verwandelten sich in Blasen; sie bedeckten mein Gesicht und den ganzen Körper, sogar im Mund. Sie waren voll Wasser, das abfließen mußte. Meine Augen, die zuvor getränt hatten, trockneten aus; ich konnte nicht mehr sehen, und nicht einmal die Ärzte und Krankenschwestern wußten, wie sie mich behandeln sollten. Finger- und Fußnägel lösten sich, und die Wimpern fielen aus. Ich konnte kaum noch schlucken und außer Wasser nichts zu mir nehmen. Schließlich diagnostizierten die Ärzte ein Stevens-Johnson-Syndrom. Ich war fünf Wochen im Krankenhaus und

konnte vier Monate nicht arbeiten. Das war vor sechs Jahren: Nach und nach stellte sich die Sehfähigkeit wieder ein, und die Haut wurde glatt, aber ich habe immer noch Probleme mit trockenen Augen, so daß ich dreimal am Tag Augentropfen nehmen muß.«

Nach der Beschreibung handelte es sich tatsächlich um das Stevens-Johnson-Syndrom, eine seltene Nebenwirkung von Cotrimoxazol[14]. Das »Merck Manual«[18], ein handliches Nachschlagewerk für Allgemeinärzte, beschreibt die Symptome so: »Der Patient kann häufig nicht essen oder den Mund richtig schließen, und ständig fließt Speichel heraus. Die Augen schmerzen vielfach stark, und wegen einer Bindehautentzündung mit Schwellung und Eiter kann der Patient sie nicht mehr öffnen. Die Bindehautschäden können in dauerhafte Hornhautnarben (Schädigung des Auges selbst) übergehen. Die Krankheit kann tödlich enden.« Die Krankheitsursache? Gewöhnlich »Ätiologie unbekannt«, aber wenn ein Grund zu erkennen ist, dann »sind Medikamente und Röntgenstrahlen beteiligt«. Die Behandlungsempfehlung? Intensive Antibiotikatherapie.

## Schlechte Medizin

### *Verschwendung und Mißbrauch*

Antibiotika werden zu häufig verwendet, und sie werden mißbraucht; daran gibt es keinen Zweifel. Nach Schätzungen in mehreren Studien, die in einem Bericht der Weltgesundheitsorganisation von 1983 zusammengefaßt sind[19], setzen die Ärzte in 40 bis 65 Prozent aller Fälle die Antibiotika unvernünftig oder in ungeeigneter Weise ein. Dazu bemerkt Professor Parish[2]: »Der Antibiotikamißbrauch erstreckt sich auf das ganze Spektrum ärztlicher Tätigkeit – von ihrem unnötigen Einsatz bei der Behandlung von Viruserkrankungen (zum Beispiel bei virusbedingten Halsentzündungen) durch manche Hausärzte bis zur massiven Überdosierung durch Chirurgen, die damit postoperative Infektionen verhüten wollen.«

Wenn Ärzte und Patienten glauben, Antibiotika könnten (vielleicht mit wenigen Ausnahmen) keinen Schaden anrichten, werden solche Präparate zwangsläufig in zu großem Umfang verschrieben. Ein verbreiteter Anlaß ist die »Absicherung« gegen die Möglichkeit einer späteren Bakterieninfektion. Ein Allgemeinarzt erklärte[20]: »In den meisten Fällen gibt man sie nicht aus Gedankenlosigkeit. Wenn beispielsweise jemand über Halsschmerzen klagt, gebe ich im allgemeinen Penicillin. Häufig ist es unnötig, aber vielleicht ist es doch einmal eine Streptokokkeninfektion, die schwerwiegende Folgen haben kann.« Von dieser Haltung ist es dann nicht mehr weit bis zu Antibiotikazusätzen im Trinkwasser, einfach »für den Fall, daß«. Eine Studie über die Antibiotikaverschreibungen in schottischen Krankenhäusern aus dem Jahre 1979 gelangt zu dem Schluß, daß in zwei Dritteln der Fälle keine nachgewiesene Notwendigkeit für ihren Einsatz bestand. »Da etwa elf Prozent aller Antibiotikabehandlungen mit unerwünschten Nebenwirkungen einhergehen, muß man den Schluß ziehen, daß das Therapierisiko größer war als der erwartete Nutzen, zumindest bei einem erheblichen Anteil der untersuchten Patienten.«

Dr. David Reeves ist ein führender britischer Facharzt für Mikrobiologie. Als ich ihn für dieses Buch in seinem Labor am Southmeads Hospital in Bristol interviewte, wies er darauf hin, daß sich seit den siebziger Jahren kaum etwas geändert hat. Warum verschreiben Allgemeinärzte so häufig Antibiotika? »Vor allem weil der Patient es erwartet«, sagt er. »Man kann einen Patienten, der etwas hat, was er für eine Infektion hält, nur sehr schwer davon überzeugen, keine Antibiotika zu nehmen. Zum Beispiel bei Halsschmerzen, die normalerweise von Viren verursacht werden. Wenn man erklären will, daß er kein Antibiotikum braucht, dauert das länger, als wenn man das Rezept ausstellt.«[21)]

»Und zweitens ist da die natürliche Besorgnis des Allgemeinarztes um einen Patienten, der anders als im Krankenhaus nicht direkt überwacht wird. Drittens wünscht sich der Arzt, daß der Patient nicht unnötigerweise wiederkommt. Wenn er ein Rezept bekommen hat, ist die Wahrscheinlichkeit, daß er noch einmal auftaucht, geringer. Wurde dagegen keine Behandlung verordnet und es geht ihm am nächsten Tag noch nicht besser, kommt er bestimmt erneut in die Praxis. Hat er Antibiotika genommen, kommt er eher nicht wieder, selbst wenn es ihm noch genauso schlecht geht wie ohne das Medikament. Der Zeitdruck ist also für den Arzt ein wichtiger Faktor, und das mache ich ihm nicht zum Vorwurf.«

Der Bericht der WHO kommt im wesentlichen zu den gleichen Ergebnissen. In den Industrieländern, wo Antibiotika meist von medizinisch ausgebildeten Fachleuten verabreicht werden, ist es »für den Arzt oft schwierig, dem Druck durch den Patienten oder seine Familie zu widerstehen. Und natürlich möchte er auch das Beste für den Patienten tun. Doch ohne genaue Kenntnis im Umgang mit Mikroorganismen und über die aktuelle Empfindlichkeit von Krankheitserregern gegenüber den Antibiotika ist er oft versucht, unnötige Behandlungen zu verordnen. Er ist vielleicht der Ansicht, ein Antibiotikum könne nicht schaden, auch wenn es möglicherweise nichts nützt, oder er versucht, die Behandlung durch höhere Dosierung oder fragwürdige Langzeittherapie wirksamer zu gestalten.«

Die Ärzte setzen Antibiotika oft mißbräuchlich und verschwenderisch ein, in der Allgemeinpraxis ebenso wie in den Krankenhäusern. Dr. Reeves und seine Kollegen veröffentlichten 1983 im *British Medical Journal* einen Artikel[22)], in dem die Medikation von Antibiotika im Southmeads Hospital zusammenfassend beschrieben wird. Trotz der »allgemein hohen Qualifikation des medizinischen Personals und trotz einer aktiven Abteilung für Mikrobiologie waren ein Viertel bis ein Drittel aller Rezeptanweisungen für Antibiotika vermutlich unnötig«. Die Schlußfolgerung lautete: »Die meisten Verschreibungen stammten von jüngeren Medizinern, für die wegen fehlender Anleitung durch ältere Kollegen und wegen häufiger Versetzungen ein breitangelegtes, ständiges Weiterbildungsprogramm erforderlich wäre. Die veröffentlichten Bedenken gegenüber der Qualität von Antibiotikaverschreibungen scheinen gerechtfertigt zu sein.«

Übermäßiger Antibiotikaeinsatz ist im harmlosesten Fall Geldverschwendung. Er kann aber auch zur Katastrophe führen, denn Antibiotika sind nun mal giftig. Sie können allergische Reaktionen und andere Krankheiten verursachen, und, wie später in diesem Buch noch gezeigt wird, mit zunehmendem Antibiotikagebrauch passen sich die Bakterien immer stärker an, bis sie gegen die Wirkstoffe resistent sind. In einer Zusammenfassung von Dr. Reeves' Artikel bemerkt die renommierte Fachzeitschrift *The Lancet*[23]: »Eine vorsichtige Antibiotikaverschreibung ist unabdingbar, damit sich das Auftauchen resistenter Bakterien in Grenzen hält und damit unnötige Giftwirkungen und Kosten vermieden werden.«

### *Ärzte: ebensooft falsch wie richtig*

Bereits im Jahr 1981 veröffentlichte *The Lancet* einen Leitartikel über den zu hohen und mißbräuchlichen Einsatz von Antibiotika durch die Ärzte[24]. Er begann mit den Worten: »Das verbreitete Auftauchen resistenter Bakterien ist alarmierend, und deshalb müssen wir alles nur Mögliche tun, damit die resistenten Stämme sich in der Population nicht festsetzen können. Dennoch werden Antibiotika offenbar weiterhin ziemlich unterschiedslos verschrieben ... Übersichtsstudien aus Nordamerika legen die Vermutung nahe, daß der Antibiotikagebrauch zunimmt; die Präparate werden oft auch dann verschrieben, wenn es keine Hinweise auf eine Bakterieninfektion gibt, oder sie werden falsch dosiert oder auf dem falschen Weg verabreicht.« Im gleichen Jahr erschien später das Ergebnis einer weiteren Untersuchung, die diesmal am Central Middlesex Hospital in London durchgeführt worden war[25)]. Darin wurde der Antibiotikaeinsatz zu therapeutischen Zwecken (also zur Behandlung von Infektionen) sowie zur Prophylaxe (zum Schutz gegen mögliche spätere Infektionen, vor allem nach Operationen) bewertet.

Die meisten Patienten wurden behandelt, bevor der Erreger identifiziert war, und in der Hälfte dieser Fälle konnten die Ärzte nicht angeben, welche Bakterienart die Infektion hervorgerufen hatte. Selbst in einem großen Londoner Lehrkrankenhaus mit bestmöglichen Voraussetzungen arbeiten die Ärzte also meist mit Vermutungen. Und über die »vorbeugende« Behandlung heißt es: »Nur sieben Prozent der zur chirurgischen Prophylaxe verschriebenen Antibiotika erfüllten alle Kriterien, mit denen man den geeigneten Wirkstoff sowie die Art und den Zeitplan seiner Anwendung auswählt.« Mit anderen Worten: Fast immer verordnen die Chirurgen »Schutz« durch Antibiotika, ohne über die Folgen für den Patienten und das Krankenhaus selber nachzudenken. Der vorsichtige Einsatz von Antibiotika im Krankenhaus ist entscheidend, und zwar »nicht nur wegen der Kosten, sondern auch weil ihr Mißbrauch, besonders im Krankenhaus, zu unnötiger Krankheitsverlängerung und Sterblichkeit, einer hohen Infektionsrate und schnellem Veralten der wertvollsten Wirkstoffe führt«.

Auf diese Studie folgten zwei weitere: eine über den Antibiotikaeinsatz bei Atemwegsinfektionen wie Bronchitis und Lungenentzündung, die andere über Harnwegserkrankungen und insbesondere über Blasenentzündungen. In der ersten Studie stellte sich heraus, daß der Antibiotikaeinsatz in mehr Fällen falsch oder fragwürdig als richtig war, unter anderem weil die jungen Ärzte nicht viel Übung in der Auswertung von Röntgenaufnahmen hatten. In den meisten anderen Fällen »gründete sich die Diagnose auf sehr dürftige klinische Befunde, vielleicht unter dem Einfluß der Überzeugung, das Unterlassen einer Antibiotikaverschreibung sei eine größere Sünde als eine unnötige Verordnung. Die Tatsache, daß eine solche Verschreibung nur in einem einzigen Fall vom Facharzt geändert wurde, legt die Vermutung nahe, daß diese Ansicht weit verbreitet ist«.

Die zweite Studie, die sich mit Harnwegsinfektionen beschäftigte, gelangte zu ähnlichen Ergebnissen. »Wie sich herausstellte, war der Beginn oder die Fortsetzung der Antibiotikabehandlung bei 28 von 55 Patienten gerechtfertigt, während sie bei 27 von 55 Patienten nicht gerechtfertigt war.« Die Ärzte hatten also ebensooft recht wie unrecht.

Die allgemeine Schlußfolgerung aus diesen Studien lautet: Antibiotika werden in Krankenhäusern vielfach in zu großem Umfang verordnet. Die genannten britischen Untersuchungen sind dabei offensichtlich typisch. Professor Calvin Kunin von der Ohio State University, ein Experte für Infektionskrankheiten, schrieb 1985[26)]: »Inzwischen belegen zahlreiche Studien an repräsentativen Krankenhaus-Patientengruppen, daß antimikrobielle Wirkstoffe in etwa der Hälfte aller Fälle ohne ausreichende Begründung verabreicht werden, oder daß der falsche Wirkstoff, die falsche Dosierung oder die falsche Behandlungsdauer gewählt werden.«

Wenn also die Verschreibung von Antibiotika schon in den Krankenhäusern mit ihren mikrobiologischen Labors eine Art Lotterie sind, wie steht es dann mit der Verordnung solcher Wirkstoffe bei den niedergelassenen Ärzten, die unter dem

Druck der Patienten und der Pharmaverkäufer stehen? Kein Wunder, daß viele Ärzte ihre Verschreibungspraxis so heftig verteidigen.

In ihrem Buch »Pills, Profits and Politics«[27] (Pillen, Profite und Politik) stellten Dr. Milton Silverman und Professor Philip Lee schon in den siebziger Jahren fest: »Infektionsvorbeugung durch Antibiotika war offenbar der wichtigste Grund für die schnelle und wirklich alarmierende Zunahme bei der Verschreibung dieser Wirkstoffe in den letzten Jahren. Manche Ärzte rechtfertigen diese Praxis mit dem geringen Risiko, den meist nicht großen Kosten für den Patienten und der Tatsache, daß der Patient sich freut, wenn er den Eindruck hat, der Arzt tue etwas für ihn.« Aber der Einsatz von Antibiotika »nur für den Fall«, daß eine Infektion ausbricht, ist »klinisch nicht zu rechtfertigen. Er stellt ein unnötiges Risiko dar und verursacht unnötige Kosten. Schlimmstenfalls kann er für den Patienten tödlich sein«.

Seit den siebziger Jahren hat sich nichts gebessert. »Antimikrobielle Wirkstoffe werden oft in ungeeigneter Weise, unvernünftig und unwirksam verschrieben«, schreibt Dr. David Greenwood in der Einführung zu seinem Lehrbuch »Antimicrobial Therapy«, das 1989 erschien[28]. »Wie hoch der Preis dieser verschwenderischen Verschreibungspraxis im Hinblick auf überflüssige schädliche Wirkungen beim Patienten oder schlicht in bezug auf die Kosten ist, kann man nur vermuten.« Hinsichtlich des Geldes kann man aus der Vermutung eine Schätzung machen. Der Weltmarkt für Antibiotika wurde für das Jahr 1990 auf 18 Milliarden US-Dollar veranschlagt[29]. Wird die Hälfte aller Antibiotika falsch angewandt, so entspricht das einer Verschwendung von neun Milliarden Dollar im Jahr.

In Industrieländern wie Großbritannien, den USA oder Deutschland ist der Markt für starke Medikamente dadurch eingeschränkt, daß diese Wirkstoffe vom Arzt verschrieben werden müssen. Dennoch stimmt es, daß Antibiotika in solchen Ländern manchmal gedanken- oder verantwortungslos verabreicht werden. Wenn sie fälschlich oder in zu großen Mengen verschrieben werden, dann vor allem deshalb, weil wir alle, einschließlich der Ärzte, viele falsche Vorstellungen über diese Präparate haben.

In einem Übersichtsartikel[30)]» von Dr. Jerome Kim, Abteilung für Infektionskrankheiten des Duke University Medical Center in North Carolina, aus dem Jahr 1989 wird ein System von Glaubensvorstellungen aufgeschlüsselt, das erklärt, warum die Ärzte – und wir selbst – dazu neigen, Antibiotika falsch und in zu großem Umfang einzusetzen. Die meisten dieser Ansichten gründen sich auf die Vorstellung, daß Antibiotika eine Waffe in einem Krieg gegen eine Armee unsichtbarer Feinde sind. Man könnte sie als die neun Gebote in der Keimtheorie der Krankheiten nennen – mehr darüber in Kapitel 3.

*Erstens:* »je breiter, desto besser« – das heißt, es wird immer das Präparat mit dem breitesten Wirkungsspektrum gegen möglichst viele Bakterienarten bevorzugt (wobei die meisten dieser Bakterien harmlos oder nützlich sind). *Zweitens:* »Keine Verschreibung, kein Schutz«, das heißt, der Körper ist schutzlos, wenn kein Medikament angewandt wird. *Drittens:* »Im Zweifelsfall das Präparat wechseln oder ein anderes hinzunehmen«, das heißt, je stärker und komplizierter das Wirkstoffgemisch, desto besser. *Viertens:* »Mehr Krankheiten, mehr Medikamente« – das kann bedeuten, daß man schädliche Nebenwirkungen mit Krankheiten verwechselt. *Fünftens:* »Krankheit erfordert sofortige Behandlung«, das heißt, man kann sich nicht darauf verlassen und nicht zulassen, daß der Körper sich selbst hilft. *Sechstens:* »Ansprache legt Diagnose nahe«, das heißt, wenn das Medikament zu wirken scheint, weiß man, um welche Krankheit es sich handelt. *Siebtens* und *achtens:* »Schwerere Krankheit, stärkeres Medikament« oder »schwerere Krankheit, neues Medikament« – das ist die Medizinerversion der Kriegsparole »gib's ihnen mit allem, was du hast!« Und schließlich *neuntens* »Antibiotika sind ungiftig« – dieser Glaubenssatz spricht für sich selbst.

Alle diese Ansichten sind falsch, sagt Dr. Kim, und damit hat er recht. »Die Unmittelbarkeit des Leidens, der Wunsch nach Linderung der Beschwerden, der Wunsch zu handeln, die Angst vor Unterlassungssünden und (so fügt er als Amerikaner hinzu) die Angst vor Gerichtsverfahren begünstigen voreilige therapeutische Maßnahmen gegenüber genauer Diagnose und zielgerichteter Therapie.« Er warnt vor einem Teufelskreis der »immer stärkeren Behandlung vermuteter, aber nicht belegter Infektionskrankheiten«. Diese ist oft vergebens oder kann für den einzelnen Betroffenen sogar tödlich sein, während sie in ihren Auswirkungen auf die Gesamtbevölkerung eine nicht meßbare Gefahr darstellt.

Der gleichen Ansicht ist Dr. Richard Lacey von der Leeds University, der international als der führende britische Fachmann für medizinische Mikrobiologie gilt. Als Leiter der Abteilung für medizinische Mikrobiologie an der Leeds University ist er auch verantwortlich für die Verschreibungspraxis an den Krankenhäusern, die der Gesundheitsbehörde von Leeds unterstehen.

Dr. Lacey bezeichnet Meinungen wie die von Dr. Kim aufgezählten als »Antibiotika-Folklore«. In einem 1988 erschienenen kritischen Artikel stellt er fest[31)]: »Ein Breitbandantibiotikum erweckt oberflächlich den Anschein, als könne man es gegen vielerlei Infektionskrankheiten einsetzen, ohne daß man eine genaue Diagnose stellen muß, aber meistens ist das nur die zweitbeste Möglichkeit.« Er bestätigt das, was einem auch der gesunde Menschenverstand sagt: Je breiter das Wirkungsspektrum eines Medikaments, desto mehr Schaden richtet es im Darm an. Und das Verfahren »je schwerer die Infektion, desto stärker die Dosis« führt möglicherweise zur Katastrophe, vor allem bei Säuglingen, älteren Menschen und allen, die aus irgendwelchen Gründen geschwächt sind und deshalb am häufigsten an Infektionen leiden; für sie können hochdosierte Antibiotika gefährlich sein. Und es stimmt nicht unbedingt, daß gefährliche Bakterien bei einer höheren Dosis wirksamer abgetötet werden; Penicillin und einige andere Antibiotika sind in höherer Dosierung wahrscheinlich sogar weniger wirksam.

Nach Dr. Laceys Ansicht gibt es noch einen zehnten Lehrsatz der Antibiotika-Folklore: »Man muß die Behandlung abschließen.« Diese Standardanweisung geben viele Ärzte ihren Patienten, wenn sie Antibiotika verschreiben; sie bedeutet, daß man alle Tabletten aufbrauchen soll, auch wenn die Symptome der Infektion schon vorher verschwunden sind. Aber stimmt es wirklich, daß die Erreger weiterhin im Organismus ihr Unwesen treiben, bereit, sich wieder zu vermehren und die Krankheit aufflammen zu lassen, auch wenn der Patient sich wohl fühlt?[32) ]
Der gesunde Menschenverstand sagt nein; und Dr. Lacey sagt, der gesunde Menschenverstand habe meistens recht. Je mehr Antibiotika man nimmt, desto größer ist das Risiko von Nebenwirkungen; sie sollten deshalb »nur so lange verschrieben werden, wie eine klinische Notwendigkeit besteht«. Als Regel, so sagt er, solle man das Medikament absetzen, wenn man sich besser fühlt, und die restlichen Tabletten zurückgeben.

Bei den Recherchen zu diesem Buch habe ich immer wieder festgestellt, daß die medizinische Standardpraxis bei den Antibiotika den Erkenntnissen der Mikrobiologen widerspricht, jener Wissenschaftler, die am besten über Mikroorganismen und

Antibiotika Bescheid wissen. Mikrobiologen sind meist Forscher ohne unmittelbare Verantwortung für Patienten; medizinische Mikrobiologen wie Dr. Lacey jedoch, die sich auch um die Patientenversorgung im Krankenhaus kümmern müssen, sind häufig ebenfalls der Ansicht, daß Antibiotika meist zu oft und falsch angewandt werden, weil die Ärzte schnelle Ergebnisse sehen wollen.

»Die Behandlung abschließen« ist nach wie vor die ärztliche Standardanweisung. Aber Dr. Lacey vertritt nicht als einziger anerkannter Mikrobiologe die Ansicht, daß Patienten sich auf ihr eigenes Wohlbefinden verlassen sollten. Professor Tore Midtvedt leitet die Abteilung für medizinisch-mikrobiologische Ökologie am Karolinska-Institut in Schweden. Als ich ihn in Stockholm für dieses Buch interviewte, sagte er: »Die Patienten sind gewöhnlich recht klug. Sie hören ein bißchen früher auf, als es ihnen die Ärzte gesagt haben.« Bei manchen schweren Bakterieninfektionen, bei denen sich die Erreger im Körper einnisten, zum Beispiel bei Osteomyelitis (Knochenmarksentzündung), Endokarditis (Herzinnenhautentzündung) oder Tuberkulose, ist eine Besserung des Befindens kein verläßliches Anzeichen, daß die Bakterien tot sind. Aber, so Professor Midtvedt, »bei der Mehrzahl der akuten Infektionen, und das sind die meisten, bei denen antibakterielle Wirkstoffe zum Einsatz kommen, weist besseres Befinden darauf hin, daß man genug von dem Medikament genommen hat.«

Nach Professor Midtvedts Erfahrungen neigten die Ärzte schon immer dazu, zu viele Antibiotika zu verschreiben. »Nehmen wir«, so sagt er, »zum Beispiel Harnwegerkrankungen wie die Blasenentzündung bei Frauen. Vor einer Generation, als ich anfing, Medizin zu studieren, mußten sich alle Patientinnen bei einer solchen Infektion einer zehntägigen Behandlung unterziehen. Als Mikrobiologe konnte ich das nicht verstehen. Die Erreger waren schon lange vor dem Ende der Behandlung tot.

Das äußerte ich auch in einer Fachzeitschrift. Mein alter Lehrer wurde fast verrückt. ›Die Behandlung zu Ende führen, die Behandlung zu Ende führen. Wenn man sie angefangen hat, muß man das tun‹, hämmerte er mir ein.« Bei der Erinnerung an diese Auseinandersetzung muß Professor Midtvedt lächeln. »Einfach dem Meister folgen«, sagte er.

Nach Dr. Lacey werden Antibiotika viel zu oft verschrieben. Nur einer von hundert Patienten, die mit Antibiotika behandelt werden, hat eine entsprechende, in seinem Labor nachgewiesene Bakterieninfektion, konstatiert er. Und die meisten dieser Infektionen sind begrenzt, das heißt, sie verschwinden auch ohne jede Medikamenteneinnahme. Er schätzt sogar, daß nur einer von tausend Patienten, denen Antibiotika verschrieben werden, sie wirklich braucht[33].

Der große Arzt Sir William Osler, der vor über 50 Jahren, also vor der Zeit der Antibiotika, seine Schriften verfaßte, machte sich Sorgen darüber, wie die Ärzte mit Medikamenten umgingen. Er äußerte, sie müßten die Krankheit und auch den Patienten verstehen, sonst würden sie »ziellos herumtappen, eine Art Bonbonapotheke eröffnen und einmal die Krankheit, ein anderes Mal den Patienten treffen«. Wir alle, einschließlich der Ärzte, sind in dem Vertrauen an die Antibiotika erzogen; und nur allzuoft ist es blindes Vertrauen.

In den westlichen Ländern sind wir einer falschen Theorie von Gesundheit und Krankheit verfallen. Unsere Gesundheit ist im wesentlichen unsere eigene Verantwortung. Aber die Antibiotika verstellen diese Erkenntnis mehr als alle anderen Medikamente, denn sie täuschen uns vor, wir brauchten uns um unsere Gesundheit nicht zu kümmern, bis wir krank sind, und dann werde der Arzt uns heilen. Wir werden von den Antibiotika angezogen wie die Motten von der Kerzenflamme.

## Unbesiegte Epidemien

### *Wunderarzneien: der Mythos*

Ärzte sind gewöhnlich gewissenhaft, aber häufig sind sie blind gegenüber den Gefahren der Antibiotika, und das liegt an deren Mythos. Wir alle sind den Antibiotika hörig. Sie genießen unter allen Medikamenten einen einzigartigen Ruf als ungefährlich und gut, trotz aller Hinweise auf das Gegenteil.

Eine Überzeugung, die fast alle teilen, ist sogar ein Grundpfeiler der modernen Medizin: Danach haben Antibiotika und andere antimikrobielle Wirkstoffe, von entsprechend qualifizierten Ärzten verabreicht, die verheerenden Krankheitsepidemien besiegt, die bis ins 20. Jahrhundert hinein das Leben und die Gesundheit vieler Millionen Menschen in den Industrieländern zerstört haben. Wie ich noch zeigen werde, ist dieser Glaube irrig; aber er hält sich.

Ein amerikanischer Fachmann, den Milton Wainwright in seinem Buch »Miracle Cure« (Wunderheilung) zitiert[7)], sagte in den fünfziger Jahren: »Dank der Antibiotika wurden in den ersten eineinhalb Jahrzehnten des Sulfonamid- und Antibiotikazeitalters eineinhalb Millionen Menschenleben gerettet … Von denen, die zwischen 1938 und 1952 gerettet wurden, wären eine Million an Lungenentzündung und Grippe gestorben, 76 000 Mütter am Kindbettfieber zugrunde gegangen, 136 000 der Syphilis und 90 000 einer Blinddarmentzündung zum Opfer gefallen.«

Dr. Wainwright setzt mit großer Begeisterung fort: »Welche Bedeutung die Antibiotika für die Medizin haben, kann man vielleicht an der Tatsache ablesen, daß die durchschnittliche Lebenserwartung für Amerikaner 1920 bei 54 Jahren lag, während jemand, der heute geboren wird, mit einer Lebensdauer von ungefähr 75 Jahren rechnen kann. Berechnungen zufolge gehen zehn Jahre dieses Anstiegs unmittelbar auf die Einführung der Antibiotika zurück.«

Solche Behauptungen, die sich auf den Vergleich von Sterbestatistiken zu verschiedenen Zeiten gründen, sind ganz offensichtlich fragwürdig. Warum die Grippe erwähnt wird, ist nicht klar; ihr Erreger ist kein Bakterium, sondern ein Virus, und auf Viren wirken Antibiotika nicht. Blinddarmentzündung ist in Ländern mit geeigneten Krankenhäusern keine tödliche Erkrankung, und sie wird vermutlich nur wegen der Komplikationen erwähnt, die vor oder nach der Operation durch Bakterieninfektionen auftreten können. Das Kindbettfieber entsteht durch fremde Bakterien, die bei der Entbindung in die Vagina und manchmal auch in die Gebärmutter eindringen, besonders wenn bei Zangengeburt oder Kaiserschnitt Komplikationen auftreten. Aber diese lebensgefährliche Erkrankung ist in den Industrieländern heute nicht wegen des Antibiotikaeinsatzes selten geworden, sondern wegen der Vorbeugung durch bessere Gesundheitsfürsorge für Mütter und bessere hygienische Verhältnisse auf den Entbindungsstationen.

Es gibt keine Methode, mit der man feststellen könnte, wie viele Menschenleben in einer Bevölkerungsgruppe durch die Antibiotika gerettet wurden, im Vergleich beispielsweise mit verbesserter Kinderernährung, der Beseitigung von Elendsvierteln oder besserer Luftreinhaltung. Dennoch erscheint die allgemeine Tendenz solcher Aussagen plausibel, denn es stimmt natürlich, daß Antibiotika eine wirksame Behandlungsmethode für Bakterieninfektionen darstellen.

Das ist auch der Grund, warum Alexander Fleming als einer der großen Helden unserer Zeit gilt. Die Antibiotika, so glauben wir, sind der Schlüssel, mit dem die Ärzte eine Tür aufschließen, und dahinter liegt das Paradies, in dem wir uns ohne Krankheit unserer Gesundheit und eines langen Lebens erfreuen können. Deshalb unsere Hochachtung vor den Ärzten: Sie besitzen den

Schlüssel – das Medikament. Wären die Antibiotika nie entwickelt worden oder würden wir ihrem Wert nicht trauen, wären wir nicht so von den Ärzten abhängig.
Ich sage absichtlich »ohne Krankheit« und nicht »ohne Infektionskrankheit«, denn die Antibiotika haben so von unserer Einbildung Besitz ergriffen, daß wir die beiden Begriffe häufig verwechseln. »Krankheit« bedeutet nach einer einschlägigen Lexikondefinition »einen Zustand des Körpers oder eines Organs oder Körperteils, bei dem die Funktion gestört oder in Unordnung geraten ist«. Angina, Bluthochdruck, Bronchitis, Diabetes, Ekzeme, familiäre Hypercholesterinämie, Gallensteine und Krebs – das alles sind Krankheiten, aber nur zwei davon, nämlich Bronchitis und Angina, gehen (manchmal) auf eine Bakterieninfektion zurück. Doch sind wir kurioserweise weniger geneigt, nichtinfektiöse Leiden als echte Krankheiten anzusehen. Eine Untersuchung über die Vorstellungen von Krankheit, die im *British Medical Journal* veröffentlicht wurde[34)], kommt zu dem Schluß: »Für den Laien scheint Krankheit eine lebende Kraft zu sein, die Leiden verursacht.« Mit anderen Worten: Krankheiten führen irgendwie ein Eigenleben, unabhängig von der erkrankten Person, und ein Erreger ist weniger der Überträger als vielmehr die Krankheit selbst. Deshalb sind Krankheiten etwas, das wir »einfangen«, »von irgendwoher« bekommen, und wir sprechen vom »Gespenst der Krankheit«, als sei sie ein Wesen von einem anderen Stern.
Weiterhin kam die Untersuchung zu dem Ergebnis: »Welche Bedeutung dem Arzt zugemessen wird, hängt eng mit dem Begriff von Krankheit zusammen. Beschwerden, bei denen der Arzt mit Sicherheit hinzugezogen werden muß, wurden von 69 Prozent der Laien und 80 Prozent der Mediziner als Krankheiten angesehen, während solche, bei denen der Arzt wahrscheinlich unwichtig ist, nur bei 16 Prozent der Laien und 32 Prozent der Mediziner als Krankheiten galten.«

Wir neigen also zu der Ansicht, das Urbild von Krankheit sei die Infektion, die der Arzt, wie wir glauben, mit Medikamenten heilen kann. Dagegen haben wir eher Zweifel, ob Beschwerden, die nichts mit Infektionen zu tun haben, wie beispielsweise Fettleibigkeit, Depressionen oder Altersdemenz, »echte« Krankheiten sind. Man könnte sagen, damit eine Krankheit als solche anerkannt wird, braucht sie eine Mikrobe, ein Medikament und einen Mediziner. Kein Wunder, daß Antibiotika für die Ärzte so wichtig sind. In dem gleichen Zusammenhang sagen die Menschen oft Dinge wie »ich fühle mich schrecklich, aber der Arzt sagt, mir fehlt nichts, also muß wohl alles in Ordnung sein«, oder »der Arzt sagt, ich hätte etwas, deshalb hat er mich mit ein paar Pillen wieder fit gemacht«.

Wären alle Krankheiten Infektionen, hätten solche Einstellungen eine gewisse Berechtigung. In Wirklichkeit sind aber die meisten Leiden, die heute in den Industrieländern vorkommen, keine Infektionskrankheiten. Bei solchen Erkrankungen können Medikamente zwar oft ebenfalls die Symptome lindern oder den Krankheitsverlauf verlangsamen und sogar zum Stillstand bringen, aber sie führen gewöhnlich nicht zu einer vollständigen Heilung. Wenn jemand an den ersten Symptomen von Arthritis, Diabetes, Multipler Sklerose, Osteoporose oder anderer zermürbender oder tödlicher Krankheiten leidet, ist die Erkrankung meist schon weit fortgeschritten und nicht mehr zu beseitigen. Die wirksamste Methode, um gegen solche nichtinfektiösen Krankheiten vorzugehen, ist nicht Behandlung, sondern Vorbeugung, und deshalb fallen sie überwiegend in unsere Verantwortung als mündige Bürger und nicht in die des Medizinerberufes.

Aber solange wir den Unterschied zwischen Infektionen und anderen Krankheiten nicht erkennen und Antibiotika für todsichere Mittel gegen Infektionen halten, werden wir immer dazu neigen, zu wenig auf uns selbst zu achten und uns auf den Arzt zu verlassen. Der wird uns mit ein paar Pillen schon schnell wieder in Ordnung bringen – als sei eine Herzkrankheit das gleiche wie Syphilis. Dieses tragische Mißverständnis, was das Wesen der Krankheit angeht, beschert der Pharmaindustrie satte Gewinne und dem Medizinerberuf die Vollbeschäftigung.

### *Wunderarzneien: die Wirklichkeit*

Antibiotika sind keine Allheilmittel, und sie sind auch keine Wunderarzneien. Die Legende, daß antibakterielle Wirkstoffe und Antibiotika die großen Epidemien der jüngeren Vergangenheit ausgerottet haben, entspricht nicht der Wahrheit.
Im Jahr 1976 veröffentlichte das britische Gesundheitsministerium einen offiziellen Bericht mit dem Titel »Prevention and Health: Everybody's Business« (Vorbeugung und Gesundheit: eine Angelegenheit aller)[35]. Dieses bemerkenswerte Papier definierte die Rolle von Ärzten und Medikamenten bei der Krankheitsbekämpfung neu. Über die verheerenden Infektionskrankheiten der Viktorianischen Zeit heißt es: »Die Abnahme war bereits im Gange, bevor gezielte Heil- und Vorbeugungsmethoden entdeckt wurden, und deshalb muß sie zu einem beträchtlichen Teil auf ungezielte Maßnahmen wie die Beseitigung der Elendsquartiere, ungefährliche und bessere Ernährung, verbesserte Körperhygiene und die erzieherische Tätigkeit der Ärzte und Gemeindeschwestern zurückgehen.«
Drei Jahre später veröffentlichte Professor Thomas McKeown, ein führender Epidemiologe, sein Meisterwerk »The Role of Medicine« (»Die Rolle der Medizin«)[36]. Es enthält eine sorgfältige, unangefochtene Analyse über den Rückgang der Epidemien in Großbritannien seit dem 18. Jahrhundert. Wie wirkten sich Impfungen und Medikamentenbehandlung auf diese Geißeln aus? Er stellt fest: »Diese Maßnahmen hatten bis 1935 (als mit

den Sulfonamiden die ersten wirksamen antibakteriellen Wirkstoffe eingeführt wurden) wenig Erfolg, und auch danach waren sie weniger wichtig als andere Einflüsse. Die einzige verbreitete Infektionskrankheit, bei der eine gezielte Maßnahme, nämlich die Impfung, der Hauptgrund für den Rückgang gewesen sein dürfte, war die Diphtherie; bei anderen (Tuberkulose, Lungenentzündung, Masern, Keuchhusten und Scharlach) war die Sterblichkeit schon auf einen relativ geringen Stand gefallen, bevor wirksames medizinisches Eingreifen möglich war.«

Diese Ansicht stützt Professor McKeown mit Diagrammen, in denen er die Abnahme über mehrere Jahrzehnte hinweg verfolgt, und zwar anhand der Sterbehäufigkeit durch die Infektionskrankheiten, die während der industriellen Revolution zu großen Epidemien wurden. In diesen Graphiken markierte er die Zeitpunkte, als medizinische Behandlungsformen wie Impfungen und Antibiotika allgemein verfügbar wurden. Hätten diese Meilensteine der modernen Medizin (das sind sie tatsächlich) die Infektionsepidemien besiegt, würde sich das in den Diagrammen zeigen. In den meisten Fällen ist ein Rückgang der Sterblichkeit aufgrund medizinischer Behandlung kaum oder gar nicht zu erkennen. McKeown kommt zu dem Schluß: »Die heutige Verbesserung der Gesundheit begann und machte große Fortschritte, ohne daß Wissenschaft und Technik nennenswerte Beiträge geleistet hätten ... Die therapeutischen Fortschritte der letzten paar Jahrzehnte haben sich kaum auf die Sterblichkeit ausgewirkt.«

Die Häufigkeit mancher schweren und möglicherweise tödlichen bakteriellen Infektionskrankheiten ist in den letzten 50 Jahren durch den Einsatz der Antibiotika sicherlich zurückgegangen. Solche Krankheiten sind unter anderem Bakterieninfektionen der Hirnhaut (Meningitis), der Herzinnenwand (Endokarditis) und der Knochen (Osteomyelitis), die sich Unfallopfer und Chirurgiepatienten zuziehen können und die manchmal auch auf andere Infektionskrankheiten folgen. Das Penicillin hat den Rückgang der Syphilis beschleunigt und zusammen mit anderen Antibiotika auch die Ausbreitung der Gonorrhöe zum Stillstand gebracht, insbesondere bei Soldaten in Kriegszeiten. Bakterielle Lungenentzündung und Kindbettfieber waren schon vor Einführung der Sulfonamide in den dreißiger Jahren im Rückgang begriffen, aber die Analyse statistischer Daten läßt vermuten, daß die Antibiotika die Eindämmung dieser beiden Krankheiten beschleunigten. Die Lungenentzündung, eine häufige Bedrohung für alte und geschwächte Menschen, sowie das Kindbettfieber waren früher in Krankenhäusern gefürchtete epidemische Todesbringer. In dieser Hinsicht sind die Kliniken durch die Antibiotika für ältere Menschen und gebärende Frauen sicherer geworden.

Im großen und ganzen stützen die Befunde aus den Berichten der Gesundheitsbehörden jedoch die Schlußfolgerung von Professor McKeown, daß die Antibiotika zwar in einigen Fällen den Rückgang bakterieller Infektionskrankheiten unterstützt haben, sie aber ebensowenig wie andere medizinische Therapieverfahren der Hauptgrund sind, warum die westliche Welt heute weitgehend von den großen Seuchen des 19. Jahrhunderts befreit ist. Aufstieg und Fall von Krankheitsepidemien werden gewöhnlich durch Medikamente weder in der einen noch in der anderen Richtung stark beeinflußt. Daß eine Behandlungsmethode, die beim einzelnen wirkt, sich auf die Volksgesundheit kaum oder gar nicht auswirkt, mag seltsam erscheinen. Doch denken Sie an folgende Parallele: den Verkehrstod. Polizei und Rettungsdienste haben zusammen mit den Notstationen der Krankenhäuser und hochqualifiziertem medizinischem Personal das Leben zahlloser Menschen gerettet, die sonst nach Verkehrsunfällen gestorben wären. Aber die Gesamtzahl der Verkehrstoten in einem Land wird im wesentlichen durch die Art der Verkehrsregelung, Geschwindigkeitsbeschränkungen,

Sicherheitsgurte, Alkohol am Steuer, Ausbildung und Einstellung der Autofahrer und die Qualität von Polizei und Straßen bestimmt. Auf einer abgelegenen Insel, auf der jeder langsam und vorsichtig fährt, gibt es vielleicht keinen Rettungsdienst und keine Verkehrsunfälle. Dagegen sind auf einer Hauptstraße mit Eis und Nebel sowie mit schlecht beschilderten Anschlußstellen vielleicht Rettungsdienste ständig verfügbar, und dennoch ist sie ein Unfallschwerpunkt. Mit Infektionskrankheiten ist es genauso wie mit den Verkehrsunfällen: Die entscheidenden Faktoren sind nicht medizinische oder chirurgische Eingriffe, sondern Umweltbedingungen, Sozialpolitik und das Verhalten des einzelnen.

Der wichtigste Autor, der über das Kommen und Gehen von Epidemien geschrieben hat, ist Professor René Dubos[37]. Er gelangt zu der gleichen Schlußfolgerung wie Professor McKeown. In seinem Buch »The White Plague« (Die weiße Pest)[38], das 1952 zum erstenmal erschien, schreibt er: »Mit dem Rückgang der Tuberkulosesterblichkeit war in den westlichen Ländern eine ähnliche oder in einigen Fällen sogar stärkere Abnahme der Sterblichkeit durch andere Infektionskrankheiten verbunden. Das gilt nicht nur für Darmleiden wie Typhus oder die diversen Durchfallerkrankungen, die vor allem durch verunreinigte Nahrungsmittel und Trinkwasser übertragen werden, sondern auch für Masern, Scharlach und die verschiedenen Formen der Lungenentzündung, die sich wie die Tuberkulose vorwiegend durch Tröpfcheninfektion verbreiten.«

Insbesondere bei der Lungenentzündung ist die nach unten gerichtete Sterblichkeitskurve fast nicht von der für die Tuberkulose zu unterscheiden, und (auf diesen Punkt möchte ich besonders hinweisen) »der Rückgang setzte schon lange vor dem Beginn der Serumtherapie und der Einführung von Sulfonamiden und Penicillin ein. Offensichtlich hat sich in der Lebensweise unserer Gesellschaft etwas ereignet, das den Menschen widerstandsfähiger gegen manche dieser alten Seuchen gemacht hat.« Gerade auch Frauen und Kinder.

Bei den früher tödlichen epidemischen Krankheiten des Kindesalters gab es durch die medizinischen Eingriffe einen drastischen Rückgang der Sterblichkeit, aber das Mittel dazu waren Impfungen, nicht Antibiotika. Wie Professor McKeown zeigen konnte, haben sich Impfungen gegen Diphtherie und (möglicherweise, aber das ist umstritten) gegen Keuchhusten, zwei tödliche Kinderkrankheiten, als wirksam erwiesen; auch die Sterblichkeit durch Poliomyelitis (Kinderlähmung) und Pocken ging auf diese Weise zurück.

Antibiotika haben zahllose Menschenleben gerettet und werden das auch weiterhin tun, aber die antimikrobiellen Wirkstoffe einschließlich der Antibiotika sind nicht der Grund, warum bakterielle Infektionen im 20. Jahrhundert in Großbritannien, Nordamerika und anderen Industrieländern nicht mehr zu verheerenden Epidemien wurden. Die Zeit hat gegen die Geißeln der Volksgesundheit aus dem 19. und frühen 20. Jahrhundert gearbeitet, und das schon vor Einführung der Antibiotika.

Um noch einmal den bei Ärzten so beliebten militärischen Vergleich zu benutzen: Der Krieg gegen die bakteriellen Infektionen wurde nicht mit medizinischen Mitteln gewonnen. Und diese Krankheiten, die überall auf der Welt als Folge der Industrialisierung ausbrechen und zu Epidemien werden, bleiben weiterhin unbesiegt, auch wenn sie in Europa und Nordamerika nicht mehr wüten.

## *»Die Königin dieser Todesboten«*

Nehmen wir zum Beispiel die Tuberkulose. Diese scheußliche Bakterieninfektion ist wie ein versteckter Aussatz; sie läßt den Körper von innen heraus verfaulen und zerfallen. Im 19. Jahrhundert fielen der Tuberkulose in Europa mehr Menschen zum Opfer als jeder anderen Krankheit. Bereits zwei Jahrhunderte zuvor bezeichnete sie John Bunyan als die »Königin dieser Todesboten«. Als »Schwindsucht« mit Blässe und Erschöpfung war sie von einem widernatürlichen Glanz umgeben, der sich durch ihre Wirkung auf geniale Geister noch verstärkte. Percy B. Shelley, Robert L. Stevenson und später Katherine Mansfield reisten in warme Länder und versuchten so, dem Tod durch Tuberkulose zu entgehen; und Schiller, Paganini, Chopin, Emily Brontë, Kafka und andere große Schriftsteller und Musiker starben an der »weißen Pest«.

Das Bild vom roten Blut auf dem weißen Taschentuch wurde zu einem Thema der europäischen Literatur, und die zehrende Schwindsucht galt als charakteristisches Persönlichkeitskennzeichen des 19. Jahrhunderts. Anfang des 20. Jahrhunderts starben in Europa und Amerika nicht mehr so viele Menschen an Tuberkulose, aber sie blieb eine gefürchtete Krankheit, ganz ähnlich wie heute der Krebs.

Für diese Angst gab es einen wichtigen Grund: Den Mikroorganismus *Mycobacterium tuberculosis,* der die Krankheit auslöst, identifizierte Professor Robert Koch zwar schon 1882, aber erst seit 1944 gibt es eine wirksame Behandlungsmethode. In diesem Jahr kam das Antibiotikum Streptomycin auf den Markt. In der Folgezeit nahm die Häufigkeit der Krankheit in Europa und Amerika weiter ab, so daß sie heute keine Massenepidemie mehr ist.

Aus diesem Grund herrscht allgemein die Ansicht, die Tuberkulose sei durch Antibiotika besiegt worden. Aber das stimmt nicht. Erstens hatte ihr Rückgang in Europa und Amerika wenig mit medizinischen Maßnahmen zu tun. Und zweitens ist sie nicht besiegt.

In seinem Buch »The White Plague« verfolgt Professor Dubos die Geschichte der Tuberkulose als weltweite Epidemie, und er zeigt, daß ihre eigentliche Ursache die Verelendung ist. »Körperlicher Verfall und Übervölkerung ermöglichten die explosionsartige Ausbreitung der Krankheit in der Arbeiterklasse, und von diesem gewaltigen Reservoir aus verbreitete sie sich durch die unvermeidlichen Kontakte in der gesamten Gesellschaft ... Die Tuberkulose war eigentlich die soziale Krankheit des 19. Jahrhunderts und vielleicht die erste Strafe, welche die kapitalistische Gesellschaft für die skrupellose Ausnutzung von Arbeitskräften zahlen mußte.«

In Europa und Amerika verbreitete sich die Tuberkulose mit der Industrialisierung, in Afrika und Asien dagegen mit der Kolonisation durch die Industriestaaten. Als Epidemie stieg und fiel sie je nach den äußeren Umständen. Übervölkerung und Schmutz boten ihr den Nährboden: Heftige Epidemien gab es beispielsweise in Elendsquartieren und Konzentrationslagern. Im Zweiten Weltkrieg herrschten in großen Teilen Europas die gleichen Bedingungen wie in der schlimmsten Zeit des 19. Jahrhunderts, und bei Kriegsende war die Tuberkulose nach René Dubos' Worten »wieder zur großen Seuche Mitteleuropas« geworden. Aber die Bedrohung durch eine große Epidemie schwand, als sich die Lebensumstände verbesserten und die Menschen wieder unter relativ sicheren Bedingungen lebten. Vielen von denen, die in den Konzentrationslagern fast an Tuberkulose gestorben wären, gelang es später, die Krankheit zu überwinden, als sie wieder Wohnraum, ausreichende Ernährung und Frieden hatten.

Die wirksamste Waffe im Kampf gegen Epidemien von Infektionskrankheiten ist die staatliche Gesundheitsfürsorge. In Europa und Amerika konnte man Krankheiten wie der Cholera, die mit dem Trinkwasser übertragen werden, durch geschlossene Abwassersysteme entgegenwirken; mit der Luft übertragbare Krankheiten wie die Tuberkulose beseitigte man durch den Abriß von Elendsvierteln. Mit oder ohne Medikamente – Infektionskrankheiten gehen in einer sauberen, geräumigen Umgebung zurück, und sie gedeihen in Schmutz und Übervölkerung. Mikroorganismen erzeugen tatsächlich Infektionskrankheiten, aber ob die Krankheit bei einem einzelnen ausbricht oder gar in der Bevölkerung zur Epidemie wird, hängt von der persönlichen sowie der öffentlichen Gesundheitsvorsorge ab.

Ausreichend ernährte, gesunde Menschen sind widerstandsfähig gegen Infektionen; sie werden unter Umständen von krankheitserzeugenden Bakterien befallen, ohne jemals irgendwelche Symptome zu bekommen. Sehr eindrucksvoll demonstrierten diese Tatsache der deutsche Wissenschaftler Max von Pettenkofer und der russische Professor Elie Metchnikoff. Beide waren davon überzeugt, daß Keime allein keine Krankheit auslösen; um das zu zeigen, schluckten sie öffentlich Riesenmengen von Cholerabakterien, die sie aus Leichen herangezüchtet hatten, aber eine nennenswerte Erkrankung bekamen sie nicht. Umgekehrt sterben heute in Afrika und Asien Millionen Babys und Kleinkinder, die ohne Verschulden der Eltern unterernährt sind und in schmutzigen Verhältnissen leben, an Durchfallerkrankungen, die sich auf die wohlgenährten, sauberen Säuglinge in Europa und Asien meist nur geringfügig auswirken[39)].

Im AIDS-Zeitalter ist die Tuberkulose kaum noch in unserem Bewußtsein; sie wird in Europa und Amerika nur selten erwähnt. Weltweit betrachtet, bleibt die Tuberkulose jedoch die »Königin dieser Todesboten« unter den Infektionskrankheiten. Etwa ein Drittel der Weltbevölkerung ist mit *Mycobacterium tuberculosis* infiziert und kann deshalb die Krankheit bekommen. Jedes Jahr bricht sie bei etwa acht Millionen Menschen aus, und knapp drei Millionen sterben daran[40)]. Ein Bericht der Weltbank von 1990[41)] kommt zu dem Schluß: »Die Größenordnung des Tuberkuloseproblems ist einfach erschütternd.« In absoluten Zahlen nimmt die weltweite Tuberkulosesterblichkeit zu.

In Europa und Amerika ging die Häufigkeit der Tuberkulose bis

Mitte der achtziger Jahre zurück, aber in vielen Städten steigt sie inzwischen wieder an, insbesondere bei Obdachlosen und bei denen, die durch das menschliche Immunschwächevirus (HIV) angegriffen sind. Im Jahr 1990 litten in New York etwa 25000 Menschen an Tuberkulose, und in manchen Teilen der Stadt ist die Krankheit außer Kontrolle geraten. In einem Bericht der Wissenschaftszeitschrift *Science* vom August 1992 heißt es[42]: »Wenn wir aus der derzeitigen Tuberkuloseepidemie nicht lernen, ... kann sich die Tragödie, die sich heute in New York abspielt, in jeder anderen Stadt Amerikas wiederholen, in der es Obdachlose, AIDS, Gefängnisse, Krankenhäuser und Pflegeheime gibt.«
In Großbritannien wurden 1989 über 5432 Tuberkulosefälle mit 443 Toten registriert. Ein Bericht aus dem März 1991[43] beginnt mit den Worten: »Tuberkulose, die ›Krankheit der Armen‹, die in den Augen der Ärzte als besiegt galt, ist unter den Obdachlosen in London wieder sehr verbreitet.« Ungeachtet der Antibiotika und anderer medizinischer Behandlungsmöglichkeiten werden die Städte bei einer Verschlechterung der sozialen Verhältnisse wieder zum Nährboden der Tuberkulose, und ihre Häufigkeit nimmt zu. Und, was noch schlimmer ist: *Mycobacterium tuberculosis* entwickelt jetzt neue, medikamentenresistente Formen. Ende 1991 litt in New York fast die Hälfte aller Krankenhauspatienten mit Tb an einer medikamentenresistenten Art der Krankheit[44]. Ein Erregerstamm war gar unempfindlich gegen insgesamt elf verschiedene Wirkstoffe. Aber es kommt noch schlimmer: Manchen Hinweisen zufolge kann die Tuberkulose wieder zur Epidemie werden, und zwar in einer Form, die resistent gegen Isoniazid und auch gegen Rifampicin ist, den beiden Antibiotika, deren sich die Ärzte bei ihrer Behandlung am häufigsten bedienen. Ein weiteres Problem ist die leichte Übertragbarkeit: In New York sterben nicht nur Patienten, sondern auch Ärzte an der medikamentenresistenten Tb.

### *»Antibiotika haben ihre eigenen Probleme geschaffen«*

Ähnlich wie mit der Tuberkulose ist es auch mit anderen bakteriellen Infektionskrankheiten. Im Mai 1990 gaben das Royal College of Physicians und das Royal College of Pathologists im Rahmen eines Expertenberichts eine gemeinsame Erklärung heraus[45]. Sie beginnt mit den Worten:

»Vor 20 Jahren glaubte man, das Problem der Infektionskrankheiten sei durch Impfstoffe und Antibiotika so gut wie gelöst ... Heute sind Ärzte und Öffentlichkeit sich der Gefahren solcher Krankheiten erneut bewußt und sogar beunruhigt. Viele Infektionskrankheiten sind zwar durch Impfstoffe gut unter Kontrolle, aber andere verursachen zunehmend Probleme. Krankheiten wie die Salmonelleninfektionen, die durch die Nahrung entstehen, nehmen dramatisch zu. Es gibt Krankheiten wie AIDS, die man erst seit kurzem kennt, und es treten neue Infektionskrankheiten bei Patienten auf, deren Widerstandskraft durch Behandlung oder Krankheit vermindert ist.«

Der Bericht, den der *Daily Telegraph* daraufhin druckte, trug die zutreffende Überschrift »Neue Infektionen trotzen dem Krieg der Medikamente gegen Krankheiten«.

Weiter heißt es in der Erklärung: »Bei den Infektionskrankheiten bleiben wichtige Probleme bestehen, oft in neuer und schwieriger Form.« Sie fügt hinzu: »Der verbreitete Einsatz der Antibiotika hat eigene Probleme geschaffen.«

Aber das ist nicht alles. Europa und Amerika werden heute, genau wie die übrige Welt, von neuen ansteckenden Seuchen bedrängt. Und wie der Bericht der beiden Royal Colleges zeigt, veranlaßt der Antibiotikaeinsatz selbst die bakteriellen Krankheitserreger, neue, resistente Formen anzunehmen und zu »Superbakterien« zu werden; außerdem können auf diese Weise

auch harmlose Bakterienarten sich in »Supererreger« verwandeln.
Die Phänomene der Medikamentenresistenz, der Supererreger und der Superinfektion werden in den folgenden Kapiteln eingehend behandelt. Zunächst genügt die Erkenntnis, daß die alten Epidemien – nicht nur die Tuberkulose, sondern auch die Syphilis – sich wieder verstärken, mit Sicherheit in Amerika; und die Erreger von Ruhr, Typhus, Lungenentzündung, Hirnhautentzündung, rheumatischem Fieber, Gonorrhöe und anderer Bakterieninfektionen haben in Europa oder Amerika neue Stämme entwickelt, die entweder gefährlicher oder aber widerstandsfähig gegen Antibiotika sind[46)]. Gleichzeitig werden viele Infektionskrankheiten, die heute häufig vorkommen, von Bakterienarten hervorgerufen, die durch den Einsatz von Antibiotika überhaupt erst gefährlich geworden sind.
In einem Leitartikel des Wissenschaftsmagazins *Science* vom August 1992 heißt es über die bakteriellen Infektionskrankheiten[47)]: »Schon sterben zahlreiche Menschen in den fortschrittlichsten Krankenhäusern der Welt, und noch schneller breiten sich die medikamentenresistenten Stämme aus, wenn Krankenhaus und sanitäre Verhältnisse primitiver sind.« Ein Experte stellte dazu fest: »Wenn diese medikamentenresistenten Stämme in den Krankenhäusern heimisch werden, bleibt man besser zu Hause, es sei denn, man hat eine wirklich bedrohliche Krankheit.«
Von klein auf hat man uns glauben gemacht, Antibiotika schützten gegen Bakterieninfektionen. Dieser Glaube ist falsch. Wenn wir gegen Krankheiten einschließlich der Infektionen einigermaßen gefeit sind, dann nicht wegen der Medikamente, sondern durch eine saubere Umgebung, eine gesunde Lebensweise und ausreichende Ernährung. Antibiotika sind unverzichtbar für die Behandlung schwerer bakterieller Infektionskrankheiten, aber sie halten Krankheiten nicht nur in Schach, sie

züchten sie auch heran. Am besten meidet man Antibiotika, wo man nur kann.

### *Anmerkungen*

1 Als umfassendste Informationsquelle über die Anwendung und die Risiken von Medikamenten, einschließlich der Antibiotika, gilt der »Martindale«, Reynolds, J. E. F.: Martindale. The Extra Pharmacopeia, 2363 S., 30. Auflage, 1993.
Deutschsprachige Nachschlagewerke sind u. a.: Ammon, H. P. T. (Hrsg.): Arzneimittelneben- und -wechselwirkungen, 2. Auflage, 1986. Mutschler, E.: Arzneimittelwirkungen, 6. Auflage, 1991. Lüllmann, A. et al.: Taschenatlas der Pharmakologie, 1990. A. V. I.: Arzneimittelkursbuch. transparenz-telegramm 92/93. »Rote Liste«, 1993. Pschyrembel. Klinisches Wörterbuch, 257. Auflage, 1994. Simon, C., Stille W.: Antibiotika-Therapie in Klinik und Praxis, 8. Auflage, 1993.

2 Parish, Peter: Medical Treatments. The Benefits and Risks, gilt als nützlicher und zugleich verständlich geschriebener Führer über Medikamente.
Das bekannteste deutsche Werk ist »Bittere Pillen«, hrsg. von Langbein, K., Martin, H. P., Weiss, H., 1993, mittlerweile in der 59. Auflage. Weniger aktuell, dafür aber lehrreicher ist das »Lexikon der rezeptpflichtigen und rezeptfreien Arzneimittel« von Hoch, R.-E., König, B., 1988. Weiterhin: Groll, E.: Der Arzneimittelkompaß für Patienten, 1991. Sengupta, C.: Medikamentenführer, 1992, sowie, speziell auf Antibiotika bezogen, Helwig, H.: Antibiotika – Chemotherapeutika, 1989.
Einen guten Einstieg verschafft Ihnen auch das »A–Z der Antibiotika« im Anhang.

3 Halliday, J. (Hrsg.): Antibiotics. The comprehensive Guide, London, 1990.

4 Kunin, C.: Problems in antibiotic usage. In: Mandell, G., Gordon Douglas, R., Bennett, J. (Hrsg.): Principles and Practice of Infectious Diseases, Edinburgh, 1985. Sie glauben bestimmt, daß Allge-

meinärzte die neuesten Informationen über Antibiotika kennen. Doch da liegen Sie falsch. Viele Allgemeinärzte, aber auch Chirurgen, haben einfach nicht die Zeit, Lehrbücher zu wälzen.

5 Bochner, B., Lichtenstein, L.: Anaphylaxis. *N Eng J Med,* 1991; 324, (25): 1785–1790.

6 Im Englischen unterscheidet der Autor ganz betont zwischen »ill-effects«, den krankmachenden Wirkungen, und »side-effects«, den Nebenwirkungen. Diese berechtigte Differenzierung kann die deutsche Sprache nicht so deutlich machen. Es wird daher hiermit ausdrücklich darauf verwiesen, daß Antibiotika natürlich auch Krankheiten hervorrufen können.

7 Wainwright, M.: Miracle Cure: The Story of Antibiotics, Oxford, 1990.

8 Bennet, G.: The Wound and the Doctor. Healing, Technology and Power in Modern Medicine, London, 1987.

9 In Kapitel 6 »Wege aus dem Teufelskreis« wird das Konzept eines persönlichen Medikamentenbuches vorgestellt. Dieses soll eine wichtige Basis für Sie und Ihren Arzt im Falle einer Antibiotika-Behandlung sein.

10 Parish, P.: Medicines. A Guide for Everybody, London, 1984. Siehe auch Anm. 2.

11 Das Prinzip, wie und warum viele Antibiotika immunsuppressiv wirken, wird in Kapitel 4 »Apokalypse Now« erläutert.

12 Einige Antibiotika sind giftiger als andere, und Cotrimoxazol, in Großbritannien unter dem Handelsnamen »Septrin« gut bekannt, gehört sicherlich zu den gefährlicheren. Prof. Richard Lacey meint, es sollte grundsätzlich so selten wie möglich angewandt werden. Siehe auch: Lacey, R.: Do sulphonamide-trimethopim combinations select less resistance to trimethoprim than the use of trimethroprim alone? In: *J Med Microbiol* 1982; 15: 403–427.

13 Die Idee der »Probiotika« ist Ihnen wahrscheinlich unbekannt. Die meisten Bakterien unseres Körpers sind nun mal harmlos, nützlich oder gar notwendig für unsere Gesundheit. Probiotika wirken im Prinzip genau umgekehrt wie die Antibiotika. Statt Bakterien zu vernichten (die guten wie die bösen) wurden sie entwikkelt, um die normale Bakterienflora in unserem Körper wieder aufzubauen.

14 Der Verband der britischen Pharmaindustrie (ABPI) versorgt die Allgemeinärzte mit ständig aktualisierten Datenblättern über Medikamente und deren Nebenwirkungen, dem ABPI Data Sheet Com-

pendium. Für deutsche Allgemeinärzte ist die Rote Liste (s. Anm. 1) ein wichtiges Informationsmittel.

15 Mathisen, G.: Antibiotic pharmacology. Erythromycin, part 1 and 2. In: *The APUA Newsletter* 1989; 7/1 and 2.

16 Homöopathen sind Antibiotika gegenüber sehr skeptisch, weil sie der Meinung sind, daß diese die Symptome einer Krankheit unterdrücken und den Heilungsprozeß nicht sonderlich fördern. Jeder, der Antibiotika vermeiden möchte, wird bei einem Homöopathen offene Ohren finden.

17 All diese Namen! Es gibt in der Tat Unmengen an Antibiotika mit ihren generischen und Handelsnamen, die wiederum in Klassen mit unterschiedlichen Merkmalen eingeteilt sind. Der Anhang zu diesem Buch, das »A–Z der Antibiotika«, enthält eine geordnete Liste aller gängigen Antibiotika in Deutschland. Er hilft Ihnen bei der Identifizierung der Wirkstoffe/Handelspräparate, die im Buch genannt werden.

18 Berkov, R. (Hrsg.): The Merck Manual, Rahway, New Jersey, 1987. Etwa alle fünf Jahre wird dieses Mammutwerk (2500 Seiten) des Pharmariesen Merck, Sharp and Dohme, der seinen Aufstieg u. a. dem Streptomycin verdankt, neu aufgelegt.

19 WHO Scientific Working Group: Antimicrobial resistance. *Bull WHO* 1983; 61 (3): 383–394.

20 Dieses und das nächste Beispiel sind zitiert in: Medawar, C.: The Wrong Kind of Medicine, London, 1984. Charles Medawar, Gründer und Direktor der Medikamenten-Überwachungsgruppe »Social Audit«, gehört zu den führenden Warnern in Großbritannien vor unsachgemäßer Verschreibungspraxis von Medikamenten. Die Adresse des Social Audit: PO Box 111, London, SW1 8NG.

21 Antibiotika wirken gegen Bakterien und andere Mikroorganismen, wie z. B. Pilze. »Antibakteriell« ist eigentlich eine Bezeichnung für Antibiotika, die nur gegen Bakterien wirken. »Antimikrobiell« wäre der genauere Name. Aber: Antibiotika wirken nicht gegen Viren. Virusinfektionen reichen von der einfachen Erkältung über Herpes bis zu AIDS.
Häufig vorkommende Entzündungen, wie hier beim Hals, können durch Viren oder Bakterien bedingt sein. Und deshalb sind viele Ärzte versucht, ein Antibiotikum »nur für den Fall, daß« zu verschreiben.

22 Swindell, P., Reeves, D., Bullock, D. et al: Audits of antibiotic prescribing in a Bristol hospital. In: *Br Med J* 1983; 286: 118–121.

23 Anon: Surveys of antibiotic prescribing. In: *Lancet* 1983; 1: 1084–1085.
24 Anon: Antibiotic audit. In: *Lancet* 1981; 1: 310–311.
25 Moss, F., McNicol, M., McSwiggan, D. und Miller, D.: Survey of antibiotic prescribing in a district general hospital. In: *Lancet* 1981; 11: 349–352, 407–409, 461–462.
26 Kunin, C.: Evidence of inappropriate use of antimicrobial agents. In: Mandell, G., Gordon, Douglas R. und Bennett, J. (Hrsg.): Principles and Practice of Infectious Diseases, Edinburgh, 1985.
27 Silverman, M., Lee, P.: Pills, Profits and Politics, Berkeley, 1974.
28 Greenwood, D. (Hrsg.): Antimicrobial Therapy, Oxford, 1989.
29 National Institutes of Health Study on Antibiotic Use and Antibiotic Resistance Worldwide: Reports of Task Force 1 and Task Force 6. In: *Rev Infect Dis* 1987; 9 (3): S 232–243, S 297–312.
30 Kim, J., Gallis, H.: Observations on spiralling empiricism: its causes, allure and perils, with particular reference to antibiotic therapy. In: *Am J Med* 1989; 87: 201–206.
31 Lacey, R.: A rational approach to antibiotics. In: *Br J Sex Med* 1988; March: 106–110.
32 Der Lehrsatz »Man muß die Behandlung abschließen« wird auch mit folgendem Gedanken begründet: daß nämlich eine abgebrochene Behandlung eher medikamentenresistente Bakterien im Körper hervorbringt. Doch viele Mikrobiologen sehen es genau andersherum. Sie glauben, daß je länger Antibiotika verabreicht werden, desto größer das Risiko der Resistenzentwicklung ist. Näheres siehe Kapitel 5 »Die Natur nimmt Rache«.
33 Siehe zum Beispiel: Lacey, R.: Have antibiotics killed microbiology? In: *University of Leeds Review* 1985/1986; 28: 213–226.
34 Campbell, E., Scadding, J., Roberts, R.: The concept of disease. In: *Br Med J* 1979; 2: 757–762.
35 Department of Health and Social Security. Prevention and Health: Everybody's Business, London, 1976.
36 McKeown; T.: The Role of Medicine. Dream, Mirage or Nemesis? Oxford, 1979. Dieses bedeutende Buch belegt, daß eine Therapie mit Medikamenten, auch wenn sie beim einzelnen Patienten gut anschlägt, absolut keinen Einfluß auf die Volksgesundheit hat. Diese These wurde bisher von niemandem widerlegt, und dennoch haben Medikamente ihre führende Rolle in der modernen Medizin ausgebaut.
37 René Dubos schreibt als profunder Kenner der Antibiotika. In jungen

Jahren wanderte er in die Vereinigten Staaten aus, auf Einladung von Prof. Selman Waksman, dem Wissenschaftler, der das Streptomycin entdeckte. Dubos selber entdeckte das Tyrothricin, ein Antibiotikum, das noch vor dem Penicillin verabreicht wurde. Ein ausgezeichneter Artikel über Prof. Dubos wurde im Mai 1991 in *Scientific American* veröffentlicht.

38 Zwei Bücher Dubos', die hier (und in Kapitel 3 »Der Krieg der Keime«) als Quellen dienen, sind »The White Plague« (1987 wieder aufgelegt von Rutgers University Press) und »Mirage of Health« (Allen and Unwin, 1966).

39 Die Rate der Infektionskrankheiten hängt in jeder Gemeinschaft vom Zustand der gesellschaftlichen und der persönlichen Verfassung ab. Ausreichende Ernährung schützt bereits gegen Infektionen. Siehe: Scrimshaw, N., Taylor, C., Gordon, J.: Interactions of Nutrition and Infection, Genf, 1968.

40 Weltgesundheitsorganisation: World tuberculosis toll is rising, Genf; (Features Nr. 148), Oktober 1990.

41 Murray, C., Styblo, K., Rouillon, A.: Tuberculosis in developing countries: burden, intervention and cost. In: *Bull Int Union Against TB and Lung Disease* 1990; 65 (1): 2–20.

42 Bloom, B., Murray, C.: Tuberculosis. Commentary on a re-emergent killer. In: *Science* 1992; 257: 1055–1064.

43 O'Neill, S.: TB menace rises again among the homeless. In: *Independent,* Sonntag, 31. März 1991.

44 Culliton, B.: Drug-resistant TB may bring epidemic. In: *Nature* 1992; 356: 473.

45 Royal College of Physicians and Royal College of Pathologists: Training in infectious diseases. In: *Report and press release,* Mai 1990. Fletcher, D.: New infections defy drugs war on diseases. In: *The Daily Telegraph,* 31. Mai 1990.

46 Gibbon, A.: Exploring new strategies to fight drug-resistant microbes. In: *Science* 1992; 257: 1036–1038. Neu, H.: The crisis in antibiotic resistance. In: *Science* 1992; 257: 1064–1073. Hook, E., Marra, C.,: Acquired syphilis in adults. In: *New Eng J Med* 1992; 326 (16): 1061–1068. Weltgesundheitsorganisation: Guidelines for the control of epidemics due to *Shigella dysenteriae 1,* Genf, WHO Programme for Control of Diarrhoeal Diseases, 1988. Rowe, B., Ward, L., Threlfall, E.: Treatment of multi-resistant typhoid fever. In: *Lancet* 1991; 337: 1422. Appelbaum, P.: World-wide development of antibiotic resistance in Pneumococci. In: *Eur J Clin Microbiol* 1987; 6 (4):

367–377. Friedland, I., Klugman, K.: Failure of chloramphenicol therapy in penicillin-resistant pneumococcal meningitis. In: *Lancet* 1992; 339: 405–408. Bisno, A.: Group A streptococcal infections and acute rheumatic fever. In: *New Eng J Med* 1991: 325 (11): 783–792. Aral, SS., Holmes, K.: Sexually transmitted diseases in The AIDS era. In: *Scientific American* 1991; 264 (2): 18–25.
47 Koshland, D.: The microbial wars. In: *Science* 1992; 257: 1021.

# 2 Das Antibiotikazeitalter

## Im Teufelskreis

Keiner Organisation, deren Mitglieder eine Reihe von Überzeugungen und Einstellungen teilen, fällt die Erkenntnis leicht, daß sie für die Bedürfnisse der Allgemeinheit unwichtig werden. Beim Medizinerberuf ist das noch schwieriger, weil er in vielen derartigen Überzeugungen von einem der mächtigsten Wirtschaftsimperien der Welt bestärkt wird: der pharmazeutischen Industrie. Die Zeit der »Wunderarzneien«, von den dreißiger bis zu den fünfziger Jahren ließ eine Allianz zwischen Berufsstand und Industrie entstehen. Das hat dazu geführt, daß die Industrie ein beispielloses, gefährliches Maß an Einfluß über den Beruf gewonnen hat.

Brian Inglis
»The Diseases of Civilization«

Bis ein Antibiotikum auf den Markt kommt, hat die Firma Millionen in die Forschung investiert. Sie will und muß Gewinne machen, und zwar so schnell wie möglich. Deshalb treibt sie den Verkauf voran, und die Medikamente werden viel zu oft benutzt.

Professor Stuart Levy
Department of Medicine, Tufts University

*Antibiotika waren die Grundlage für den Erfolg der modernen Pharmaindustrie wie auch für den heutigen guten Ruf des Medizinerberufs. Vor dem Antibiotikazeitalter war die Medikamentenherstellung ein kleiner Geschäftszweig. Als nach dem Zweiten Weltkrieg neue Antibiotika entwickelt und durch Patente geschützt wurden, wuchsen die Pharmaunternehmen zu multinationalen Riesen heran, die heute weltweit viele Milliarden Umsatz machen. Im »goldenen Zeitalter« waren die Antibiotika sozusagen das Erdöl für die Pharmaindustrie: endloser Bedarf, grenzenlose Gewinne. Aus Sicht der Industrie sind die Antibiotika Traummedikamente: Das Veralten ist gleich mit eingebaut. Je mehr Antibiotika benutzt werden, desto mehr Bakterien entwickeln Resistenzen gegen die Wirkstoffe, und Bakterien, die zuvor harmlos waren, werden zu Krankheitserregern. Deshalb patentieren und vermarkten die großen Pharmaunternehmen immer teurere Produkte, die wiederum veralten. Indem die Industrie die Vorteile der neuesten Antibiotika betont, schafft sie den Teufelskreis.*

## Das Abc der Keime und Wirkstoffe

### *Moderne Medizin*

Vor einem halben Jahrhundert, in den vierziger Jahren und noch bis in die Fünfziger, als man Antibiotika erstmals in großem Umfang einsetzte und immer mehr natürliche und synthetische Wirkstoffe entdeckte und entwickelte, herrschte allgemein eine euphorische Stimmung. Die Medizin war zu einer Wissenschaft geworden, die ebenso klare Befunde lieferte wie die Physik des Atomzeitalters; oder so schien es wenigstens. Es sah so aus, als brächten die Antibiotika nur Nutzen und keine Gefahren – oder zumindest nichts, worum man sich Sorgen machen müßte. Führende Wissenschaftler in Europa und Amerika waren überzeugt, man werde mit den Antibiotika endlich die großen Krankheitsepidemien besiegen, unter denen die Menschheit jahrhundertelang gelitten hatte. Forscher, die wirksame Antibiotika entwickelten, wurden mit Nobelpreisen, Ruhm und Reichtum belohnt.

Das war kein Wunder. Vor der Zeit der Antibiotika waren die Krankenhäuser voll mit Patienten, die an schweren, tiefsitzenden Bakterieninfektionen litten, wie Lungenentzündung, Hirn-

hautentzündung, rheumatischem Fieber, Herzinnenhautentzündung, Tuberkulose und Syphilis. Vielfach waren diese Patienten jung, und die Ärzte mußten hilflos zusehen, wenn sie starben. Das alles änderte sich mit den Antibiotika. Sie gaben den Ärzten Macht. Jetzt konnte man Bakterieninfektionen in Krankenhäusern und draußen erfolgreich behandeln. Den Ärzten war nicht klar, daß die großen Epidemien ohnehin zurückgingen; und auch wenn sie es bemerkt hätten – worum sie sich zu Recht sorgten, war der einzelne Patient vor ihnen, der ohne Antibiotika gelitten hätte und vielleicht gestorben wäre, während er mit Antibiotika gesund wurde.
In Großbritannien schuf das verblüffende Phänomen der Antibiotika bei den Gründern des staatlichen Gesundheitsdienstes Ende der vierziger Jahre die Vision, mit kostenloser medizinischer Versorgung für alle werde Krankheit ganz allgemein verschwinden – es war, als wolle man die Verrücktheit beseitigen, indem man an jeder Straßenecke ein Irrenhaus baute. Die Ärzte in Praxen und Krankenhäusern glaubten, man könne die alten Methoden der Versorgung einzelner Patienten durch eine schöne neue Welt der medikamentösen Therapie ersetzen, bei der die Betreuung am Krankenbett von einer einheitlichen Heilungsmethode mit einheitlich dosierten Tabletten und Injektionen verdrängt würde.
Die Produktion der ersten Antibiotika, der Sulfonamide und des Penicillins, erlebte einen gewaltigen Schub, weil 1939 bis 1945 gerade Krieg war: Die Regierungen der Alliierten wie auch der Achsenmächte wußten, daß Infektionskrankheiten früher ganze Armeen zugrunde gerichtet hatten und daß Medikamente zu ihrer Bekämpfung ein unverzichtbares Kriegsinstrument waren. Und die Pioniere der Antibiotikaindustrie in Europa und Amerika, deren Errungenschaften von Regierungen, Wissenschaftlern, Medien und Öffentlichkeit mit lautem Beifall begrüßt wurden, merkten sehr schnell, daß sie auf eine Goldader ge-

stoßen waren. Im 20. Jahrhundert bedeuten Medikamente für die Medizin das gleiche wie Öl für den Verkehr; und mit den Antibiotika schufen Pharmaindustrie und Mediziner Hand in Hand die moderne Medizin, wie wir sie heute kennen.

### *Wir sind zu zehn Prozent Menschen*

Um zu verstehen, wie man mit Antibiotika umgeht und wie sie sich auf die menschliche Gesundheit auswirken, muß man ein wenig über zwei schwierige Teilgebiete der Medizin wissen: über Mikrobiologie und Pharmakologie, das heißt über Erreger und Wirkstoffe. Man sollte sich nicht wundern, wenn das, was man über Bakterien und Antibiotika liest, Verwirrung stiftet; das beginnt schon bei den vielen Namen. Man sollte vielmehr daran denken, daß viele Allgemeinärzte und andere Mediziner, die keine Spezialisten sind, ebenfalls verwirrt sind.

Als Charles Darwin behauptete, der Mensch stamme vom Affen ab, betrachtete er nur einen sehr kurzen Abschnitt der Evolution. Heute sind die Biologen der Ansicht, daß alle Lebewesen auf der Erde aus einzelligen Organismen hervorgegangen sind; Fossilien solcher Kleinstlebewesen, die sehr nach Bakterien aussehen, hat man in Schieferschichten in Südafrika gefunden; nach der Altersbestimmung sind sie 3,1 Milliarden Jahre alt. Betrachtet man also die Evolution als Ganzes, stammt der Mensch von den Bakterien ab. Charles Darwin hätte sich mit einer solchen Annahme noch unbeliebter gemacht, als er es bei den Klerikern seiner Zeit ohnehin schon war; und doch ist es so.

Was also sind Bakterien, und wie sehen sie aus? Im britischen Fernsehen gab es einmal ein Quiz mit dem Titel »Tierisch, pflanzlich, mineralisch?« Es gründete sich auf die Vorstellung, daß alles auf der Erde mit den drei Worten des Titels beschrieben werden könne. Aber das stimmt nicht. Nach der heute

allgemein anerkannten Meinung sind Mikroorganismen wie Bakterien oder Viren weder Tiere noch Pflanzen.
Bakterien sind Lebewesen, die aus einer Zelle bestehen. Ein entscheidender Unterschied zwischen Tieren und Pflanzen auf der einen Seite und Bakterien auf der anderen zeigt sich an der DNA (Desoxyribonucleinsäure), jener chemischen Verbindung, welche die Erbinformation aller Lebewesen enthält. In den Zellen der Tiere und Pflanzen befinden sich Chromosomen, in denen Schleifen doppelsträngiger DNA zu komplexen Strukturen verknüpft sind. Eine menschliche Zelle besitzt zum Beispiel im Normalfall 46 Chromosomen, bei Bienen sind es 16 und bei Mais 20, die sich jeweils in einem Zellkern befinden. Zellen, die einen Zellkern enthalten, nennt man eukaryontisch. Bakterien dagegen besitzen nur ein Chromosom, das nicht in einen Zellkern eingeschlossen ist; wegen dieses entscheidenden Unterschiedes bezeichnet man sie als prokaryontische Zellen[1)].
Betrachtet man also die Welt aus dem Blickwinkel der Bakterien – und in einem gewissen Sinne tun Mikrobiologen genau das –, besteht die Welt nicht aus Tieren, Pflanzen und Mineralien, sondern aus Prokaryonten, Eukaryonten und Mineralien. Der Mensch ist dabei nur ein Eukaryont unter vielen anderen[2)].
Die Struktur der Bakterien ist zwar weniger hoch entwickelt als die der Tiere und Pflanzen, aber sie ist dennoch komplex. Das einzelne Chromosom codiert eine gewaltige Informationsmenge, und die Mikrobiologen staunen immer wieder darüber, wie gut Bakterien sich anpassen können, insbesondere wenn man sie mit Antibiotika angreift[3)].
Für die Bakterienzellen, in denen das Chromosom eingeschlossen ist, gibt es vier Grundformen: Sie können rund sein, dann nennt man die Bakterien auch »Kokken« (ein Beispiel sind die Streptokokken, von denen manche die Streptokokkenangina hervorrufen); stäbchenförmige Bakterien nennt man »Bacilli« (in diese Gruppe gehört die Gattung *Lactobacillus,* deren ver-

schiedene Arten man unter anderem in der weiblichen Scheide und im Joghurt findet); Bakterien, die wie ein Komma geformt sind, nennt man Vibrionen (zum Beispiel *Vibrio cholerae,* der Choleraerreger); und schließlich gibt es noch die Spiralform der sogenannten Spirochäten[4)].

Jeder von uns trägt an und in seinem Körper mehr Bakterien, als es Menschen auf der Erde gibt oder jemals gegeben hat. Fast alle Bakterienarten, die so eng mit uns zusammenleben, haben sich auch mit uns entwickelt und sind normalerweise harmlos oder sogar nützlich für unsere Gesundheit[5)].

Auf jedem Quadratzentimeter unserer Haut befinden sich durchschnittlich mehrere hunderttausend Bakterien. Man kann sie nicht sehen, aber sie sind da, vor und nach dem Waschen. Am größten ist ihre Zahl an Stellen, wo die Haut warm und feucht ist, aber man findet sie überall. Nehmen wir beispielsweise *Staphylococcus epidermitis.* Es lebt auf unserem gesamten Körper und richtet gewöhnlich keinen Schaden an. »Staphylokokken ... haben sich offenbar an Bedingungen in unserer Haut angepaßt, die für die meisten anderen Bakterien ungeeignet sind«, schreibt Professor Lewis Thomas in seinem Buch »The Wonderful Mistake«[6)]. »Wenn man sie zusammenzählt, ist es bemerkenswert, wie wenig Ärger uns die Beziehung bereitet.« Daß unsichtbare Keime uns von oben bis unten bevölkern, mag ein erschreckender Gedanke sein. Aber wie so oft, wenn sich in der Natur mehrere Arten in gegenseitigem Gleichgewicht entwickeln, ist *S. epidermitis* für uns nützlich. Durch seine Gegenwart auf unserer Haut hält es fremde Mikroorganismen fern, die sonst möglicherweise Krankheiten hervorrufen könnten; denn für solche Erreger ist schlicht kein Platz. Außerdem nützt es uns, weil es Fettsäuren ausscheidet, welche die natürliche bakterienabwehrende Eigenschaft der Haut verstärken. Vom Standpunkt des Menschen gesehen, ist *S. epidermitis* selbst ein Antibiotikum.

Die Tatsache, daß Bakterien unsere Gesundheit schützen können, mag seltsam erscheinen. Aber betrachten wir einmal ein Parallelbeispiel: den Marienkäfer. Wie viele andere Insekten sticht und summt er nicht, er bleibt nicht in der Marmelade kleben, legt keine Eier im Fleisch ab und ärgert uns nachts nicht, indem er um die Lampen schwirrt. Wie *S. epidermitis* stört er uns nicht. Außerdem sehen Marienkäfer hübsch aus; deshalb hat (jedenfalls bisher) niemand vorgeschlagen, die Marienkäfer auszurotten. Nun könnte man meinen, Marienkäfer schadeten uns zwar nicht, aber es sei für die Menschen ohne Bedeutung, ob es sie gibt oder nicht. Das ist ein Irrtum: Marienkäfer sind ein wichtiger Bestandteil im Gleichgewicht der Natur. Sie fressen Blattläuse, und Blattläuse fressen Gartenblumen, die wir züchten möchten. Ohne Marienkäfer können sich die Blattläuse unkontrolliert vermehren und alle Blumen auffressen, und darüber wären wir sicherlich traurig. Die Moral der Geschichte lautet: Seid nett zu den Marienkäfern.
Ganz ähnlich verhält es sich mit den normalerweise harmlosen Bakterien, die auf und in uns leben. Nehmen wir ein weiteres Beispiel, die Streptokokkenart *S. viridans,* die in unserem Mund zu Hause ist. Einfach dadurch, daß sie sich dort befindet, hält sie andere Bakterienarten in Schach, unter anderem *Streptococcus pyogenes,* den Erreger von Streptokokkenangina und Grindflechte, sowie *Staphylococcus aureus,* einen bösartigen Keim, der viele unangenehme und gefährliche Krankheiten wie Furunkel und Abszesse auslöst. In dem Vergleich entspricht *S. viridans* dem Marienkäfer, *S. pyogenes und S. aureus* sind die Blattläuse. Bakterien wie *S. epidermitis und S. viridans,* die auf der Haut normalerweise vorherrschen, bezeichnet man oft auch als »normale Hautflora«: Durch ihre Gegenwart verhindern sie, daß andere Bakterienarten sich unkontrolliert vermehren und uns schaden. Und die Moral der Geschichte? Seid nett zur normalen Hautflora.

Auf jedem von uns leben viele Milliarden Bakterien, und weitere Milliarden sind in uns zu Hause, in unserem Darm. Ein Mensch besteht aus rund 1 000 000 000 000 000 Zellen, und etwa neun Zehntel davon sind die einzelligen Lebewesen, die wir Bakterien nennen. Wenn es also nach der Zellzahl geht, sind wir nur zu einem Zehntel Menschen. Wir betrachten die Bakterien meist nicht als Teil von uns, aber eigentlich sind sie das. Sie haben gelernt, mit uns zu leben, und nachdem wir heute wissen, daß es sie gibt, sollten wir auch lernen, mit ihnen zu leben.
Es gibt eine gewaltige Anzahl verschiedener Bakterienarten, die sich in zahlreiche Gruppen (Gattungen) einordnen lassen. Der wissenschaftliche Name des Menschen lautet *Homo* (die Gattung) *sapiens* (die Art). Ganz ähnlich – und auch wie bei Tieren und Pflanzen – schreibt man den wissenschaftlichen Namen der Bakterien meist kursiv und mit großem Anfangsbuchstaben; zuerst kommt die Gattungsbezeichnung (gewissermaßen der Familienname) wie zum Beispiel *Lactobacillus,* gefolgt vom Artnamen, beispielsweise *acidophilus.* Die verwirrende Zusammenstellung der Bakteriennamen weist manchmal auf den Wissenschaftler hin, der sie entdeckte, manchmal aber auch auf die Krankheit, deren Erreger sie sind. So entdeckte Albert Neisser das Bakterium *Neisseria gonorrhoeae,* den Erreger der Gonorrhöe; Kiyoshi Shiga wies erstmals *Shigella dysenteriae* nach, das die Ruhr (in der Fachsprache Dysenterie) auslöst.
Natürlich sind Bakterien nicht der einzige Typ von Mikroorganismen in uns und in unserer Umgebung. Auch einzellige Pilze, vor allem Hefen und Schimmelpilze, leben in relativ geringer Zahl auf gesunder Haut und im gesunden Darm; sie werden normalerweise von der weit zahlreicheren normalen Bakterienflora unter Kontrolle gehalten. Pilze haben eine andere Struktur als Bakterien: Sie sind einfache Eukaryonten, ihre Zellen besitzen einen Zellkern. Antibiotika, mit denen man Bakterien unter Kontrolle halten oder abtöten will, sind gegen Pilze im allgemei-

nen unwirksam, und deshalb können diese Organismen sich nach einer Antibiotikabehandlung oft uneingeschränkt vermehren, so daß man sie mit besonderen pilztötenden Wirkstoffen behandeln muß[7)].

Auch Viren sind allgegenwärtig. Sie sind noch kleiner und einfacher gebaut als Bakterien. Während Bakterien neben ihrer DNA noch einen umfangreichen, von einer Zellmembran eingeschlossenen biochemischen Apparat enthalten, bestehen Viren schlicht aus Erbinformation (DNA oder RNA) und einer Proteinhülle. Sie vermehren sich nur, wenn sie sich im Inneren eines Lebewesens befinden – in Bakterien, Pflanzen, Tieren oder Menschen. Zwar können sie auch außerhalb von Zellen existieren, aber nur als passive, leblose Gebilde. Manchmal spricht man davon, daß Viren sich »an der Schwelle des Lebendigen« befinden, weil sie sich nicht eigenständig fortpflanzen können. Manche Viren vermehren sich in einer Zelle, zerstören diese schließlich und verbreiten sich dann weiter. Handelt es sich bei der Wirtszelle um ein Bakterium, bezeichnet man das Virus als »Bakteriophagen«, das bedeutet wörtlich »Bakterienfresser«[8)]. Andere Viren bleiben offenbar ständig in den Zellen, ohne ihnen Schaden zuzufügen.

Wozu es Viren auf der Erde gibt, ist unter Biologen, die sich für die Beziehung zwischen Lebewesen und ähnliche ökologische Fragen interessieren, durchaus umstritten. Nach einer interessanten Theorie sind Viren ein Instrument der Evolution: Sie formen DNA- und RNA-Abschnitte um und transportieren sie zwischen den Wirtszellen hin und her, wie Löwenzahnsamen, die an ihrem Schirmchen über die Landschaft wehen. Mehr darüber in Kapitel 3. Manche Viren erzeugen unter bestimmten Umständen Infektionen, weil sie bei ihrer Vermehrung in den Zellen giftige Substanzen freisetzen und die Zellen meist zerstören. Zu den Viruserkrankungen des Menschen gehören die gewöhnliche Erkältung, die echte Grippe, Herpes, AIDS und eine ganze Reihe von Kinderkrankheiten wie Windpocken, Masern und Mumps. Antibiotika wirken gegen Viruserkrankungen nicht, aber manche dieser Leiden kann man durch Impfung verhüten.

Im allgemeinen gehen Viruserkrankungen einfach ihren Gang, ohne daß man sie durch Medikamentenbehandlung stark beeinflussen könnte. Milde Virusinfektionen begrenzen sich meist selbst: Sie flammen auf, das körpereigene Immunsystem bekämpft sie, und schließlich verschwinden sie wieder. Eine Erkältung, so eine gängige Redensart, dauert mit Behandlung eine Woche und ohne Behandlung sieben Tage.

Manche Infektionen können bei den gleichen Symptomen entweder durch eine Reihe von Bakterienarten oder von Viren ausgelöst werden. Das gilt unter anderem für so schwerwiegende Infektionskrankheiten wie Hirnhautentzündung, Herzinnenhautentzündung und Lungenentzündung, aber auch für Erkrankungen der oberen Atemwege wie Bronchitis und für Darmleiden wie den gewöhnlichen Durchfall. Wie bei den Bakterieninfektionen, so ist der beste Schutz auch gegen Viruserkrankungen eine saubere Umgebung, eine gesunde Lebensweise, eine ausgewogene Ernährung und ein allgemein guter Gesundheitszustand; alle diese Faktoren vermindern die Ansteckungsgefahr und stärken die Abwehrkräfte des Körpers, falls eine Infektion stattgefunden hat. Gesunde Menschen stecken sich sogar recht häufig bei Personen an, die Bakterien oder Viren in sich tragen, ohne daß sich jedoch Symptome einstellen.

Allgemeinärzte verschreiben Antibiotika oft gegen Krankheiten wie die Bronchitis, bei denen sowohl Viren als auch Bakterien die Erreger sein können oder die überhaupt nicht durch eine Infektion, sondern durch eine Reizung entstanden sind (»-itis« bedeutet »Entzündung« und nicht »Infektion«). Sie tun das für den Fall, daß es sich um eine Bakterieninfektion handelt, und

bedienen sich dabei meist eines Antibiotikums, das gegen ein breites Spektrum von Bakterienarten wirkt.
Wenn der Patient an einer schweren, tiefsitzenden Erkrankung wie beispielsweise einer Hirnhautentzündung leidet, die sich schnell verschlimmern kann, ist eine solche Vorgehensweise vernünftig: Das Risiko der Antibiotika-Nebenwirkungen ist dabei höchstwahrscheinlich geringer als die Gefahr, die von der Hirnhautentzündung ausgeht. Aber bei fast allen verbreiteten Krankheiten, die durch Infektionen entstehen können, sollte man den Arzt um eine Bestätigung bitten, daß Bakterien tatsächlich die Erreger sind, und er sollte auch eine Laborprobe auf die Art des Erregers untersuchen lassen. Eine solche Untersuchung ist auch bei gefährlichen Infektionskrankheiten möglich. Dann sollte man auf eine Überweisung in ein Krankenhaus drängen, das über entsprechende Labors für eine schnelle Analyse verfügt.

## *Wie Antibiotika wirken*

Antibiotika werden zur Bekämpfung von Infektionen entwickelt, bei denen Bakterien und andere Organismen die Erreger sind. Die ersten Antibiotika entdeckte man in der Natur bei Lebewesen, die eine eigene Bakterienabwehr entwickelt hatten. Penicillin stammte ursprünglich von dem Pilz *Penicillium;* Streptomycin, ein weiteres Antibiotikum aus der Frühzeit, wurde aus bodenbewohnenden Mikroorganismen gewonnen; und das erste Cephalosporin, ein Antibiotikum, das chemisch dem Penicillin ähnelt, stammte aus Pilzen, die im Meer in der Nähe einer Abwasser-Auslaßöffnung wuchsen. Später stellte man Antibiotika auch synthetisch im Labor her.
Manche Antibiotika töten Bakterien ab, und deshalb bezeichnet man sie als bakterizid; andere unterbinden die Vermehrung der

Erreger – solche Substanzen nennt man bakteriostatisch. Auch bakteriostatische Wirkstoffe können in hoher Dosierung einen bakteriziden Effekt haben. Ein weiterer Unterschied ist der zwischen Antibiotika mit engem Wirkungsspektrum, die nur wenige Bakterienarten töten oder unter Kontrolle halten, und den Breitbandantibiotika, die gegen eine große Palette von Erregern wirken. Je breiter das Wirkungsspektrum eines Antibiotikums ist, desto größere Anteile der normalen Darmflora zerstört es meist auch. Die Ärzte verschrieben Breitbandantibiotika meist aus einem der beiden folgenden Gründe: Entweder sind sie für die jeweilige Infektion zufällig die wirksamste Behandlungsmethode, oder sie versprechen nach dem Prinzip des Rundumschlages Erfolg, als »Schuß ins Dunkle« bei einer nicht genau identifizierten Infektion. In beiden Fällen ist im allgemeinen von Breitbandantibiotika abzuraten: Sie können stark toxisch wirken, und die Gefahr, daß man resistente Bakterien heranzüchtet, ist weitaus höher. Außerdem sollte man sie noch weniger als die Präparate mit engem Wirkungsspektrum bei relativ geringfügigen Infektionen einsetzen, die voraussichtlich auch ohne Medikamentenbehandlung vorübergehen.

Dieses Kapitel handelt von Antibiotika und der Pharmaindustrie, und damit ist es auch der geeignete Ort, um den Antibiotika-Code zu knacken und die Hauptgruppen dieser Wirkstoffe vorzustellen[9)].

Die Sulfonamide wurden Mitte der dreißiger Jahre eingeführt. Ihre Wirkung ist bakteriostatisch: Sie entziehen den Bakterien die Folsäure, ein B-Vitamin, das für Bakterien ebenso wie für den Menschen lebenswichtig ist. Heute werden die Sulfonamide in den Industrieländern relativ selten eingesetzt: Sie haben ein breites Wirkungsspektrum, ihr Effekt ist sehr grob, sie können sehr toxisch sein, und oft sind sie unwirksam, weil viele Bakterien resistent geworden sind[10)].

Penicillin wurde im Zweiten Weltkrieg erstmals in großem Umfang benutzt. In Deutschland sind heute ein gutes Dutzend gängiger Typen von Penicillin unter mehr als 50 Markenbezeichnungen im Handel, und damit sind sie nach wie vor die am häufigsten verwendeten Antibiotika.

Penicilline wirken bakterizid: Sie töten die Bakterien, weil sie ihre Zellwände platzen lassen. Wirkungsspektrum und Wirksamkeit der einzelnen Penicillintypen sind unterschiedlich. Sie sind vergleichsweise wenig toxisch, aber wie bereits erwähnt wurde, kommt es häufig zu allergischen Reaktionen. Außerdem konnten sich durch ihren umfangreichen Einsatz viele resistente Bakterienstämme entwickeln, von denen einige gefährliche Infektionen auslösen.

Die vierziger und fünfziger Jahre waren das »goldene Zeitalter« der Antibiotika, denn in dieser Zeit wurden die meisten heute gebräuchlichen Wirkstoffe entwickelt, und entsprechende Gewinne warfen die Pharmaunternehmen ab. Die Cephalosporine kamen in den sechziger Jahren auf den Markt. Sie ähneln chemisch den Penicillinen und werden mit diesen in die Gruppe der Betalactame eingeordnet. Sie haben ein breites Wirkungsspektrum mit ähnlichen Vor- und Nachteilen wie die Penicilline. Die älteren, preiswerten Cephalosporine wirken heute wegen resistenter Bakterien oft nicht mehr, und die neueren Präparate sind sehr teuer. In Großbritannien finden neuere Cephalosporine vorwiegend in Krankenhäusern Verwendung; in Deutschland ist ihr Einsatz in letzter Zeit angestiegen.

Bevor die Cephalosporine auf den Markt kamen, entwickelte man in Amerika drei weitere Antibiotikagruppen, die alle stark auf verschiedene Bakterienarten wirken; da sie durch Patente geschützt waren, wurden sie für die Firmen, denen die Formel gehörte, zu einer Goldgrube. Es handelt sich um das Streptomycin aus der Gruppe der Aminoglykoside, das Chloramphenicol und das Tetracyclin. Sie können bakteriostatisch oder bakterizid wirken, aber alle stören die Proteinsynthese der Bakterien und werden heute schwangeren Frauen, stillenden Müttern und Kleinkindern im allgemeinen nicht verschrieben. Manche älteren Leser dieses Buches wurden früher vielleicht öfter mit diesen relativ toxischen Wirkstoffen behandelt; heute verschreibt man sie in den Industrieländern nur noch selten, und dann meist bei ganz bestimmten schwerwiegenden und möglicherweise tödlichen Bakterieninfektionen.

Als weitere Antibiotika seien genannt: Erythromycin, ein Makrolid, das auch heute noch häufig angewandt wird, wenn ein Patient allergisch gegen Penicillin ist; die Glykopeptide, vor allem das Vancomycin, ein relativ toxischer und teurer Wirkstoff, den die Krankenhäuser in Reserve haben, wenn eine schwere Bakterieninfektion gegen alle anderen Antibiotika resistent ist; die Imidazole, vor allem das Metronidazol, das nicht nur gegen Bakterien, sondern auch gegen Parasiteninfektionen eingesetzt wird; die Lincomycine, darunter das Clindamycin, die eine Alternative darstellen, wenn man keine Beta-Lactame anwenden kann; und schließlich die Polymyxine, die heute kaum noch eingesetzt werden.

Eine wichtige Gruppe der Antibiotika, die erst nach dem »goldenen Zeitalter« entwickelt wurde, ist die der Chinolone (oder auch »Gyrasehemmer«) mit der Nalidixinsäure als bekanntestem Vertreter. Man hielt sie zunächst für Vorboten einer Antibiotika-Renaissance, denn sie schienen bemerkenswert ungefährlich und wirksam zu sein, ohne daß sich Resistenzen entwickelten. Im Laufe der Zeit zeigten sich jedoch verschiedene Nebenwirkungen, und mittlerweile verbreiten sich auch resistente Bakterien[10)].

Andere antibakterielle Wirkstoffe sind für bestimmte Infektionen wie Tuberkulose und Lepra reserviert. Auch gegen Pilze gibt es spezielle Wirkstoffe; der bekannteste ist das Nystatin.

Antibiotika werden als Tabletten, Kapseln oder Flüssigkeiten verschrieben; im Krankenhaus werden sie oft injiziert. Andere

sind zur äußerlichen Anwendung bestimmt; manche dieser Wirkstoffe gelten als so gefährlich, daß man sie nicht durch Einnahme oder Injektion verabreicht.
In den Industrieländern überprüfen die Gesundheitsbehörden, ob neue Präparate ungefährlich sind, aber bei älteren Präparaten ergeben sich Hinweise auf Nebenwirkungen unter Umständen erst nach längerer Zeit. Die Medien haben sich, von wenigen Ausnahmen abgesehen, hier nicht als Kontrollinstanz hervorgetan, unter anderem, weil nur wenige Medizinjournalisten etwas von Mikrobiologie oder Pharmakologie verstehen und weil sie ihre Informationen zum größten Teil von der Pharmaindustrie beziehen. Ärzte sind meist besser informiert als Journalisten, aber das Fachwissen, das sie während ihres Studiums erworben haben, veraltet schnell, und im allgemeinen haben sie keine Zeit, Lehrbücher oder Fachzeitschriften zu verfolgen; statt dessen verlassen sie sich auf die aktualisierten Informationen der Industrie und der Pharmavertreter. Natürlich haben sowohl die Behörden als auch die Unternehmen ein Interesse daran, daß die Medikamente möglichst ungefährlich sind. Die Ärzte erhalten eine Fülle von Leitlinien im Zusammenhang mit den Nebenwirkungen der Antibiotika, und niedergelassene Ärzte werden ebenso wie die Mediziner im Krankenhaus dazu angehalten, die sichersten Medikamente zu verschreiben. Dennoch sind Antibiotika problematisch.

### *Ein Babylon der Namen*

Und es gibt so viele Präparate! In der Frühzeit der Antibiotika konnte jemand, der eine begründete Auswahl treffen wollte, sich einen guten Eindruck davon verschaffen, welche Wirkstoffe man warum und mit welchen Nebenwirkungen gegen die jeweilige Infektion einsetzte. Heute gibt es in den Buchhandlungen zwar gute Patientenratgeber[11)], aber auch der interessierte Leser leidet wahrscheinlich an der übergroßen Informationsflut. Medizinische Fachsprache und wissenschaftliche Namen sind Teil des Medizinermythos: Sie wurden vielleicht nicht absichtlich geschaffen, um den Laien zu verwirren, aber mit Sicherheit haben sie diesen Effekt. Und wenn man uns von der Diskussion um Medikamente ausschließt, auf die wir angewiesen sind, nimmt man uns auch die Entscheidungen über unsere Gesundheit aus der Hand, Entscheidungen, die für die Zukunft den Unterschied zwischen Wohlbefinden und Krankheit oder sogar zwischen Leben und Tod bedeuten können. Wenn man uns die Eigenverantwortung abnimmt, werden wir zu wehrlosen Geschöpfen.

Deshalb lohnt es sich zu wissen, wie Medikamente einschließlich der Antibiotika benannt werden. Es gibt dafür allgemein anerkannte Regeln. Jedes Medikament hat drei verschiedene Namen: den chemischen, den generischen und den Handelsnamen. Die chemische Bezeichnung verwenden nur die Pharmakologen, wenn sie die chemische Struktur eines Wirkstoffs beschreiben wollen. Für Ampicillin lautet beispielsweise der chemische Name (oder besser gesagt, die drei chemischen Namen) Ampicillinum, wasserfreies Ampicillin oder Aminobenzylpenicillin. Aber glücklicherweise braucht man sich chemische Bezeichnungen nicht zu merken: In diesem Buch werden die generischen Namen, die den Wirkstoff bezeichnen, und die Handels- oder Markennamen verwendet.

Nehmen wir noch einmal das gleiche Beispiel: Ampicillin ist der generische Name eines Breitband-Aminopenicillins, das die Ärzte häufig bei Ohren-, Nasen-, Rachen-, Atemwegs- und Harnwegsinfektionen verschreiben. Aminopenicilline sind eine Untergruppe der Penicilline. Für Ampicillin gibt es die Handelsnamen Amblosin, Binotal, Dura Ampicillin, Pen-Bristol und Penstabil. Das sind die Namen, die für die Pharmafirmen geschützt sind und in fetten Buchstaben auf den Packungen und dem Werbematerial für die Ärzte stehen; auch der Patient kennt diese Bezeichnungen am besten. Die generischen Namen stehen in Lehrbüchern und sind vor allem forschenden Wissenschaftlern vertraut, aber sie werden von den Herstellern in der Werbung nicht verwendet, denn der Arzt soll sich den Handelsnamen merken.

Wenn das Patent auf einen Wirkstoff ausgelaufen ist, kann er als generisches Präparat, auch Nachahmerpräparat oder Generikum genannt, unter einem weiteren Handelsnamen auf den Markt kommen. Die generische Form des Ampicillin, die ebenfalls verkauft wird, wurde also aus dem Patentschutz einer Firma entlassen und ist, wie alle Generika, billiger als das Markenprodukt. In Großbritannien haben verschiedene Gesundheitsminister wiederholt versucht, den Verbrauch der Markenpräparate zugunsten der Generika einzuschränken, um Steuergelder zu sparen. Vergleichbare Bestrebungen führten jetzt in Deutschland zum Erfolg. Die Hersteller wandten sich immer gegen die Unterstützung generischer Präparate, denn sie brauchen die Gewinne aus den Markenprodukten, um ihre Forschung und die Entwicklung neuer Medikamente zu finanzieren (und um eine Menge Geld zu verdienen). Darin wurden sie von den Medizinern unterstützt, die sich für die »Therapiefreiheit« einsetzen – sie wollen das Präparat verschreiben, das sich nach ihrer Einschätzung für den Patienten am besten eignet, auch wenn es sich dabei um ein teures Markenprodukt handelt, das in seinen wichtigen Eigenschaften mit der billigeren generischen Form identisch ist.

Das Babylon der Medikamentennamen dürfte auch dazu führen, daß die staatliche Kontrolle der Pharmafirmen behindert wird. Ende der fünfziger Jahre wurde in den USA eine Kommission unter Leitung des Senators Estes Kefauver eingesetzt, die sich mit der Preispolitik im Antibiotikahandel beschäftigen sollte[12)].

Die Kommissionsmitglieder waren schon damals verblüfft über die ihrer Ansicht nach perverse Verwirrung bei den Namen. In ihrem Bericht stellen sie fest:
»Die Vielfalt der Produktnamen in der Pharmaindustrie übersteigt die Grenzen der Vorstellungskraft ... Ein einziges Produkt wird im Markt mit einer so komplizierten Nomenklatur angeboten, daß selbst die Eingeweihten dieses Fachgebietes zurückschrecken. Und wenn man die Situation bei einem einzigen Medikament mit der Zahl der vielen tausend im Handel befindlichen Präparate multipliziert, bekommt man einen Eindruck davon, was hier für ein Chaos herrscht.«
Obwohl die Handelsnamen meist besser bekannt sind, werden in diesem Buch die generischen Bezeichnungen verwendet. Form, Dosierung und Aufmachung eines Wirkstoffs sind von Marke zu Marke verschieden, aber Urteile über seine Eigenschaften, zum Beispiel seine Wirksamkeit gegen bestimmte Infektionen, seine Toxizität und seine möglichen längerfristigen Nebenwirkungen treffen gewöhnlich auf das einzelne generische Produkt ebenso zu wie auf seine verschiedenen Markenprodukte. Cotrimoxazol aus der Gruppe der Sulfonamide ist beispielsweise als Generikum im Handel, aber auch unter den Markennamen Eusaprim und Bactrim. Die verschiedenen Markennamen des Ampicillins, das ebenfalls in generischer Form erhältlich ist, wurden bereits aufgeführt. Markennamen des Generikums Metronidazol sind unter anderem Arilin, Clont, Flagyl, Fossyol und Vagimid. In allen diesen Fällen sind generische Form und Markenprodukt in Eigenschaften und Wirkung praktisch identisch.
Zu der Zeit, da dieses Buch geschrieben wird, liegt die Zahl der verschreibungspflichtigen Antibiotika zur inneren Anwendung nach generischen Formen bei knapp 100 oder nach Handelsprodukten (einschließlich der Generika) bei weit über 300. Viele davon werden nur selten eingesetzt oder sind für schwere Infek-

tionen im Krankenhaus reserviert. Bei verbreiteten Infektionen verschreiben die niedergelassenen Ärzte am häufigsten die Betalactame, insbesondere ältere und neuere Penicilline; manche davon, zum Beispiel Penicillin G, die schon seit den vierziger Jahren in Gebrauch sind, haben ein enges Wirkungsspektrum, und wenn sie wirken, sind sie relativ ungefährlich, abgesehen von der Gefahr allergischer Reaktionen und der Möglichkeit, daß man resistente Bakterien heranzüchtet.

## Ärger mit Antibiotika

### *Superinfektionen*

Wie alle starken Medikamente, so sind auch sämtliche Antibiotika mehr oder weniger toxisch. Je öfter man damit behandelt wird und je breiter das Wirkungsspektrum der angewandten Präparate ist, desto größer wird die Gefahr von Nebenwirkungen – aber auch eine einzige Behandlung kann krank machen.

Eine solche einfache Beziehung von Ursache und Wirkung ist leicht zu verstehen. Wenn man Antibiotika einnimmt und sofort danach beispielsweise Durchfall bekommt oder einen Schock erleidet, wird man selbst oder der Arzt wahrscheinlich vermuten, daß das Medikament giftig wirkt.

Der Ärger mit den Antibiotika besteht aber weniger in ihren unmittelbaren Nebenwirkungen als vielmehr in den Schäden, die sie langfristig bei einzelnen Patienten und in der Bevölkerung anrichten. Der Zusammenhang von Ursache und Wirkung ist dabei recht kompliziert, und Mikrobiologen verstehen ihn meist besser als Ärzte. Antibiotika sind oft ein wirksames Mittel zur kurzfristigen Behandlung von Infektionskrankheiten, aber auf längere Sicht sind sie unter Umständen die Ursache für die

gleiche oder eine andere Infektion. Das heißt, indem die Antibiotika Krankheiten heilen, erzeugen sie möglicherweise weitere Krankheiten. Das liegt unter anderem an den Superinfektionen, die folgendermaßen ablaufen:
Wenn man ein Antibiotikum einnimmt, tötet das Medikament im Darm und an anderen Stellen des Körpers eine riesige Zahl von Bakterien ab; aber unzählige Millionen bleiben übrig. Zu diesen überlebenden Bakterien gehören solche Arten, die von dem Medikament nicht angegriffen werden, oder aber auch die anfangs seltenen resistenten Varianten des behandelten Bakterientyps. Auch Mikroorganismen, die keine Bakterien sind (zum Beispiel Pilze), überleben, wenn sich das Medikament nicht spezifisch gegen sie richtet. Nach einer Antibiotikabehandlung können diese überlebenden Mikroorganismen sich vermehren und die von dem Medikament gerissene Lücke auffüllen.
Die Bakterien, die in und auf unserem Körper gewöhnlich vorherrschen, gehören zu der normalen Flora, die sich im Einklang mit uns entwickelt hat. Diese Arten sind meist unverwüstlich. Ein Antibiotikum kann sie zwar stark dezimieren, aber es ist unwahrscheinlich, daß sie durch die Behandlung völlig ausgemerzt werden; hinterher siedeln sie sich meist im richtigen Mengenverhältnis wieder an, insbesondere bei ansonsten gesunden Erwachsenen.
Aber das geschieht nicht immer. Antibiotika können eine Folge von Ereignissen in Gang setzen, in deren Verlauf die natürliche, schützende Bakterienpopulation durch eine sogenannte Superinfektion von Bakterien und anderen Mikroorganismen überwuchert wird. Professor Marc Lappé von der Abteilung für Gesundheitspolitik und medizinische Ethik der University of Illinois in Chicago erklärt das so[13)]: »Wenn Antibiotika gefährliche Bakterien abtöten oder an der Vermehrung hindern, beseitigen sie gleichzeitig auch eine riesige Zahl relativ gutartiger oder sogar

nützlicher Arten. Wenn dieses unterstützende Gegengewicht verschwindet, bleibt eine regelrechte Einöde aus unbesiedelten Organen und Geweben zurück. Diese Stellen, die zuvor von normalen Bakterien besetzt waren, stehen nun für die Besiedelung mit neuen Arten zur Verfügung. Und manche dieser neuen Bakterien haben schwere und zuvor unbekannte Krankheiten hervorgerufen.«

Das größte Risiko für solche schädlichen Vorgänge besteht bei sehr jungen, älteren, geschwächten und allgemein kranken Menschen sowie bei denen, deren körpereigene Krankheitsabwehr aus anderen Gründen nicht vollständig intakt ist. Nach einer Antibiotikabehandlung muß die normale Bakterienflora darum kämpfen, sich wieder als beherrschender Typ durchzusetzen; je mehr Medikamente wir einnehmen und je geschwächter wir ohnehin sind, desto größer ist die Wahrscheinlichkeit, daß sie diesen Kampf verliert, und dann kommt es zur Superinfektion mit anderen Mikroorganismenarten, die unter Umständen Krankheiten erzeugen.

Die Bakterien und andere Mikroorganismen, die häufig zu Superinfektionen führen, kann man in drei Gruppen einteilen. Die des ersten Typs leben normalerweise in großer Zahl am oder im Körper (insbesondere im Darm) und können nur dann Schaden anrichten, wenn das natürliche Gleichgewicht mit der gutartigen Bakterienflora verlorengeht. Ein Beispiel ist das Bakterium *E. coli,* es wird nur dann zur Bedrohung, wenn es sich im Darm unkontrolliert vermehrt oder wenn es ihm gelingt, in andere Körperbereiche einzudringen, beispielsweise in die Harnwege, die normalerweise von einer gutartigen Bakterienflora geschützt sind.

Die Mikroorganismen des zweiten Typs, der zu Superinfektionen führen kann, leben unter Umständen ebenfalls im gesunden Körper, aber nur in einer geringen Zahl, die von der vorherrschenden gutartigen Flora begrenzt wird. Sie erfüllen beim

Gesunden, soweit man weiß, keine nützliche Funktion, und wie die normalerweise stärker verbreiteten Arten (zum Beispiel *E. coli)* können sie zur Gefahr werden, wenn sie sich stark vermehren. Solche Mikroorganismen sind beispielsweise das Bakterium *Clostridium difficile,* das die schwere und unter Umständen tödliche Colitis pseudomembranacea auslösen kann, und der Pilz *Candida albicans,* der nach einer Antibiotikatherapie manchmal Soor entstehen läßt.

Die Erreger des dritten Typs sind normalerweise nicht in unserem Körper zu Hause; sie werden von den natürlichen Abwehrmechanismen ferngehalten, zu denen als wichtiger Bestandteil die gutartige Flora gehört. Für solche körperfremden Bakterienarten werden wir anfälliger, wenn ein Antibiotikum die normale Bakterienflora dezimiert. Zu den zahlreichen Erregern dieses Typs gehören beispielsweise die Shigellen, die Ruhr auslösen, das Bakterium *Vibrio cholerae,* das die Cholera entstehen läßt, und der Spirochät *Treponema pallidum,* die Ursache der Syphilis.

Meist kann man Superinfektionen mit weiteren Antibiotika bekämpfen, die speziell zu diesem Zweck entwickelt wurden. In Europa, Nordamerika und anderen begünstigten Teilen der Welt, wo die Ärzte auf gut bestückte Apotheken zurückgreifen können, bekommt man Superinfektionen im allgemeinen in den Griff, wenn sie sich auch unter Umständen nicht mehr heilen lassen. In Afrika, Asien und anderen weniger privilegierten Gegenden haben die Menschen stärker darunter zu leiden.

Paradoxerweise haben die Superinfektionen dazu beigetragen, den zweifelhaften Ruf der Antibiotika als Wunderarzneien zu verstärken. Wenn man beispielsweise an Soor oder schwerem Durchfall erkrankt und sich nicht klarmacht, daß es sich um eine Superinfektion aufgrund einer vorangegangenen Antibiotikatherapie handelt, wird man wiederum Antibiotika einnehmen, und wenn man sich dann wieder erholt hat, wird man den Antibiotika auch in Zukunft noch mehr vertrauen.

### *Pflanzenschutzmittel, am Menschen angewandt*

Schon kurz nachdem man Antibiotika zum erstenmal eingesetzt hatte, bemerkten Mikrobiologen die Superinfektionen. In der Pharmaindustrie erkannte man das Problem ebenfalls. Viele Antibiotika dienen gezielt der Behandlung antibiotikabedingter Superinfektionen. Medikamente, deren »Nebenwirkung« eine Krankheit ist, die mit weiteren Medikamenten behandelt werden muß, sind ein gutes Geschäft. Einerseits wirken Antibiotika gut gegen Bakterieninfektionen. Andererseits werden von Jahr zu Jahr mehr Antibiotika verbraucht. Warum? Der Widerspruch erklärt sich zum Teil durch die Superinfektionen: Je mehr Antibiotika verabreicht werden, desto mehr müssen wegen ihrer Folgen eingesetzt werden. Das ist die Medikamenten-Tretmühle, die das Räderwerk des Pharmageschäfts in Bewegung hält.
Wenn man sich über das Phänomen der Superinfektion wundert, kann man an eine Parallele aus der Landwirtschaft denken. Ein Bauer, der Insektenvernichtungsmittel und andere Gifte einsetzt, zerstört das natürliche Gleichgewicht. Manchmal richtet er damit keinen nennenswerten Schaden an (nämlich wenn er nur Schädlinge erreicht, ohne andere Vogel-, Insekten- und sonstige Tierarten zu töten). Bei anderen Gelegenheiten jedoch, beispielsweise im Fall der bereits erwähnten Marienkäfer und Blattläuse, können Giftstoffe dazu führen, daß eigentlich harmlose Insekten zu gefährlichen Schädlingen werden. Im schlimmsten Fall können solche Schädlinge, die durch den Einsatz von Pflanzenschutzmitteln entstanden sind, katastrophale Schäden anrichten. Der anerkannte Insektenforscher Professor Robert van den Bosch erläutert[14)]:

»Ein Giftstoff, den man bei Nutzpflanzen anwendet, tötet nicht nur die Schädlinge, sondern auch andere Arten der Insektenbevölkerung, darunter auch die natürlichen Feinde, welche die schädlichen Arten unter Kontrolle halten ... Das Spritzen von Bioziden schafft häufig ein biologisches Vakuum, in dem die überlebenden oder neu eingewanderten Schädlinge sich ohne ihre natürlichen Feinde explosionsartig vermehren. Diese Schädlingsvermehrung nach dem Spritzen ist oft doppelt schlimm, denn sie führt nicht nur zum erneuten Auftreten des Schädlings, den man bekämpft hatte, sondern auch zum verstärkten Vorkommen von Arten, die zuvor unter dem Druck natürlicher Feinde standen und nur von untergeordneter Bedeutung waren. Das Ergebnis ist vielfach ein verheerender Einbruch mehrerer Schädlinge, und der dabei angerichtete Schaden ist oft größer als der, gegen den sich die Bekämpfungsmaßnahmen ursprünglich richteten.«

Ein Insektengift, das Marienkäfer tötet, wird wahrscheinlich die starke Vermehrung der Blattläuse bewirken. Ein Antibiotikum, das *S. viridans* und andere Arten der gutartigen Bakterienflora des Körpers vernichtet, provoziert wahrscheinlich einen Ausbruch der Superinfektion. Aber »provozieren« ist eigentlich das falsche Wort. Wie die Blattläuse, so sind auch die Bakterien, welche die Superinfektion hervorrufen, im gesunden Organismus relativ ungefährlich. Wenn Antibiotika ein Glied in der Kette sind, die zur Krankheit führt, ist das Medikament tatsächlich eher als der Erreger die Ursache der Superinfektion.

Professor van den Bosch gelangt zu dem Schluß: »So entsteht die Insektizid-Tretmühle«, und die, so erklärt er weiter, »verstärkt und verlängert sich durch die genetische Selektion für Resistenz gegen Insektizide bei den immer wieder bekämpften Schädlingen ... Die Insekten werden widerstandsfähig gegen die Pflanzenschutzmittel, und je stärker und verbreiteter die giftige Decke ist, desto schneller verläuft die Selektion auf Resistenz bei den Schädlingen. Und wenn man die Resistenz in die Formeln mit einbezieht, läuft die Tretmühle auf vollen Touren; die Folgen können fürchterlich sein.«

Das Phänomen der Resistenz ist die zweite Parallele zwischen Pflanzenschutzmitteln und Antibiotika. Daß landwirtschaftliche Schädlinge mutierte Stämme hervorbringen können, die unempfindlich gegen die zu ihrer Bekämpfung eingesetzten Chemikalien sind, weiß man seit 1914[15)]. Solche pestizidresistenten Arten verbreiten sich immer stärker. In den fünfziger Jahren, als sich der Chemikalieneinsatz in der Landwirtschaft vervielfachte, stellten Wissenschaftler und Landwirte fest, daß immer mehr Schädlinge gegen immer mehr Giftstoffe immun wurden. Im Jahr 1979 berichtete die britische Royal Commission on Environmental Pollution[16)]: »Resistenz gegen Insekten- und Pilzbekämpfungsmittel ist ein Grund zu ernster Sorge.«

Noch schlimmer war eine weitere Entdeckung: Auch Insekten, die Krankheitserreger von Mensch zu Mensch übertragen, entwickelten giftresistente Stämme. Der Schweizer Wissenschaftler Dr. Paul Müller erkannte 1939, daß DDT (Dichloro-Diphenyl-Trichlorethan) als Insektengift wirkt, und für diese Entdeckung erhielt er den Nobelpreis. Die Verbindung erwies sich als wirksam gegen die Malariamücke. Im Jahr 1955 setzte die Weltgesundheitsorganisation mit 1,3 Milliarden Dollar ein Programm zur weltweiten Ausrottung der Malaria in Gang; zu diesem Zweck besprühte man die Lebensräume der Mücken, unter anderem Häuser, mit DDT und Dieldrin, einem anderen Insektenvernichtungsmittel.

Die fünfziger Jahre waren also nicht nur für die Antibiotika, sondern auch für die Schädlingsbekämpfungsmittel ein »goldenes Zeitalter«. Die Wissenschaftler glaubten, man könne alle durch Insekten oder andere Tiere übertragenen Krankheiten, darunter neben der Malaria auch Gelbfieber, Typhus und Pest, mit chemischen Methoden für alle Zeiten ausrotten. Aber schon

1950 beobachtete man DDT-resistente Mücken, und vier Jahre später entdeckte man solche, die gegen Dieldrin unempfindlich waren. Nun setzte man andere sehr giftige Insektizide wie Malathion und Lindan ein. Sie wirkten, aber wieder nur eine Zeitlang, und in den siebziger Jahren brachen in vielen Gegenden Asiens gewaltige, durch insektizidresistente Mücken übertragene Malariaepidemien aus. Professor Robert Metcalf von der Abteilung für Insektenforschung der University of Illinois berichtet[15)]: »Manche Länder stellten eine 30- bis 40fache Zunahme der Malariafälle zwischen 1968 und 1976 fest ... Bis zum Jahr 1986 kannte man Resistenzen von 58 Arten der Mücke *Anopheles,* die beim Menschen die Malaria überträgt, und bei mehr als 30 davon war Mehrfachresistenz sehr verbreitet; acht Arten zeigten Resistenz gegen alle fünf Insektizidtypen, die zur häuslichen Anwendung auf dem Markt sind.«[17)]

Professor Metcalf zog den Schluß: »In den letzten 40 Jahren haben wir erlebt, wie die Insektizidresistenz der Insekten von einer wissenschaftlichen Kuriosität zu einer gewaltigen praktischen Schwierigkeit wurde; sie bedroht nicht nur die Fähigkeit des Menschen, Schadinsekten unter Kontrolle zu halten, sondern auch die Bekämpfung der Überträgerinsekten, die wichtige Krankheiten bei Menschen und Tieren verbreiten.« 1989 hielt er einen Vortrag bei der Jahrestagung der American Association for the Advancement of Science. Die Schlagzeile im *Independent* lautete: »Monsterbakterien gedeihen, weil die chemischen Waffen versagen«[18)]. »Inzwischen sind einige Insekten- und Mikroorganismenstämme aufgetaucht, die gegen fast alles in unserem chemischen Arsenal resistent sind«, stellte Professor Metcalf fest. Und er warnte davor, die Welt könne »in Landwirtschaft und Medizin in das dunkle Zeitalter vor der Entdeckung der modernen Insektizide und Antibiotika zurückfallen«.

Superschädlinge, die zumindest auf einige Formen der chemischen Bekämpfung nicht mehr ansprechen, entstehen als Folge des Gifteinsatzes und könnten zur Epidemie werden. Und ganz ähnlich sind Supererreger, Bakterien und andere Mikroorganismen, die zumindest gegen manche Medikamente unempfindlich sind, eine neue Gesundheitsbedrohung, die durch den Einsatz der Antibiotika entsteht. Eigentlich sind Antibiotika nichts anderes als Schädlingsbekämpfungsmittel, die am Menschen angewandt werden.

### *Supererreger*

Die Wirkung der Antibiotika besteht darin, daß sie – in der Fachsprache der Mikrobiologen – »Selektionsdruck auf die Bakterien ausüben«. Das verändert und beschleunigt ihre Weiterentwicklung, so daß zuvor empfindliche Erreger resistent gegen das Medikament werden. Bis zu einem gewissen Grade ist das einfach das Ergebnis zufälliger Mutationen in Darwins Sinn. Bakterien machen wie alle Lebensformen eine Evolution durch. Wird eine Bakterienart von einem Antibiotikum angegriffen, überleben die geeignetsten Erreger. In einer Population von vielen Millionen Bakterienzellen gibt es einige Mutanten, vielleicht eine unter einer Million, die rein zufällig resistent gegen das Antibiotikum sind, das alle ihre Artgenossen tötet. Diese Mutanten, die vorher nicht in Erscheinung getreten sind, überleben, vermehren sich und besiedeln den Platz, der durch die Vernichtung der anderen, empfindlichen Bakterien frei geworden ist; deshalb wirkt das Medikament von nun an nicht mehr. Aber die Entstehung von Supererregern ist nicht nur eine Frage zufälliger Mutationen. Bakterien sind zwar mikroskopisch klein, aber sie sind sehr kompliziert gebaute, anpassungsfähige Lebewesen. Manche Strukturen in ihrer genetischen Ausstattung haben sich vermutlich zum Schutz gegen Substanzen entwickelt, die in konkurrierenden Lebewesen enthalten sind; Ähnliches kennt man auch von Pflanzen, Insekten und Vögeln, und auch wir Menschen verfügen über Schutzmechanismen gegen Verfolger.

Bei den Bakterien sind diese Strukturen die sogenannten Plasmide, Ringe aus Erbmaterial, die sich zusätzlich zum Chromosom in den Bakterienzellen befinden. Ich möchte sie kurz beschreiben[19)], damit deutlich wird, warum Antibiotika ganz ähnlich wie Schädlingsbekämpfungsmittel so gewaltige Auswirkungen haben können. Die Information für die Resistenz der Bakterien gegen Antibiotika befindet sich häufig in den Plasmiden[20)]. Unter dem Selektionsdruck des Medikaments kann diese Information, auch R-Faktor (R = Resistenz) genannt, nicht nur zwischen Bakterien derselben Art übertragen werden, sondern sogar von einer Art zur anderen. Und das ist noch nicht alles. Plasmide können nicht nur für Resistenz gegen ein einziges Antibiotikum sorgen, sondern auch gegen mehrere. Unter dem Druck einer Antibiotikabehandlung können die Bakterien also die Resistenz gegen mehrere Antibiotika innerhalb der Arten und zwischen ihnen übertragen.

Was bedeutet das? Die Antwort: Nach einer Antibiotikabehandlung hat man unter Umständen einen Darm voller Erreger, gegen die eine beliebige Anzahl weiterer Antibiotika in Zukunft nicht mehr wirkt. Und die medikamentenresistenten Bakterien können selbst die mikrobiologische Ursache unangenehmer oder sogar tödlicher Infektionskrankheiten sein. Wenn jemand Antibiotika nimmt, kann er mich mit einer solchen Krankheit anstecken. Wenn ich Antibiotika nehme, kann ich jemand anderen mit einer solchen Krankheit anstecken. Man kann Supererreger nicht vermeiden, indem man Antibiotika vermeidet. Die Supererreger sind überall.

Bisher lassen sich Supererreger meist mit einem oder mehreren Antibiotika aus einer gut bestückten Apotheke erfolgreich bekämpfen. Dennoch sind sie beängstigend, und zwar aus vier Gründen.

Erstens richtet sich das nächste Antibiotikum, das man einnimmt, vielleicht gegen eine Infektion, die durch das letzte eingenommene Antibiotikum verursacht wurde und einen anfällig für eine Superinfektion gemacht hat; nun bekommt man mehr Infektionen, man wird noch kränker, man muß noch mehr Antibiotika nehmen … und so weiter, und so weiter, eine Runde nach der anderen in diesem Medikamenten-Teufelskreis.

Zweitens züchtet man mit einem Antibiotikum, das man vielleicht gegen eine milde Infektion einnimmt, unter Umständen Supererreger heran, die ihre Resistenz auf gefährlichere Bakterienarten übertragen, so daß man anfällig für tiefgreifende und möglicherweise tödliche Infektionskrankheiten wird. In den Industrieländern lassen sich solche Krankheiten meist behandeln, aber manchmal nur mit sehr teuren, starken, toxischen Medikamenten, deren Auswirkungen sich nicht vorhersagen lassen.

Drittens zieht man mit den Antibiotika möglicherweise eines Tages einen Supererreger heran, der eine tödliche Krankheitsepidemie auslöst und der Behandlung mit allen bekannten Antibiotika widersteht. Außerhalb der Industrieländer geschieht das schon heute in zahllosen Fällen, einfach weil die Medikamente nicht zur Verfügung stehen oder weil der Betroffene keinen Arzt erreicht. In den höher entwickelten Ländern bleibt ein solcher Supererreger bisher eine theoretische Möglichkeit.

Und viertens ist unter Umständen auch jemand, der nie Antibiotika genommen hat, anfällig für eine Infektion mit einem solchen Supererreger, denn er braucht dazu nur zufällig mit einer infizierten Person zusammenzutreffen. Der Darm eines Menschen, der Antibiotika einnimmt, ist eine Fabrik zur Herstellung medikamentenresistenter Bakterien. Die Infektion, gegen die sich die nächste Antibiotikabehandlung richtet, hat ihre Ursache vielleicht in der letzten Antibiotikabehandlung eines anderen, der dadurch anfälliger für Infektionen wurde; anschließend wird man selbst anfälliger, man leidet an einer anderen Infektion, und man nimmt erneut Antibiotika ... und so weiter, und so weiter, unzählige Male quer durch Bevölkerungsgruppen, Länder und Kontinente.

Ideale Brutbedingungen für Supererreger bieten beengte Wohnverhältnisse, schlechte Hygiene und ständiger Kontakt mit Antibiotika. Fünf Beispiele für solche Ansteckungstöpfe sind Tiere in der Massenhaltung, Krankenhauspatienten (auch Mütter und Neugeborene), Schulkinder, Personen mit häufig wechselnden Sexualpartnern und die unzähligen Millionen, die überall auf der Welt in Slums wohnen. Im August 1992 kam die Zeitschrift *Science* zu dem Schluß[21)]: »Wer geglaubt hatte, es könne in diesem Jahrhundert keine großen Krankheitsepidemien mehr geben, hat mit der AIDS-Krise bereits den Beginn einer solchen miterlebt, aber die medikamentenresistenten Stämme [der Bakterien], die durch Zufallskontakte in Kinos, Krankenhäusern und Kaufläden übertragen werden können, sind wahrscheinlich noch erschreckender.«

Supererreger gibt es überall auf der Welt. »Jedesmal, wenn ein mikrobentötender Wirkstoff eingesetzt wird, besteht die Möglichkeit merklicher Auswirkungen auf die weltweite Ökologie der Mikroorganismen«, so Professor Calvin Kunin von der Ohio State University 1984 in einem Vortrag zu seinen Kollegen von der Infectious Disease Society of America. Er fuhr fort: »Die Weltbevölkerung lebt zum größten Teil in den sogenannten Entwicklungsländern. Der größte Prozentsatz dieser Bevölkerung lebt unter Bedingungen von Armut, unzureichender medizinischer Versorgung, schlechten hygienischen Verhältnissen und Unterernährung ... Diese Verhältnisse, und dazu die oft unvernünftige, selbstverordnete Einnahme von Antibiotika, sind zum Nährboden für resistente Mikroorganismen geworden ... Der Reiseverkehr ist heute so weltumspannend, daß diese Erreger auch in die Industrieländer Eingang gefunden haben und sich hier ebenfalls schnell ausbreiten.«

In diesem Vortrag und einem Bericht für die Weltgesundheitsorganisation aus dem Jahr 1990 nennt Professor Kunin ein paar Beispiele für die vielen Stämme medikamentenresistenter Krankheitserreger, die sich, global betrachtet, wie ein Buschfeuer ausgebreitet haben. Zu den Krankheiten, die sie hervorrufen, gehören die Hirnhautentzündung, »die sich auf der Welt schnell verbreitet«, die Lungenentzündung in Südafrika und Spanien, und die weltweite Epidemie der resistenten Gonorrhöe, die »ihren Ursprung anscheinend in Südostasien und Afrika hat«.

Im August 1992 berichtete das Magazin *Time*[23]: »Letzten Monat kam eine Frau in die Notaufnahme eines New Yorker Krankenhauses mit einem Cholerastamm, den sie sich in Ecuador zugezogen hatte und der auf verschiedene Antibiotika nicht ansprach.«

»Die Bakterien besitzen kluge Abwehrsysteme, und die Krise ist schon da«, stellte die Zeitschrift *Science* 1992 fest[21]. »Schon heute sterben zahlreiche Menschen in den fortschrittlichsten Krankenhäusern der Welt, und noch schneller breiten sich die medikamentenresistenten Erregerstämme aus, wenn Krankenhäuser und sanitäre Verhältnisse weniger gut entwickelt sind.«

Die übermäßige und mißbräuchliche Verwendung von Antibiotika und die unausweichliche Folge der Superinfektionen und Supererreger sind ein wirtschaftliches und politisches Thema. Professor Ken Harvey, ein Mikrobiologe des Royal Melbourne Hospital, bemerkte über die Medikamentenresistenz[24]: »Es ist eine tragische Geschichte der Korruption in Regierungen, der

politischen Interessengruppen, der übermäßigen Arzneimittelwerbung und der fehlenden Kontrolle beim Antibiotikaeinsatz.«
Medikamente haben den Zweck, Menschenleben zu retten. Sie haben aber auch den Zweck, Geld zu bringen.

## Tabletten als Goldgrube

### *Sulfonamide: Waffen im Krieg*

Das Zeitalter der antibakteriellen Wirkstoffe begann in den dreißiger Jahren, und zwar nicht in Großbritannien mit dem Penicillin, sondern in Deutschland mit den Sulfonamiden. Die deutsche Firma IG Farben brachte 1935 Prontosil auf den Markt, das erste Sulfonamidmedikament, entdeckt von Gerhard Domagk[25)] – Dr. Domagk, Forschungsdirektor des Chemiekonzerns, erhielt für den Nachweis, daß Prontosil gegen Bakterien wirkt, den Nobelpreis. Die Sulfonamide wurden medizinisch und kommerziell zur Wunderarznei der dreißiger Jahre[26)].
Bis 1941 hatte man über 2000 Tonnen hergestellt und damit Kindbettfieber, Lungen- und Hirnhautentzündung sowie Darm- und Harnwegsinfektionen behandelt. Eine entscheidende Rolle spielten die Sulfonamide auch 1939 für die Kriegsvorbereitungen und während des gesamten Zweiten Weltkriegs. Beim amerikanischen Militär behandelte man mit ihnen die Gonorrhöe der Soldaten, in der japanischen Armee dienten sie zur Beseitigung der Ruhr. Angesichts ihrer Herkunft aus Deutschland erscheint es wie eine Ironie, daß Winston Churchill sich gegen Kriegsende in Nordafrika von einer Lungenentzündung erholte, nachdem er mit Sulfonamiden behandelt worden war.
Prontosil war durch Patente geschützt, und sein Erfolg trug dazu bei, die IG Farben zu einem gewaltigen Chemieunternehmen zu machen. Nach den Nürnberger Prozessen wurde sie in drei

Firmen aufgeteilt: die BASF, die heute vor allem als Kunststoffhersteller bekannt ist, und die beiden Konzerne Hoechst und Bayer, die heute mit einem branchenbezogenen Jahresumsatz von jeweils über fünf Milliarden DM zu den drei größten Pharmaunternehmen in Europa gehören und vor allem einen Namen als Medikamentenhersteller haben[27)].

Wie sich herausstellte, waren die Sulfonamide keine »magischen Kugeln«. Sie können sehr toxisch wirken. Neben den bereits erwähnten Nebenwirkungen erzeugen sie manchmal Fieber, Appetitlosigkeit (Anorexie), Alpträume, Psychosen, Ohrgeräusche, Sauerstoffmangel im Blut (Zyanose) und Kristallbildung in Nieren, Blase und Urin (Kristallurie)[1,9)].

Schon in den dreißiger Jahren bemerkten die Ärzte, daß die Sulfonamide bei Gonorrhöe zunehmend versagten: Ihre Erreger, die Gonokokken, wurden resistent. Da man damals noch nicht wußte, wie Antibiotika wirken, blieb die Resistenz ein Rätsel. In den fünfziger Jahren war die Hälfte aller Meningokokken, welche die Hirnhautentzündung hervorrufen, gegen Sulfonamide resistent, und genauso war es mit den E.-*coli*-Bakterien, die Harnwegsinfektionen auslösen. In einer Londoner Analyse aus den Jahren 1974 bis 1978 stellte sich heraus, daß auch drei Viertel aller Shigellen, der Erreger der Bakterienruhr, auf Sulfonamide nicht mehr ansprachen[28)].

Professor Thomas O'Brien von der medizinischen Abteilung des Brigham and Women's Hospital in Boston ist ein führender Experte für Antibiotikaresistenzen. Ich traf mich mit ihm und fragte ihn, wie die Bakterien gegen Sulfonamide resistent werden. Anfangs, so erklärte er mir, wirken die Medikamente, weil sie ein Enzym der Bakterien blockieren, das an der Synthese von Folsäure beteiligt ist. Im Laufe der Zeit bilden die Erreger aber einfach ein anderes Enzym, das die gleiche Aufgabe erfüllt. »Es ist wie in einer Fabrik: Wenn das Licht ausgeht, wirft irgend jemand das Notstromaggregat an.«

Wegen der stark toxischen Wirkung und weil sie häufig nicht wirken – von Hirnhautentzündung und Harnwegsinfektionen abgesehen –, werden Sulfonamide mit einer Ausnahme in Europa und Nordamerika kaum noch verschrieben. Die eine Ausnahme ist das Cotrimoxazol, eine Kombination aus einem Sulfonamid und Trimethoprim. Cotrimoxazol hat zwar die gleichen Nebenwirkungen wie andere Sulfonamide, dennoch ist es ein beliebtes Medikament, und es wird bei vielen verbreiteten Leiden verordnet, beispielsweise bei Bronchitis und anderen Atemwegsinfektionen, bei der Mittelohrentzündung des Kindesalters, bei Gonorrhöe und Blasenentzündung, aber auch bei schwereren Erkrankungen wie Typhus[26].

## *Safer Sex mit Penicillin*

Alexander Fleming stieß 1928 zum erstenmal auf die bakterienhemmende Wirkung des Penicillins, aber er wußte nicht, wie sich seine Entdeckung nutzbringend verwerten ließ. Diese Aufgabe übernahm nicht er, sondern ein Wissenschaftlerteam in Cambridge unter Leitung von Professor Howard Florey und Dr. Ernst Chain, beide motiviert durch den dringenden Medikamentenbedarf der alliierten Truppen im Krieg gegen Hitlerdeutschland.

Im Februar 1940 verbrauchten Howard Florey und Ernst Chain das gesamte bis dahin hergestellte Penicillin bei dem Versuch, das Leben eines Polizisten aus Oxford zu retten, der sich beim Rasieren geschnitten und anschließend eine Blutvergiftung bekommen hatte. Es gelang ihnen nicht: Der Patient starb. Aber in den vierziger Jahren löste das Penicillin die Sulfonamide als Antibiotikum der Wahl ab. Dafür gab es zwei Gründe. Erstens haben die Penicilline im allgemeinen weniger und mildere unmittelbare Nebenwirkungen als die Sulfonamide: Am häufigsten treten Übelkeit und Erbrechen auf, oder aber allergische Reaktionen, die der Patient mit dem Medikament in Verbindung bringt und die deshalb eine nützliche Warnung sind, das Präparat abzusetzen. Und zweitens hatten Howard und Florey das Penicillin nicht patentieren lassen; amerikanische Firmen meldeten aber Patente auf die Herstellungsverfahren für möglichst viele Abwandlungen an und machten das Medikament damit äußerst gewinnträchtig.

Anfangs waren die verschiedenen Penicilline die Mittel der Wahl bei Kindbettfieber, bakterieller Lungen- und Hirnhautentzündung sowie bei Geschlechtskrankheiten, die von Bakterien hervorgerufen werden. Professor O'Brien erklärte mir, wie sie wirken. »Bakterienzellen sind von einer Zellwand eingeschlossen. Sie sind winzig kleine Lebewesen in einer unwirtlichen Welt, und deshalb müssen sie sich schützen«, sagte er. »Die Zellwand bewahrt sie vor Beschädigungen und Stößen. Sie ist ihr Gehäuse. Ohne die Wand würden sie anschwellen und reißen. Penicilline legen die Synthese der Zellwand lahm, und deshalb platzen die Bakterien.« Das ist der Wirkungsmechanismus aller Antibiotika aus der großen Familie der Beta-Lactame mit den Penicillinen und Cephalosporinen.

In den sechziger Jahren kam mit der Anti-Baby-Pille die sexuelle Befreiung der Frauen. Männern verschaffte das Penicillin schon in den vierziger Jahren mehr sexuelle Freiheit. Im Jahr 1943 wurden etwa 13 Kilogramm Penicillin hergestellt. Zehn Jahre später war die Menge auf 384 Tonnen, also fast das 30 000fache angestiegen. Im Zweiten Weltkrieg verabreichte man gesunden Soldaten große Penicillindosen als routinemäßige Vorbeugung gegen Gonorrhöe und Syphilis, und ähnliches geschah später in Korea, in Vietnam und überall da, wo das Militär stationiert war. Man benutzte die Antibiotika fast wie eine Impfung, als Vorbeugung gegen Infektionen, die ein Gesunder gar nicht hat, die er sich aber zuziehen könnte. Die amerikanischen GIs liebten das

Penicillin. Sex war endlich ungefährlich! Genauso freuten sich die britischen Soldaten. Auch Prostituierte erhielten ihre Dosis als Schutz. Im Jahr 1943 stand Churchill vor einem Problem. Man fragte ihn, ob man mit dem Penicillin, das damals noch Mangelware war, vorrangig Geschlechtskrankheiten oder Kriegsverletzungen behandeln solle. Seine vorsichtige Antwort lautete: »Das kostbare Medikament darf unter keinen Umständen vergeudet werden. Sein Einsatz muß mit dem größtmöglichen militärischen Nutzen erfolgen.« Also gab man Soldaten mit Gonorrhöe den Vorzug, denn diese konnte man am schnellsten wieder kampfbereit machen.

Penicilline wirken auch heute noch oft gegen eine Reihe von Bakterien, die verbreitete Kinderkrankheiten hervorrufen, beispielsweise Infektionen von Ohren, Nase, Rachen und unteren Atemwegen; zu diesen Erregern gehören verschiedene Streptokokken-, Staphylokokken- und Pneumokokkenarten. Die Kinderärzte bedienten sich von Anfang an in großem Umfang der Penicilline. Die britische Zeitschrift *The Practitioner* brachte 1950 ein Buch heraus, in dem mehrere anerkannte Ärzte ihre »Lieblingsrezepte« bekanntmachten. Das Kapitel über Kinder stammte von Dr. Philip Evans, damals Facharzt am Hospital for Sick Children in der Great Ormond Street. Er schrieb: »Die in der Kinderheilkunde am häufigsten verschriebenen Präparate sind Antibiotika, denn Kinder leiden so oft an akuten Infektionen ... Penicillin ist die erste Wahl, vielleicht weil man es nicht überdosieren kann.« Nachdem er die empfohlene Dosis genannt hat, fügt er hinzu: »Aber bei Säuglingen wird diese Dosis gewöhnlich ohne Schaden überschritten.«

In diesen Anfangsjahren war die Antibiotikabehandlung ein Familienereignis. Ich war 1950 zehn Jahre alt, und ich schrieb an meinen Vater: »Ich erhole mich gerade von einer Mandelentzündung, und ich hoffe, daß ich am Montag wieder zur Schule gehen kann. Der Arzt hat mir Penicillinpastillen und M&B [ein

Sulfonamid, das von May and Baker hergestellt wurde, deshalb das M&B] verschrieben, und Du weißt, ich hatte eigentlich nicht damit gerechnet. Aber es hat sich gezeigt, daß zumindest das Penicillin es geschafft hat.« (Zumindest dachten der Arzt und ich das damals; später entfernte man mir die Mandeln, von denen man heute weiß, daß sie zur Immunabwehr des Organismus gehören. Mandelentzündung ist meist keine Bakterien-, sondern eine Virusinfektion. Naja ...)

Die ersten Penicilline waren »natürliche«, aus Pilzen gewonnene Wirkstoffe. Zu ihnen gehörten das Benzylpenicillin, auch Penicillin G genannt, und das Phenoxymethylpenicillin (Penicillin V); beide sind noch heute in Gebrauch, unter anderem für die häufigen Infektionskrankheiten bei Kindern. Aber schon in den vierziger Jahren standen die Ärzte einem wachsenden Problem gegenüber: Die Penicilline wirkten immer seltener. Die Bakterien hatten eine Waffe gegen das Medikament entwickelt, die Betalactamase oder Penicillinase, ein Enzym, das den Wirkstoff angreift und den Beta-Lactam-Ring in seinen Molekülen zerschneidet. Professor O'Brien erklärt: »Es funktioniert wie ein Raketenabwehrsystem: Die angreifenden Antibiotikamoleküle werden kurzerhand abgefangen.«

In den fünfziger Jahren waren verschiedene Bakterienarten gegen Penicillin resistent. Die gefürchtetste war *Staphylococcus aureus,* der im Organismus eine akute und manchmal tödliche Blutvergiftung oder eine Infektion lebenswichtiger Organe hervorruft[29]. Durch die penicillinresistenten *S.-aureus*-Stämme wurden chirurgische Eingriffe am offenen Körper wieder zu einer gefährlichen Prozedur. »Ein Kommilitone im Medizinstudium starb in den fünfziger Jahren an einer Staphylokokken-Sepsis, weil der Erreger mehrfachresistent war«, berichtete mir Professor O'Brien.

Seit den fünfziger Jahren entwickeln die Pharmarfirmen immer neue Generationen von Penicillinen, um den resistenten Bakterien immer einen Schritt voraus zu sein. »Dieser gewaltige und höchst gewinnträchtige Markt wird von der Resistenz in Gang gehalten«, sagt Dr. O'Brien. Ende der fünfziger Jahre kreierte die Firma Beecham, die bis dahin keine Medikamente hergestellt hatte, die ersten »Designer-Penicilline«, die von Betalactamase nicht angegriffen werden; von diesen Wirkstoffen sind Methicillin, Cloxacillin und Flucloxacillin noch heute auf dem britischen Markt. Parallel entwickelte auch *S. aureus* einen neuen Resistenzmechanismus, und es entstanden Bakterien, die heute als MRSA (Methicillinresistenter *Staphylococcus aureus)* bekannt sind. Dieser Supererreger ist inzwischen eine ernste Gefahr, denn Penicilline aller Typen wirken dagegen kaum noch. »Stämme von *S. aureus,* die noch auf Penicillin ansprechen, haben heute Seltenheitswert«, stellt ein Übersichtsartikel von 1990 fest[30)].

Auch bei anderen Bakterien steigt die Gefahr wegen der Penicillinresistenz, so bei den Erregern von Lungen- und Hirnhautentzündung sowie bei tiefsitzenden Krankenhausinfektionen. Gleich eine ganze Wirkstoffgruppe, und zwar die Carboxypenicilline, wurde gezielt zur Bekämpfung der Bakterienfamilie *Pseudomonas* entwickelt.

Die Geschichte der Entwicklung des Penicillins und der anderen Beta-Lactam-Medikamente (insbesondere der Cephalosporine) ist eine Geschichte des Kampfes zwischen Wissenschaft und Natur. Die beliebtesten Antibiotika, die für den Einsatz in der Allgemeinpraxis entwickelt wurden, sind die aus der Familie der Aminopenicilline, darunter das Amoxicillin und das Ampicillin. Wie andere Penicilline verursachen sie oft Übelkeit, Durchfall und allergische Reaktionen[26)], aber in den meisten Fällen wirken sie gegen eine ganze Reihe bakterieller Infektionen. Das meistverkaufte Antibiotikum der Welt war 1989 vermutlich Amoxil von SmithKline Beecham, ein Amoxicillin, das in diesem Jahr einen Umsatz von 368,5 Millionen US-Dollar brachte[31)]. In

Großbritannien sind die Cephalosporine der verschiedenen Generationen, von denen jede teurer ist als die vorangegangene, vorwiegend für den Einsatz bei der Operationsvorbereitung in Krankenhäusern und für tiefsitzende Infektionen reserviert. In den USA wirbt die Pharmaindustrie heftig für ihren Einsatz auch in der Allgemeinpraxis, und in Deutschland hat ihre Anwendung stark zugenommen.

Aus dem Blickwinkel des niedergelassenen Arztes oder des ambulanten Patienten bietet das eine oder andere Penicillin gewöhnlich eine wirksame Behandlungsmöglichkeit, das stimmt. Aber etwas anderes stimmt auch: Wenn man in der Kindheit oder als Erwachsener regelmäßig mit Penicillin behandelt wird, werden allergische Reaktionen immer wahrscheinlicher, denn der Organismus verliert nach und nach die Fähigkeit, das Gift in dem Medikament aufzunehmen, bis man es schließlich nicht mehr anwenden kann. Es stimmt auch, daß »ungefährliche« Antibiotika wie Penicillin häufiger verschrieben werden, und damit steigt die Gefahr, daß man im Darm Supererreger heranzüchtet, die schwere, nicht behandelbare Infektionen hervorrufen. In der Allgemeinpraxis werden Penicilline häufig gegen Leiden verschrieben, die keine Infektionskrankheiten sind oder nicht von Bakterien hervorgerufen werden, aber auch gegen Bakterieninfektionen, die man besser mit milderen Heilmitteln behandelt oder von allein abklingen läßt.

Durch die Antibiotika entsteht für alle Bakterien ein Selektionsdruck zur Entwicklung von Resistenzen. Die routinemäßige Verabreichung von Penicillin an zahlreiche Männer, bei denen aufgrund ihres Sexualverhaltens die Gefahr von Geschlechtskrankheiten bestand, hatte, wie sich später herausstellte, verheerende Folgen, die man anfangs nicht vorhergesehen hatte. Mitte der siebziger Jahre verbreiteten sich auf der ganzen Welt resistente Stämme von *Neisseria gonorrhoeae*. Ein Ausgangspunkt waren die Philippinen, wo US-Soldaten und Prostituierte zur Vorbeugung gegen Gonorrhöe routinemäßig mit hohen Penicillindosen behandelt wurden. Als Folge entwickelten sich Gonokokken mit einer Betalactamase, die bis heute gegen jede beliebige Penicillindosis resistent sind. Das war die Strafe! Mitte der achtziger Jahre waren in vielen Ländern ein Drittel bis die Hälfte aller Gonokokken penicillinresistent. Gleichzeitig ist die Gonorrhöe nach wie vor weltweit eine Epidemie, und in vielen Innenstadtgebieten der USA flammt sie wieder auf. In einem Bericht der Zeitschrift *Scientific American*[32)] aus dem Jahr 1991 heißt es: »Das erneute Auftreten bakterieller Geschlechtskrankheiten bei jungen, farbigen und spanischstämmigen, armen Innenstadtbewohnern in Verbindung mit der steigenden Häufigkeit von AIDS und virusinduzierten Geschlechtskrankheiten hat zu einem Bedarf an öffentlicher Gesundheitsfürsorge und Vorbeugungsmaßnahmen geführt, der die Diagnose- und Therapiekapazität vieler Einrichtungen übersteigt.« Oder einfacher gesagt: Das Milieu der Innenstädte ist heute zu einer Brutstätte für unkontrollierte Bakterienübertragung geworden. Nach Berichten aus den neunziger Jahren hat man in Großbritannien und anderen Ländern Gonokokken nachgewiesen, die nicht nur gegen Penicilline resistent sind, sondern auch gegen Cephalosporine, Tetracycline, das Aminoglykosid Spectinomycin und sogar gegen die Chinolone[33,34)]. Die Verbreitung der mehrfachresistenten Gonorrhöe, die jetzt droht, wäre eine Katastrophe für die Volksgesundheit.

Nach wie vor sind die Penicilline mit Abstand die am häufigsten benutzten Antibiotika. Nach Schätzungen in einer Studie, die 1987 im Auftrag der National Institutes of Health der USA erstellt wurde, lag die Produktionsmenge des Penicillins zur Verwendung bei Menschen und Tieren weltweit bei 17 000 Tonnen, das sind mehr als zwei Drittel der 25 000 Tonnen, die insgesamt in dem genannten Jahr an Antibiotika produziert wurden[35)]. Nach den Vorausschätzungen werden sich diese Mengen bis zum

Jahr 2000 verdoppeln; das ist mehr als genug, damit jeder Mann, jede Frau und jedes Kind auf der Erde einmal im Jahr eine Penicillindosis erhalten kann.

### *Die Goldader Streptomycin*

Kehren wir noch einmal in die USA der vierziger Jahre zurück: Das erste ganz und gar amerikanische Antibiotikum war das Streptomycin. Es wurde an der University of New Jersey in Rutgers von Professor Selman Waksman entdeckt, einem Bodenkundler, der zu dem Schluß gelangt war, man werde im Erdboden Mikroorganismen mit mikrobenhemmenden Eigenschaften finden. Nach mühseliger Suche mit einem Forschungsteam, das von Merck aus Rahway, der örtlichen Pharmafirma, finanziert wurde, isolierten Waksman und seine Mitarbeiter 1944 das Streptomycin.

Der neue Wirkstoff, der zur Gruppe der Aminoglykosid-Antibiotika gehört, war von Anfang an eine Sensation, denn neben einer Reihe anderer Bakterien tötete er auch den Erreger *Mycobacterium tuberculosis.* Streptomycin wurde zur Grundlage des Vermögens von Merck. Heute ist dieser in Amerika beheimatete multinationale Konzern unter dem Namen Merck, Sharp and Dohme die größte Pharmafirma der Welt[31)].

Daß Tuberkulose eine Bakterieninfektion ist, wußte man 1944 schon seit über 60 Jahren. Ein halbes Jahrhundert lang hatte dieses Wissen einen Verfolgungswahn ausgelöst: Der unsichtbare Erreger, der die Tuberkulose hervorruft, schien unbesiegbar, obwohl die Zahl der Krankheits- und Todesfälle im 20. Jahrhundert ständig abnahm. Der Wissenschaftler, der als erster ein wirklich wirksames Tuberkulosemedikament entdeckte, konnte mit vergleichbarem Aufruhr und Begeisterung rechnen, wie derjenige erhalten würde, der heute eine erfolgreiche

Heilungsmethode für AIDS entwickelt. Und die Erwartung bestätigte sich: Dr. Waksman bekam 1952 für die Entdeckung des Streptomycins den Nobelpreis; damit folgte er Florey und Chain nach, die 1945 für das Penicillin gemeinsam mit Fleming die gleiche Auszeichnung erhalten hatten. Waksman wurde mit den Patenterlösen für das Streptomycin ein reicher Mann, und in Rutgers wurde das große Waksman-Institut gebaut.

Erste Eindrücke sind oft dauerhafte Eindrücke. Nach der anfänglichen Erprobung an Tieren und Menschen galt Streptomycin als ungefährlicher Wirkstoff, und man pries es als Antwort auf die Tuberkulose an. Aber beim weiteren Einsatz, den man eigentlich als großen Feldversuch an Menschen in der Öffentlichkeit bezeichnen könnte und an dem sowohl Bennie Gray als auch mit Sicherheit einige ältere Leser dieses Buches teilgenommen haben, erwiesen sich das Streptomycin und andere Aminoglykoside als ungewöhnlich giftig.

Streptomycin kann Teile des Ohrs schädigen, und in seltenen Fällen führt es zu fortschreitender und manchmal dauerhafter Taubheit sowie zu einem Verlust des Gleichgewichtsgefühls. Andere, häufigere Nebenwirkungen sind Übelkeit, Fieber, Taubheitsgefühl, Nierenschäden und allergische Reaktionen. Außerdem entwickelten die Bakterien schon bald Schutzmechanismen gegen die Aminoglykoside; über resistente Stämme von *Mycobacterium tuberculosis* wurde bereits 1946 berichtet.

Das Hauptproblem beim Streptomycin ist jedoch seine Toxizität. In dem Standardwerk »Clinical Pharmacology«[36)] heißt es: »Wegen seiner Toxizität wird es nur da eingesetzt, wo kein anderes Medikament hilft ... In der Erstbehandlung der Tuberkulose wurde das Streptomycin verdrängt ... Wenn Streptomycin allein angewandt wird, gewinnen resistente Erreger schnell die Oberhand.« Die Lehrbücher, in denen die Therapie für die Industrieländer beschrieben wird, nennen Streptomycin als Behand-

lungsmöglichkeit für wenige schwere Infektionskrankheiten, aber als Mittel der ersten Wahl nur bei der Beulenpest.
In der Dritten Welt ist Streptomycin dagegen ein beliebtes Medikament: Es wird ohne Rezept und auf Märkten als Arznei gegen Erkältung und Husten verkauft und gegen geringfügige Bakterieninfektionen verschrieben. Nach einem Bericht in »Bitter Pills« von Dianna Melrose[37)] stellte Dr. Mira Shiva aus Indien fest, der Einsatz von Streptomycin in Kombination mit Penicillin und Chloramphenicol gegen gewöhnliche Infektionskrankheiten schaffe »zunehmend Probleme für Entwicklungsländer wie das unsere. Vor allem die Resistenz der Tuberkulose gegen Streptomycin, das als eines der ersten Mittel dagegen angewandt wird, ist ein Unglück. Wir können uns die teuren Präparate, die als zweite Möglichkeit in Betracht kommen, nicht leisten. Die Neuinfektionen weiterer Personen mit den resistenten Tuberkulosebakterien machen das Ganze noch schlimmer.«

### *Chloramphenicol: ein weiterer Dukatenesel*

Nach dem Streptomycin entwickelte man Ende der vierziger Jahre in den USA zwei weitere Antibiotikagruppen. Der erste dieser Wirkstoffe war 1947 das Chloramphenicol, das Wissenschaftler der Yale University entdeckten; ihre Forschungsgelder stammten von der Firma Parke-Davis, die das Medikament noch heute unter der Bezeichnung Chloromycetin vertreibt. In Deutschland wird Chloramphenicol vorrangig in der Augenheilkunde angewandt. Als zweites folgten die Tetracycline, entwickelt und noch heute vermarktet von Lederle und Pfizer mit Markennamen wie Aureomycin und Vibramycin. Diese Substanzen wirken ähnlich wie das Streptomycin gegen die Bakterien und helfen gegen ein breites Erregerspektrum, darunter einige

Arten, die von Penicillin nicht angegriffen werden (s. nächstes Kapitel).
Ende der vierziger Jahre gelang es amerikanischen Pharmafirmen, die Patentbehörden davon zu überzeugen, daß Antibiotika, auch wenn sie Naturprodukte waren, als eigene Erfindungen patentiert werden sollten. Deshalb gibt es heute auf dem Markt eine so verwirrende Vielfalt von Antibiotika. Jede Firma möchte einen Teil des Kuchens besitzen[38]. Nachdem das Patent für den Wirkstoff Chloramphenicol gesichert war, besaß Parke-Davis einen Dukatenesel. Aus dem Nichts wurde die Firma 1951 in den USA zum Marktführer, ihr Umsatz mit dem Medikament Chloromycetin belief sich in jenem Jahr auf 52 Millionen Dollar. In den fünfziger Jahren nahmen die Verkaufszahlen stetig zu. Die Ärzte liebten das Chloramphenicol. Es wirkte. Man kann es gegen eine breite Palette von Bakterien einsetzen, unter anderem gegen die Erreger von Keuchhusten, Diphtherie, Magenschleimhautentzündung, Bakterienruhr, Hirnhautentzündung, Gonorrhöe, Cholera, Milzbrand und andere Infektionen von Körper und Blut.
Aber eines hatte sich bei der anfänglichen klinischen Erprobung nicht gezeigt: Chloramphenicol hat einen Haken. Es kann nicht nur die üblichen Nebenwirkungen der Antibiotika erzeugen, sondern in seltenen Fällen auch töten. Von Berichten aufmerksamer Ärzte alarmiert, bestätigte die amerikanische Food and Drug Administration (in den USA die Zulassungsbehörde für Medikamente, Anm. d. Übers.) zusammen mit dem National Research Council, daß Chloramphenicol tödliche Wirkungen auf das Knochenmark haben kann. Wie man heute weiß, bekommt jeder 4000. bis 100 000. Patient, dem Chloramphenicol verabreicht wird, eine schwere »aplastische« Anämie, die das Knochenmark angreift. Ein Standardlehrbuch stellt fest: »Sie kann während der Behandlung auftreten, oft zeigt sie sich aber auch erst lange nach dem Ende der Therapie. Sie ist nicht

abhängig von der Dosierung des Medikaments. Die Prognose ist sehr schlecht, ein großer Teil der Fälle endet mit dem Tod.«[10]
Wie viele Menschen an Chloramphenicol sterben, hängt natürlich davon ab, wie oft das Mittel angewandt wird.
Chloramphenicol ist besonders gefährlich für neugeborene Babys[10]. In den fünfziger Jahren beunruhigte das »Grau-Syndrom« der Säuglinge die Krankenhausärzte. Zahlreiche frühgeborene Babys wurden grau, erlitten einen Schock und starben. Zunächst wußte niemand, warum. Dann kam den Wissenschaftlern eine Idee. Zu jener Zeit gab man den Frühgeborenen einen »vorbeugenden Schutz« durch Antibiotika, nur für den Fall, daß sie sich mit einem im Krankenhaus heimischen Erreger infizieren sollten. Das sah in der Zeit der Antibiotikabegeisterung nach einem guten Einfall aus, und zunächst glaubte man, die Kinder seien gut geschützt; es war eine ähnliche Denkweise wie bei einem eifrigen Pflanzenzüchter, der seine Setzlinge mit Insektiziden spritzt, um Schädlinge fernzuhalten.
Aber konnte es stimmen, daß die grauen Babys an den Antibiotika starben? Das *New England Journal of Medicine* berichtete 1959 über ein Experiment, in dem man insgesamt 126 frühgeborene Babys in vier Behandlungsgruppen einteilte. Die Babys wurden mit unterschiedlichen Kombinationen von Antibiotika behandelt. Dabei stellte sich am Ende folgendes heraus. Der Hälfte wurden Penicillin und Streptomycin oder überhaupt kein Mittel verabreicht: Nur wenige starben. Der anderen Hälfte wurde Chloramphenicol allein oder zusätzlich gegeben: Das überlebten nur ein paar Babys. Nach übereinstimmender Ansicht war das ein schlüssiges Ergebnis, und von nun an gab man Säuglingen kein Chloramphenicol mehr.
Nach diesen Befunden erschien im *British Medical Journal* ein Leitartikel, der über Chloramphenicol feststellte: »Die einzige absolute und zwingende Indikation für seine Anwendung ist Typhus«, und 1961 gelangte die Zeitschrift zu dem Schluß, daß

es beim Chloramphenicol keine ungefährliche Dosis gibt und daß die Zahl der von dem Medikament verursachten tödlichen Fälle von aplastischer Anämie in den Berichten wahrscheinlich zu niedrig angegeben war.

Heute enthalten die Informationsblätter, welche die Industrie an die niedergelassenen Ärzte verteilt, eine ausdrückliche Warnung: »Chloramphenicol ist ein hochwirksames Therapeutikum, das nicht bei geringfügigen Infektionen eingesetzt werden sollte. Seine Einnahme darf nur entsprechend den ärztlichen Anweisungen erfolgen. Es wird empfohlen, diesen Wirkstoff nur für die Verwendung bei Typhus, Hirnhautentzündung durch *Haemophilus influenzae* und schweren Lungeninfektionen zu reservieren sowie für Fälle, in denen … kein anderes Antibiotikum hinreichend wirksam ist.«

Aus diesem Grund wird Chloramphenicol in Europa und Nordamerika nur noch selten verwendet. Die Ärzte verschreiben es aber gelegentlich aus einem ironischen Grund, der für alle Antibiotika zutrifft. Wenn ein Wirkstoff billig und relativ ungefährlich ist, wie zum Beispiel das Penicillin, wird er häufig angewandt. Die Folge: Resistente Supererreger breiten sich aus, so daß das Präparat zunehmend wirkungslos wird. Ist ein Antibiotikum dagegen – wie das Chloramphenicol – teuer und recht gefährlich, wobei die Ärzte seine Gefahren kennen und gleichzeitig Zugang zu ungefährlicheren Alternativen haben, wird es nur gelegentlich verschrieben: Infolgedessen entwickeln die Bakterien keine Resistenz, und deshalb wird dieser Wirkstoff gegen Infektionen höchstwahrscheinlich helfen. Die Antibiotikatherapie unterliegt einer Abwandlung von Sods Gesetz: Im Laufe der Zeit werden ungefährliche Medikamente unwirksam, und die Medikamente, die wirken, sind gefährlich. Was am ehesten einen Menschen tötet, tötet auch am ehesten die Erreger.

Anders als in Europa und Nordamerika ist Chloramphenicol in

der Dritten Welt, wo Typhus häufig vorkommt, weit verbreitet. Dianna Melrose berichtet, man habe ihr das Medikament 1981 im Jemen gegen eine unkomplizierte Durchfallerkrankung geben wollen. Ein Mitarbeiter der Weltgesundheitsorganisation in Äthiopien stellte 1977 fest, daß 100 Menschen, die von einer »Gesundheitsstation« betreut wurden, innerhalb von drei Monaten 5000 Kapseln und Gefäße mit Tetracyclin, Streptomycin und Penicillin sowie 2000 Kapseln mit Chloramphenicol erhielten. Ein Angestellter der VSO in Nepal, den Dianna Melrose ebenfalls zitiert, berichtete 1979, es sei allgemein üblich, daß die Leute Tetracyclin- und Chloramphenicolkapseln für Kinder mit Fieber oder Durchfall kauften.

Die Folgen waren verheerend. Die Bakterien der Typen *Shigella und Salmonella typhi,* die Bakterienruhr und Typhus hervorrufen, sind heute auf der ganzen Welt als Supererreger verbreitet, mit Resistenzen gegen Chloramphenicol und andere Antibiotika. Die Bakterienruhr, im 19. Jahrhundert weltweit als tödliche Epidemie gefürchtet, war in den zwanziger Jahren schon zurückgegangen und selten geworden. Seit den sechziger Jahren ist sie aber, verursacht von medikamentenresistenten Supererregern, mehrfach explosionsartig ausgebrochen, so daß in Mittelamerika, Mexiko, Asien und Afrika viele tausend Menschen daran gestorben sind. In ihren Richtlinien für die Epidemiebekämpfung schrieb die Weltgesundheitsorganisation 1988 über *Shigella dysenteriae*[40]*:* »Da Resistenz gegen Sulfonamide, Streptomycin, Tetracycline und Chloramphenicol häufig ist, sollten diese Wirkstoffe nie eingesetzt werden, bevor nachgewiesen ist, daß der fragliche Erregerstamm darauf anspricht.« In Entwicklungsländern läßt sich die Bakterienruhr oft mit allen verfügbaren Antibiotika nicht mehr bekämpfen.

Anfang der siebziger Jahre gab es in Mexiko eine größere Typhusepidemie, in deren Verlauf über 10 000 Menschen erkrankten. Anfangs starb jeder siebte, bis den Ärzten klar wurde, daß die Krankheit von einem S.-*typhi*-Supererreger ausgelöst wurde, der auf Chloramphenicol nicht ansprach[41]. Angesichts der langen Grenze zwischen Mexiko und den USA setzte man in Washington eine Senatskommission ein, die sich mit dieser Katastrophe beschäftigen sollte. Professor Philip Lee, damals stellvertretender Gesundheitsminister der USA, stellte in seiner Aussage fest, die Resistenzentwicklung habe sich beschleunigt, weil die Pharmaindustrie das Chloramphenicol in Mexiko und anderen Entwicklungsländern für Infektionen aller Arten empfahl. Das, so sagte er, »kann nicht nur die Bewohner und Besucher der betroffenen Länder in Mitleidenschaft ziehen, sondern auch Personen, die nie in Lateinamerika waren«[42].

Die Weltkarte mit der Verbreitung der resistenten Supererreger ist kompliziert und wandelt sich ständig in Abhängigkeit vom Einsatz der Antibiotika. Nach der Epidemie mit dem resistenten Typhus in Mexiko ließ die Begeisterung für Chloramphenicol nach, und damit ging auch die Resistenz zurück.

In Großbritannien und in Deutschland blieb Chloramphenicol das Mittel der ersten Wahl bei Typhus, und zwar aus der Überlegung heraus, daß es nur selten benutzt wird und deshalb wahrscheinlich wirkt; außerdem ist es weniger gefährlich als die Krankheit. Im Jahr 1991 berichteten Wissenschaftler des Public Health Service in London jedoch, 1990 hätten sich von den 248 Typhusfällen in Großbritannien 50 als chloramphenicolresistent erwiesen[43]. In fast allen diesen Fällen wirkten auch weder Ampicillin noch Trimethoprim. Die Betroffenen waren nahezu ausnahmslos nach Reisen in Länder erkrankt, wo S. *typhi*-Supererreger durch umfangreichen Einsatz von Chloramphenicol entstanden waren: Pakistan (37 Fälle), Indien (10 Fälle) sowie Sri Lanka, Südafrika und Japan (jeweils ein Fall); die übrigen waren mit infizierten Personen aus diesen Ländern in Kontakt gekommen. In einem Kommentar zu diesem plötzlichen Anstieg medikamentenresistenter Typhuserkrankungen in Großbritannien kommen die Wissenschaftler des PHLS zu dem Schluß, man solle Chloramphenicol nicht mehr als den Wirkstoff der ersten Wahl ansehen.

### *Das Tetracyclin-Dilemma*

Während des größten Teils der vierziger Jahre suchten amerikanische Wissenschaftler nach dem Supermedikament, einem Antibiotikum, das gegen möglichst viele Bakterienarten wirkte. Man stelle sich das einmal vor! Ein Wirkstoff, der alle Keime abtötet! Der Lohn ihrer Bemühungen war Tetracyclin, das Antibiotikum mit dem breitesten Wirkungsspektrum, das man bis dahin kannte. Wagemutige Ärzte liebten das Tetracyclin, weniger als magische Kugel als vielmehr als magische Bombe. Die Tetracycline, die als stärkste und wirksamste Antibiotika angepriesen werden und ähnlich wirken wie Aminoglykoside und Chloramphenicol, stehen im weltweiten Umsatz heute hinter den Penicillinen an zweiter Stelle. In Deutschland sind 15 generische Formen und rund 60 Handelsmarken der verschiedenen Tetracycline verbreitet. Weltweit wurden 1990 etwa 5000 Tonnen zur Verwendung nicht nur an Menschen, sondern auch an Pflanzen und Tieren hergestellt, und dieser Wert wird sich vermutlich bis zum Jahr 2000 verdoppeln[35)].
Milton Wainwright vertritt in seinem Buch »Miracle Cure«[44)] die Ansicht, die wirtschaftliche Ausbeutung der Tetracycline habe »ein für allemal die Vorstellung zerstört, die Erforschung der Antibiotika sei von Idealismus und nicht von der Suche nach Millionengewinnen bestimmt«. Die heutige Pharmaindustrie, die mit den Nachkriegsgewinnen aus dem Antibiotikageschäft aufgebaut wurde, ist wirklich eine riesige Branche, und daran ist nichts Schlimmes. Gleichzeitig handelten die Medikamentenhersteller aber nicht immer im öffentlichen Interesse.

In den USA wurde 1959 eine Senatskommission unter Leitung des Senators Estes Kefauver ins Leben gerufen, die Anschuldigungen untersuchen sollte, führende amerikanische Firmen hätten die Preise für Tetracycline und andere Medikamente abgesprochen[12]. In einer Zeugenaussage vor dieser Kommission erklärte John Connor, der damalige Präsident der Firma Merck, die Industrie habe ein Interesse daran, neue Medikamente auf Kosten älterer Präparate in größeren Mengen zu verkaufen. »Wie in anderen Branchen ist der Gewinn unsere Triebkraft«, sagte er. »Aber anders als in anderen Industriezweigen gibt es bei uns nur eine wirksame Möglichkeit, Gewinne zu erzielen: Wir müssen frühere Produkte veralten lassen, auch unsere eigenen.«

Mr. Connor, den Präsident Johnson später zum Handelsminister machte, betonte, die Industrie führe dieses Veralten durch Forschung herbei. Dabei wußte er ganz sicher, daß das Veralten bei den Antibiotika von vornherein eingebaut ist, weil sie die Bakterien resistent machen.

Schon früher hatte John McKeen, der damalige Präsident der Firma Pfizer, bei einer Tagung der Industrie gesagt: »Offensichtlich bieten weder Penicillin noch Streptomycin echte Zukunftsaussichten für die Antibiotikaindustrie. Unter dem Gesichtspunkt des Gewinns, der Sie, meine Herren, nach meiner Überzeugung am meisten interessiert, liegt die einzige realistische Lösung dieses Problems in der Entwicklung neuer, exklusiver Spezialitäten.« Damit meinte er neue Medikamente, bei denen die Gewinnmöglichkeiten durch Patente geschützt waren. Und was er im Hinterkopf hatte, war das Tetracyclin.

Im Jahr 1951 brachte Parke-Davis das Chloramphenicol-Präparat Chloromycetin auf den Markt; Cyanamid/Lederle hatten die Tetracyclinverbindung Chlortetracyclin (Handelsname Aureomycin), und Pfizer besaß eine andere, nämlich das Oxytetracyclin (Handelsname Terramycin). Alle diese Produkte sind in

Großbritannien noch heute auf dem Markt. In den fünfziger Jahren waren es die drei einzigen verfügbaren Breitbandantibiotika, und alle wurden in den USA für 50 Cents pro Tablette verkauft.

Diesen Preis hatten die Firmen in einer Übereinkunft festgelegt; er lag fünfmal höher als der des Streptomycins und weit über dem des nicht durch Patente geschützten Penicillins. Der Preis von 50 Cents pro Tablette blieb von 1951 bis 1959 gleich und war der Anlaß für die Untersuchungen der Kefauver-Kommission.

Pfizer drückte das Tetracyclin mit gewaltigem Aufwand in den Markt. 1935 lag der Gesamtumsatz der Firma bei fünf Millionen Dollar. Bis 1957 war der Umsatz auf 200 Millionen und der Gewinn auf 20 Millionen Dollar gestiegen, fast ausschließlich durch die Antibiotika. Schon 1953 war Pfizer in Großbritannien Marktführer, und 1990 war das Unternehmen mit einem Jahresumsatz von 3,25 Milliarden Dollar die zwölftgrößte Pharmafirma der Welt.

In der amerikanischen Pharmaindustrie war man sich Anfang der fünfziger Jahre durchaus bewußt, welche Gewinnmöglichkeiten die Breitbandantibiotika boten, die so viele Infektionen ausmerzten und den Ärzten ihren Beruf relativ einfach machten. Chemiker der Firma Pfizer isolierten 1952 das Tetracyclin, indem sie von Chlortetracyclin ein Chloratom entfernten. Drei Firmen, nämlich Pfizer selbst, Cyanamid/Lederle und Bristol erhoben Anspruch auf das Tetracyclin und meldeten es zum Patent an.

Das Patentamt der USA gab Pfizer das Patent auf Tetracyclin, obwohl es aus Chlortetracyclin hergestellt wurde, und alle interessierten Firmen arbeiteten jetzt zusammen. Zwischen 1955 und 1959 kam der Wirkstoff als Tetracyn (Pfizer), Achromycin (Cyanamid/Lederle), Polcyclin und Bristacyclin (Bristol), Steclin und ebenfalls Tetracyclin (Squibb) sowie Panmycin (Upjohn)

auf den Markt; alle diese Produkte wurden anfangs zum gleichen Preis verkauft. Einige davon sind noch heute im Handel.
Die Arbeit der Kefauver-Kommission kreiste zum größten Teil um die Frage, ob es in den USA damals im Zusammenhang mit Tetracyclin tatsächlich eine Preisabsprache gab. Man untersuchte viele Indizien, die dafür sprachen[45]. Vertrauliche, verschlüsselte Notizen kamen zum Vorschein, die zwischen den Firmen ausgetauscht worden waren und für internationale Preisvereinbarungen sprachen. Ein »Sünder« war in den verschlüsselten Texten eine Firma, die Medikamente unter den abgesprochenen Preisen verkaufte; eine »Besprechung« war eine Zusammenkunft zur Festlegung der Preise; »gestörte Familie« bedeutete Tadel eines »Sünders«; und ein »Durchsetzer« war eine Firma mit dem Auftrag, den »Sünder« wieder zu einem Mitglied der »Familie« zu machen.
Solange das Tetracyclin durch Patente geschützt war, brachten seine Markenpräparate enorme Gewinne ein. In Großbritannien störte jedoch DDSA Pharmaceuticals, eine neue Firma, das Tetracyclingeschäft: Sie brachte ein Präparat auf den Markt, das eigentlich eine generische Form des Tetracyclins darstellte; es trug den zutreffenden Namen Econamycin (frei übersetzt: »sparsames Antibiotikum«) und kostete nur ein Zehntel dessen, was die »Familie« dem Nationalen Gesundheitsdienst in Rechnung stellte. Enoch Powell, der damalige britische Gesundheitsminister, schloß mit DDSA einen Vertrag zur Belieferung der Krankenhäuser. Daraufhin verklagte die Firma Pfizer, deren Rechte in den USA durch Patente geschützt waren, die britische Regierung. Der Fall kam vor das Oberhaus, und dort gestand man der Regierung zu, sich im nationalen Interesse über ein Medikamentenpatent hinwegzusetzen. Im Jahr 1972 erlosch das 20 Jahre lang gültige Patent auf Tetracyclin; heute sind die meisten entsprechenden Markenpräparate wie auch die generischen Formen recht billig.

Die Tetracycline erwiesen sich als besorgniserregende Medikamente. Abgesehen von ihren Nebenwirkungen auf Zähne und Knochen, deretwegen sie sich nicht für Kinder eignen, können sie auch Nierenschäden sowie die bei vielen Antibiotika häufigen Effekte wie Übelkeit, Erbrechen und allergische Reaktionen hervorrufen. Weitere negative Auswirkungen sind wunde Stellen an Mund und After sowie grünlichgelb gefärbter Stuhl[26]. Mit ihrem breiten, durchschlagenden Wirkungsspektrum können Tetracycline die Darmflora ruinieren. Nach der Behandlung kommt es häufig zu Superinfektionen mit Bakterien oder mit Pilzen wie *Candida albicans.*

Tetracycline dezimieren oder töten die Bakterien zwar im wesentlichen auf die gleiche Weise wie Aminoglykoside oder Chloramphenicol, aber der Mechanismus der Resistenzentstehung bei den Erregern ist ein völlig anderer. »Das Ganze gleicht einer Lenzpumpe«, erklärt Professor O'Brien. »Die Bakterien entwickeln eine erstaunliche Fähigkeit: Das Plasmid stattet die Bakterienzelle mit einer Pumpe aus, die das Medikament aus der Zelle entfernt. Deshalb der Vergleich mit der Lenzpumpe.« Wenn Bakterien gegen Tetracyclin resistent werden, wird der Wirkstoff also nicht aufgenommen und abgebaut, sondern in die Umgebung ausgeschieden.

Wegen der Nebenwirkungen, die Tetracycline vor allem beim Menschen haben, werden Wirkstoffe dieser Gruppe in Europa und Nordamerika heute weniger eingesetzt. Dafür benutzen aber Landwirte sie in großem Umfang, um bei den auf engem Raum gehaltenen Nutztieren Bakterieninfektionen zu verhüten oder zu behandeln und um das Wachstum der Tiere zu beschleunigen. Auch im Gemüseanbau finden Tetracycline Verwendung. Wie alle Antibiotika, die nicht mehr durch Patente geschützt und deshalb billig sind, werden sie in den Entwicklungsländern in großen Mengen verbraucht. Und eine nicht genau bekannte Menge von sicherlich mehr als tausend Tonnen Tetracyclin gelangt jedes Jahr in biologisch aktiver Form in die Umwelt. Wie sich diese Verschmutzung auf uns und die Erde auswirkt, ist ein anderes Rätsel.

## *Chinolone: Geniales gegen Gene?*

Mit einer Ausnahme kam seit den sechziger Jahren keine neue Antibiotikagruppe mehr auf den Markt. Nachdem die Patente auf die älteren Produkte erloschen waren, hatte das goldene Zeitalter, als Antibiotika die Pharmaumsätze beherrschten, ein Ende gefunden. Die umsatzstärksten Medikamente richten sich heute nicht gegen Infektionskrankheiten. Aber Antibiotika haben immer noch einen großen Anteil am Medikamentenmarkt: Dieser lag weltweit bei 11 Prozent des Umsatzes und soll nach den Voraussagen bis zum Jahr 2000 auf 15 Prozent anwachsen, weil die riesigen Märkte in den Entwicklungsländern immer stärker erschlossen werden[35)].

Die einzige Ausnahme sind die Chinolone (Gyrasehemmer). Zu diesen synthetischen Wirkstoffen gehören Nalidixinsäure, Ciprofloxacin und Norfloxacin. Sie werden für die Verwendung gegen vielfältige Bakterieninfektionen nachdrücklich propagiert. Chinolone töten die Bakterien, indem sie ihr Chromosom beschädigen. Die meisten Wissenschaftler sind überzeugt, daß die Chinolone nur die DNA der Bakterien angreifen, ohne sich jedoch auf das Erbmaterial der menschlichen Zellen auszuwirken. Würden sie das tun, wären sehr ernsthafte Folgen zu befürchten, denn wenn die DNA, der Träger der Erbinformation, in einer Generation geschädigt wird, können in der nächsten Generation, also bei den Kindern, Fehlbildungen auftreten. Bisher ist das Argument, Chinolone könnten mutagen wirken, allerdings nur theoretischer Natur.

Das wichtigste allgemein anerkannte Anwendungsgebiet für

Chinolone sind Harnwegsinfektionen. Die Industrie empfiehlt sie aber auch bei vielen anderen häufigen »Indikationen«. Der Mikrobiologe Dr. David Reeves, Vorsitzender der Arbeitsgruppe für Antibiotikaverwendung der British Society for Antimicrobial Chemotherapy, sagte in einem Interview bei der Vorbereitung dieses Buches, die Industrie habe »die Chinolone sehr heftig beworben«. Er erläuterte: »Wie bei jedem neuen Medikament wollen die Firmen ihre Investitionen in möglichst kurzer Zeit amortisieren. Deshalb geben sie so viele Indikationen wie möglich an.« Nach seiner Ansicht sind Chinolone beispielsweise »zur Behandlung von Atemwegsinfektionen nebensächlich. Dennoch waren die Firmen eifrig darauf bedacht, Atemwegserkrankungen als Indikation hinzuzunehmen, denn wenn man sich auf Harnwegsinfektionen beschränkt hätte, wäre der Markt viel kleiner gewesen.«

Zu den möglichen Anwendungsgebieten der Chinolone zählen neben Harn- und Atemwegserkrankungen heute auch Infektionen von Haut, Bindegewebe, Knochen, Gelenken, Darm, Augen, Ohren, Nase und Rachen sowie die Gonorrhöe. In neuester Zeit wird auch der Reisedurchfall als Indikation propagiert.

Anfangs waren Industrie und Wissenschaftler begeistert von der Ungefährlichkeit der Chinolone. Aber wie bei so vielen Medikamenten sammelten sich nach und nach Berichte über Nebenwirkungen an. Chinolone sind zwar offenbar nicht besonders toxisch, aber gelegentlich tritt eine Reihe von Nebenwirkungen auf, darunter Übelkeit, Durchfall, Magen- und Kopfschmerzen, Orientierungsstörungen, Halluzinationen, Krampfanfälle und in seltenen Fällen Psychosen[10,46].

Leider sind die Methoden, mit denen die Ungefährlichkeit von Medikamenten beurteilt und überwacht wird, durchaus nicht vollkommenen. Im Jahr 1991 wurde Temafloxacin, ein neues Chinolon, in Großbritannien zur Anwendung zugelassen. Die Markenversion mit dem Handelsnamen Teflox wurde von

Oktober 1991 bis Juni 1992 etwa 20 000mal verschrieben[47]. Im September 1991 berichtete die Fachzeitschrift »Hospital Doctor«[48]: »In Großbritannien wird eine neue, stark wirksame Generation von Chinolonen auftauchen ... an das erste Präparat, das Temafloxacin, das in anderen europäischen Ländern bereits zugelassen ist, knüpfen sich große Erwartungen.« Als Indikationen wurden unter anderem Harn- und Atemwegsinfektionen, resistente Krankenhauskeime und auch Lungenentzündung genannt. Hohe Wirksamkeit, ein hervorragendes Sicherheitsprofil und gute Bioverfügbarkeit sollten Temafloxacin zu einer bequemen, kostengünstigen, echten Alternative bei der Injektionsbehandlung der Lungenentzündung machen.
Am 6. Juni 1992 teilte Dr. Christina Carnegie, die medizinische Direktorin von Abbott Laboratories, allen britischen Ärzten in einem Brief mit, man habe Teflox weltweit vom Markt genommen, »wegen Berichten über schwere Nebenwirkungen«[49]. Dazu gehörten Blutkrankheiten, Leber- und Nierenversagen, anaphylaktischer Schock und Tod. »Zwar sind die Berichte über diese negativen Ereignisse selten«, so Dr. Carnegie, »aber Sie sollten die Behandlung aller Patienten, die derzeit Temafloxacin erhalten, abbrechen und durch eine andere Therapiemethode ersetzen.« Glücklicherweise ist dieses ungewöhnlich toxische Chinolon also nicht mehr in Gebrauch.
Doch ist die Hauptsorge bei den Chinolonen nicht ihre Toxizität. Schlimmer ist allein die theoretische Möglichkeit, daß sie mutagen wirken. Professor Lacey formuliert es so[50]: »Die Frage der Mutagenität ist nicht beantwortet.« Vorsichtige Mikrobiologen wie er empfinden ein gewisses Unbehagen bei Medikamenten, die auf die DNA der Bakterien wirken, zumal wenn es sich wie bei den Chinolonen um synthetische Wirkstoffe handelt, für die es in der Natur keine Parallele gibt. Die meisten Mikrobiologen stimmen zwar überein, daß eine Schädigung der Bakterien-DNA ohne Bedeutung für die Zellstrukturen des Menschen und an-

derer Eukaryonten ist, aber die Natur ist immer zu bösen Überraschungen fähig.
Außerdem ähneln die Chinolone in zweierlei Hinsicht den Tetracyclinen. Der Wirkstoff wird zum einen nicht in vollem Umfang absorbiert, sondern gelangt zum Teil in die Umwelt. Zum anderen haben die Bakterien auch gegen die Chinolone einen Resistenzmechanismus entwickelt, der den Wirkstoff nach dem Pumpenprinzip aus den Zellen in die Umgebung befördert. Was geschieht weiter mit den Chinolonen? Um diese Frage macht Professor Tore Midtvedt vom Karolinska-Institut in Stockholm sich Sorgen. In der Zeitschrift *The Lancet* schrieb er 1989[51)]: »Über zehn Millionen Patienten haben Ciprofloxacin erhalten, und das ist nur eines der Chinolone. Manche Wirkstoffe dieser Gruppe werden auch in der Tiermedizin und in der Fischzucht verwendet. Die weltweit produzierte Menge dieser Verbindungen ist nicht bekannt, aber man kann davon ausgehen, daß sie sich auf mehrere tausend Kilogramm beläuft.«
»Es ist erstaunlich, daß man über den weiteren Weg der Chinolone so wenig weiß ... Wenn sie nicht abgebaut werden, müssen sie schließlich irgendwo landen, aber ich kenne keine Studie über ihren endgültigen Verbleib. Ich bin überrascht, daß die Gesundheitsbehörden derart starke Wirkstoffe zugelassen haben ... ohne diese Frage zu stellen. Man sollte die möglicherweise gefährlichen biologischen Wirkungen der Chinolone nicht unterschätzen.«
Ich reiste nach Stockholm und bat Professor Midtvedt um genauere Erläuterungen. »Wir haben heute Medikamente, die von keinem Enzym eines Mikroorganismus abgebaut werden – damit meine ich die Chinolone«, erklärte er mir. Die Fischzuchtanstalten an der Küste seiner norwegischen Heimat sind die größten der Welt, und zur Zeit meines Besuches hatte er gerade festgestellt, daß man dort bis 1992 etwa zehn bis 20 Tonnen Chinolone verwendet hatte, um die Infektionskrankheiten zu

verhüten oder zu behandeln, die sich zwangsläufig einstellen, wenn Fische oder andere Lebewesen (einschließlich des Menschen) eng zusammengepfercht sind. »Unter allen bisher untersuchten Umweltbedingungen bleiben die Chinolone im Wasser, knapp unter der Oberfläche, monate- oder jahrelang aktiv«, erklärte er mir. »Zum Teil verbleiben sie in den Mikroorganismen – das heißt in den Überresten der Erreger, die sie inaktiviert haben –, und zum Teil außerhalb davon.« Welche Auswirkungen hat das auf das Leben im Meer? Und auf die Gesundheit der Menschen? Er konnte es mir nicht sagen.

Ebenso besorgt war Professor Midtvedt darüber, daß Chinolone zur Verhütung und Behandlung des Reisedurchfalls eingesetzt werden. Bei einem einfachen Durchfall ein Antibiotikum einzunehmen, ist gewöhnlich keine gute Idee: Die Krankheit ist zwar oft äußerst unangenehm, aber am besten läßt man sie von selbst heilen. Antibiotika und insbesondere die Chinolone können oft ärgerliche Nachwirkungen haben. »Heute reisen jedes Jahr etwa 100 Millionen Menschen von Nord nach Süd und zurück«, stellte er fest. Chinolone wirken gegen Durchfall, sowohl vorbeugend als auch zur Therapie. Und in vielen Ländern sind sie ohne Rezept erhältlich. »Die 100 Millionen Menschen, die von Nord nach Süd reisen, produzieren dort unten eine Menge Stuhl, den sie nicht mit zurückbringen, und in dem Stuhl befinden sich Chinolone in beträchtlichen Mengen. Die Resistenzentwicklung wird in diesen südlichen Ländern beginnen. Und sie hat schon begonnen. Es gibt aus solchen Gegenden viele Berichte über Resistenzen gegen Durchfallmedikamente. Und da die Resistenz wie beim Tetracyclin durch Ausscheidung des Wirkstoffs entsteht, geht das Medikament von einer Mikroorganismenart auf die andere über.« Als Folge werden die Chinolone gegen schwere Bakterieninfektionen unwirksam. Und, was noch schlimmer ist: Da die Supererreger die Medikamentenresistenz behalten, steigt für die Bewohner der Touristenzentren

überall auf der Welt die Gefahr von Bakterieninfektionen. Wie viele Menschen in afrikanischen und asiatischen Ländern, wo die Touristen nur ihren Magen beruhigen wollen, werden an Infektionen leiden, die durch die in ihre Umgebung importierten Chinolone resistent geworden sind? Wir werden es nie erfahren. Wie die älteren Antibiotika können auch Chinolone zu Superinfektionen führen, bei denen ansonsten nützliche oder ungefährliche Bakterien gefährlich werden, weil sie sich in Körperbereichen ausbreiten, in denen sie normalerweise nichts zu suchen haben. Ein kurzer Bericht des Public Health Laboratory Service in Portsmouth über diese Wirkung erschien im April 1992 in der Fachzeitschrift *The Lancet*[52)]: Bakterien der Gattung *Lactobacillus,* die normalerweise in großer Zahl in der weiblichen Scheide sowie in ihrer Umgebung leben und die Frauen gegen das Eindringen gefährlicher Erreger schützen, tauchten im Blut schwerkranker Klinikpatienten auf. Da die Chinolone als ungefährlich gelten, werden sie heute in Krankenhäusern in großem Umfang eingesetzt. Sie haben ein breites Wirkungsspektrum und vernichten viele nützliche und ungefährliche Bakterienarten – aber nicht die Gattung *Lactobacillus,* die gegen Chinolone offenbar unempfindlich ist. Dr. Rosalind Maskell, Fachärztin am St. Mary's Hospital in Portsmouth und Expertin für Harnwegsinfektionen, vertritt deshalb die Ansicht: »Die fast ausnahmslose Resistenz gegen Chinolone legt den Verdacht nahe, daß die *Lactobacillus-Bakte*rien in der kommensalen [d. h. nützlichen] Flora der Patienten, die mit diesen Präparaten behandelt wurden, sich vermehren und Krankheiten erzeugen können, insbesondere weil die meisten anderen nützlichen Bakterienarten gegen die Wirkstoffe empfindlich sind.« Mit anderen Worten: Chinolone können aus den Bakterien, die mit Frauen am engsten verbunden sind, Feinde machen.
Professor Midtvedt schreibt regelmäßig die Kapitel über Antibiotika in dem Jahresbericht »Side Effects of Drugs«, das Dr.

Graham Dukes von der Weltgesundheitsorganisation herausgibt[53]. Er war der Richtige für meine Frage: »Richten die Antibiotika, wie sie heute verwendet werden, mehr Schaden an, als sie nützen?« Er dachte eine Weile nach und erwiderte: »Wenn man den Gesamtverbrauch betrachtet – Menschen, Tiere, Fischzucht und so weiter – dann schaden sie mehr als sie nützen.« Ich fragte ihn, wann er selbst Antibiotika anwendet. »Ich habe sie selten genommen, denn ich bin ziemlich gesund«, sagte er. »Ein einziges Mal in meinem Leben hatte ich eine Harnwegsinfektion. Ich nahm drei Tage lang ein Antibiotikum, und zwar das billigste mit dem engsten Wirkungsspektrum. Es half.« Und in Zukunft? »So, wie wir die Antibiotika heute benutzen, verstärken wir die Probleme. Wir müssen den Gesamtverbrauch drosseln und die Wirkstoffe zurückdrängen, die am stärksten die Resistenzbildung begünstigen. Und wir müssen andere Behandlungsmethoden für Infektionskrankheiten finden.«

## Das Geschäft mit den Infektionskrankheiten

*Wer sagt, Medikamente seien ungefährlich?*

Jeder will, daß Medikamente möglichst ungefährlich sind. Niemand legt Wert darauf, daß sie Menschen Schaden zufügen oder sie gar töten. Das Problem ist nur, daß sie das manchmal tun; wirksame Medikamente sind grundsätzlich mit Risiken behaftet. Die Pharmaindustrie ist stolz auf ihren Ruf als Gesundheitsbringer und Lebensretter; und die Manager in den Firmen haben Familien, können selbst krank werden und Medikamente brauchen, und auch sie wollen, daß ihre Produkte wirken. Das Ärgerliche ist aber, daß manche Medikamente sich erst als gefährlich oder tödlich erweisen, nachdem sie auf den Markt gebracht wurden, und zu dieser Zeit muß die Firma eine riesige Investition schützen. Ein einmal patentiertes Produkt ziehen die Pharmakonzerne meist nicht kampflos zurück.

Bei Medikamenten gibt es nur eine Möglichkeit, das Interesse der Allgemeinheit zu wahren: durch eine unabhängige Aufsichtsbehörde, die für die Zulassung von Medikamenten und die Beurteilung ihrer Ungefährlichkeit verantwortlich ist. In den USA erfüllt die Food and Drug Administration (FDA) diese Aufgabe, eine Abteilung des Gesundheitsministeriums und die älteste Verbraucherschutzinstanz der USA. Sie wurde 1906 kurz nach der Einführung der Lebensmittel- und Medikamentengesetze eingerichtet und ist heute ein Koloß mit einem Jahresetat von 690 Millionen Dollar und 8000 Mitarbeitern. Ihr neuer Chef, Dr. David Kessler, gab 1991 bekannt, er wolle weitere 100 Wissenschaftler einstellen, um die Lebensmittel- und Arzneimittelgesetze zu verbessern[54)]. Die von der FDA gesetzten Maßstäbe gelten verbindlich nur in den USA, aber sie beeinflussen die Entscheidungen der Behörden auf der ganzen Welt.

In Großbritannien gilt für Medikamente ein anderes Zulassungssystem. Das Gesundheitsministerium ist sowohl den Verbrauchern als auch den Herstellern gegenüber verantwortlich. Das Ministerium ist der offizielle »Sponsor« der Pharmaindustrie und vereinbart diese Aufgabe so gut es kann mit der Verpflichtung, die Interessen der Patienten zu vertreten. Sein offizielles Beratergremium ist das Committee on Safety of Medicines (CSM) mit 21 Mitgliedern, die in ihrer Mehrheit berufliche oder private Verbindungen zur Pharmaindustrie haben[55)].

In Deutschland wurde im Jahre 1978 das Arzneimittelgesetz eingeführt, das heute recht strenge Prüfungsvorschriften zur therapeutischen Wirksamkeit und Unbedenklichkeit von Arzneimitteln (aus dem Jahre 1987) enthält. Für die Zulassung eines Medikamentes durch das Bundesgesundheitsamt (BGA) müssen Berichte über vorklinische Prüfungen und drei klinische

Prüfungsphasen vorgelegt werden. Das Institut für Arzneimittel des BGA entscheidet dann auf der Basis dieser Berichte und gibt das Präparat vorläufig frei. Die Freigabe kann nach einer vierten Phase, die auf Berichten behandelnder Ärzte beruht, bei Auftreten erheblicher Nebenwirkungen widerrufen werden. Dennoch ist der deutsche Arzneimittelmarkt, u. a. bedingt durch Zigtausende von »ungeprüften« Altmedikamenten aus der Zeit vor 1978, überschwemmt.

Das Bundesgesundheitsministerium wie auch das britische CSM sind verpflichtet, die EG-Richtlinie einzuhalten, die für alle Medikamente verlangt: »Der therapeutische Nutzen soll schwerer wiegen als das medizinische Risiko.« Das heißt, Medikamente sollten dem einzelnen Patienten mehr nützen als schaden. Wie schätzt man so etwas ein? Ein Mitglied des CSM erklärte dem *Guardian*[55]: »Es gibt in der Bevölkerung Gruppen, die davon profitieren, es gibt andere, bei denen sich einige Nebenwirkungen zeigen, und es gibt wenige, die leiden. Wir versuchen, die Gruppe derer, die nach Einnahme des Medikaments leiden, zum Verschwinden zu bringen, aber eine wissenschaftliche Formel für das Verhältnis zwischen Nutzen und Risiko gibt es nicht. Es ist eine Frage des menschlichen Ermessens.«

Das gleiche gilt für den niedergelassenen Arzt. Den Richtlinien der Spezialisten zufolge sollte ein Allgemeinarzt bei einer geringfügigen Infektion kein Antibiotikum verschreiben, solange nicht die Überzeugung herrscht, daß das Medikament relativ ungefährlich ist. (Antibiotika sollten bei geringfügigen Infektionen überhaupt nicht verabreicht werden, aber das ist eine andere Geschichte.) Liegt dagegen eine Bakterieninfektion vor, die nach Ansicht des Arztes schwerwiegend ist, wird vielleicht ein ebenfalls gefährliches Antibiotikum gegeben, dessen Gefährlichkeit aber als geringer eingeschätzt wird als die Infektion (wie in dem zuvor erwähnten Beispiel von Typhus und Chloramphenicol). Es ist eine Ermessensfrage. Manchmal irrt sich der Arzt.

Ärzte, die durch ihre Patienten und die Fachliteratur gut informiert sind, werden verläßlichere Urteile treffen.
Die gesamte Erforschung und Entwicklung eines Medikaments, seine Erprobung an Tieren, menschlichen Freiwilligen und Krankenhauspatienten wird heute von der Industrie finanziert. Die Gesamtkosten, bis ein Medikament entwickelt ist und auf den Markt kommt, liegen in den neunziger Jahren bei bis zu 400 Millionen DM[56]. Die von der Industrie vorgenommenen Toxizitätstests nachzuvollziehen oder auch nur zu überwachen, gilt nicht als sinnvolle Verwendung von Steuergeldern. Die Sicherheitsprüfungen der Industrie, deren Ergebnisse 1988 für jedes Medikament, dessen Zulassung beantragt wurde, durchschnittlich 170 Bücher füllten, werden in Großbritannien von den Wissenschaftlern beurteilt, die einen Teil ihrer Zeit für das CSM arbeiten, und die Entscheidung, ob ein Präparat die Zulassung erhält, fällt auf der Grundlage ihrer Ratschläge.
Zum Schutz ihrer Interessen melden die Pharmafirmen neue Formeln zum Patent an, sobald sie diese für vielversprechend halten, auch wenn die Toxizitätstests noch gar nicht begonnen haben. Patente auf Medikamente erlöschen nach 20 Jahren; nach Forschung und Entwicklung, Erprobung und der Zeit bis zur Zulassung ist ein neues Produkt dann vielleicht nur ein Dutzend Jahre auf dem Markt, bevor andere Firmen in Konkurrenz treten und den Preis drücken können. Die Wissenschaftler in der Industrie stehen also unter gewaltigem Druck, die Toxizitätstests so schnell wie möglich abzuschließen.
Ein Bericht für die EG-Kommission aus dem Jahr 1985 über die Pharmaindustrie der Gemeinschaft[57] stellt fest, die britischen Politiker seien »sich sehr wohl bewußt, daß die Industrie Großbritanniens höchst konkurrenzfähig ist und ihre internationale Stellung in den letzten zehn Jahren deutlich verbessert hat«. Wie in dem Bericht betont wird, hat das Gesundheitsministerium ein Interesse an der Ungefährlichkeit der Medikamente,

gleichzeitig betrachtet das Handels- und Industrieministerium britische Medikamente jedoch als High-Tech-Wachstumsbranche und als wichtige Quelle für Exporteinkünfte; für das Arbeitsministerium schließlich ist die Pharmaindustrie eine Quelle neuer Arbeitsplätze.

Also wurde das Genehmigungsverfahren für Medikamente in Großbritannien 1989 beschleunigt. Die Arzneimittelabteilung des Gesundheitsministeriums wurde erweitert und zur Zulassungsbehörde »Medicines Control Agency« (MCA) gemacht, als unabhängige staatliche Einrichtung, die unmittelbar dem Parlament untersteht. Diese Veränderung ist gut fürs Geschäft. Die Zeit bis zur Erstzulassung von Medikamenten verkürzte sich drastisch, nämlich von fünf bis sechs Jahren auf nur noch 75 Tage. Finanziert wird die MCA durch Lizenzgebühren der Industrie, und sie verfolgt das Ziel, noch mehr Umsätze anzuziehen und zum Zentrum für Arzneimittelzulassungen in der Europäischen Gemeinschaft zu werden, deren Arzneimittelgesetze ohnehin harmonisiert werden müssen.

Die neue Initiative ist aber möglicherweise nicht im Interesse der Allgemeinheit. Die Zeitschrift *The Economist* berichtete im April 1991[58)]: »Die MCA begutachtet neue Medikamente heute schneller als fast alle anderen Zulassungsbehörden auf der Welt ... Weil sie so schnell arbeitet und dennoch eine kräftige Unterstützung für ein Medikament bietet, beantragen die Pharmafirmen dort die Zulassung ihrer Produkte, bevor sie sich an andere europäische oder amerikanische Behörden wenden. Die Food and Drug Administration der USA dagegen läßt ein Medikament in vielen Fällen erst zu, nachdem es sich in einem anderen großen Markt durchgesetzt hat.« Die vorsichtige Handlungsweise der FDA war der Grund, daß den USA das Contergan erspart blieb.

Der Bericht des *Economist* äußerte auch Besorgnis über die engen Verbindungen zwischen den britischen Zulassungsbehörden und der Industrie. »Die Gefahr einer zu engen Verquickung ist in Großbritannien um so größer, weil die Information, die zwischen Firmen und Behörden ausgetauscht wird, im Gegensatz zu anderen Ländern vertraulich ist.« In den Vereinigten Staaten werden Anhörungen über die Ungefährlichkeit von Medikamenten öffentlich abgehalten. In Großbritannien macht der Absatz 118 des Medicines Act den Bruch der Vertraulichkeit zu einem Delikt, das mit bis zu zwei Jahren Freiheitsstrafe geahndet werden kann.

### *Produktförderung*

Im privaten Gespräch sind sich viele Ärzte und Mikrobiologen einig, daß die Pharmaindustrie zuviel Druck auf die Mediziner ausübt, mit der Folge, daß Medikamente einschließlich der Antibiotika nach allen Maßstäben in zu großem Umfang und mißbräuchlich verwendet werden. Professor Marc Lappé von der University of Illinois ist bereit, das gleiche auch in der Öffentlichkeit zu sagen. Als ich ihn in Chicago für dieses Buch interviewte, erklärte er: »Das medizinische Urteil eines Arztes kann man nicht in Frage stellen. Und darauf stellen sich die Pharmafirmen ein. Wenn ich ein exotisches, teures Antibiotikum vermarkten will, dann ist es mir doch nicht recht, wenn es als letzte Zuflucht im Giftschrank eines Krankenhauses liegt. Nein, ich will, daß es aufgebraucht wird, und ich will soviel wie möglich davon verkaufen. Mein Pharmavertreter kommt zum Arzt mit kleinen Knöpfen und Nadeln und Kugelschreibern und Brieftaschen und Stethoskopen mit Namen und Markenbezeichnungen meiner Firma. Kristallene Briefbeschwerer, Notizblöcke, Arztbestecke, alles mit dem Namen des neuen Antibiotikums. Und dann nehmen Sie an, der Arzt würde es nicht verschreiben?«

Nach Ansicht von Professor Richard Lacey ist die Regierung ebenso wie die Industrie dafür verantwortlich, daß Medikamente auf eine Weise verkauft werden, die dem Geschäft, nicht aber der Gesundheit nützt. Ich interviewte ihn ebenfalls für dieses Buch, und er sagte: »Mit der heutigen Technik kann man Moleküle leicht manipulieren und eine endlose Vielzahl von Verbindungen herstellen, die in Wirklichkeit alle fast gleich sind, aber immerhin sind sie so unterschiedlich, daß man sie patentieren kann. Die Entwicklung und Einführung neuer Medikamente wird im wesentlichen von Marktkräften bestimmt, beispielsweise durch das Erlöschen von Patenten, die Erschließung neuer ›Wachstumsgebiete‹ wie der Operationsprophylaxe, und vor allem durch die Möglichkeit, das neue Produkt mit Patenten zu ›schützen‹.« Die Genehmigungsbehörden befassen sich vor allem mit der Ungefährlichkeit und nicht mit der Frage, ob das Medikament weniger toxisch oder wirksamer ist als die bereits auf dem Markt befindlichen Präparate, oder ob wirklich ein Bedarf für ein neues Produkt besteht. Deshalb wird der Markt von den »Ich-auch-Medikamenten«, die praktisch Kopien voneinander sind, überschwemmt.

Der Gewinn liegt bei Medikamenten in dem patentierten Produkt. Viel weniger interessiert sich die Industrie für Präparate, deren Patente erloschen sind. Die Firmen geben sich große Mühe, neue Medikamente einzufahren, um damit mehr Profit zu machen.

Das System funktioniert folgendermaßen: Angenommen, eine Pharmafirma – nennen wir sie einmal Omnicure – besitzt das Patent auf ein (Verdachtes) Antibiotikum namens Whizzomycin, aber dieses Patent wird bald erlöschen. Wenn das geschieht, können auch andere Firmen das Medikament auf den Markt bringen, und der Preis sinkt. Omnicure möchte weiterhin ein patentiertes Präparat im Angebot haben; also manipulieren ihre Wissenschaftler die Moleküle von Whizzomycin, bis ein »neu-

es« Antibiotikum entstanden ist, taufen wir es beispielsweise Bacterifex. Und wenn Bacterifex nach den Tests, die Omnicure durchgeführt hat, ausreichend ungefährlich ist, muß das Committee on Safety of Medicines es genehmigen.
Jetzt sind zwei Antibiotika auf dem Markt, wo es vorher nur eines gab: Whizzomycin, an dem Omnicure langsam das Interesse verliert, und Bacterifex, ein möglicherweise sehr gewinnträchtiges Produkt, für das nun viel Werbung gemacht wird. Was ist die Folge? Einige Ärzte halten an Whizzomycin fest. Andere lassen sich von dem Reklamewirbel um Bacterifex beeindrucken und probieren es aus. Jetzt werden beide Medikamente eingesetzt, und der Gesamtumsatz wird höchstwahrscheinlich höher sein als der mit Whizzomycin allein. Das ist für Omnicure und die übrige Industrie ein Anlaß, weitere Moleküle umzubauen. Professor Lacey meint dazu: »Mit diesem Verfahren gelingt es zwar, die Gewinne und den Export hoch zu halten, aber es hat dazu geführt, daß die Antibiotikatherapie unzumutbar kompliziert wird.«
Die Aufsichtsbehörden, die in den Industrieländern für sichere Medikamente sorgen sollen, geben den Pharmafirmen die Möglichkeit, den Markt mit immer neuen Produkten zu bombardieren; und der Markt, das sind die Ärzte, die ständig unter Druck gesetzt werden, damit sie sich als Einzelhändler des Medikamentengeschäfts betätigen.
Dagegen gibt es keinen vergleichbaren Markt für mildere Arzneimittel, beispielsweise für Kräuter, denn Naturprodukte lassen sich nicht patentieren; das ist die eigentliche Ironie dieses Geschäftes, denn die meisten heute verwendeten Medikamente, darunter auch die Antibiotika, stammen ursprünglich aus der Natur. Professor Jeremy Hamilton-Miller von der Abteilung für medizinische Mikrobiologie an der Royal Free Hospital School of Medicine in London sagte in einem Interview für dieses Buch: »Ich selbst versuche seit drei Jahren, Mittel zur Erforschung von

Naturprodukten zu bekommen. In alten Kräuterbüchern wie dem ›Culpepper‹ wird eine ganze Reihe von Produkten erwähnt, die infektionshemmend wirken sollen, und ich würde sie gern richtig untersuchen. Man analysiert heute Pflanzen aus den Regenwäldern – es ist eine Suche nach pharmakologisch wirksamen Verbindungen. Ich würde das gleiche gern für die Antibiotika versuchen, aber ich bekomme keine Unterstützung dafür. Sehen Sie, es ist zu einfach. Als schlauer Molekularbiologe kann man heutzutage viel Geld erhalten, aber für einfache Forschung gibt es keine Mittel, auch wenn das Thema noch so wichtig ist.«

### *Die Geister werden gerufen*

Patente und Preisgestaltung von Antibiotika sind überall auf der Welt umstrittene politische Themen. Mitte der achtziger Jahre versuchte die konservative Regierung in Großbritannien, die Aufwendungen des nationalen Gesundheitsdienstes und damit des Steuerzahlers für Medikamente zu dämpfen: Einerseits forderte man die Ärzte auf, billigere Generika zu verschreiben, und andererseits versuchte man die Liste der zur Verschreibung zugelassenen Medikamente zu kürzen. Gegen dieses Vorhaben setzten sich Pharmaindustrie und Mediziner erfolgreich zur Wehr: Beide behaupteten, die Interessen der Patienten würden am besten gewahrt, wenn die Ärzte die Freiheit hätten, jedes gewünschte Medikament zu verschreiben. In Wirklichkeit geht es weniger um Patienten und mehr um Patente.

Die Pharmaindustrie kontrolliert oder beeinflußt alle Entscheidungen im Zusammenhang mit Antibiotika, von dem Augenblick an, wo die Erforschung einer neuen Formel beginnt, bis zur Einnahme des Medikaments und darüber hinaus. Die Industrie trifft die Entscheidung, ob ein neues Antibiotikum erforscht

wird. Tierversuche und Erprobung am Menschen, auf die sich die Beurteilungen der Aufsichtsbehörden gründen, werden von der Industrie finanziert und von Wissenschaftlern ausgeführt, die bei den Firmen angestellt sind oder von ihnen beauftragt werden. Ist das Präparat schließlich zugelassen, betreibt die Industrie umfangreiche Werbung: Anzeigen erscheinen in Fachzeitschriften, die entweder von der Industrie herausgegeben werden oder stark von den Werbeeinnahmen abhängig sind. Die Industrie finanziert Tagungen, auf denen neue Medikamente vorgestellt werden. Die Informationen, die den Ärzten als Grundlage für ihre medizinischen Entscheidungen dienen, stammen zum überwiegenden Teil von den Pharmareferenten und Werbeleuten der Industrie.
Kontrolliert die Pharmaindustrie also den Berufsstand der Mediziner? Wenn man damit die Frage stellt, ob Industrievertreter den Ärzten Anweisungen geben, lautet die Antwort natürlich nein. Formal nimmt die Industrie eine recht zurückhaltende Stellung ein; ihr Einfluß ist subtiler. Die Frage, ob die Pharmaindustrie die Ärzte kontrolliert, ähnelt der, ob die USA die Vereinten Nationen kontrollieren. Einerseits versucht die große Mehrheit der Ärzte nicht nur in Europa und Amerika, sondern überall auf der Welt, ihren Beruf gut auszuüben. Und andererseits hat die Pharmaindustrie strategische Ziele bei der Vermarktung ihrer Produkte, und diese Ziele zu erreichen, gelingt ihr bemerkenswert gut. Selbst in den Ländern mit der besten Überwachung werden Antibiotika übermäßig und mißbräuchlich verwendet. Darüber besteht allgemeine Einigkeit. Unterschiede in der Sichtweise gibt es nur zwischen den Wissenschaftlern, die sich um Nebenwirkungen der Antibiotika wie Toxizität, Superinfektion und Resistenz Sorgen machen, und anderen, die über diese Wirkungen entsetzt sind.
Wenn alles gut abläuft, helfen Antibiotika ohne Nebenwirkungen. Wenn man aber Pech hat, gerät man in den Antibiotika-Teu-

felskreis. Jemand hat eine Infektion und geht zum Arzt, der ein Antibiotikum verschreibt. Vermutlich wirkt es – zumindest verschwinden die Symptome. Freut sich der Patient, freut sich auch der Arzt. Aber das Antibiotikum läßt eine Bakterien-Superinfektion entstehen, also geht man mit einer anderen Infektion wiederum zum Arzt, der ein anderes Antibiotikum verschreibt. Es wirkt offensichtlich ebenfalls. Wieder freut sich der Patient und natürlich auch der Arzt. Inzwischen haben Mikroorganismen im und am Körper des Patienten Resistenzen gegen die verabreichten Antibiotika entwickelt: Sie vermehren sich, breiten sich aus und rufen erneut eine Infektion hervor. Erneut geht man zum Arzt, erneut wird ein anderes Antibiotikum verschrieben, vielleicht ein pilztötendes Präparat. Diesmal ist die Krankheit möglicherweise hartnäckiger, also wird ein Wirkstoff mit breiterem Wirkungsspektrum eingesetzt. Aber der Patient ist zufrieden, denn er hat keine Ahnung, daß seine neuen Krankheiten durch die Antibiotika herangezüchtet wurden. Inzwischen ist die bisher gesunde Darmflora vielleicht zu einem mehr oder weniger großen Teil zerstört, und krankheitserzeugende Bakterien (und Viren) dringen aus der Außenwelt in den Organismus ein. Eine neue Infektion stellt sich ein. Jetzt ist der Arzt unter Umständen mit seinem Latein am Ende und hat einen »Problempatienten«. Wieder zum Arzt. Diesmal hilft nichts mehr. Der Arzt weiß nicht mehr weiter. Und beim Patienten entsteht jetzt möglicherweise der Eindruck, er sei zu einer Belästigung geworden. Aber dann kommt vielleicht ein neues Antibiotikum auf den Markt, zugelassen, um die letzten Infektionen auszumerzen. Der Arzt ist beeindruckt von dem Reklamefeldzug der Pharmafirma für diese neue Waffe in dem nie endenden Krieg gegen die Infektionskrankheiten. Es hilft. Es freut sich der Patient, es freut sich der Arzt; bis zur nächsten Infektion. Dieser Ablauf setzt sich so lange fort, bis der Patient gegen viele Antibiotika allergisch ist und bis seine Darmflora ganz allgemein antibiotikaresistent ist, und

dann ist er zu einem regelmäßigen Kunden der Ärzte und der Pharmaindustrie geworden.
Manchem ist dieser Teufelskreis sicher nur allzu vertraut. Besonders zynisch ist dabei die Erkenntnis, daß die Pharmaindustrie genau weiß, was sie tut. Die Pflanzenschutzmittelindustrie behauptet, sie stelle Giftstoffe zum Nutzen der Bauern her. Das stimmt; gleichzeitig macht die Industrie damit aber auch die schönsten Geschäfte. Genauso ist es mit den Medikamenten: Die Pharmaindustrie sagt, sie produziere Antibiotika zum Nutzen der Patienten. Das stimmt auch; und gleichzeitig machen die Firmen Geschäfte mit der Krankheit.
Wären die Antibiotika allerdings wirklich die »magischen Kugeln«, von denen Louis Pasteur und die »Mikrobenjäger« des 19. Jahrhunderts träumten, dann wäre dieser Traum heute Wirklichkeit, und Bakterieninfektionen wären ausgerottet. Die Realisierung des Traums wäre ausgezeichnet für die Volksgesundheit, aber es wäre das größte Übel fürs Geschäft. In den USA geben die Menschen für Medikamente mehr Geld aus als für Lebensmittel oder Wohnungen[59)]. Ständig behaupten Industrie und Wissenschaft, es gebe neue Krankheiten, die man besiegen müsse. Und die gibt es auch. Aber woher kommen diese Krankheiten? Und was verursacht sie wirklich?
Die Pharmaindustrie und die meisten Mediziner weisen derartigen Zynismus entrüstet zurück. Und die Vorstellung, Antibiotika würden entwickelt, auf den Markt gebracht und verschrieben, damit sie Krankheiten hervorrufen, ist natürlich empörend. Aber auch gute Absichten können schlechte Wirkungen erzielen. Ein Beispiel sind die Rinderzüchter in Brasilien. Sie haben die Absicht, Rinder zu züchten: Deshalb holzen sie die Regenwälder ab; sie haben nicht vor, das Weltklima zu verändern. Und nebenbei, wie kann ein einzelner Rinderzüchter solche Wirkungen erzeugen? Ganz ähnlich haben auch Pharmaindustrie und Ärzte die Absicht, Antibiotika zu entwickeln, zu vermarkten und

zu verschreiben, um Infektionskrankheiten zu heilen. Die Aufmerksamkeit des Arztes richtet sich auf die Genesung des Patienten, genau wie der Rinderzüchter auf das Wachstum seiner Tiere achtet. Sie meinen es nicht böse. Sie machen sich vielleicht gar nicht klar, wie sich ihr Tun auswirkt. Und abgesehen davon, wer wollte schon einen Arzt davon abhalten, einem Kind mit einer möglicherweise tödlichen Infektionskrankheit ein Antibiotikum zu geben?

Seit den siebziger Jahren haben sich nachdenkliche Menschen in den Industrieländern an eine ökologische Sichtweise gewöhnt. Wir verstehen heute wieder wie die Menschen in der vorindustriellen Gesellschaft, daß es ein Fehler ist, im Ungleichgewicht mit der Natur zu leben. Zum »grünen Denken« gehört es, nicht nur auf unser unmittelbares Wohlergehen zu achten, sondern auch auf das der anderen und der Erde als Ganzes, was, wie sich herausstellt, in unserem eigenen Interesse ist. Am Ende werden wir sonst in unserem eigenen Müll ersticken.

Aber nur wenige Menschen haben ein Gespür für die Ökologie von Krankheit und Gesundheit. Nach der herkömmlichen Sichtweise nützen Antibiotika dem einzelnen, ohne anderen oder der Erde Schaden zuzufügen. Aber diese ehrenvolle Überzeugung ist falsch. Wer ein Antibiotikum einnimmt, greift in das ökologische Gefüge ein, und das erste Ökosystem, das gestört wird, ist das im eigenen Körper. Welche Schäden Antibiotika in der Umwelt anrichten, zu der wir alle gehören, sieht niemand; aber hat schon einmal jemand die Ozonschicht gesehen?

### *Anmerkungen*

1 Ein praktisches Lehrbuch zum weiterführenden Studium ist Ketchum, P: Microbiology, New York, 1984. Für deutschsprachige Leser bieten sich u. a. an: Fritsche, W.: Mikrobiologie, 1990. Schlegel, H. G.: Allgemeine Mikrobiologie, 7. Auflage, 1992.

2 Konventionell werden Lebewesen in fünf Kategorien gestellt: Tiere (einschließlich des Menschen), Pflanzen, Pilze, Protisten (einzellige Lebewesen, die weder den Pflanzen noch Tieren richtig zugeordnet werden konnten, wie z. B. mikroskopische Algen) und die Bakterien. Nach einem neuen Denkmodell, das auf DNA-Analysen beruht, werden lebende Organismen nur noch in drei Gruppen gefaßt, von denen zwei bakterieller Ordnung sind. Wie auch immer, Bakterien sind eine Grundlage für die evolutionäre Entwicklung. Näheres dazu siehe: Margulis, L., Guerrero, R.: Kingdoms in turmoil. In: *New Scientist,* 23. März 1991.

3 So anpassungsfähig, daß einige Biologen langsam glauben, Darwins Theorie einer Evolution durch zufällige Mutationen könne nur noch für höhere Lebewesen gelten, und Lamarcks Theorie einer Anpassung der Lebewesen als Antwort auf geänderte Umweltbedingungen träfe allein auf Bakterien zu. Siehe auch: Lewin, R.: Can bacteria direct their own evolution? In: *New Scientist,* 15. September 1990. Symonds, N.: A fitter theory of evolution. In: *New Scientist,* 21. September 1991.

4 Bakterien werden auch anders kategorisiert. Alle Bakterien sind entweder »gram-positiv« oder »gram-negativ«. Dies hängt davon ab, ob sie auf Dauer eingefärbt werden können oder nicht. Die Färbemethode wurde nach dem dänischen Mikrobiologen Hans Christian Gram benannt. Diese Unterscheidung hat eine handfeste Bedeutung: Mit Hilfe der Färbung können Unterschiede im Aufbau der Zellwand gezeigt werden, die für medizinische Mikrobiologen von großem Interesse sind. Eine weitere Unterscheidung ist die nach aeroben (Sauerstoff benötigenden) und anaeroben (ohne Sauerstoff existierenden) Bakterien. Siehe dazu Kapitel 3 »Krieg der Keime«, wo die Bedeutung dieses Unterschieds erklärt wird.

5 Als Quellen zum Thema Bakterien wurden in diesem Abschnitt verwandt: Sleigh, D., Timbury, M.: Notes on Medical Bacteriology, Edinburgh, 1986. Außerdem verschiedene Aufsätze und Forschungsunterlagen, insbesondere von Dr. Peter Borriello, Dr. B. S. Drasar und Professor Sidney Finegold.

6 Thomas, L.: The Wonderful Mistake, Oxford, 1988.

7 »Antibiotika« ist der Allgemeinbegriff für Medikamente, die bakterielle, pilzbedingte und andere Infektionen bekämpfen. Präziser wären Bezeichnungen wie antibakteriell, antifungal, antiprotozoal und antihelmintisch (gegen Würmer), vgl. Kap. 1, Anm. 21. Hautentzündungen können mit Antibiotika oder alternativ auch mit Antisep-

tika behandelt werden. Zu letzteren zählen Chemikalien wie Chlor, Phenol und Wasserstoffperoxid, die normalerweise nicht als Medikamente eingestuft werden. Sie haben meist einen desinfizierenden Effekt und wirken nicht von innen heraus bzw. wären für eine derartige Verabreichung zu giftig. Antiseptika finden sich häufig in Seifen, Zahnpasten und Gurgelwasser. Auch Haushaltsreiniger besitzen antiseptische Wirkstoffe.

8 Bakterien können auch danach klassifiziert werden, wie anfällig sie für Bakteriophagen sind.

9 Die im folgenden Abschnitt aufgeführten Bezeichnungen können Sie im »A–Z der Antibiotika« nachschlagen.

10 Wesentliche Informationen für den folgenden Abschnitt stammen aus Pratt, W., Fekety, R.: The Antimicrobial Drugs, Oxford, 1986. Zwar werden Sulfonamide als Monopräparate kaum noch angewandt, in der Kombination mit Trimethoprim, dem sog. Cotrimoxazol, ist ihr Einsatz jedoch ungebrochen.

11 Siehe Kap. 1, Anm. 2.

12 Harris, R.: The Real Voice, New York, 1964.

13 Lappé, M.: When antibiotics fail. Restoring the ecology of the body, Berkeley, 1986.

14 Van den Bosch, R.: The Pesticide Conspiracy, New York, 1978.

15 Metcalf, R.: Insect resistance to insecticides. In: *Pestic Sci* 1989; 26: 333–358.

16 Royal Commission in Environmental Pollution. Seventh report: Agriculture and Pollution, London, 1979.

17 Anti-protozoale Wirkstoffe wie Chloroquin, das bei Malaria angewandt wird, sind ebenfalls eine Art Antibiotika. Sie sind jedoch nicht im A–Z der Antibiotika aufgeführt.

18 Wilkie, T.: Monster bugs thrive as chemical arsenal fails. In: *The Independent,* 20. Februar 1987.

19 Siehe Kapitel 5 »Die Natur nimmt Rache«, in dem Wirkungsweise und Verbreitung der durch Plasmide vermehrten Medikamentenresistenz ausführlich erläutert werden. Lesern, die über mikrobiologisches Grundwissen verfügen, sei empfohlen: Novick, R.: Plasmids. In: *Scientific American* 1980; 243: 102–127.

20 Die Entdeckung, daß Plasmide den Code für Antibiotika-Resistenz schon vor der eigentlichen Anwendung des entsprechenden Antibiotikums tragen können, lieferte Dr. Naomi Datta vom Hammersmith Hospital, London.

21 Siehe Kap. 1, Anm. 47.

22 Kunin, C.: The responsibility of the infectious disease community for the optimum use of antimicrobial agents. In: *J Infect Dis* 1985; 151 (3): 388–397. Oder: Kunin, C.: Rational use of antibiotics. In: WHO *Drug Information* 1990; 4 (1): 4–7.
23 Nash, M.: Attack of the superbugs. In: *Time,* 31. August 1992.
24 Zitiert in: Hill, G., Prentice, T., Wright, P., Stuttaford, T.: From wonder drug to bitter pill. In: *The Times,* 2. März 1987.
25 In seinem Buch »Corporate Crime in the Pharmaceutical Industrie« (Routledge, 1984) berichtet John Braithwaite über die Anfänge der deutschen »Antibiotika«-Industrie.
26 Literatur, die für den folgenden Abschnitt herangezogen wurde: Goodman-Gilman, A., Rowe, T., Nies, A., Taylor, P. (Hrsg.): Pharmacological Basis of Therapeutics, Oxford, 1990. National Institutes of Health Study on Antibiotic Use and Antibiotic Resistance Worldwide. Report of Task Force 2. In: *Rev Infect Dis* 1987; 9 (3): S. 244–260. Greenwood, D. (Hrsg.): Antimicrobial Therapy, Oxford, 1989. Anekdoten finden sich in: Wainwright, M.: Miracle Cure. The Story of Antibiotics, Oxford 1990.
27 Cowe, R.: One could argue with this kind of neat theory. Top 10 European drug companies. In: *The Guardian,* 14. Dezember 1989.
28 Gross, R., Rowe, B., Cheasty, T., Thomas, L.: Increase in drug resistance among *Shigella dysenteriae, Sh. flexneri,* and *Sh. boydii. In: Br Med J* 1981; 283: 575–576.
29 Siehe Kap. 5 »Die Natur nimmt Rache«.
30 Finch, R.: The penicillins today. In: *Br Med J* 1990; 300: 1289–1290.
31 Archer, A.: Alliances offer a model. In: *Financial Times Pharmaceutical survey,* 23. Juli 1991.
32 Aral, S., Holmes, K.: Sexually transmitted diseases in the AIDS era. In: *Scientific American* 1991; 264 (2): 18–25.
33 Ison, C., Branley, N., Kirtland, K., Easmon, C.: Surveillance of antibiotic resistance in clinical isolates of *Neisseria gonorrhoeae. In: Br Med J* 1991; 303: 1307.
34 Yeung, K., Dillon, J.: Norfloxacin resistant *Neisseria gonorrhoeae* in North America. In: *Lancet* 1991; 336: 759.
35 Siehe Kap. 1, Anm. 29.
36 Laurence, D., Bennett, P.: Clinical Pharmacology, Edinburgh, 1987. Ein deutsches Nachschlagewerk ist Fülgraf, G., Palm, D. (Hrsg.): Pharmakotherapie, Klinische Pharmakologie, 5. Auflage, 1984.
37 Melrose, D.: Bitter Pills. Medicines and the Third World Poor, Oxford, 1982.

38 Für Informationen zu diesem und zum nächsten Abschnitt danke ich Brian Inglis. Näheres siehe auch: Inglis, B.: Drugs, Doctors and Disease, London, 1965.
39 Siehe Kap. 1, Anm. 14.
40 Siehe Kap. 1, Anm. 46.
41 Olarte, J.: Chloramphenicol-resistant typhoid fever in Mexico: update since 1972. The Alliance for the Prudent Use of Antibiotics (APUA). In: *The APUA Newsletter* 1984; 2/4.
42 Lee, P.: Erklärung vor der US-Senatskommission am 26. Mai 1976. Persönliche Mitteilung von Professor Lee.
43 Threlfall, E., Rowe, B., Ward, L.: Occurrence and treatment of multi-resistant Salmo*nella typhi* in the UK. In: *PHLS Microbiology Digest* 1991; 8/2. Rowe, B., Ward, R., Threlfall, E.: Treatment of multi-resistant typhoid fever. In. *Lancet* 1991; I: 1422.
44 Siehe Kap. 1, Anm. 7.
45 Einzelheiten über die Arbeit der Kefauver-Kommission und ihre Auswirkungen geben Richard Harris, Dr. John Braithwaite und Brian Inglis in ihren Büchern bekannt. Siehe Anmerkungen 12, 25 und 38 zu diesem Kapitel.
46 Hooper, D., Wolfson, J.: Fluoroquinolone antimicrobial agents. In: *New Eng J Med* 1991; 324 (6): 384–394.
47 Hunt, L.: Withdrawn drug ›introduced rapidly‹. In: *The Independent,* 15. Juni 1992.
48 Pinn, S.: Quinolone to conquer resistance of bacteria. In: *Hospital Doctor,* 12. September 1991.
49 Abbott Laboratories: Temafloxacin (Teflox/Teflox 400) – worldwide withdrawal. In: *Letter to doctors,* 6. Juni 1992.
50 Lacey, R.: Are better drugs on the way? In: *MIMS magazine,* 1. September 1986.
51 Midtvedt, T.: Quinolones and the environment. In: *Lancet* 1989; ii: 1040.
52 Maskell, R., Pead, L.: 4-fluoroquinolones and *Lactobacilli* spp as emerging pathogens. In: *Lancet* 1992; 339 (i): 929.
53 Dukes, M., Aronson, J. (Hrsg.): Side Effects of Drugs Annual 15, Amsterdam, 1991
54 Iglehart, J.: The Food and Drug Administration and its problems. In: *N Eng J Med* 1991: 325 (3): 217–220.
55 Mihill, C.: A very British drugs ailment. In: *The Guardian,* 15. Juni 1990.
56 Diese beeindruckende Summe enthält alle Kosten für Forschung

und Entwicklung an einem erfolgreichen Wirkstoff. Sie enthält auch die Kosten für Forschung und Entwicklung an einem nicht erfolgreichen Wirkstoff. Und diese Kosten werden an den Patienten bzw. seine Krankenkasse weitergegeben. Siehe dazu auch: Muller, M.: The Health of Nations, London, 1982.

57 Commission of the European Communities: The Community's Pharmaceutical Industry, Luxemburg, 1985.

58 Anon: Private policing. In: *The Economist,* 20. April 1991.

59 Illich, 1.: Body history. In: *Lancet* 1986; ii: 1325–1326.

# 3 Der Krieg der Keime

## Wie Bakterien unsere Gesundheit schützen

Sir Ralph Bloomfield Bonington: Wenn Sie sich nicht wohl fühlen, sind Sie krank. Es kann was Leichtes sein, aber es ist eine Krankheit. Und was ist eine Krankheit? Die systematische Ansammlung krankheitserregender Bazillen und deren rasche Vermehrung. Was ist das Heilmittel? Ein sehr einfaches. Finde den Bazillus und vernichte ihn.
Sir Patrick Cullen: Und wenn kein Bazillus da ist?
Sir Ralph Bloomfield Bonington: Unmöglich, Sir Patrick. Es muß einer dasein. Wie könnte der Patient sonst krank sein?

Bernard Shaw »Des Doktors Dilemma«
(Übers. H. G. Michelsens)

Die Keimtheorie der Krankheit entwickelte sich in der Glanzzeit des Darwinismus, als man das Wechselspiel zwischen den Lebewesen als Kampf ums Überleben betrachtete ... Diese Einstellung bestimmte von Anfang an alle Versuche, mikrobielle Krankheiten unter Kontrolle zu bringen. Sie führte zu einer Art aggressivem Krieg gegen die Mikroorganismen mit dem Ziel, sie in dem Kranken und in der Bevölkerung auszumerzen. Hier war kein Platz für die biologischen Vorstellungen, die heute in anderen Bereichen der Naturforschung vorherrschen ... Die Ansicht, man könne eine Art biologisches Gleichgewicht zwischen den Keimen und ihren möglichen Opfern herbeiführen, war bei Ärzten und Medizinwissenschaftlern nicht besonders beliebt.

Professor René Dubos, Mirage of Health

*Auf unserer Haut und in unserem Körper leben Milliarden und Abermilliarden Bakterien. Sie gehören fast alle zur »normalen Flora«, die sich im Einklang mit uns entwickelt hat, vor allem als unverzichtbarer Bestandteil unseres Verdauungsapparats und des Immunsystems. Sie sorgen für unsere Gesundheit, schützen uns vor Krankheiten und sind eigentlich ein lebenswichtiges Körperorgan. Die Antibiotika wurden aber leider zu einer Zeit entwickelt, als man Bakterien typischerweise für schmutzige Krankheitserreger hielt. Der Kampf gegen die Keime, den die Ärzte mit Hilfe der Antibiotika seit einem halben Jahrhundert führen, ist geeignet, die schützenden Bakterien zu vernichten und uns anfälliger für Krankheiten zu machen.*

## Die Keimtheorie der Krankheit

### *Den Erregern eins draufgeben*

Wir hassen Keime. Die Fernsehwerbung erinnert uns daran, daß die winzig kleinen Bösewichter immer noch in Abflußrohren und Toiletten lauern, aber, wie es in einem denkwürdigen Spruch heißt, »Domestos beseitigt alle bekannten Keime«. Und wir glauben, die Ärzte hätten über krankheitserzeugende Bakterien die gleiche Macht wie wir über die Mikroorganismen im Haushalt. Peng!

Professor Lewis Thomas, ein kluger Beobachter der medizinischen Forschung, schreibt über »Keime«[1]: »Man hat uns gelehrt, alles mit Desinfektionsspray einzusprühen, die Luft unserer Schlafzimmer und Küchen und besonders heftig unser Badezimmer, denn gerade die eigenen Keime halten wir für die schlimmsten. Wir verteilen Nebelwolken, glücklicherweise mit Duftstoffen vermischt, in Nase, Mund, Achselhöhlen und intimen Ritzen unseres Körpers, ja sogar auf der höchst privaten

Innenseite des Telefons ... Wir leben in einer Welt, in der die Mikroorganismen ständig versuchen, unserer habhaft zu werden, uns in unsere einzelnen Zellen zu zerreißen, und nur durch Sorgfalt und Angst bleiben wir am Leben.«

Aber so ist es doch, oder? Wir haben die Vorstellung, wir seien von Krankheiten umgeben, die »da draußen« sind, und mit dem nächsten Gedanken statten wir unsere Toilette mit 00, unser Badezimmer mit Domestos, unsere Küche mit Vim und unseren Medizinschrank mit Sagrotan aus, alles Desinfektionsmittel, deren Aufgabe, die Keime zu vernichten, in der Fernsehwerbung in eindringlichen Bildern deutlich wird.

Nachdem wir den Erregern in Abflüssen und Waschbecken unserer Wohnung mit billigen, scharfen Chemikalien den Garaus gemacht haben, rücken wir den Erregern in den Öffnungen und Falten unseres Körpers mit teuren, parfümierten Mitteln zu Leibe. Wenn diese leichten Waffen beim Angriff auf die Bakterien versagen und wir an einer Infektionskrankheit leiden, gehen wir zum Arzt wegen der magischen Bombe: Antibiotika.

Natürlich ist es sinnvoll, sich gegen Krankheiten zu schützen, solange die Vorsichtsmaßnahmen keinen Schaden anrichten. Verblüffend ist aber, wie aggressiv wir mit den Bakterien umgehen und wie wenig wir uns anscheinend andererseits dafür interessieren, warum Bakterien überhaupt zu Krankheitserregern werden. Wir nehmen offensichtlich an, alle Bakterien seien nur darauf aus, unser habhaft zu werden. Und außerdem erfordert Vorbeugung ein gewisses Vorausdenken; bei einer Behandlung ist das nicht nötig.

Ein bemerkenswertes Beispiel dafür, wie der Krieg gegen die Erreger geführt wird, kommt in jüngster Zeit aus Großbritannien: Dort erlaubte die Regierung der Industrie, Lebensmittel mit Gammastrahlen zu bombardieren, wenn sie möglicherweise mit *Salmonella enteritidis* oder *Listeria monocytogenes* verunreinigt sind. Diese beiden Bakterienarten sind die mikrobiologische

Ursache von Lebensmittelvergiftungen, und sie gerieten 1989 in die Schlagzeilen. Entgegen manchen Befürchtungen machen Gammastrahlen die Lebensmittel nicht radioaktiv. Aber sie zerstören einen Teil der Nährstoffe und eignen sich dazu, daß skrupellose »Cowboys« in der Lebensmittelindustrie mit ihrer Hilfe die »Keimzahlen« in verunreinigten Lebensmitteln senken. Außerdem richtet sie sich nicht gegen das grundlegende Problem: Die *Salmonella*- und *Listeria*-Infektionen entstehen durch die Massentierhaltung und durch gefährliche Verfahren bei der Weiterverarbeitung der Lebensmittel[2)]. Aber genau wie die Ärzte an uns die magische Antibiotika-Bombe anwenden, kann die Industrie jetzt die magische Gammastrahlen-Bombe für die Lebensmittel einsetzen.

Der militärische Vergleich mit der »magischen Kugel« ist auch heute noch ein Kernpunkt der abendländischen Medizin. Von den ersten Tagen auf der Universität an lernen die angehenden Ärzte, sich als Kämpfer im Krieg gegen die Krankheit zu betrachten; auch die strenge Disziplin und die strikte Hierarchie in den Krankenhäusern sind nach militärischem Vorbild gestaltet. Wie ein General auf dem Schlachtfeld, so rechnet auch ein Oberer der medizinischen Zunft – beispielsweise ein Chefchirurg – nicht damit, daß seine Entscheidungen über Leben und Tod in Frage gestellt werden. Ärztinnen fühlen sich von dieser militärischen Kultur oft zurückgestoßen, und in leitenden medizinischen Positionen findet man Frauen nur selten.

Aber nicht nur die Ärzte haben gelernt, die moderne Medizin als eine Art Krieg zu betrachten. Wir alle sind in dieser Weise indoktriniert. Nehmen wir als Beispiel einen Werbetext des Imperial Cancer Research Fund, einer britischen Organisation, die jedes Jahr viele Millionen an Forschungsgeldern verteilt; die Anzeige erschien 1988 in überregionalen Zeitungen. Ihre Überschrift lautet: »Wir haben jetzt eine Lenkwaffe gegen den Krebs entwickelt, so daß wir nicht mehr den ganzen Körper angreifen müssen.« Und weiter heißt es: »Zwischen der Zerstörung des Krebses und der Zerstörung des Patienten liegt oft nur ein schmaler Grat. Aber jetzt peilen monoklonale Antikörper [offenbar das Gegenstück zu Fernlenktorpedos] die Krebszellen an und heften sich an ihnen fest. Deshalb kann man sie einerseits als Frühwarnsystem und andererseits als wirksame Waffe benutzen ... Wenn man Medikamente oder höhere Strahlungsdosen ankoppelt, haben die Geschosse ihren ›Sprengkopf‹ ... das ist ein Rüstungswettlauf, der uns hoffen läßt.«

»Wir sind die aggressivsten Ärzte der Welt«, meint Professor Marc Lappé von der University of Illinois über die amerikanischen Mediziner, als ich ihn in Chicago für dieses Buch interviewte. Er fuhr fort: »Gegenüber von hier, auf der anderen Straßenseite, sagte der Arzt Benjamin Rush im 19. Jahrhundert: ›Wir verlassen uns zu sehr auf die Idee, daß wir Krankheiten mit Hilfe der Natur heilen können. Wir müssen aggressiver vorgehen. Wir müssen Krankheiten durch Kampf heilen.‹ Es ist ein Schlachtfeld. Wenn wir Mikroorganismen bekämpfen, dann mit chemischer Kriegsführung; wir sagen, wir wollen sie ausschalten. Es ist die gleiche Mentalität wie im Krieg. Erinnern Sie sich, was wir in Vietnam getan haben? ›Bombardiert das Dorf, um es zu befreien‹.« Aber je mehr Antibiotika wir als chemische Waffen benutzen, desto mehr resistente Supererreger züchten wir heran, insbesondere in der abgeschlossenen Umgebung eines Krankenhauses. »Die Mediziner denken oft zu wenig darüber nach, wie sich Entscheidungen, die sie im Interesse eines einzelnen Patienten treffen, auf die Gesamtheit der Patienten und auf die allgemeine Bevölkerung auswirken.«

Die militärischen Begriffe und Einstellungen, die wir mit dem Berufsstand der Mediziner und der Pharmaindustrie teilen, wenn wir vom »Krieg gegen die Krankheit« reden, gründen sich auf die Keimtheorie: Danach werden Krankheiten von besonderen Geschöpfen hervorgerufen, unsichtbaren Lebewesen, die man umbringen muß, um die Gesundheit wiederherzustellen. Und diese verborgenen Feinde sind die Keime. Bakterien, Viren und andere Mikroorganismen werden mit Krankheit gleichgesetzt; man glaubt sogar, sie *seien* die Krankheit.
Die Keimtheorie der Krankheit ist in unserem Denken verwurzelt. Ein Beispiel ist die Definition der Begriffe »Bakterium« und »Keim« im »Shorter Oxford Dictionary«: »Bakterium. Mikroskopisch kleines ... Lebewesen, das sich in allen zerfallenden tierischen und pflanzlichen Flüssigkeiten findet. Bakterienverseucht: gekennzeichnet durch die (schädliche) Gegenwart von Bakterien.« Und weiter: »Keim. Früher der unbestimmte ›Samen‹ einer Krankheit. Im modernen Sprachgebrauch ein Mikroorganismus, insbesondere ein Krankheitserreger.« Und dann: »Mikrobe. Ein sehr kleines Lebewesen, pflanzlich oder tierisch, insbesondere ein Bakterium, das Krankheiten oder Gärung hervorruft.«
Den gleichen Eindruck vermitteln populäre medizinische Nachschlagewerke. Das Buch »Family Medical Adviser«, erschienen 1983, sagt über Infektionskrankheiten beispielsweise folgendes: »Zu einer Infektionskrankheit kommt es, wenn gefährliche Lebewesen, die sogenannten Krankheitserreger, in den Körper eindringen. Zu diesen Organismen gehören Viren, Bakterien, Protozoen, Rickettsien, Pilze und Würmer ... Solche schädlichen Lebewesen befinden sich in verunreinigten Lebensmitteln und Getränken sowie im Boden, und sie können durch den Mund oder durch offene Wunden in den Körper gelangen.«[3)]

Und die Behandlung? »Der Erfolg der medizinischen Behandlung von Infektionskrankheiten hängt von der Art des Erregers ab. Antibiotika wie Penicillin vernichten Bakterien.« Ein späterer Abschnitt desselben Nachschlagewerkes beschreibt in militärischen Ausdrücken die körpereigenen Abwehrmechanismen. »Wie der Körper Infektionen bekämpft. Eine gewaltige Armee von Zellen ist in ständiger Alarmbereitschaft, um jedem Angriff der Krankheitserreger zu begegnen. Die meisten Keime, die in den Körper eindringen, sind Bakterien und Viren; sie wollen Giftstoffe freisetzen, welche die Krankheit auslösen.«
Es sieht also so aus, als seien nicht nur die Ärzte in einen endlosen Kampf gegen die Krankheit verstrickt; unser Körper ist es ebenfalls.
Nach der Keimtheorie ist die Krankheit »da draußen«, und sie dringt in uns ein. Wir sind mehr oder weniger zufällige Opfer des äußeren Erregers oder »Keims«: Das heißt, Bakterien, Viren und andere Krankheitsträger kommen »aus heiterem Himmel«. Wir machen uns vielleicht anfälliger für Krankheiten, indem wir in die Tropen reisen (Malaria, Bakterienruhr), uns in Eisenbahnzügen zusammendrängen (gewöhnliche Erkältung) oder uns mit vielen Sexualpartnern einlassen (Gonorrhöe, AIDS), aber aufs Ganze gesehen, ist Krankheit ein Unfall, etwas, das wir uns »zuziehen«.
Diese Einstellung hat ihre Wurzeln in der Vergangenheit. Bis ins 19. Jahrhundert hinein hatte man Mikroorganismen zwar durch das Mikroskop beobachtet, aber was sie bedeuteten, war allgemein unbekannt. Die Führer der großen Gesundheitsbewegung, die in Europa ab 1830 begann, kämpften gegen den sichtbaren Schmutz und waren überzeugt von der Wichtigkeit anständiger Arbeits- und Lebensbedingungen und ausreichender Ernährung. Ihre Arbeit führte zu einer saubereren, weniger gefährlichen Umwelt. In der Zeit zwischen 1830 und 1880 waren Ingenieure die Vorreiter der Gesundheitsbewegung. – Sie bau-

ten die großen Trinkwasser- und Kanalisationssysteme, die aus Städten wie London und Paris relativ sichere Orte machten. Die Sterblichkeit durch Epidemien von Infektionskrankheiten ging zurück, ohne daß man viel über die Ursachen dieser Krankheiten wußte, von einer wirksamen Behandlung ganz zu schweigen.

Mit den »Mikrobenjägern« des späten 19. Jahrhunderts, von denen Louis Pasteur und Robert Koch heute am bekanntesten sind, begann ein neues Kapitel der Geschichte.

Sie identifizierten Mikroorganismen als Ursache der Infektionskrankheiten. Zu jener Zeit waren Infektionen die großen Mörder, in Königshäusern, beim Adel, in der Oberschicht der Gesellschaft, bei den Armeen auf dem Schlachtfeld und natürlich beim einfachen Volk. Unter praktischen Gesichtspunkten bedeuteten die Begriffe »Krankheit« und »Infektion« damals das gleiche.

Die Entdeckung der Keime und ihrer Bedeutung für die Krankheiten war der Anfang vom Ende der Gesundheitsbewegung des frühen und mittleren 19. Jahrhunderts. Offenbar reichte es nicht, wenn man offene Abwasserkanäle, Unrat auf den Straßen, Schmutz, Gestank und beengte Wohnverhältnisse beseitigte: Die neuentdeckten Keime, jene mikroskopischen Krankheitserreger, konnten jeden Hygienegürtel durchbrechen. Wasser, Luft, Erde und Hände mochten sauber aussehen, aber in Wirklichkeit wimmelten sie von Bakterien, einer Art unsichtbarem Schmutz.

Die Keimtheorie der Krankheit legt die Vermutung nahe, daß eine saubere Umgebung nichts nützt, solange die krankheitserzeugenden Bakterien überleben, und – was noch perfider ist – daß eine saubere Umgebung zwar wünschenswert, aber medizinisch unnötig sei, solange man nur die Keime beseitigt. Infolgedessen verlagerte sich die Macht im öffentlichen Gesundheitswesen etwa seit 1880 von den Ingenieuren zu den Wissenschaftlern und vom Schutz der Volksgesundheit zur Behandlung der Krankheiten.

### *Pasteurs Beweistheater*

Die Mikrobenjäger suchten nicht nur nach der Ursache der Krankheiten, sondern auch nach Heilungsmethoden, und Pasteur wurde zum Vater der modernen Medikamentenmedizin, weil er mit einer Reihe aufsehenerregender Versuche zeigte, wie wirksam man Infektionskrankheiten durch Impfungen unter Kontrolle bringen kann[4)].
Die Geschichte von Pasteurs Schafen wird in Frankreich ebenso gefeiert wie Flemings zufällige Entdeckung des Penicillins in Großbritannien oder Kochs Nachweis des Tuberkuloseerregers in Deutschland. Am 5. Mai 1881 hatte Pasteur, ein Meister der Selbstdarstellung mit nie endender Energie, eine große Menge französischer Politiker, Wissenschaftler, Bauern und Journalisten auf einem Feld bei Pouilly-le-Fort versammelt, um ihnen mit einer Reihe von Experimenten die Wirkung seines Milzbrand-Impfstoffes zu demonstrieren. Nach mehreren Versuchen im Labor war er sich seines Erfolges sicher. Sein Trick bestand darin, daß er den Bauernhof zum Labor machte und ein wissenschaftliches Experiment öffentlich und vor den Spitzen der französischen Gesellschaft vorführte.
Auf dem Acker bei Pouilly-le-Fort befanden sich 48 Schafe. Die Hälfte davon impften Pasteurs Assistenten am ersten Tag mit einem Impfstoff, der den Krankheitserreger in verdünnter Form enthielt, so daß er nicht die Krankheit auslösen konnte, wohl aber eine Immunantwort gegen sie. Zwölf Tage später wurde die Prozedur wiederholt. Dann, am 31. Mai, erhielten alle Tiere eine konzentrierte Dosis des Bakteriums *Bacillus anthracis,* das den Milzbrand erzeugt. Schließlich, nach weiteren drei Tagen, gin-

gen Pasteur und seine Assistenten unter dem begeisterten Applaus des Publikums zu dem Feld. Von den 24 nicht geimpften Schafen lagen 22 tot im Gras, und die restlichen zwei lagen im Sterben: Der Milzbrand hatte das letzte Stadium erreicht, und Blut floß aus ihrem Maul. Dagegen waren alle geimpften Schafe offensichtlich bei bester Gesundheit[5].
Dieses verblüffende »Beweistheater«[6] verlieh der medizinischen Wissenschaft eine höchst angesehene Stellung. Pasteur glaubte, er habe das Schicksal ganzer Nationen in seiner Spritze. Genau wie sich nach großen Schlachten die Geschichte ändert, so wandelte sich nach Pouilly-le-Fort und anderen Vorführungen, die Pasteur inszenierte, auch die Medizin ein für allemal. Die Keimtheorie der Krankheit feierte Triumphe. Und im Bewußtsein der Öffentlichkeit war nun Keim gleich Krankheit. Finde den Keim, töte ihn, und die Krankheit ist geheilt: Zu dieser Überzeugung gelangten die Menschen vor über 100 Jahren, und das gleiche glauben sie noch heute. Pasteur selbst war irgendwann der Ansicht, seine Experimente ließen sich ausweiten, bis, wie er selbst es formulierte, »man alle Infektionskrankheiten vom Angesicht der Erde verschwinden lassen kann«. Und nach allem, was man zu seiner Zeit wußte, waren womöglich sämtliche Krankheiten in Wirklichkeit Infektionskrankheiten.
In der Euphorie, die man Pasteur und seinen Nachfolgern entgegenbrachte, erschien es durchaus möglich, daß man eines Tages die Geheimnisse aller Krankheiten lüften würde. Die Medizin wurde zu einer Wissenschaft erhoben, die über den menschlichen Geist die gleiche Macht ausübte wie eine Religion: Die Offenbarung der Keimtheorie blieb für die Nichteingeweihten ein Geheimnis, begreiflich nur für eine besonders ausgebildete und ausgerüstete Elite, die sich in einer nur ihr verständlichen Sprache unterhielt. Wissenschaftler wurden zu Entdeckern in der magischen Welt der Mikroben, oder, wie man jetzt sagte, der Bakterien, der Viren und anderer Mikroorganis-

men. Die Keimtheorie der Krankheiten gab den Ärzten die orakelhafte Autorität von Wissenschaftlern und Priestern gleichermaßen.

## *Ehrlichs magische Kugel*

Das halbe Jahrhundert zwischen 1880 und 1930 war eine Zeit der Angst, denn im allgemeinen kannte man die mikrobiologische Ursache einer Krankheit viel früher als wirksame Methoden zu ihrer Bekämpfung. Die Ärzte wußten damals unter Umständen recht gut, was einem Patienten fehlte, und konnten eine verläßliche Diagnose mit langen wissenschaftlichen Namen stellen, aber gewöhnlich waren sie kaum zu tatkräftiger Hilfe in der Lage, abgesehen davon, daß sie dem Kranken gut zuredeten und (in der Zeit vor Einführung der gesetzlichen Krankenversicherung) eine Rechnung schrieben.

Dennoch hoffte und glaubte man, daß die Wissenschaft eines Tages eine Antwort finden würde. Dr. Émile Trélat schrieb 1895 in der führenden französischen Fachzeitschrift »Revue Scientifique«: »Wenn wir die Mikrobe am Anbeginn jeder Krankheit kennen würden, ihre bevorzugten Schlupfwinkel, ihre Gewohnheiten, die Art ihrer Vermehrung, dann könnten wir sie bei guter medizinischer Versorgung im Laufe der Zeit einfangen, festhalten und daran hindern, ihr menschenmordendes Werk fortzusetzen.«[7]

Ende des 19. Jahrhunderts hielt man die Wissenschaftler im Krieg gegen die Krankheit für eine Art Spione der Mächte des Lichts, die jede Bewegung des Keims verfolgten, jenes Geheimagenten der finsteren Mächte, der wie der unsichtbare Mörder alle Schranken überwindet. Es war eine Zeit des Verfolgungswahns: Man hatte Bakterien als Krankheitserreger erkannt, aber die Sulfonamide waren noch nicht entdeckt, und die Ärzte wußten zwar eine Menge über die Fragen der Infektion, aber an wirksamen Behandlungsmethoden hatten sie wenig zu bieten. Die Menschen waren verängstigt – nicht nur gegenüber der Krankheit, sondern auch gegenüber den Ärzten.

Diese Stimmung gibt »Des Doktors Dilemma« wieder, Bernard Shaws Satire über den Medizinerberuf, die 1906 uraufgeführt wurde. Im Vorwort zu dem Theaterstück schreibt Shaw: »Die volkstümliche Krankheitstheorie ist auch die allgemeine medizinische Theorie, die Theorie nämlich, daß jede Krankheit ihre Mikrobe besitzt, die im Garten Eden regelrecht erschaffen wurde und sich seitdem stetig fortpflanzt und immer weitere Kreise zieht.« Ein paar Zeilen vorher heißt es: »Aber Ärzte ... halten die Mikroben für unsterblich, bis sie von einem keimtötenden Mittel hingerafft werden, das von einem ordnungsgemäß qualifizierten Medizinmann angewendet wird.« In Shaws Augen lautete der Wahlspruch des Berufsstandes: »Man finde die Mikrobe und töte sie; wobei sie noch nicht einmal wußten, wie man das anstellen sollte.«

Zwischen 1880 und 1930 hatten die Menschen das Gefühl, die Bakterien »da draußen« seien eine Bedrohung, die man nicht sehen, hören oder fühlen konnte und die dennoch jederzeit in der Lage war, eine Invasion zu starten – ganz ähnlich wie die Sowjetunion in den Augen der Amerikaner während des Kalten Krieges (und wie Amerika in den Augen der Menschen in der Sowjetunion). Allmählich ließ der Verfolgungswahn nach, weil andere Mikrobenjäger wie Alexander Yersin, Robert Koch und vor allem Paul Ehrlich nicht nur die mikrobiologischen Ursachen anderer tödlicher Infektionskrankheiten wie Pest, Diphtherie, Syphilis und Tuberkulose entdeckten, sondern auch Möglichkeiten zu einer wirksamen Behandlung mit Medikamenten, die als »magische Kugeln« bekannt wurden.

Den Begriff »magische Kugel« prägte Professor Paul Ehrlich, der Begründer der modernen Chemotherapie, der eine Generation nach Pasteur in Berlin arbeitete. Er bezeichnete damit Medikamente, die, wie er es ausdrückte, »nur das Ziel treffen, gegen das sie sich richten«.

Im Jahr 1905 identifizierte man den Erreger der Syphilis: Es ist *Treponema pallidum,* ein Bakterium, das man heute meist mit Penicillin angreift. In der Zeit vor Entdeckung des Penicillins probierten Ehrlich und seine Mitarbeiter Hunderte von Arsenverbindungen aus, und dabei stießen sie auf die Verbindung Nr. 606, das Arsphenamin; diese Substanz, die Ehrlich später Salvarsan nannte, tötete T pallidum. Salvarsan kam 1911 auf den Markt, nur sechs Jahre nach der Entdeckung der Bakterien, gegen die es sich richtete. Später folgte eine verbesserte Form namens Neosalvarsan. Die Salvarsane waren keine magischen Kugeln: Sie waren stark toxisch; aber sie retteten Menschenleben.

Die Keimtheorie der Krankheit, die um 1900 so sehr an Glanz und Einfluß gewonnen hatte, wurde in der Folgezeit noch stärker gefördert, denn nachdem man die Sulfonamide und das Penicillin entdeckt hatte und in großem Umfang anwandte, konnte man Krankheiten behandeln, deren Heilung zuvor die Möglichkeiten der Ärzte überstieg. Und in übersteigerter Form wurde die Keimtheorie zu einem dauerhaften Mythos: Danach wurden Krankheiten nicht nur von Keimen verursacht, sondern alle Keime verursachten Krankheiten, und vielleicht wurden sogar alle Krankheiten von Keimen hervorgerufen. Deshalb betrachtete man den Kampf gegen die Keime als den entscheidenden Weg zur Gesundheit.

Die Ärzte taten zur Zerstörung dieses Mythos nicht so viel, wie sie hätten tun können. Sie gewinnen Autorität, wenn sie offensichtlich nicht nur die Ursache einer Krankheit kennen, sondern auch die Heilungsmethode. Und die Ärzte sind zwar meist auch der Meinung, daß gesunde Ernährung und eine saubere Umgebung die entscheidenden Mittel zur Krankheitsverhütung und Gesundheitsvorsorge sind, aber der Berufsstand der Mediziner

als Ganzes interessiert sich nicht besonders für die Volksgesundheit. Was die Ärzte in der ersten Hälfte des 20. Jahrhunderts wirklich erfreute, waren spezifische Krankheitsursachen und gezielte Heilungsmethoden, das heißt Erreger und Medikamente, oder auch: Ziele und Geschosse. Man geht zum Arzt, er stellt fest, was nicht stimmt, und gibt einem ein Medikament, und schon ist wieder alles in Ordnung. Insbesondere die Antibiotika gelten noch heute als die magischen Kugeln, die den unsichtbaren Feind in uns finden und zerstören.
Genauso sieht es, ganz allgemein betrachtet, auch heute noch aus. Wir haben unsere Gesundheit medizinisiert. Das ist der Hintergrund des gewaltigen Wachstums der Pharmaindustrie und der High-Tech-Medizin in der zweiten Hälfte des 20. Jahrhunderts.

### *Der therapeutische Donnerkeil*

Die Vertreter der Keimtheorie mit Pasteur an der Spitze standen im 19. Jahrhundert auf der einen Seite in einer großen Diskussion über das Wesen von Gesundheit und Krankheit. Eifrig und selbstbewußt vertraten sie ihre Befunde, so daß die Gegner kaum zu Wort kamen; ihr Einfluß war so stark, daß alle Stimmen, die sich zunächst gegen die Keimtheorie gewandt hatten, nach und nach in Vergessenheit gerieten.
Die andere große Theorie der Krankheit verbindet sich mit dem Namen eines weiteren Franzosen, nämlich des großen Physiologen Professor Claude Bernard, der ein Zeitgenosse Louis Pasteurs war. Seiner Theorie zufolge ist die Krankheit nicht »da draußen«, sondern »hier drinnen«: Ihre Ursachen sind demnach weniger etwas, das von außen eindringt, als vielmehr Störungen und Schwächen im Organismus, die wir unter Umständen selbst in Ordnung bringen können. Nach Bernards Überzeugung war

Gesundheit abhängig von einem Gleichgewicht im inneren Milieu des Organismus. Oder anders ausgedruckt: Bernard dachte ökologisch.

Nach dieser Theorie können wir uns durch eine gesunde Lebensweise nicht nur gegen Leiden stärken, die keine Infektionskrankheiten sind, sondern auch gegen Infektionen. Krankheit ist danach weniger ein medizinisches als vielmehr ein gesellschaftliches Problem, das man besser verhütet, statt es zu behandeln. Diese Sichtweise kann man auch als »Erdtheorie« bezeichnen, und Pasteur soll sie auf dem Sterbebett anerkannt haben, als er sagte: »Der Keim ist nichts, die Erde ist alles.« Das französische Wort, das Pasteur verwendete und das hier mit »Erde« übersetzt wird, lautete »Terrain«, und das bedeutet auch »Umwelt«. Wenn die äußere Umwelt gesund ist und wenn der Körper wie ein gut gepflegter Ackerboden ausreichend ernährt wird, kann man der Krankheit am besten widerstehen. Ein mißbrauchter Körper ist dagegen für Krankheiten anfällig wie ein ausgelaugter Boden. Gesundheit ist nicht einfach die Abwesenheit von Krankheit, sondern ein positives Wohlbefinden.

Solche Vorstellungen sind so alt wie die Heilkunst. Sie bilden die philosophische Grundlage der traditionellen indischen und chinesischen Medizin. Und sie sind auch der Kern der großen abendländischen Denktradition im Zusammenhang mit der Volksgesundheit, von Hippokrates bis zur Erklärung der Weltgesundheitsorganisation von Alma Ata, in der 1977 Gesundheit für alle gefordert wurde[8)]. Die Keimtheorie dagegen, eine intellektuelle Untermauerung der modernen westlichen Medizin, war etwas Neues.

Der praktische Unterschied zwischen der Keim- und der Erdtheorie liegt in der Verantwortung. Wenn man anerkennt, daß man Krankheiten am besten vorbeugt, ist jeder selbst für die eigene Gesundheit und für die der Menschen um sich herum zuständig. Glaubt man dagegen, Krankheit werde am besten behandelt, macht man sich zum Zuschauer der eigenen Gesundheit, und die Verantwortung liegt beim Arzt. Man verwandelt sich vom Menschen zum Patienten.

Daß die Keimtheorie im 19. Jahrhundert so überzeugend wirkte, ist durchaus verständlich, denn zu jener Zeit forderten epidemisch auftretende Infektionskrankheiten die meisten Todesopfer. Und natürlich spricht einiges für die Theorie; manche Keime sind halt manchmal die Ursache mancher Krankheiten. Aber Bakterien, Viren und andere Mikroorganismen sind bei jeder Infektionskrankheit nur ein Teil der Geschichte. Heute würde niemand die Keimtheorie als allgemeine Erklärung für Krankheiten heranziehen. Sie hat die Prüfung durch die Zeit nicht bestanden.

Zunächst einmal sind die meisten Krankheiten, an denen wir heute leiden und sterben, keine Infektionskrankheiten. Und wenn es einzig und allein auf den Keim ankäme, wäre die Menschheit schon lange ausgestorben, hinweggerafft von einer prähistorischen Infektionsepidemie. Nach allem, was wir inzwischen über Wesen und Ursachen von Krankheiten wissen, würde heute Claude Bernard und nicht Louis Pasteur die große Debatte gewinnen.

Dennoch lassen wir uns meist weiterhin von der Keimtheorie blenden: Wir verhalten uns, als wären Krebs und die Herz-Kreislauf-Erkrankungen, an denen in den Industrieländern die meisten Menschen sterben, Infektionskrankheiten. Meist tun wir wenig oder gar nichts, um uns gegen solche Leiden zu schützen, und wenn sich Symptome einstellen, gehen wir zum Internisten oder Chirurg in der Hoffnung, ein Medikament oder eine Operation werde uns heilen. Bei Krankheiten, die keine Infektionen sind, kann man mit Medikamenten die Symptome lindern, und Herzkrankheiten oder Krebs lassen sich manchmal durch Schneiden oder Brennen heilen. Aber solche Behandlungsmethoden sind keine magischen Kugeln: Sie hinterlassen Narben und erhöhen die Gefahr weiterer Erkrankungen; außerdem wird die eigentliche Krankheit möglicherweise wiederkehren. Eine Krankheit, die sich im Organismus festgesetzt hat, läßt sich durch eine Medikamentenbehandlung nicht ausmerzen.

In der Zeit um 1880 war die Keimtheorie das Hilfsmittel, mit dem die medizinischen Wissenschaftler, die sich mit der Krankheitsbehandlung beschäftigten, den Machtkampf mit den Sozialreformern gewannen, denn diese dachten vor allem an Krankheitsverhütung. Seit den dreißiger Jahren unseres Jahrhunderts verliehen die Medikamente, die sich gegen die Keime richteten, den Medizinern eine einzigartige Autorität. Die Ärzte waren ausgerüstet mit dem »therapeutischen Donnerkeil des Jupiter«, schrieb Sir Derrick Dunlop, der erste Vorsitzende des britischen Committee on Safety of Medicines, im Jahr 1972. Er sah »größere Fortschritte in der medizinischen Behandlung als in allen Zeitepochen zuvor, und niemand weiß, wie großartig und glänzend ihr Fortschritt in den verbleibenden Jahren dieses Jahrhunderts sein wird«[9].

Unser Vertrauen in die Antibiotika ist eng verknüpft mit unserer Abneigung gegen Keime. Wir sind in der Überzeugung aufgewachsen, daß Keimfreiheit das Beste ist. Wir wollen keine Bakterien in unserer Nähe haben und halten sie uns mit einem ganzen Arsenal chemischer Waffen vom Leib. Wir glauben an die Domestos-Gesundheitstheorie: Wir müssen alle Bakterien töten. Weg damit!

## Mit Bakterien leben

### *Die Darmflora: ein lebenswichtiges Organ*

Die meisten Bakterien, die mit uns leben, befinden sich in unserem Darm. Der Dickdarm des Menschen enthält etwa vier- bis fünfhundert Arten von ihnen, und zusammen wiegen sie rund eineinhalb Kilogramm. Stuhl besteht zu einem großen Teil aus Bakterien. Die Bakterienarten, die im menschlichen Darm leben, haben sich im Zuge der Evolution im Gleichgewicht mit uns und miteinander entwickelt; fast alle sind nützlich: Sie tragen zu den Lebensfunktionen des Organismus bei, vergleichbar den Ameisen und Regenwürmern, die den Boden umwälzen und düngen[10)].

Bis vor kurzem interessierten sich die Biologen kaum für den Inhalt des menschlichen Darms. Karrierebewußte Forscher wollten ihre Laufbahn nicht darauf gründen, daß sie Scheiße durchs Mikroskop betrachteten. Der Darm ist noch heute das Afrika unseres Körpers, sein dunkler Kontinent. Professor Michael Gurr, damals Herausgeber des *British Journal of Nutrition,* schrieb 1990 in einem Leitartikel[11)]: »Über die 400 bis 500 Bakterienarten im Darm wissen wir sehr wenig. Wir haben insbesondere nur dürftige Kenntnisse darüber, wie die Ernährung das Gleichgewicht zwischen den Arten beeinflußt und welche Bedeutung größere oder kleinere Veränderungen der Nahrung haben.«

Über die Auswirkungen von Medikamenten und Ernährung auf die Darmflora müssen die Wissenschaftler noch viel lernen. Im Oktober 1985 hielt Sir Christopher Booth, der damals das klinische Forschungszentrum des Medical Research Council leitete, in Rom den Eröffnungsvortrag bei einer Tagung über die Darmflora[12)]. Er sagte, das Interesse an der Darmflora habe drei Stadien durchgemacht. Als man Ende des 19. Jahrhunderts

entdeckte, daß der Darm voller Bakterien ist, war die gebildete Öffentlichkeit zunächst entsetzt, und die Ärzte beschrieben eine neue Krankheit, die sie »Darmblutvergiftung« nannten; Sir Arthur Lane, der Leibarzt des britischen Königs, nötigte seine Patienten, sich den Dickdarm herausschneiden zu lassen[13).
Dann, seit den zwanziger Jahren unseres Jahrhunderts, »ließ das Interesse an der Bakterienflora des Darms drastisch nach ... es setzte sich die selbstzufriedene Ansicht durch, man habe alle von Bakterien verursachten Krankheiten bereits entdeckt. Und da es noch keine Antibiotika gab, kannte man noch nicht die Probleme mit der Darmflora, die sich später als Folge der Behandlung mit diesen Medikamenten einstellten. Eigentlich erwachte das Interesse an den Darmbakterien erst nach dem Zweiten Weltkrieg wieder.«
Das heißt, Ende der vierziger und Anfang der fünfziger Jahre, im goldenen Zeitalter der Antibiotika, setzten die Ärzte diese Medikamente ein, obwohl sie über die Wirkungen der neuen Präparate auf die Darmbakterien weniger wußten als ein durchschnittlicher Gärtner über die Wirkung der Biozide auf die Marienkäfer.
Heute interessieren sich die Mikrobiologen sehr für die Darmflora. Was tun diese Bakterien? Wozu sind sie gut? Am Zentrum für klinische Forschung in Harrow wurde eine mikrobiologische Arbeitsgruppe gegründet. Ihr Leiter war 1990 Dr. Peter Borriello; er beschäftigt sich mit den lebenswichtigen Aufgaben der Darmflora, die man nach seiner Ansicht »als eigenständiges Körperorgan betrachten kann«.
Wie Professor Gurr, so hält auch Dr. Borriello sein Wissen darüber, wie die Darmflora im Körper funktioniert, für bescheiden. In Übereinstimmung mit seinen Kollegen vom British Public Health Laboratory[14)] sagt er, die Bakterienpopulation in unserem Organismus bilde »ein Ökosystem von höchster Komplexität, das wir bisher erst in Ansätzen zu verstehen beginnen«.

Daß führende Wissenschaftler ihre Unkenntnis über die Wirkungsweise der Darmflora eingestehen, mag verblüffend erscheinen; aber sie ist wirklich ein System von verwirrender Komplexität. Die mehreren hundert Bakterienarten im Darm lassen sich in mindestens 17 Gruppen einteilen, die alle untereinander in Wechselwirkung treten können. Außerdem gibt es zahllose Unterarten und Varianten, die sich durch Mutationen ständig verändern. »Die Darmflora ist wegen ihrer gewaltigen Komplexität schwer zu untersuchen«, sagt Professor Sherwood Gorbach, ein Mikrobiologe des New England Medical Center in Boston. »Die Bakterienpopulation des menschlichen Verdauungstraktes stellt ein unglaublich kompliziertes Ökosystem dar ... Nach Schätzungen kann man aus dem Stuhl einer einzigen Person über 400 Bakterienarten isolieren. Die eingehende mikrobiologische Analyse eines derart heterogenen Gemisches ist eine riesige Aufgabe. Die vollständige bakteriologische Charakterisierung einer Stuhlprobe könnte ein ganzes Jahr in Anspruch nehmen.«[15)] Man stelle sich vor: Ein Jahr für die Untersuchung eines Häufleins Kot!
Immerhin sind sich die Wissenschaftler heute sicher, daß unsere Darmflora, also die Bakterien, die in gewaltiger Menge in unserem Verdauungskanal leben, eine unverzichtbare Komponente des Verdauungssystems sind. Sie verarbeiten den Darminhalt, vor allem Fette und Ballaststoffe, und tragen so dazu bei, die Lebensmittel für die Ernährung nutzbar zu machen. (In ganz ähnlicher Weise verarbeiten Bakterien in Erde und Wasser die Abfallstoffe von Pflanzen, Tieren und Menschen, so daß Pflanzenreste und Abfälle zu Trockenfutter und Kompost werden.) Außerdem erzeugt die Darmflora B-Vitamine und Vitamin K. Sie steht in Wechselbeziehung mit der Darmwand und der Schleimhaut, die den Darm auskleidet: Die Bakterien regen die Erneuerung der Zellen in der Darmwand an, entfernen Zellreste von ihrer Oberfläche und stimulieren auch die Peristaltik, die Mus-

kelbewegung des Darms, welche die Nahrung durch den Körper weitertransportiert.
In einem Übersichtsartikel, der 1989 erschien[16)], schrieb der norwegische Mikrobiologe Professor Tore Midtvedt: »Stillstand ist Tod – Bewegung bedeutet Leben. Indem die Darmflora für eine normale Bewegung des Darminhalts sorgt, erfüllt sie ihre Hauptaufgabe: uns einfach am Leben zu erhalten.« Dr. Hendrik van Saene vom Institut für medizinische Mikrobiologie der Universität Liverpool, den ich auch für dieses Buch interviewte, sagte: »Man braucht die Darmflora für die Peristaltik, für die ständige Erneuerung der Darmschleimhaut und für die Herstellung von Vitaminen. Sie ist ein lebendes Organsystem.«
Im 20. Jahrhundert fand also, was die Bakterien in unserem Organismus angeht, ein völliges Umdenken statt. Zuerst hatten die Wissenschaftler angenommen, die Keime müßten gefährlich sein. Dann schwand das Interesse: Die Wissenschaftler konnten nicht herausfinden, wozu die Darmflora gut war, und taten sie als nebensächlich ab. Das war die Zeit, als man die Antibiotika entwickelte. Heute schließlich wissen wir, daß die Bakterien in unserem Darm für das Verdauungssystem lebenswichtig sind, genau wie Milz und Gallenblase. Es dauert eine gewisse Zeit, bis man sich an den Gedanken gewöhnt hat, daß wir die Darmflora für unsere Gesundheit brauchen und daß sie ein lebenswichtiges Körperorgan darstellt, aber es ist nun einmal so.

### *Schranken gegen Infektionen*

Die Darmflora ist noch aus einem zweiten Grund unentbehrlich für unsere Gesundheit: Sie schützt uns gegen Infektionen und ist demnach auch ein Teil des Immunsystems. Die Bakterien wirken dabei genauso wie die Bewohner der Körperoberfläche:

Sie halten krankheitserzeugende Mikroorganismen fern oder sorgen dafür, daß ihre Zahl gering bleibt.
Professor David Hentges vom Institut für Mikrobiologie der Texas Tech University ist der Herausgeber eines neueren Lehrbuches über die Darmflora und ihre Bedeutung für Gesundheit und Krankheit der Menschen[10)]. In einem Kapitel, das er selbst verfaßt hat, schreibt er: »Die Stabilität der Darmflora ist ein äußerst wichtiger Faktor für die natürliche Abwehrkraft der Menschen und Tiere gegen Infektionen, die bakterielle Erreger im Verdauungstrakt hervorrufen.« Mit anderen Worten: Unsere bakteriellen Mitbewohner halten andere, nur gelegentlich auftauchende Mikroorganismen fern, die sonst Krankheiten mitbringen könnten.
Besonders anfällig für Infektionskrankheiten sind Kleinkinder und ältere Menschen, denn in jungen Jahren ist die Darmflora noch nicht voll ausgebildet, und in höherem Alter reagiert sie, meist wieder empfindlicher. Bei Erwachsenen ist sie aber normalerweise bemerkenswert widerstandsfähig. »Nur extreme Belastungen wie beispielsweise die Verabreichung von Antibiotika wirken sich merklich auf die Stabilität der Darmflora aus«, sagt Professor Hentges. »Antibiotika führen häufig tiefgreifende Veränderungen in der Zusammensetzung der menschlichen Darmflora herbei; vielfach gewinnen resistente Bakterien aus dem Organismus oder Mikroorganismen aus der Umwelt die Oberhand.«
Oder einfacher gesagt: Antibiotika dezimieren oft die Bakterien, die normalerweise in einem gesunden Darm vorherrschen, und damit entsteht ein größerer Spielraum für gefährliche Mikroorganismen, die ebenfalls im Darm leben, dort aber gewöhnlich in Schach gehalten werden. Diese Bakterien vermehren sich nun, machen uns krank, entwickeln Resistenz gegen Antibiotika und werden so noch gefährlicher. Außerdem entsteht durch die Zerstörung der normalerweise vorherrschenden Bakterien

Platz für gefährliche Erreger, die von außen in den Körper eindringen. Auch sie vermehren sich, erzeugen Krankheiten, erwerben Resistenz und werden auf diese Weise noch bösartiger. Das ist der Medikamenten-Teufelskreis.

Professor Hentges kommt zu dem Schluß: »Wenn die Antibiotika die natürliche Infektionsabwehr des Organismus ruiniert haben, kann schon eine kleine Zahl von Krankheitserregern bei dem Betreffenden eine schwere Infektion hervorrufen. Eine unversehrte Darmflora ist ohne Zweifel von großer Bedeutung für das Wohlbefinden ihres Besitzers, und deshalb sollte man Antibiotika, die sie durcheinanderbringen, nur mit größter Vorsicht anwenden.«

Die zitierten Äußerungen von Sir Christopher Booth, Dr. Peter Borriello, Professor Tore Midtvedt und Professor David Hentges las ich zum erstenmal, als ich schon seit über einem Jahr mit den Vorarbeiten zu diesem Buch beschäftigt war. Zu dieser Zeit wußte ich bereits, daß Antibiotika eine Gesundheitsgefahr darstellen; und dennoch war ich erschrocken. Ich hatte – wie vermutlich die meisten Patienten – angenommen, ein Arzt, der Antibiotika verschreibt, wisse, wie sich das Medikament auswirkt, nicht nur auf die Erreger der Infektion, sondern auch auf die Bakterien, die normalerweise in unserem Organismus leben. Aber nach den Aussagen dieser Wissenschaftler ist die Einnahme von Antibiotika ungefähr das gleiche, als wenn man eine Handgranate in einen Keller wirft, in dem sich neben Feinden auch viele Freunde aufhalten.

Dieser Vergleich mag empörend erscheinen, weil wir uns so stark an die Antibiotika gewöhnt haben. In Deutschland wurden 1992 über 35 Millionen Rezepte für Antibiotika ausgestellt. Die Ärzte in England, Schottland und Wales schrieben 1990 sogar etwa 52 Millionen Anweisungen aus, im Durchschnitt also eines für jeden Mann, jede Frau und jedes Kind in Großbritannien – in einem Jahr[17]. Und nach allen Berichten war mindestens die

Hälfte dieser Verschreibungen ein Fehler. Nach den Aussagen dieser und anderer Wissenschaftler sind Antibiotika nicht nur dann eine Gesundheitsgefahr, wenn sie übermäßig und mißbräuchlich angewandt werden, sondern auch wenn die Ärzte sie strikt nach den allgemein anerkannten Verwendungsrichtlinien verschreiben. Aufsichtsbehörden wie das britische Committee on Safety of Medicines sind der Ansicht, daß der Nutzen ordnungsgemäß verschriebener Antibiotika fast immer oder zumindest in den meisten Fällen größer ist als die Gefahren. Aber in diese Abwägung werden die Auswirkungen der Antibiotika auf die Darmflora nicht mit einbezogen. In Wirklichkeit spielt jeder, der Antibiotika einnimmt, mit seiner Gesundheit.

Manche Bücher, die sich kritisch mit der heutigen medizinischen Praxis auseinandersetzen, beziehen ihre Argumente aus zweifelhaften Quellen. Aber die hier zitierten Wissenschaftler sind keine Spinner, Eigenbrötler oder Verfechter ominöser Wunderkuren. Sie halten Vorträge auf internationalen Tagungen, veröffentlichen ihre Forschungsergebnisse in führenden Fachzeitschriften und schreiben Lehrbücher. Sie sind anerkannte Autoritäten in ihrem jeweiligen medizinischen Fachgebiet.

Hier zeigt sich eine Zweiteilung innerhalb der medizinischen Wissenschaft, die ebenso tiefgreifend ist wie die Debatte zwischen Louis Pasteur und Claude Bernard im 19. Jahrhundert. Heute, hundert Jahre später, stehen auf der einen Seite führende Ärzte und auf der anderen führende Mikrobiologen. Die Ärzte sind für den einzelnen Patienten verantwortlich, den sie vor sich haben und den man mit Antibiotika wirksam behandeln kann. Die Mikrobiologen dagegen stellen die weiter gefaßte Frage, wie sich diese hochwirksamen Medikamente auf andere Menschen, auf die Umwelt und langfristig auch auf den einzelnen Kranken auswirken. Mikrobiologen denken ökologisch. Damit haben sie natürlich recht, aber was sie sagen, wird nicht weiterverbreitet: Die Wissenschaftler haben Ende des 20. Jahrhunderts die Gewohnheit angenommen, nur noch im Fachjargon zu sprechen. Es gibt um die Antibiotika keine große Diskussion – jedenfalls noch nicht.

Es ist eine Ironie unserer Zeit: Menschen wie wir, die nachdenken und sich für die Ökologie der Erde interessieren, lassen sich Antibiotika verschreiben oder injizieren, ohne daß sie eine Vorstellung davon haben, welche Schäden diese Medikamente in der Ökologie ihres eigenen Körpers anrichten können. Nicht Tausende von Kilometern entfernt, sondern schon ein paar Zentimeter nach innen brodelt es: Betroffen sind die Mikroorganismen, die in uns allen leben, gleich auf unserer Haut, in Nase und Rachen, in unseren Geschlechtsorganen und um sie herum; und vor allem in unserem Darm. Paradox ist auch, daß die Ärzte, die uns solche Medikamente geben, gewöhnlich nur wenig in mikrobiologischer Ökologie ausgebildet sind. Unsere Darmflora ist die letzte unerforschte ökologische Wildnis.

### *Die Immunabwehr*

Die Bakterien, die in den inneren Hohlräumen unseres Körpers leben, schwimmen dort nicht nur herum. Wie bereits erwähnt, sind die Muskelwände des Darms ebenso wie alle Atemwege und Verdauungsorgane vom Mund bis zum After mit Schleimhäuten ausgekleidet. Dieses weiche Gewebe ist eine Abwehrbarriere des Körpers, und zwar nicht nur gegen Infektionen, sondern auch gegen andere Krankheiten. Wie der Name schon sagt, produziert es Schleim, eine dickflüssige Substanz, die wie Öl die inneren Hohlräume schmiert und schützt. Aber Schleim bietet nicht nur mechanischen Schutz: Er enthält wie der Speichel auch Stoffe, die wie natürliche Antibiotika wirken und uns gegen fremde Mikroorganismen verteidigen.

Die Bakterienarten, die in einem gesunden Organismus vorherrschen, bilden auch selbst eine schleimdurchtränkte Schutzschicht, die mit der darunterliegenden Haut in enger Verbindung steht. Der bekannte niederländische Mikrobiologe Dr. Dirk van der Waaij formuliert es so: »Diese Bakterien scheinen sich besonders an der Schleimhaut des Dünn- und Dickdarms festzuheften; sie bilden sozusagen eine lebende Tapete.«[18)]
Dr. van der Waaij prägte 1971 den Begriff »Kolonisierungsresistenz« für das System körpereigener Verteidigungsmechanismen, die dazu dienen, krankheitserzeugende Mikroorganismen fernzuhalten[19)]. Die Kolonisierungsresistenz, die natürliche Infektionsabwehr des Körpers, besteht aus vier Barrieren. Die erste sind die Bakterien, die den Körper normalerweise besiedeln. Die zweite besteht aus den Schleimhäuten der Körperhöhlen. Die dritte ist die Wand dieser Hohlräume, die sich ständig selbst erneuert, wobei Giftstoffe zusammen mit abgestorbenen Zellen und anderen Überresten beseitigt werden. Die »lebende Tapete« mit den Bakterien, die sich parallel zu uns Menschen entwickelt haben, ist ein wesentliches Element jeder dieser drei Barrieren. Wenn sie alle versagen, tritt schließlich als viertes die Immunabwehr im Körperinneren in Aktion, mit Immunglobulinen und Freßzellen, die im Blut kreisen und sich an der Infektionsstelle sammeln.
Im allgemeinen bezeichnet man nur diese vierte Barriere als Teil der körpereigenen Krankheitsabwehr. Sicher, wenn man unter »Immunantwort« nur den Teil der Reaktion auf eine Infektion versteht, an dem die Immunglobuline beteiligt sind, dann stimmt diese Definition. Aber die ersten drei Barrieren, die ebenso wie die vierte zu unserer Immunität gegen krankheitserzeugende Mikroorganismen beitragen, gehören eben deshalb genauso zur körpercigenen Infektionsabwehr. In einem weiter gefaßten und logischeren Sinne sind also die Bakterien, die mit uns leben, ein Teil des Immunsystems.

Hier liegt auch die Erklärung, warum Durchfall und allergische Reaktionen die häufigsten Nebenwirkungen der Antibiotika sind; beide Effekte entstehen, weil die im und am Körper lebenden Bakterien von den Medikamenten angegriffen werden. Beim Durchfall wirkt die Kolonisierungsresistenz: Die Peristaltik beschleunigt sich ebenso wie die Erneuerung der Darmwand und ihrer Schleimhaut. Es sieht aus, als arbeite der Darm besonders heftig, um das giftige Medikament zu beseitigen und die Bakterienbesiedelung wieder in ein gesundes Gleichgewicht zu bringen. Gewöhnlich gelingt das auch: Der Durchfall ist zwar unangenehm und manchmal auch schmerzhaft, aber er ist die gesunde Reaktion der äußeren körpereigenen Immunmechanismen.

Bei allergischen Reaktionen versagt die Kolonisierungsresistenz: Die »lebende Tapete« aus Bakterien und Schleimhaut bricht zusammen, und die innere Abwehr des Körpers, die plötzlich gefordert wird, erleidet eine Art Schock. Nach Absetzen des Medikaments erholt sich die gesunde Bakterienflora meist wieder, aber unter Umständen ist der Betroffene von nun an gegen das Antibiotikum allergisch. Heftige Überempfindlichkeitsreaktionen, insbesondere der anaphylaktische Schock, sind zwar selten, aber gefährlich und manchmal sogar tödlich[20].

Ein unversehrter Darm ist nicht nur für die Infektionsabwehr und für die Verdauung wichtig, sondern auch als Schutz gegen Krankheiten, die keine Infektionen sind. Die Bedeutung des Darms als lebenswichtiges Organsystem wurde von der medizinischen Wissenschaft weitgehend übersehen; dagegen hat die Erforschung der Herz-Kreislauf-Krankheiten, und insbesondere der koronaren Herzkrankheit mit dem Herzinfarkt, in den letzten 50 Jahren viel Aufmerksamkeit erregt und die besten Wissenschaftler sowie umfangreiche Forschungsgelder angezogen.

Wenn der Darm geschädigt ist, geht es uns oft auch allgemein

schlecht. Die Verdauungsorgane sind in unseren Augen oft nur ein Transportweg für Abfallstoffe, ähnlich wie Abwasserleitungen. Aber in Wirklichkeit sind sie viel mehr: Der Darm macht aus Lebensmitteln Nährstoffe. Wenn er nicht richtig funktioniert, hungert nach einiger Zeit der ganze Körper. Außerdem ist der Darm keineswegs undurchlässig. Krankheitserreger, die in den Verdauungskanal gelangen, können ins Blut übergehen und dann alle Organe befallen. Ein stark geschädigter Darm läßt manchmal auch Giftstoffe in die Bauchhöhle entweichen, und von dort können sie ebenfalls ins Blut gelangen.
Genau wie Hautverletzungen, die schnell heilen, repariert sich auch ein gesunder Darm nach einer Schädigung normalerweise von selbst. Aber wie bei allen anderen Körperteilen können häufige Schädigungen auch hier zum Versagen der Reparaturmechanismen und zu schweren Krankheiten führen. Durch Darmerkrankungen erhöht sich auch die Anfälligkeit für andere Infektionskrankheiten und andere Leiden. Wenn man will, daß der Darm gesund bleibt und weiterhin widerstandsfähig gegen Krankheitserreger ist, sollte man ihn einschließlich der in ihm lebenden Bakterien pfleglich behandeln.

## Unsere innere Ökologie

### *Bakterien: Die ersten Lebewesen*

Von unserem Standpunkt als Menschen aus ist es verständlich, daß wir Bakterien und Viren ausschließlich als Störenfriede oder unangenehme Zufälligkeiten betrachten, denn wir können sie nicht sehen und bemerken sie meist nur, wenn sie eine Krankheit verursachen. Sehr viel nützlicher ist jedoch eine ökologische Sichtweise, bei der wir nicht nur fragen, was die Mikroorganismen uns antun, sondern uns auch darum kümmern, wie

sie sich miteinander sowie zusammen mit Boden, Wasser, Pflanzen, Tieren und Menschen entwickelt haben; das sollte uns einen besseren Eindruck davon verschaffen, wie sie uns nützen können.
Sozusagen als ihr »Wirtstier« erleben wir den entscheidenden Unterschied zwischen Bakterien, nämlich den zwischen aeroben und anaeroben Arten, leibhaftig mit; aerobe Bakterien brauchen Luft (genauer: den Sauerstoff in der Luft), um zu überleben und zu gedeihen. Demnach sind die Bakterien, die auf unserer Körperoberfläche leben (wie *Staphylococcus epidermidis)* aerob. Viele anaerobe Arten überleben dagegen nur ohne Sauerstoff; in diese Gruppe gehören die Bakterien in unserem Inneren einschließlich der vielen Arten von *Bacteroides* und *Bifidobacterium,* die in der gesunden menschlichen Darmflora vorherrschen[21)].
Vereinfacht gesagt, leben aerobe Bakterien auf unserer Außenseite und anaerobe in unserem Inneren. Viele Bakterien, die Krankheiten auslösen, sind aerobe Arten, die sich in Lebensmitteln, Tieren (natürlich auch Insekten) oder Staub befinden. Der Grund, warum diese Bakterien vielfach in uns eindringen und im Körperinneren überleben können, ist ihre Anpassungsfähigkeit: Die Wissenschaftler bezeichnen sie als »fakultative Aerobier«, das heißt, sie bevorzugen Sauerstoff in ihrer Umgebung, können aber auch ohne ihn existieren.
Chirurgische Eingriffe am offenen Körper sind unter anderem deshalb gefährlich, weil dabei der Darm oder andere lebenswichtige Organe, die gerade operiert werden, in Kontakt mit fakultativ aeroben Bakterien kommen können, die sich später, nach dem Vernähen der Wunde, anpassen und weiter vermehren, obwohl sie in einem gesunden Organismus nichts zu suchen haben. Solche Infektionen stellen bei größeren Operationen immer ein Risiko dar.
*Bacteroides, Bifidobacterium* und andere Bakterienarten, die im

gesunden Darm vorherrschen, bezeichnet man als »obligate Anaerobier«: Sie können nur ohne Luft überleben. Andere wie zum Beispiel *E. coli,* die im Darm in geringerer Anzahl vorkommen, sind »fakultative Anaerobier«, das heißt, ihr Lebensraum enthält gewöhnlich keinen Sauerstoff, aber sie können sich an eine sauerstoffhaltige Umgebung anpassen: Die meisten fakultativen Anaerobier im Darm sind normalerweise ungefährlich, aber sie können zu Krankheitserregern werden, wenn sie aus dem Körper entkommen und dann an eine andere Stelle in seinem Inneren eindringen. *E. coli* wird zum Beispiel normalerweise von den obligaten Anaerobiern im Darm unter Kontrolle gehalten und ist deshalb harmlos. Die Art kann aber zur Gefahr werden, wenn sie aus dem Darm (beispielsweise) in die weiblichen Geschlechtsorgane oder in die Harnwege gelangt.

Ganz ähnlich sind auch obligate Anaerobier harmlos und sogar nützlich, solange sie auf den Darm beschränkt blieben, aber sie können gefährlich werden, wenn Schäden oder Geschwüre im Darm auftreten, über die sie sich im Körper verbreiten können. Allgemein ausgedrückt, werden Bakterien zu Krankheitserregern, wenn sie sich aus irgendeinem Grund an der falschen Stelle befinden. Leben sie dagegen an einem Ort, an den sie sich angepaßt haben, sind sie für ihren menschlichen Wirt meist ungefährlich oder nützlich.

Neben dem Sauerstoff (beziehungsweise seiner Abwesenheit) brauchen Bakterien auch Nährstoffe und den richtigen Bereich von Temperatur und Säuregehalt, um zu überleben und sich zu vermehren. Arten, die an oder in Menschen und Tieren leben, sind an das Mikroklima ihres Wirts hervorragend angepaßt. Im Reagenzglas können sich schnellwachsende Bakterien alle halbe Stunde durch Zellteilung verdoppeln. Aus einer Bakterienzelle können also in fünf Stunden tausend und in zehn Stunden eine Million Zellen werden. Würde dieser Vorgang nicht begrenzt, bestünde die Erde natürlich schon seit langer Zeit nur noch aus einer kompakten Bakterienmasse. Bakterien wachsen, solange die Nährstoffe ausreichen, solange die richtigen Bedingungen herrschen und solange sie nicht bedroht sind. Wenn unentbehrliche Nährstoffe zur Neige gehen, stellen sie die Vermehrung ein, und nach einiger Zeit sterben sie ab. Das Gleichgewicht zwischen Bakterien und anderen Lebewesen unterliegt den gleichen allgemeinen Gesetzmäßigkeiten wie die Bevölkerungsentwicklung bei den Menschen.

Viele hundert Millionen Jahre lang hatten Bakterien die Welt für sich allein. Die ersten Bakterien, die man auch als autotroph bezeichnet, lebten in Wasser oder Erde und ernährten sich wie die heutigen Pflanzen von Kohlendioxid und Luft oder anorganischen Verbindungen. Später entwickelten sich auch heterotrophe Arten: Sie brauchen organische Nährstoffe, und das bedeutete andere Bakterien. Später, aber immer noch Hunderte von Millionen Jahren vor unserer Zeit, tauchten einzellige Pilze wie die Hefen und andere einfach gebaute Eukaryonten auf.

Ohne Mikroorganismen hätte die Erde sich nicht so entwickelt, daß heute Pflanzen und in der Folge auch Tiere und Menschen auf ihr leben können. Der Erdboden entstand durch Bakterien und Pilze, und Bakterien sorgen für die Zersetzung aller toten Lebewesen, so daß aus den Produkten wieder neues Leben entstehen kann. Ohne Bakterien käme das Leben zum Stillstand, und wären sie nicht die ersten Lebewesen gewesen, hätte sich die Welt des Lebendigen, die wir heute kennen und zu der wir gehören, nicht entwickeln können. Wir Menschen stammen nicht nur von den Einzellern ab, wir sind auch auf sie angewiesen. Bakterien sind das Bindeglied zwischen Erde, Pflanzen, Tieren und Menschen.

Wir sind gewohnt, die Antibiotika als Erfindung der modernen Wissenschaft zu betrachten, die ausschließlich dazu dient, Bakterieninfektionen bei Tieren und Menschen zu behandeln. In Wirklichkeit entwickelten die Bakterien selbst zum eigenen Schutz Substanzen mit bakterienhemmenden Eigenschaften, lange bevor es Pflanzen, Tiere und Menschen überhaupt gab.
Sobald die Bakterien die Fähigkeit erworben hatten, sich von organischen Verbindungen – das heißt von anderen Bakterien – zu ernähren, brauchten sie auch Angriffs- und Verteidigungsmechanismen, so wie die Lebewesen in allen Ökosystemen. Das war der Grund, warum in der Natur die Antibiotika entstanden.
In seinem Buch »Modern Meat« beschreibt Orville Schell diesen Vorgang folgendermaßen[22)]: »Vor vielen Millionen Jahren entwickelten einzellige Bodenbewohner die Fähigkeit, in ihrem Inneren Verbindungen herzustellen, die konkurrierende Mikroorganismen am Wachstum hindern oder töten konnten. Diese Fähigkeit, die ursprünglich durch zufällige genetische Veränderungen entstand, war eine außergewöhnliche Entwicklung der Evolution. Manche dieser Verbindungen wurden später als ›Antibiotika‹ bekannt – der Begriff stammt aus dem Griechischen und bedeutet ›gegen das Leben‹; die Mikroorganismen, die sie produzieren konnten, hatten im Kampf ums Überleben einen gewaltigen Vorteil.«
So kam es, daß Alexander Fleming im *Penicillium*-Pilz das Penicillin entdeckte und daß Selman Waksman später auf das Streptomycin stieß, nachdem er gefolgert hatte, man könne Antibiotika im Erdboden finden. Die gleichen Überlegungen führten dazu, daß man das Cephalosporin, den ersten Vertreter einer weiteren Gruppe von Antibiotika, im Abwasser fand.
Die Heilwirkung der natürlich vorkommenden Antibiotika

kennt man schon seit Jahrtausenden. In China dienen faulende Sojabohnen seit 3000 Jahren zur Wundbehandlung. Hinweise auf heilende Schimmelpilze finden sich in alten ägyptischen Inschriften und im Talmud. Mit Bäcker- und Bierhefe behandelt man seit der Antike äußerliche Infektionen. In seinem Buch »Miracle Cure«[23] über Antibiotika schreibt Dr. Martin Wainwright: »Die meisten Medizinhistoriker haben diese Berichte über die heilenden Eigenschaften von Schimmelpilzen als Altweibergeschichten abgetan; die Tatsache, daß solche Praktiken auf allen Kontinenten und zu allen Zeiten angewandt wurden, legt jedoch den Verdacht nahe, daß sie bis zu einem gewissen Grade Erfolg gehabt haben müssen.« Eine Geschichte in Dr. Wainwrights Buch stammt von einer alten Frau im irischen Cork, die offenbar wußte, wovon sie sprach:

»Vor vielen Jahren las eine alte Tante (sie war damals etwa 82), die offenbar viel von der Heilkunde verstand, in einer Zeitschrift über die Entdeckung des Penicillins durch Professor Fleming, die als Ergebnis seiner Forschungen an Schimmelpilzen beschrieben wurde. In ihrer unnachahmlichen Art sagte meine Tante: ›Ich hatte dieses Heilmittel schon vor ihm.‹ Bei einer ihrer Heilmethoden, das wußte ich, legte sie zehn oder zwölf Orangen an eine Stelle, wo sie so schnell wie möglich schimmelten. Dann schabte sie sorgfältig den am stärksten grün gefärbten Schimmel ab und stellte daraus eine Art Tinktur her, mit der sie Abszesse, Nagelgeschwüre, Furunkel und andere Arten von Eiterbeulen behandelte. Sie wandte die Lösung oral an, und das offenbar mit hervorragendem Erfolg.«

Möglicherweise war auch die Karfreitags-Kreuzsemmel ursprünglich ein natürliches Antibiotikum. Nach einer alten britischen Tradition hängte man Brötchen, die man zur Zeit des Frühlingsanfangs gebacken hatte, auf und ließ sie schimmeln. Später im Jahr kratzte man den Schimmel ab und verwendete ihn als Arznei. Irgendwann fügte man dann wahrscheinlich mit

dem Segen der Kirche das Kreuz hinzu, als Symbol für die Macht Jesu, die leidende Menschheit zu erlösen.
Im Jahr 1925 äußerte die Fachzeitschrift *The Lancet* in einem Leitartikel die Vermutung, »medizinische Eigenschaften, die traditionell bestimmten Pilzen zugeschrieben werden, könnten möglicherweise eine unerschlossene Quelle von therapeutischem Wert sein«. Nur drei Jahre später bemerkte Alexander Fleming die bakterienhemmende Wirkung von *Penicillium*-Sporen, die der Wind durch das offene Fenster seines Labors geweht hatte. Vielleicht hätte er den praktischen Wert seiner Entdeckung früher erkannt, wenn er sich über die Heilwirkung der schimmeligen Brötchen Gedanken gemacht hätte, die man in den britischen Pubs aufzuhängen pflegte.
Auch Gemüse, Früchte und Kräuter entwickelten Antibiotikaeigenschaften, um sich gegen Infektionen zu schützen, und sie wirken in manchen Fällen auch gegen Erkrankungen des Menschen. Vielleicht wird man letztlich bei allen Lebewesen infektionshemmende Substanzen nachweisen. Zu den Lebensmitteln, Getränken und Kräutern, bei denen man schon heute nützliche Antibiotikaeigenschaften kennt, gehören Kohl und Zwiebeln, Preiselbeeren, Wein und andere Früchte. Rohe Möhren helfen manchmal gegen *Listeria monocytogenes.* Eine Feigenart, die bei den Einwohnern Neuguineas als Arznei diente, enthält, wie wir heute wissen, eine mikrobenhemmende Substanz. Honig ist für Kinder eine nützliche Medizin: Er tötet verschiedene *Salmonella-* und *Shigella*-Arten, die Durchfall verursachen. Olivenöl hilft mitunter gegen Zahnfleischinfektionen. Tee wirkt häufig gegen die *Campylobacter*-Bakterien, die für mehr Lebensmittelvergiftungen verantwortlich sind als die Gattung *Salmonella*. Und die bakterienhemmenden Eigenschaften des Knoblauchs kannte man schon zu Pasteurs Zeit[24)].
Ein gesunder menschlicher Organismus ist nicht nur durch seine eigene Bakterienflora gegen Infektionen geschätzt, son-

dern auch durch natürliche mikrobenhemmende Ausscheidungen. Lysozym, ein Enzym in der Tränenflüssigkeit, tötet Bakterien und hält so die Augenoberfläche keimfrei; es findet sich auch im Nasenschleim und im Speichel, und es schützt Nase, Mund und Rachen. Milchsäure, die im Schweiß vorkommt und auch von den *Lactobacillus*-Bakterien in der Scheide ausgeschieden wird, schützt den Körper und die weiblichen Geschlechtsorgane. Salzsäure im Magen hindert aerobe Bakterien, die den Weg durch den Rachen hinter sich gebracht haben, an der weiteren Wanderung in den Darm. Die Funktion der Fettsäuren auf der Haut und des Schleims im Verdauungstrakt wurden bereits erwähnt.

Babys schützt die Muttermilch gegen Infektionen, denn die in ihr enthaltenen Antikörper wehren Fremdbakterien ab. Deshalb ist Muttermilch der beste Infektionsschutz, den eine Frau ihrem Säugling geben kann. Ein weiterer Schutz sind intensive Zärtlichkeiten: Je enger die körperliche Bindung zwischen Mutter und Kind ist, desto besser kann das Kind gefährliche Bakterien abwehren.

Im Laufe der Menschheitsgeschichte lernten zuerst die Heiler und später die Ärzte, bakterienhemmende Substanzen gegen die Mikroorganismen einzusetzen, die Menschen infizieren. Dann synthetisierten die Wissenschaftler Antibiotika, um den Menschen eine noch größere Vorherrschaft über andere Lebewesen zu verschaffen, und Pharmafirmen stellten die neuen Wirkstoffe in großen Mengen her, um sich untereinander und gegenüber anderen Branchen Konkurrenzvorteile zu verschaffen. Wir Menschen haben uns wahrscheinlich aus Bakterien entwickelt und verdanken ihnen unsere Existenz. Im Ökosystem des menschlichen Körpers sind Bakterien bei weitem zahlreicher als die eigentlichen menschlichen Zellen. Und die Antibiotika verdanken wir den Bakterien und anderen Mikroorganismen. Sie sind eine natürliche Ressource, und wie alle

Ressourcen sind sie nur dann wertvoll, wenn man sie sehr vorsichtig anwendet.

### *Erreger, die mit uns leben*

Bakterien stellen wir uns oft als Parasiten vor; sogar in Lehrbüchern werden sie häufig so genannt. Aber das stimmt nicht. Ein Parasit im üblichen Sinne des Wortes ist eine Belastung, etwas Unangenehmes, das man lieber loswürde. Und diese Beschreibung trifft auf die typische Beziehung zwischen uns und den Bakterien ganz bestimmt nicht zu. Zunächst einmal haben sich nämlich die autotrophen Bakterien, die wie Pflanzen leben, im Gleichgewicht mit anderen Organismen im weltweiten Ökosystem entwickelt, und sie sind für uns keine größeren Parasiten als beispielsweise Obstbäume oder Blumen. Diese Bakterien beeinträchtigen uns nicht.

Die Bakterien, die auf die eine oder andere Weise mit uns zu tun haben, einschließlich aller bisher erwähnten Arten, sind heterotroph: Sie ernähren sich von organischen Verbindungen. Heterotrophe Bakterien leben tatsächlich an, in oder mit anderen Lebewesen, aber das gleiche tun auch Tiere und Menschen. Unser Gefühl, daß wir Antibiotika brauchen, wird von der Vorstellung beeinflußt, Bakterien seien Parasiten. Aber eigentlich sind sie für uns keine größeren Parasiten als wir für sie. Daher bezeichnet man die Bakterien, die an und in uns leben, besser als kommensale Flora oder als Symbionten.

Beide Begriffe bedeuten »zusammenlebend«, aber in recht unterschiedlichem Sinn. Kommensale Organismen fressen nebeneinander, ohne sich zu schaden. (»Kommensal« kommt aus dem Lateinischen und bedeutet »zusammen am Tisch«.) Symbionten dagegen leben zum gegenseitigen Nutzen zusammen. Das ist beispielsweise bei *Staphylococcus epidermidis* der Fall, der sym-

biotisch auf unserer Haut lebt und gefährliche Bakterien fernhält; es ist eine Beziehung zum beiderseitigen Nutzen.
Auch die anaeroben Bakterien, die über 99 Prozent der Mikroorganismen in unserem Darm ausmachen, gehören fast alle zur freundlichen, symbiontischen Flora: Sie besetzen nicht nur den Platz im Darm und halten gefährliche Arten fern, sondern sie tragen auch zur Verdauung bei. Und der aerobe *Lactobacillus acidophilus,* der bei Joghurt für die Vergärung sorgt, findet sich in großer Zahl in den weiblichen Geschlechtsorganen, wo er Milchsäure ausscheidet und so zum Symbionten des Menschen wird.
In ihrem natürlichen Lebensraum schaden die symbiontischen Bakterien uns nie. Allerdings können Bakterien wie *Escherichia coli und Clostridium difficile,* die im gesunden Darm kommensal leben, zu einer Gefahr werden, wenn sie sich unkontrolliert vermehren, beispielsweise wenn die symbiontischen Bakterien durch Antibiotika zerstört werden. Ein Symbiont kann sich in einen Parasiten verwandeln, genau wie eine Pflanze zum Unkraut wird, wenn sie sich zu stark vermehrt oder an der falschen Stelle wächst.
Auch beim Menschen gibt es eine Parallele. Wer bei jemandem im Gästezimmer wohnt, lebt kommensal mit seinem Gastgeber zusammen. Ein kommensaler Mitbewohner wird zum Parasiten, wenn er ungebührlich lange bleibt oder die Miete nicht bezahlt. Und ganz ähnlich wird die normalerweise kommensale Art *E. coli* nur dann parasitisch und damit schädlich, wenn sie im Darm die Vorherrschaft gewinnt oder wenn sie aus ihrem natürlichen Lebensraum im Verdauungskanal beispielsweise in die Harnwege übergeht, wo sie nichts zu suchen hat.
Ein anderer kommensaler Mikroorganismus, der zur Gefahr werden kann, ist die Hefe *Candida albicans,* meist einfach Candida genannt. Dieser einzellige Pilz ist ein Eukaryont und wird deshalb von bakterienhemmenden Wirkstoffen im allgemeinen

nicht angegriffen. Beim Gesunden lebt er friedlich und in geringer Anzahl im Darm und auch in der weiblichen Scheide, und dabei steht er im Gleichgewicht mit anderen Mikroorganismen. Antibiotika stören dieses Gleichgewicht, denn sie töten die *Bacteroides, Bifidobacteria* und *Eubacteria* im Darm sowie die *Lactobacilli* in der Scheide. Bei einer einmaligen Antibiotikabehandlung erholt sich die normale Flora, die von dem Medikament vernichtet wird, nach Absetzen des Wirkstoffs meist von selbst wieder. Wird eine solche Behandlung – insbesondere mit Breitbandantibiotika – jedoch oft wiederholt, dezimiert das Medikament die Bakterienarten, die normalerweise vorherrschen, für längere Zeit, und dann kann Candida sich unkontrolliert ausbreiten. Das übermäßige Pilzwachstum erkennt man als Soor in Mund und Scheide. Die zu starke Vermehrung von Candida im Darm ist nicht nur für sich gesehen eine lästige und oft schwerwiegende Krankheit, sondern sie schwächt auch den Darm und macht uns anfällig für weitere Gesundheitsstörungen. Deshalb gilt Candida allgemein als gefährlich; aber wie bei Kaninchen oder Blattläusen, deren Lebensräume verwüstet werden, liegt das Übel auch hier in der starken Vermehrung. Das übermäßige Wachstum von Candida ist eine Folge des Antibiotika-Teufelskreises.

Nun könnte man denken, es sei besser, wenn der Darm nur von symbiontischen Bakterien bewohnt wäre, die uns in ihrer natürlichen Umgebung nie irgendwelchen Schaden zufügen. Aber erstens ist es nun einmal nicht so, und zweitens gedeiht auch die gutartige Flora mit den obligaten Anaerobiern nur dann, wenn auch die weniger freundlichen fakultativen Anaerobier mit ihrer starken Anpassungsfähigkeit vorhanden sind.

Bakterien entwickeln symbiontische Eigenschaften nicht nur gegenüber dem Menschen, sondern auch untereinander. Unsere Darmbakterien leben in einem Schlauch, der am einen Ende im Magen endet, und dort sorgt die abgegebene Flüssigkeit für einen fast vollständigen Luftabschluß, wie das U-förmige Rohr in einem Toilettenabfluß. Am anderen Ende befindet sich der Schließmuskel des Afters, der den Hinterausgang blockiert. Dennoch gelangt ein wenig Luft in den Darm, zum Beispiel weil wir sie mit der Nahrung verschlucken. Deshalb ist die symbiotische Funktion der anpassungsfähigen fakultativen Anaerobier (wie *E. coli*, und *Clostridium difficile)* wichtig: Sie nehmen die geringen Sauerstoffmengen auf, die in den Darm gelangen, so daß die obligaten Anaerobier (insbesondere *Bacteroides und Bifidobacteria)* gedeihen und die Vorherrschaft behalten können.

Diese wechselseitige Abhängigkeit der fakultativen und obligaten Anaerobier ist auch die Erklärung, warum Antibiotika die normale Darmflora nicht nur direkt, sondern auch indirekt zerstören können. Wenn ein Antibiotikum sich gegen die fakultativ anaeroben Arten richtet, weil sie die mikrobiologische Ursache vieler Infektionskrankheiten sind, erzeugt es meist auch eine unnatürliche Umgebung, in der Sauerstoff nicht mehr aufgenommen wird, so daß die gutartige Flora nicht gedeihen kann. Wie bei den Schädlingsbekämpfungsmitteln, so ergeben sich auch bei den Antibiotika unvorhergesehene Folgen.

Möglicherweise schützen uns die nicht ganz so gutartigen fakultativen Anaerobier im Darm auch besonders gut gegen das Eindringen krankheitserzeugender aerober Mikroorganismen; solche Erreger haben in einem gesunden Organismus nichts zu suchen, aber sie können mit Wasser, Lebensmitteln, Staub, Tieren und (im Fall der Viren) mit den Bakterien selbst in unser Inneres gelangen.

Wem das nicht plausibel erscheint, dem kann ein Vergleich aus dem Geschäftsleben zur Veranschaulichung dienen. In einer Firma kommen die Vorstandsmitglieder in ihrer Mehrheit vielleicht gut miteinander aus: Sie sorgen für den Wohlstand der Aktionäre und achten darauf, daß die unangenehmen Kollegen, die im Vorstand in der Minderheit sind, sich meist nicht durchsetzen können. Vielleicht ist diese unfreundliche Minderheit aber besonders geschickt darin, feindselige Übernahmeangebote anderer Firmen abzuwehren. So etwas ist wahrscheinlich jedem, der Erfahrung im Umgang mit Kollegen hat, schon einmal begegnet, und dieser Zusammenhang ist noch unendlich viel einfacher als die mikroskopischen Wechselwirkungen zwischen den vielen hundert Bakterienarten in unserem Organismus.

Welche Art aus der Darmflora schützt uns am besten gegen gefährliche Mikroorganismen? Diese Frage ist für die Mikrobiologen von großem Interesse – und für uns ebenso. Aber es gibt keine Möglichkeit, sie genau zu beantworten. Die obligaten Anaerobier, die im Darm vorherrschen, sterben bei Berührung mit Sauerstoff, und die Analyse der Bakterien, die mit dem Stuhl ausgeschieden werden, ist ein wenig grob und ungenau. Nach den Vermutungen der Wissenschaftler ähnelt die Bakterienzusammensetzung im Stuhl der im Dickdarm, aber genau weiß man es nicht.

Auch die Funktionsweise der Bakterien im Körper (»in vivo«) und im Labor (»in vitro«) ist nicht unbedingt die gleiche. Im Darm leben alle Bakterienarten in komplizierten Beziehungen zueinander und zur Darmwand mit ihrer Schleimhaut, aber auch mit dem Darminhalt, der ständig in Bewegung ist. Im Labor lassen sich die Bedingungen des Körperinneren nicht genau nachahmen; die Wissenschaftler können nur hoffen, daß ihre Experimente aussagekräftig sind.

Gutartige, symbiontische Bakterien leben nicht nur auf Pflanzen, Tieren und Menschen sowie im Darm aller Lebewesen, die ein Verdauungssystem besitzen. Sie sind auch in uns »eingebaut«. In seinem Aufsatz »Germs« (»Keime«)[1] nennt Professor Lewis Thomas Beispiele, wie Bakterien sich in andere Lebewesen einfügen. Die Pflanzen aus der Gruppe der Leguminosen sind zum Beispiel mit ihrem Stoffwechsel auf Bakterien in ihren Wurzelhaaren angewiesen, die dort »so eng eingebunden sind, daß man nur mit dem Elektronenmikroskop feststellen kann, welche Membranen zu den Bakterien gehören und welche pflanzlichen Ursprungs sind«. Und in vielen Insekten leben Bakterien »wie kleine Drüsen, die lebenswichtig sind, obwohl man ihre Funktion nicht kennt«.

In allen Zellen des Menschen gibt es Gebilde, die man Mitochondrien nennt. Sie sind ein unentbehrliches Hilfsmittel bei der Energiegewinnung aus Nährstoffen. Eigentlich sind die Mitochondrien kleine Kraftwerke. Professor Thomas sieht in ihnen einen erstaunlichen Beleg für die gemeinsame Evolution von Bakterien und Menschen. Er schreibt: »Man kann mit gutem Grund behaupten, daß es uns als eigenständige Gebilde gar nicht gibt. Entgegen der bisherigen Annahme bestehen wir nicht aus immer weiter vermehrten eigenen Teilen. Wir sind gemietet, aufgeteilt und besetzt. Im Inneren unserer Zellen befinden sich die Mitochondrien; sie treiben die Zellen an, indem sie die Oxidationsenergie liefern, mit der wir Tag für Tag heranwachsen, und strenggenommen gehören sie nicht zu uns. Sie entpuppen sich als richtig eigenständige Lebewesen, die eingewanderten Nachkommen freilebender Prokaryonten, vermutlich einfach gebauter Urbakterien, die sich mit den Vorfahren unserer eukaryontischen Zellen zusammengetan haben und dort geblieben sind. Seither haben sie ihre Eigenständigkeit beibehalten. Sie vermehren sich auf ihre eigene Weise und besitzen DNA- und RNA-Moleküle, die ganz anders sind als unsere. Sie sind ebenso Symbionten wie die *Rhizobium*-Bakterien in den Wurzeln der Bohnenpflanze. Ohne sie könnten wir keinen Muskel bewegen, keinen Finger krumm machen, keinen Gedanken denken.«[1]

Wir sind nichts Festes. Unter einem starken Mikroskop betrachtet, sind wir von Bakterien durchsetzt und, wie es aussieht, auch mit den lebenden Fossilien von Bakterien, deren Funktionsweise die Mikrobiologen gerade erst zu verstehen beginnen. Solche Entdeckungen tragen sicher dazu bei, daß wir Bakterien und andere Mikroorganismen in einem neuen Licht und mit neuem Respekt sehen. Hätten die Wissenschaftler, die vor über einem halben Jahrhundert die ersten Antibiotika entwickelten, über unsere Wechselbeziehungen mit den Bakterien schon ebensoviel gewußt wie wir heute, wären sie in ihren öffentlichen Äußerungen wahrscheinlich insgesamt vorsichtiger und weniger aggressiv gewesen. Aber wie die Forscher, die sich mit der Entwicklung der Atombombe beschäftigten, erkannten sie anfangs nicht die volle Bedeutung dessen, was sie taten; und auf alle Fälle nahmen Industrie und Regierungen ihnen das, was sie entdeckt hatten, schon bald aus der Hand.

Wir alle leben also schon kurz nach unserer Geburt ständig mit Bakterien zusammen, und manche davon können Krankheiten verursachen. So ist das Leben nun einmal. Bakterien sind die Grundlage des Lebens auf unserem Planeten: Sie sind so allgegenwärtig wie der Erdboden, ja ohne sie gäbe es gar keinen Erdboden. Der Milliardär Howard Hughes entwickelte gegen Ende seines Lebens einen wahren Verfolgungswahn gegenüber den Krankheitserregern und versuchte, sich in einem von ihm selbst entworfenen Raum von der Außenwelt zu isolieren – ein völlig nutzloses Unterfangen. Man kann den Bakterien nicht entkommen.

Die Bakterien in uns und um uns herum sind wie die Menschen in unserem Leben: Sie sind da, und wie sie sich verhalten, wie sie reagieren und welche Wirkungen sie auf uns ausüben, hängt stark von uns selbst ab. Genau wie man angenehmer lebt, wenn man gut mit Menschen umgehen kann, so lebt man auch gesünder, wenn man den richtigen Umgang mit Bakterien lernt.

## Die Bakterien schlagen zurück

### *Warum wir an Infektionskrankheiten leiden*

Wie steht es nun mit den Bakterien, die in uns eindringen und Krankheiten erzeugen? Warum schaden sie uns? Parasiten haben nichts davon, wenn sie ihren Wirt umbringen. »Unter dem Gesichtspunkt der Evolution bringt die Fähigkeit, Krankheiten oder den Tod herbeizuführen, keinen Gewinn«, sagt Lewis Thomas. »Ein Mensch, der sich einen Meningokokkus einfängt [einen Erreger der Hirnhautentzündung], schwebt auch ohne chemische Therapie in wesentlich geringerer Lebensgefahr als der Meningokokkus selber, der das Pech hat, an einen Menschen zu geraten. Die meisten Meningokokken sind bestrebt, an der Körperoberfläche zu bleiben, im Nasen-Rachen-Raum. Dort findet man sie während einer Epidemie bei der Mehrheit der betroffenen Bevölkerung, und im allgemeinen verläuft alles gut. Nur bei einer unerklärlichen Minderheit, den ›Fällen‹, wird die Linie überschritten, und dann geht es auf beiden Seiten mit dem Teufel zu, aber vor allem auf der Seite der Meningokokken.« Das gleiche gilt für alle Epidemien: Nur in seltenen Ausnahmefällen wie der mittelalterlichen Pest erkrankt wohl jeder, der infiziert ist; meist gibt es dagegen viele Infizierte und nur wenige Kranke. Infektion ist nicht gleichbedeutend mit Krankheit.

Fast immer ist bei Infektionskrankheiten nicht nur der krankheitsauslösende Mikroorganismus von Bedeutung, sondern auch seine Beziehung zu uns. Die meiste Zeit sind wir gesund, und dann wehren wir Bakterien, die eine Krankheit hervorrufen können, ohne mit der Wimper zu zucken ab; sie haben auf uns keine erkennbaren Auswirkungen. Manchmal dagegen vermehren sich die Bakterien schnell und unkontrolliert; möglicherweise werden sie zeitweilig stärker als die körpereigene Immunabwehr, oder vielleicht ist der Betreffende auch schon geschwächt. In solchen Fällen sammelt der Körper unter Umständen seine Verteidigungskräfte, so daß wir nur einen Anflug von Krankheit spüren. In anderen Fällen nisten sich die Bakterien so im Körper ein, daß eine Zeitlang eine akute Krankheit entsteht, und wenn der Organismus sich dann erholt, sterben die Bakterien ab, und die Symptome verschwinden.

Manchmal bleibt eine Infektionskrankheit aber auch bestehen: Der Betroffene wird für längere Zeit krank oder stirbt sogar. Solche gefährlichen Infektionen können von bösartigen krankheitsauslösenden Bakterien hervorgerufen werden, die in lebenswichtige Organe eindringen. Wenn man weiß, daß Bakterien die Erreger sind, ist es in solchen Fällen natürlich sinnvoll, sich des wertvollen Hilfsmittels der Antibiotika zu bedienen.

Aber warum kommt es überhaupt zu einer ernsthaften und möglicherweise tödlichen Infektionskrankheit? »Die meisten Bakterien sind mit dem Fressen völlig ausgelastet«, sagt Lewis Thomas[1)]. »Die Mikroorganismen, die uns am übelsten mitspielen und scheinbar wirklich darauf aus sind, uns krank zu machen, entpuppen sich bei näherem Hinsehen eher als Zaungäste, Obdachlose oder Fremde aus dem Nirgendwo.« Oder, so könnte man hinzufügen, die Fremden kommen durch ein Tor, das man besser verschlossen läßt.

Lewis Thomas, der über viele faszinierende und bedeutsame Kenntnisse über Mikroorganismen und Menschen verfügt,

weist darauf hin, daß manche Krankheiten weniger von Bakterien verursacht werden als vielmehr von einer Überreaktion der körpereigenen Immunabwehr, bei der der Körper sich eigentlich selbst angreift. »Das Waffenarsenal des Organismus zur Bakterienbekämpfung ist so wirksam und umfaßt so viele Abwehrmechanismen, daß sie für uns eine größere Gefahr sind als die Eindringlinge. Wir leben inmitten scharfer Sprengladungen; wir sind vermint.« Aber warum sollten Bakterien selbstzerstörerische Autoimmunreaktionen auslösen, die den Betroffenen im äußersten Fall sogar umbringen? Und warum sind Autoimmunkrankheiten in den letzten 50 Jahren so zahlreich geworden?
Daß der menschliche Organismus angesichts eindringender Bakterien einen Selbstzerstörungsmechanismus entwickelt hat, der rein zufällig heute mehr Leiden und Todesfälle verursacht als vor zwei oder drei Generationen, ist höchst unwahrscheinlich. Viel eher dürfte in der jüngeren Vergangenheit irgend etwas geschehen sein, das die Immunabwehr im Darm der Menschen überempfindlich gegen den Kontakt mit Giftstoffen gemacht hat. Da Antibiotika nicht nur in der Lage sind, die Bakterien mit der darunterliegenden »lebenden Tapete« der Schleimhaut von der Darmwand zu entfernen, sondern auch Bakterieninfektionen zu erzeugen, an die der Darm nicht angepaßt ist und die in großen Mengen toxisch wirken, ergibt sich eine offenkundige Erklärung: Antibiotika könnten nicht nur die Ursache von Superinfektionen und allergischen Reaktionen sein, sondern auch von nichtinfektiösen Autoimmunerkrankungen[20].

Krankheitserreger sind eine notwendige, aber keine hinreichende Voraussetzung für Infektionskrankheiten. Zwei offenkundige Beispiele sind die Magenschleimhautentzündung, die derzeit in Großbritannien grassiert und von *Salmonella enteritidis* ausgelöst wird, und die weniger häufige, aber gefährlichere Infektion mit *Listeria monocytogenes,* die zu Fehlgeburten führen kann. Beide Krankheiten werden durch Lebensmittel übertragen[2)].
Die Salmonellen und Listerien, wie sie meist einfach genannt werden, sind zu einer Gefahr für die Volksgesundheit geworden, weil sie die Bedingungen, durch die ihre Vermehrung normalerweise begrenzt wird, verändert haben. Beide Arten waren immer in geringer Zahl in manchen Lebensmitteln enthalten. Zur Bedrohung wurden sie durch die vielerorts entsetzlichen Bedingungen der heutigen Tierhaltung und durch die Art der Lebensmittelherstellung und -lagerung. Hühner aus der Massentierhaltung sind heute beispielsweise oft mit Salmonellen verseucht, weil sie in Käfigen zusammengepfercht werden und weil man ihrem Futter Hühnerkot und die Überreste anderer Hühner beimischt, so daß ein Infektionskreislauf entsteht. Nach der Schlachtung werden die Hühnerkadaver in langen Reihen hintereinander aufgehängt und in einen Wassertank getaucht; in dieser warmen Suppe vermehren sich die Bakterien, und dann infizieren sie jedes Huhn, das den Schlachtungs- und Verpackungsprozeß durchläuft.
Ein anderes Beispiel ist das »Schockfrosten« gekochter Lebensmittel in der Nahrungsindustrie; dabei werden Salmonellen und Listeria-Bakterien herangezüchtet, wenn die Lebensmittel nicht streng bei niedriger Temperatur gehalten werden. Oberhalb einer kritischen Temperaturgrenze vermehren sich die Erreger unkontrolliert. Deshalb sollte man vorbereitete Lebensmittel wie vorgekochte Fertiggerichte sowie belegte Brote, die fast bei

Raumtemperatur auf Ladentheken liegen, am besten meiden. Warme, feuchte Lebensmittel, die stunden- oder tagelang herumliegen, sind ein guter Nährboden für Bakterien, genau wie die Kulturschalen, auf denen man die Mikroorganismen im Labor züchtet.
Ein gesunder Mensch, der mit den Lebensmitteln ein paar krankheitserzeugende Bakterien zu sich nimmt, wird höchstwahrscheinlich nicht krank; die Schlagzeilen der Jahre 1989 und 1990, in denen über Laborbefunde mit Bakterien in Frisch- und Milchprodukten berichtet wurde, als sei jeder einzelne Erreger eine mikroskopische Lenkwaffe, waren ein Beispiel für unsinnigen Krankheitskeim-Verfolgungswahn.
Die heutigen Herstellungsverfahren der Lebensmittelindustrie begünstigen die unkontrollierte Vermehrung von Salmonellen, Listerien und anderen Bakterien, die Lebensmittelvergiftungen hervorrufen können. Am anfälligsten dafür sind Menschen mit geschwächten Abwehrkräften. So warnte beispielsweise der oberste britische Gesundheitsbeamte vor allem Krebs- und AIDS-Patienten, aber auch schwangere Frauen und ältere Menschen vor Lebensmitteln, die besonders leicht von Salmonellen und Listeria-Bakterien befallen werden. In diesen Warnungen wird nicht darauf hingewiesen, daß jeder, der Antibiotika nimmt, anfälliger für Infektionen ist, weil diese Medikamente im Darm einen Freiraum schaffen, den von außen eingedrungene Erreger besiedeln können.

### *Viren: bewegliche Gene*

Viren haben einen schlechten Ruf; der Begriff leitet sich von dem lateinischen Wort für Gift ab. Wir glauben gemeinhin, eine Welt ohne Viren wäre eine bessere Welt. Wer sagt, »ich habe mir ein Virus gefangen«, fühlt sich krank.

Aber wie die Bakterien, so haben auch die Viren sich nicht entwickelt, um bei Menschen Krankheiten auszulösen. Nach Ansicht von Lewis Thomas sind sie wahrscheinlich das Hilfsmittel, mit dem genetische Information zwischen verschiedenen Lebensformen hin- und herwandert, und damit sind sie ein Instrument der Evolution. Er schreibt[1)]: »Die Viren ... sehen inzwischen immer mehr wie bewegliche Gene aus. Die Evolution ist auch heute noch ein langes, mühsames biologisches Spiel; nur die Gewinner bleiben am Tisch, aber die Regeln erscheinen inzwischen wandelbarer.

Wir leben in einem Gewimmel von Viren; sie schwirren wie Bienen von einem Lebewesen zum anderen, von Pflanzen zu Insekten, von Säugetieren zu mir, dann wieder zurück und auch mal ins Meer. Und dabei nehmen sie von irgendeinem Genom ein Stück mit, hier ein paar Gene von jenem, dort verpflanzen sie gar ganze DNA-Abschnitte, und so verteilen sie Erbinformationen gleichsam wie Worthülsen auf einer Party. Wahrscheinlich sind sie das Mittel, mit dem neue, veränderte DNA-Moleküle sich am weitesten unter uns verbreiten. Wenn das stimmt, dann sind die seltsamen Viruserkrankungen, auf die wir in der Medizin so viel Aufmerksamkeit richten müssen, eigentlich ein Unfall, bei dem etwas danebengegangen ist.«

Mit den Viren ist es wie mit den Bakterien: Wir können uns mit einer gefährlichen Art infizieren, ohne die Krankheit zu bekommen; und auch Viruserkrankungen werden oft weniger vom Virus selbst hervorgerufen als vielmehr von der Reaktion der körpereigenen Immunabwehr auf den Erreger. Für die meisten Viruskrankheiten gibt es keine wirksame Behandlungsmethode – man muß sie einfach ihren Gang gehen lassen.

Die moderne Medizin hat dazu geführt, daß die Ärzte und infolgedessen auch alle anderen Menschen an Gesundheit und Krankheit in starren, getrennten Kategorien denken. Dementsprechend betrachten wir auch den Körper als Ansammlung von

Einzelteilen. Diese mechanistische Einstellung hat zur Folge, daß wir das Ökosystem in unserem Inneren leicht übersehen. Bakterien und Viren sind unterschiedliche Erregertypen, und Antibiotika sind gegen Viruserkrankungen wirkungslos; deshalb glauben wir, Bakterien- und Virusinfektionen hätten nichts miteinander zu tun und der Einsatz von Antibiotika könne die Anfälligkeit für Viruserkrankungen nicht beeinflussen.

Aber dem ist nicht so. Antibiotika können die innere Umwelt in unserem Körper mit großer Sicherheit auf zweierlei Weise so verändern, daß wir nicht nur gegen Bakterieninfektionen, sondern auch gegen den Befall durch Viren weniger gut geschützt sind.

Zum ersten sind die Bakterien des menschlichen Körpers ein unverzichtbarer Bestandteil der Immunverteidigung. Sie haben sich nicht nur entwickelt, um fremde Bakterien fernzuhalten, sondern auch zur Abwehr anderer Mikroorganismen wie Pilze, Parasiten – und Viren. Wenn diese gutartige Flora durch Antibiotika ausgeschaltet wird, werden wir anfälliger für Infektionen aller Art.

Und zweitens hat die »lebende Tapete« aus Bakterien und Schleimhaut an den Wänden von Verdauungskanal und Atemwegen eine Doppelfunktion: Sie schützt den Darm gegen das Eindringen von Giftstoffen, und gleichzeitig schirmt sie die innere Immunabwehr ab. Wird diese Schutzschicht durch Antibiotika entfernt, besteht doppelte Gefahr: einerseits durch gefährliche Mikroorganismen einschließlich der Viren, die in die Darmwand eindringen, und andererseits durch Schädigung der inneren Immunabwehr. In den 80er Jahren ist eine Viruserkrankung, die das Immunsystem extrem schwächt, zur langandauernden Epidemie geworden – AIDS.

Und es gibt noch eine dritte denkbare Gefahr. Viren leben und vermehren sich in Bakterien ebenso wie in menschlichen Zellen. Wenn Antibiotika in uns die Bakterien töten, die ihrerseits

Viren enthalten, ist es dann nicht möglich, daß diese Viren in die benachbarten menschlichen Zellen wandern, die beispielsweise den Rachen oder den Darm auskleiden oder im Blut kreisen? Könnten Virusarten, die sich zu harmlosen kommensalen Organismen der Bakterienzellen entwickelt haben, in den menschlichen Zellen zu gefährlichen Parasiten werden? Bei diesem Gedankenmodell wären die Antibiotika, mit denen man Bakterieninfektionen bekämpft, auch in der Lage, eine beliebige Zahl von Viruserkrankungen auszulösen.
Glücklicherweise können Viren nach heutiger übereinstimmender Ansicht der Mikrobiologen nicht zwischen den prokaryontischen Bakterienzellen und den Zellen des Menschen oder anderer Eukaryonten hin- und herwechseln. »Ich kenne keinen solchen Fall«, sagt Dr. Richard Novick vom New York Public Health Institute, den ich für dieses Buch interviewte. »Vielleicht habe ich in der Literatur irgend etwas übersehen, aber ich habe nie davon gehört.«
Dennoch ist eine Ursache von Viruserkrankungen die Störung der mikrobiologischen Ökosysteme durch den systematischen Einsatz von Antibiotika, genau wie Insektenplagen unter anderem durch den systematischen Einsatz von Schädlingsbekämpfungsmitteln und die dadurch verursachte Störung der ökologischen Balance in der Insektenwelt entstehen.

### *Im Zweifelsfalle weg damit*

Die Ärzte vergessen manchmal, daß man Krankheiten mit Antibiotika nicht nur bekämpfen, sondern auch hervorrufen kann, denn sie konzentrieren sich auf den Patienten, den sie vor sich haben, und seine Infektion. Toxische Wirkungen und Medikamentenresistenz sind für sie keine roten Lampen, sondern nur »Nebenwirkungen«, ein Anlaß, weitere Medikamente anzuwenden. Medizinische Standardlehrbücher beschreiben zwar heute durchaus, welchen Schaden die Antibiotika in der Ökologie der Mikroorganismen anrichten. Aber für Ärzte ist die Vorstellung, ein Medikament, das zur Bekämpfung einer Krankheit in einem Teil des Organismus dient, könne in einem anderen oder bei anderen Menschen eine Krankheit auslösen, entweder schwer zu verstehen oder höchst seltsam.

Der Patient ist mit Sicherheit infiziert, die Infektion wird durch die Antibiotika höchstwahrscheinlich zum Stillstand gebracht, und welche Wirkung das Medikament auf das mikrobiologische Ökosystem ausübt, ist nicht bekannt; deshalb ist leicht zu verstehen, warum vielbeschäftigte Ärzte und Chirurgen sich für Antibiotika einsetzen. Es ist die gleiche Denkweise wie bei Bauern, die mit Schädlingen zu kämpfen haben.

Einen Unterschied gibt es allerdings: Ein Bauer, der auf dem Land lebt, kann die Veränderungen bemerken, die Schädlingsbekämpfungsmittel und andere Chemikalien in der Umwelt verursachen. Die Verantwortung für die Pflege von Patienten hat sich dagegen vielfach vom Hausarzt, der den ganzen Menschen kennenlernen kann, zu den Krankenhausärzten verlagert, die den einzelnen, kurz gesagt, meist nur als Fall betrachten.

Deshalb werden die gesammelten Nebenwirkungen der Antibiotika den Medizinern oft erst bewußt, wenn Superinfektionen und Supererreger in Krankenhäusern und Gesellschaft zu einer Infektionsplage führen. Sofortige starke Nebenwirkungen nimmt der Arzt (und der Patient) meist wahr, aber die langfristigen Schäden werden vielfach übersehen oder falsch verstanden, und man achtet nicht darauf, wie lebenswichtig eine unversehrte nützliche Bakterienflora ist.

Vor nicht allzu langer Zeit hatten die Ärzte noch keine Ahnung, daß Blinddarm und Mandeln zum Abwehrsystem des Körpers gehören, und die Chirurgen nahmen diese Organe oft leichtfertig heraus; man nahm an, sie seien überflüssig, gewissermaßen ein Fehler der Natur. Im Zweifelsfalle weg damit! Ganz ähnlich zerstören Ärzte, die wenig über die Schutzfunktion der mit uns entstandenen Bakterienflora wissen, diese schon bei geringfügigen Infektionen mit Antibiotika. Im Zweifelsfalle weg damit! Zur Rechtfertigung dieser Achtlosigkeit dient oft die Behauptung, die nützliche Flora werde sich erholen und ein neues stabiles Ökosystem aufbauen. Aber genau wie eine durch Gifte geschädigte Tierwelt erholt sie sich manchmal nicht.

Besonders beliebt sind Breitband- und Kombinationsantibiotika, nicht nur bei Pharmaindustrie und Medizinern, sondern bei allen, die zum Arzt gehen, weil sie eine Infektionskrankheit schnell und einfach loswerden wollen. Das funktioniert auch! Aber bei diesen Medikamenten ist die Wahrscheinlichkeit, daß sie ein mikrobiologisches Chaos anrichten, am größten: Sie sind der schnellste Weg zu Superinfektionen und Supererregern. Der systematische Einsatz von Breitband- und Kombinationsantibiotika ist vom Prinzip her vergleichbar mit dem Wanderfeldbau, den die Kleinbauern in der Dritten Welt praktizieren: Sie sägen Bäume und Büsche ab oder verbrennen sie, um den Boden zu düngen, und wenn er ausgelaugt ist, ziehen sie weiter, und das Abholzen und Abbrennen wiederholt sich. Zurück bleibt erst einmal nur Verwüstung. Der Unterschied ist nur, daß wir von unserem eigenen Körper nicht loskommen, solange wir am Leben sind.

Offensichtlich haben wir Menschen von Natur aus das Bedürfnis, unsere Umwelt zu kontrollieren. Meist hassen und fürchten wir alles, was sich dieser Kontrolle entzieht. Wir bezeichnen ungezähmte Tiere als »wild« und betrachten sie als Feinde, obwohl fast alle Tiere den Menschen meiden, solange sie nicht mißbräuchlich provoziert werden. Naturvölker nennen wir ebenfalls »Wilde«, und fälschlicherweise gelten sie oft als bösartig, obwohl fast alle Ureinwohner einschließlich derer, die in Amerika, Asien und Afrika bis heute überlebt haben, den Kontakt mit Industrievölkern meiden, solange man sie nicht verfolgt. Etwas Ähnliches tun wir auch mit den Bakterien: Wir benutzen so lange systematisch Antibiotika, bis sie zurückschlagen.

Sicher, es gibt auf der Erde ein paar böse Menschen, und ebenso bringen auch manche Bakterien tödliche Krankheiten mit, beispielsweise *Clostridium botulinum,* der Erreger des Botulismus, und *Yersinia pestis,* das die Pest auslöst. Aber im allgemeinen führt uns die aggressive männliche Sprache der Wissenschaftler, die von Invasionen, Kämpfen, Kugeln, Bomben, Explosionen, Minenfeldern und Krieg sprechen, in die Irre. Bei fast allen Bakterien schützt man seine Gesundheit am wirksamsten, wenn man lernt, wie man am besten mit ihnen lebt – nicht im Krieg, sondern friedlich.

Unseren Körper stärken wir mit der gleichen Haltung wie ausgeglichene Menschen, die ihre innere Ordnung aufrechterhalten, um harmonisch zusammenzuleben: durch gegenseitige Anerkennung, Verständnis und Respekt. Und wie zwischen Menschen und zwischen Nationen, so ist es auch zwischen uns und den Bakterien: Gewalt erzeugt Gegengewalt. Daher sollten wir nur im besonderen Notfall die Antibiotika gebrauchen. Denn der beste Schutz gegen Infektionskrankheiten ist die eigene Abwehrkraft unseres ausgeglichen ernährten und widerstandsfähigen Körpers.

In dem nutzlosen Krieg gegen die Bakterien sind wir die Verlierer. Das flächendeckende Bombardement der Erreger läßt resistente Supererreger entstehen, die sich wie eine intelligente Guerillaarmee verwandeln, im Krieg immer härter werden und sich nicht ausrotten lassen. Je mehr Antibiotika übermäßig und mißbräuchlich verwendet werden, desto größer ist die Gesundheitsgefahr für den einzelnen, die Gemeinschaft und die ganze Welt. Die einzigen Gewinner sind in einem modernen Krieg die Waffenproduzenten; aber auch sie werden vielleicht eines Tages bombardiert.

In Umweltfragen geht der Trend zum »grünen Denken«. Es ist an der Zeit, daß wir uns die grüne Denkweise auch für das letzte ökologische Neuland zu eigen machen: für unsere innere Umwelt, das Innere unseres eigenen Körpers. Ein vernünftiges medizinisches System, das darauf ausgerichtet ist, die Gesundheit zu erhalten, wird unsere natürliche Widerstandskraft gegen Krankheiten stärken und nicht schädigen, indem es die Bakterien, die sich mit uns entwickelt haben, nicht zerstört, sondern schützt.

### *Anmerkungen*

1 Dieses Kapitel baut auf dem Gedankengut von Professor Lewis Thomas (Kap. 2, Anm. 6) und Professor René Dubos (Kap. 1, Anm. 38) auf. Der Artikel »Germs« ist in Lewis Thomas' Buch »The Wonderful Mistake«.

2 Lacey, R.: Safe Shopping, Safe Cooking, Safe Eating, London, 1989.

3 Hodgkin, K. (Hrsg.): Family Medical Adviser, London, 1983.

4 Impfungen sind ein Thema für sich und allemal ein eigenes Buch wert. Immunisierung gegen Infektionskrankheiten, vornehmlich Kinderkrankheiten wie Masern, Röteln, Keuchhusten, Diphtherie und Kinderlähmung, ist in den Industrieländern gängige Praxis. Aber wie schon bei den Antibiotika, spielen Impfungen nur eine kleine Rolle beim Rückgang der Infektionsepidemien. Viele Homöopathen glauben, daß die Impfung die natürliche Widerstandsfähigkeit des Körpers gegenüber Krankheiten schwächt.

5 Diese Passage habe ich Bernard Dixon's hervorragendem Buch »Beyond the Magic Bullet«, Allen and Unwin, 1978, entnommen.

6 Der alles überstrahlende Einfluß des Louis Pasteur wird in Prof. Bruno Latours bemerkenswertem Buch »The Pasteurisation of France«, Harvard University Press, 1988, untersucht.

7 Trélat, E.: La salubrité. In: *Revue Scientifique* 1895; 10/8: 163–170.

8 Weltgesundheitsorganisation: Declaration of Alma Ata. In: *Lancet* 1978; ii: 1040–1041.

9 Dunlop, D.: World Medicine, 18. Oktober 1972.

10 Folgende Quellen wurden für die Beschreibung der Darmflora in

diesem Abschnitt herangezogen: Hentges, D. (Hrsg.): Human Intestinal Flora in Health and Disease, New York, 1983. Grubb, R., Midtvedt, T., Norin, E. (Hrsg.): The Regulatory and Protective Role of the Normal Microflora, New York, 1989.

11 Gurr, M.: The Nutrition of Microbes and Man, Editorial. In: *Br J Nutr* 1990; 63: 5–6.

12 Booth, C.: Introduction to Conference on Intestinal Flora in Health and Disease. In: Ann *Ist Super Sanita* 1986; 22/3: 727–728.

13 Sir Arbuthnot Lane, der heute als Schlächter angesehen wird, lag hinsichtlich seiner »Therapie« gar nicht mal so falsch. Die Ernährung zu seiner Zeit bestand vorwiegend aus Fleisch, während Getreide, Gemüse und Obst kaum eine Rolle spielten. Solche Ernährungsweisen können leicht Verstopfung und durchaus eine überproportionale Vergrößerung des Darms verursachen. Eine bakterielle Ursache liegt nicht vor. In extremen Fällen kann hier nur eine Operation helfen. Lane selber war zugleich ein Ernährungsapostel, dessen Anregungen zu einer gesunden Ernährungsweise dem heutigen Kenntnisstand schon recht nahekamen.

14 Hill, M., Hudson, M., Borriello, P.: Factors Controlling the Intestinal Flora. In: *Eur J Chemotherap and Antibiotics* 1982; 2: 51–56.

15 Gorbach, S.: Biochemical Methods and Experimental Models for Studying the Intestinal Flora. In: *Ann Ist Super Sanita* 1986; 22/3: 739–748.

16 Midtvedt, T.: The Normal Microflora, Intestinal Motility and Influence of Antibiotics. An Overview. In: Grubb, R., Midtvedt, T., Norin, E. (Hrsg.): The Regulatory and Protective Role of the Normal Microflora, New York, 1989.

17 Statistics from Prescription Pricing Authority, Department of Health.

18 Van der Waaij, D., de Vries-Hospers, H.: Colonisation Resistance of the Digestive Tract; Mechanism and Clinical Consequence. In: *Ann Ist Super Sanita* 1986; 22/3: 875–882.

19 Van der Waaij, D., de Vries, J., Lekkerkerk van der Wees, J.: Colonisation Resistance of the Digestive Tract in Conventional and Antibiotic-Treated Mice. In: *J Hyg* 1971; 69: 405–411.

20 Dies bedeutet: Dadurch, daß Antibiotika die äußere körpereigene Infektionsabwehr schädigen können, beanspruchen sie die Immunabwehr im Innern übermäßig stark. Die daraus resultierenden Folgen werden ausführlich im nächsten Kapitel »Apokalypse Now« beschrieben.

21 Für diesen Abschnitt wurde auf folgende Fachliteratur zurückgegrif-

fen: Lehninger, A.: Biochemistry, New York, 1975. Ketchum, P.: Microbiology, New York, 1984. Eine Reihe mikrobiologischer Begriffe sind im Glossar des Anhangs erklärt. Deutschsprachige Literatur siehe Kap. 2, Anm. 1.

22 Schell, O.: Modern Meat, New York, 1984.

23 Siehe Kap. 1, Anm. 7.

24 Die pharmazeutischen Effekte unserer Nahrungs- und Genußmittel sind zu einem recht bedeutenden Gegenstand wissenschaftlichen Interesses geworden. Ein exzellentes aktuelles Buch ist Jean Carpers »Food Pharmacy«, Simon and Schuster, 1989. Die zitierten Beispiele stammen aus: Wainwright, M.: Miracle Cure: the Story of Antibiotics, Oxford, 1990. Weitere Querverweise: Beuchat, L., Brackett, R.: Inhibitory Effects of Raw Carrots on Listeria Monocytogenes. In: *Appl & Environ Microbiol* 1990; 56(6): 1734–1742. Baumgartner, B., Erdelmeier, C., Wright, A. et al: An Antimicrobial Alkaloid from Ficus Septica. In: *Phytochemistry* 1990; 29 (10): 3237–3330. Haffejee, I., Moosa, A.: Honey in the Treatment of Infantile Gastroenteritis. In: *Br Med J* 1985; 290: 1866–1867. Anon: Olive Yields Antibiotic. In. *GP,* 9 March 1990. Diker, K., Akan, M., Hascelik, G. et al: The Bacteriocidal Aktivity of Tea against Campylobacter Jejuni and Campylobacter Coli. In: *Letters in Appl Microbiology* 1991; 12: 34–35. Atetumbi, M., Lau, B.: Allium Sativum (Garlic) – a Natural Antibiotic. In. *Med Hypoth* 1983; 12: 227–237.

# 4 Apocalypse Now

## Wie Antibiotika Krankheiten züchten

Mund und Darm, Nase und Haut, praktisch alle Oberflächen und Öffnungen unseres Körpers sind von unzähligen Bakterien besiedelt. Sie sind im wesentlichen harmlos, aber es gibt unter ihnen auch Formen, die ernsthafte Entzündungen oder andere Krankheiten auslösen können. Der wirksamste unmittelbare Schutz gegen diese gefährlichen Formen ist eine unversehrte, gesunde Körperoberfläche. Nur wenn die Haut geschädigt oder verletzt ist, nur wenn Schleimhäute geschwächt oder nicht mehr intakt sind, herrschen günstige Voraussetzungen dafür, daß diese Feinde von außen in unseren Körper eindringen können.

Professor Walter Cannon
»The Wisdom of the Body«

Antibiotika wurden und werden bei allem möglichen gegeben, von Kopfschmerzen bis zu eingewachsenen Zehennägeln; sie werden geschluckt, gelutscht, injiziert und eingerieben; man streicht sie auf Schnitte, versenkt sie in Wunden, futtert sie den Hühnern und Schweinen und sprüht sie in Krankenhausstationen auf die Wände … Durch eine typisch menschliche Kombination von Habgier und Unkenntnis sind wir heute dabei, die Nützlichkeit der Antibiotika völlig zunichte zu machen.

Dr. Richard Novick
Public Health Research Institute, New York

*Antibiotika sind lebenswichtig zur Behandlung schwerer Bakterieninfektionen; aber sie werden übermäßig und mißbräuchlich angewandt, und oft übersehen die Ärzte die gefährlichen Wirkungen dieser hochwirksamen Medikamente auf die Ökologie des menschlichen Organismus. Insbesondere die Breitband-Antibioti-*

*ka machen uns bei ständiger Anwendung nicht nur anfällig für Infektionen, sondern auch für nichtinfektiöse Krankheiten. Diese Entwicklung kann schon vor der Geburt beginnen; Antibiotika verursachen wahrscheinlich bei jedem, der sie regelmäßig einnimmt, im Kindesalter und während des ganzen Lebens Krankheiten. Antibiotika machen uns zum leichten Opfer für Infektionen von Ohren, Nase und Rachen, für Erkrankungen der Harnwege und der weiblichen Fortpflanzungsorgane sowie für verschiedene schwerwiegende und sogar tödliche Darminfektionen. Außerdem können sie die Immunität gegen alle anderen Krankheitsformen vermindern.*

## Frauen und Kinder zuerst

*Die Geschichte von Hetty Einzig*

Hetty Einzig war meine erste Coautorin. Zusammen recherchierten und schrieben wir »Dieting Makes You Fat«, und später arbeitete sie an »The Fitness Jungle« mit. Während der Recherchen zu ihrem dritten Buch »The New Guide to Women's Health«, das sie zusammen mit Dr. Norma Williams schrieb, wurde ihr klar, warum Blasenentzündungen ihr als junge Erwachsene ständig das Leben vergällt hatten.

Als wir uns unterhielten, erzählte sie: »Meine erste Blasenentzündung bekam ich mit 18, zwei Wochen nachdem ich mit meinem ersten Freund geschlafen hatte. Ich ging zu meiner Hausärztin, und sie verschrieb mir Antibiotika. Von da an bekam ich die Blasenentzündung immer häufiger – ein-, zwei-, dreimal im Jahr. Es waren immer die gleichen Symptome: Schwächegefühl, Kopfweh, Müdigkeit und diese Schmerzen da unten. Dauernd hatte ich das Gefühl, ich müßte pinkeln, aber es kam kaum etwas. Und dann – ›aua, nicht schon wieder‹ – dieser scharfe,

brennende, heftige Schmerz. Nach einer Stunde war er unerträglich. Oft kam auch Blut.
Ein paar Stunden, nachdem ich Antibiotika eingenommen hatte, ließen die Symptome nach. Sofort legte ich mich mit einer Wärmflasche ins Bett. Ohne Antibiotika hätte ich ein Schmerzmittel genommen und literweise Zitronenwasser getrunken. Aber ich ließ mir immer Antibiotika verschreiben. Ich gehörte zu der Generation [sie war in den siebziger Jahren zwischen 20 und 30], die bei jedem Schnupfen Antibiotika nahm. Zwischen 1972 und 1978 hatte ich ständig Anfälle von Blasenentzündung, nahm daraufhin Antibiotika, und der nächste Anfall kam vier Monate später. Ich ging zu mehreren urologischen Kliniken in London – Barts, University College, Guys.
Ich erinnere mich, wie ein Arzt sagte, er wolle mir sechs Monate oder ein Jahr lang täglich eine Dosis Cotrimoxazol zur Vorbeugung geben. Er meinte, das werde meine Abwehrkraft gegen den Erreger stärken. Ich äußerte Zweifel an dieser Idee, und ich werde nie vergessen, was er darauf antwortete: ›Entweder Sie gehen ins Nonnenkloster, oder Sie tun, was wir sagen.‹ Das war 1978.
Ich nahm also ein großes Glas Septrin mit nach Amerika. Nach einem Monat warf ich es weg. Ich wußte, daß das Medikament mich krank machte: Ich hatte Kopfschmerzen und fühlte mich ständig unwohl und benommen. Jetzt entschloß ich mich, meinem Instinkt zu vertrauen. Jeder, der über längere Zeit Antibiotika genommen hat, wird Ihnen das gleiche sagen. Der Darm funktioniert nicht mehr. Die Lebensenergie wird einem ausgetrieben.«
Von da an nahm sie nur noch Antibiotika, wenn die Symptome der Blasenentzündung auftraten. Dann, 1982, sagte ihr die Hausärztin, die Bakterien, die ihr den Ärger bereiteten, seien gegen alle außer zwei Antibiotika resistent. »Das erschreckte mich. Ich sagte: ›Und was ist, wenn ich gegen alle Antibiotika resistent bin

und dann etwas Ernstes bekomme, eine Komplikation der Blasenentzündung, zum Beispiel eine Niereninfektion?‹ Sie wußte darauf keine Antwort. Ich nahm eines der Antibiotika, die noch wirkten, aber meine Zuversicht schwand.
Als ich das nächste Mal in die urologische Klinik ging, hatte ich Blutungen. Der Urologe an diesem führenden Londoner Krankenhaus erklärte mir: ›Wir haben eine wunderbare neue Operation.‹ Nach der wunderbaren neuen Theorie hält die Blase manchmal Urin zurück, der in meinem Fall infiziert war. Bei der Operation führt man einen Katheter ein, um die Harnwege zu dehnen, und wenn nötig, schneidet man ein Stück heraus. Aha, sagte ich. ›Wie hoch ist die Erfolgsquote?‹ Er erklärte, es sei ein ganz neues Verfahren, und sie liege vielleicht bei 40 Prozent. Ich explodierte und warf ihm vor, er suche nur nach Versuchskaninchen, um seinen blöden Eingriff zu vervollkommnen. Er erwiderte: ›Na gut, dann kann ich nur eines tun und Ihnen wieder Antibiotika verschreiben.‹ Ich sagte, ich wolle keine Antibiotika mehr nehmen. Darauf antwortete er: ›Wenn Sie nicht tun, was wir sagen, wird die Infektion auf die Nieren übergreifen. Und dann können Sie mit Ihrem Leben abschließen.‹ Voller Wut und Angst machte ich mir klar, daß ich mich selbst heilen mußte.«
Jetzt wandte Hetty sich der Homöopathie und Naturheilkunde zu. Sie verließ sich auf hochwertige Ernährung, Ruhe, Kräuterarzneien und vor allem Zeit. »Ich mußte meinem Körper Zeit zur Heilung geben. Hinter den Antibiotika steht die Idee, dem Organismus eins draufzugeben – Peng! – und die Sache dann zu vergessen. Diese Einstellung ließ ich fallen.«
Ihre letzte Blasenentzündung hatte sie 1985. Sie ist jetzt verheiratet, hat eine kleine Tochter, und als ich sie interviewte, war das zweite Kind unterwegs. Auf die Jahre der Angst blickt sie heute mit einem gewissen Humor zurück. »Was ursprünglich die Ursache der Blasenentzündung war, weiß ich nicht«, sagt sie. »Vielleicht gehörte ich zu denen, die von Natur aus besonders

anfällig sind. Aber mit Sicherheit haben erst die Antibiotika daraus ein schwerwiegendes und immer wiederkehrendes Problem gemacht. Nach meiner Überzeugung verschreiben die Ärzte so oft Antibiotika, weil sie das Gefühl haben wollen, sie hätten etwas unternommen, und der Patient soll das auch denken. Es vermittelt Zutrauen, diese kleine Flasche neben dem Bett, die klappert, wenn man sie schüttelt. Bis man erkennt, welcher Schaden dabei angerichtet wird.«

### *Blasenentzündung: der zweite Fluch der Frauen*

Das zweithäufigste Anwendungsgebiet für Antibiotika in Großbritannien und in Deutschland sind Infektionen der Harnwege, allen voran die Blasenentzündung (Zystitis). Die Harnwege, die zur Blase und weiter zu den Nieren aufsteigen, sind normalerweise keimfrei. Aber heute leiden in Großbritannien jedes Jahr zweieinhalb Millionen Frauen an Blasenentzündung, und jede zweite Frau bekommt diese Krankheit mindestens einmal im Leben. Unter ihnen sind nach Schätzungen etwa 100 000 »Problempatientinnen«, bei denen die Symptome viermal im Jahr oder öfter auftreten. In den USA belaufen sich die Kosten für die Behandlung von Blasenentzündungen auf schätzungsweise eine Milliarde Dollar im Jahr[1)].
Die Symptome der Blasenentzündung hat Hetty Einzig beschrieben: ständiger Harndrang, ein brennender, häufig sehr starker Schmerz beim Wasserlassen sowie Schmerzen im unteren Rücken und in der Leistengegend. Die Krankheit ist bei Frauen wesentlich häufiger als bei Männern, weil die weiblichen Harnwege viel kürzer sind, und außerdem ist die Öffnung der Harnröhre neben der Scheide anfälliger für Infektionen. Die Erreger sind in den meisten Fällen Bakterien, insbesondere

*E. coli* und auch *S. epidermidis,* die – häufig nach dem Geschlechtsverkehr – in die Geschlechtsorgane und von dort in die Harnwege wandern; die Blasenentzündung tritt bei Frauen aller Altersgruppen auf.
Noch schlimmer werden Schmerzen, Unwohlsein und Behinderung, wenn die Blasenentzündung ständig wiederkehrt. Und immer wieder werden Antibiotika angewandt. Im »Merck Manual« von 1987[2)], das vielen britischen Ärzten als Richtschnur für ihre Verschreibungspraxis dient, heißt es: »Für die Ersttherapie einer unkomplizierten Infektion eignen sich im allgemeinen Sulfonamide, Tetracyclin, Ampicillin oder Amoxycillin, Trimethoprim oder Trimethoprim/Sulfamethoxazol [Cotrimoxazol].« Bei Rückfällen werden höhere Dosierung und eine längere Behandlungsdauer von vier bis sechs Wochen vorgeschlagen. Wirken auch sie nicht, empfiehlt das Nachschlagewerk die »vorbeugende Einnahme«, das heißt jeden Tag oder dreimal in der Woche eine Dosis, oder aber nach jedem Geschlechtsverkehr. Wegen der Vielfalt der eingesetzten Antibiotika tauchen bei der Behandlung der Blasenentzündung zahlreiche Nebenwirkungen auf[3)].
Als Reaktion auf meinen Artikel im *Independent* erhielt ich mehrere Leserbriefe von Frauen, die wie Hetty Einzig schlechte Erfahrungen mit der Blasenentzündung gemacht hatten. Rhona Adam aus Berkhamsted schrieb stellvertretend für ihre kleine Tochter, die »seit ihrem fünften Lebensjahr an Blasenentzündung litt und verschiedene Antibiotika bekam, sowohl nach Ausbruch der Krankheit als auch lange danach zur Vorbeugung«.
Nach dreijähriger Antibiotikabehandlung litt das kleine Mädchen an einer Superinfektion mit *Candida albicans,* die als Soor sichtbar wurde, sowie an einer allgemeinen Verschlechterung der Gesundheit. Im September 1989 brachte ihre Mutter sie zur homöopathischen Behandlung, und daraufhin erholte sie sich.

»Die Blasenentzündung ist nie wieder aufgetreten, aber ich drücke heute noch die Daumen, daß es so bleibt.«

Diane Smith aus Portsmouth, die mir im Alter von 57 Jahren schrieb, hatte mit Blasenentzündungen zu kämpfen, seit sie erwachsen war. Erst vor kurzem, so berichtete sie, sei sie nach Antibiotikabehandlung, Röntgenuntersuchung der Nieren und eingehender Untersuchung der Blase an eine Fachärztin für Mikrobiologie überwiesen worden. »Sie befragte mich ausführlich nach meiner Krankheitsvorgeschichte. In ihren Augen litt ich an den Schäden, welche die Antibiotika bei den nützlichen Bakterien im Unterleib angerichtet hatten.« Aber diesmal hatte sich die Blasenentzündung zu einem allgemein wunden, trockenen Gefühl entwickelt, so daß selbst Sitzen und Liegen höchst unangenehm wurden. »Das Ganze ist offensichtlich nicht lebensbedrohend, aber mit Sicherheit ist es auch nicht lebensverbessernd.«

Wenn Ärzte den Anweisungen in ihren Handbüchern folgen und Frauen mit Blasenentzündung weiterhin Antibiotika verschreiben, ist ihnen ganz offensichtlich nicht bewußt, daß die Bakterien der Gruppen *Bifidobacterium* und *Lactobacillus,* die in einer gesunden Scheide und am Ausgang der Harnwege zu Hause sind, einen Schutz gegen Infektionen darstellen. Antibiotika können diese nützlichen Bakterien ausmerzen, und dann gelingt es anderen, normalerweise harmlosen Darmbewohnern wie *E. coli* und Hautbakterien wie *S. epidermidis,* in die Harnwege einzudringen und dort durch Superinfektion eine Krankheit hervorzurufen.

Mit den Auswirkungen der Antibiotika auf Blasenentzündungen beschäftigt sich auch Dr. Gregor Reid, der Leiter der urologischen Forschungsabteilung an der Universität Toronto. Zusammen mit Kollegen hat er eine Studie mit 70 Frauen durchgeführt, deren Ergebnisse 1990 veröffentlicht wurden[4)]. Darin gelangt er zu dem Schluß, daß die Antibiotikabehandlung der Blasenentzündung geeignet ist, schützende Bakterien zu vernichten, deren Platz dann von gefährlichen Erregern eingenommen wird. »Wie sich bei der Untersuchung der Flora im Urogenitalbereich nach der Therapie zeigte, hatte sich die ursprüngliche *Lactobacillus*-Population bei der Mehrheit der Patientinnen nicht erholt. Als vorherrschende Arten wurden vielmehr Krankheitserreger der Harnwege gefunden.« Und diese Bakterien, die für die Superinfektion verantwortlich waren, wurden zu Supererregern: Sie entwickelten nicht nur Antibiotikaresistenz, sondern auch ein schädliches Beharrungsvermögen.

Antibiotika können Blasenentzündung heilen und tun das auch. Aber sie können auch dafür sorgen, daß die Krankheit wiederkehrt und sich verschlimmert. Wenn die Blasenentzündung immer wieder auftritt, sind Antibiotika in einem gewissen Sinne Medikamente, die eine Abhängigkeit bewirken. Je mehr Antibiotika eine Frau zur Behandlung der Blasenentzündung einnimmt, desto mehr muß sie einnehmen, um die Infektion in Schach zu halten. Genau wie bei Kaffee, Zigaretten oder Alkohol wird der Organismus einer Frau, deren Blasenentzündung ständig mit Antibiotika bekämpft wird, schließlich möglicherweise abhängig von den Medikamenten. Nur allzuoft flehen Frauen mit Blasenentzündung geradezu um Antibiotika – die »kleine Flasche auf dem Nachttisch« – genau wie Patienten, denen Mittel gegen Depressionen verschrieben wurden, später um Beruhigungsmittel flehen. Der Unterschied ist nur, daß die Antibiotika immer noch allgemein als gutartige Medikamente gelten.

Die natürliche Widerstandskraft gegen Infektionen entwickelt sich vom Augenblick der Geburt an. Wenn ein Baby auf die Welt kommt, ist sein Darm keimfrei, er enthält noch keine Bakterien. In den ersten Lebenstagen wird er dann von Millionen dieser Kleinstlebewesen besiedelt. Entscheidend ist dabei, ob es sich um Bakterienarten handelt, die dem Gesundheitsschutz dienen, oder aber um Krankheitserreger.

Wir sind alle von der »Domestos-Gesundheitstheorie« verdorben, und ganz obenan steht dabei die Vorstellung, für Babys und Kleinkinder sei nur eine keimfreie Umgebung eine gesunde Umgebung; der Gedanke, daß Bakterien sich in einem Säugling breitmachen, erzeugt meist ein beunruhigendes Gefühl. Aber wenn es sich um die richtigen Bakterienarten handelt, sind sie für die Widerstandskraft des Kindes gegen Krankheiten sogar unentbehrlich.

Fast alle Bakterien im Darm eines gesunden, mit Muttermilch ernährten Babys gehören zu zwei Gruppen: Einerseits zu den *Bifidobacteria* einschließlich der Gattung *Lactobacillus,* und andererseits zur Gruppe der *Bacteroides,* die auch Scheide und Muttermund gegen Infektionen schützen. Sie besiedeln das Baby, wenn es bei der Geburt die Scheide der Mutter passiert; *Bifidobacteria* ernähren sich ebenfalls von Muttermilch und produzieren Milchsäure, die im Darm einen relativ hohen Säuregrad erzeugt und damit auf gefährliche Bakterien einen Antibiotikaeffekt ausübt[5)].

Mutter und Kind sind also zu einem wunderbaren Ökosystem verbunden: Körper und Milch der Mutter schützen die Gesundheit des Babys. Und auch die Vernix caseosa oder Fruchtschmiere, jene käseartige Substanz, die das Kind bei der Geburt bedeckt, ist ein natürlicher Infektionsschutz. Der Übergang der Bakterien von der Mutter zum Kind und die Ernährung dieser

Bakterien mit Muttermilch, die ebenfalls natürliche Antibiotika enthält, sind unentbehrlich für die Abwehrkräfte des heranwachsenden Babys.

Oder anders ausgedrückt: Am besten geschützt ist die Gesundheit eines Säuglings durch die altmodische, schmutzige Geburt, den Körperkontakt von Kind und Mutter sowie durch das Stillen[6]. Je natürlicher die Geburt abläuft, je mehr Mutter und Kind unterstützt, aber nicht gestört werden, desto besser.

Bei dieser Prozedur kann eine Menge schiefgehen. Bei einem Kaiserschnitt besteht ein größeres Risiko, daß krankheitserzeugende Bakterien den Darm des Kindes besiedeln. Vorgefertigte Säuglingsnahrung, die anstelle der Muttermilch gefüttert wird, ernährt die *Bifidobacteria* nicht; ein Baby, das nicht gestillt, sondern mit der Flasche ernährt wird, ist anfälliger für Superinfektionen mit coliformen Bakterien wie *E. coli* und Clostridien wie *C. difficile,* die Durchfall hervorrufen[7].

Antibiotika haben auf die Darmflora eines Säuglings tiefgreifende Auswirkungen. Wie sich in mehreren Studien gezeigt hat, verursachen Antibiotika, die Säuglingen zum Infektionsschutz verabreicht werden, nicht nur Superinfektionen mit *E. coli* und Clostridien, sondern auch mit Arten von *Klebsiella,* die Lungen- und Hirnhautentzündung auslösen können, sowie mit Erregern der Gattungen *Pseudomonas* und *Proteus,* die andere bakterielle Erkrankungen hervorrufen.

Solche Superinfektionen können nicht nur entstehen, wenn die Antibiotika als Arzneimittel für das Kind angewandt wurden, sondern auch wenn sie zu anderen Zwecken dienten. Manchmal werden Scheide und Brustwarzen der Mutter mit antibiotikahaltigen Salben oder Sprays behandelt. Antibiotika, die eine Frau während der Schwangerschaft oder in der Stillzeit einnimmt, gehen im Mutterleib oder mit der Milch auf das Kind über. In der Muttermilch einer Frau, die ein Antibiotikum nimmt, ist der

Wirkstoff fast in der gleichen Konzentration enthalten wie in ihrem Blut.
Noch schlimmer für ein Neugeborenes sind die gefährlichen Bakterien in den Krankenhäusern. Sie können hartnäckige Supererreger sein, die gegen viele Antibiotika resistent sind, sich in den Kliniken vermehren und die Ärzte und Krankenschwestern besiedeln, so daß diese unwissentlich zu Krankheitsüberträgern werden. Erreger, die in Krankenhäusern durch den Einsatz von Antibiotika herangezüchtet werden, sind ein schlimmes Übel. Je mehr man diese Bakterien mit Antibiotika bekämpft, desto mehr neue Stämme entwickeln sich, und diese Stämme, die gegen immer mehr Antibiotika resistent sind, können schwere Krankheiten verursachen und manchmal sogar töten – vor allem ältere Menschen und Babys.
Wenn ein Neugeborenes im Krankenhaus eine ernsthafte Infektion bekommt und wenn engagierte Ärzte und Krankenschwestern dann sein Leben retten, sagt man den dankbaren Eltern nicht, daß die Krankheit ihre Ursache durchaus in den Antibiotika haben könnte, die das Ökosystem der Mikroorganismen sowohl im Krankenhaus als auch im menschlichen Darm durcheinanderbringen.
Die Klinikentbindung ist heute, vor allem dank guter Hygiene, eine relativ ungefährliche Angelegenheit; nur wenige Neugeborene und Kleinkinder sterben an bakteriellen oder anderen Infektionen. Und wie bei älteren Kindern und Erwachsenen, so stellt sich auch bei Babys meist nach einer einmaligen Antibiotikabehandlung wieder das Gleichgewicht der normalen Darmbakterien ein. Aber mehrmalige Antibiotikaeinnahme ist gefährlich. Ein Säugling, der Antibiotika bekommen hat, wächst unter Umständen zu einem Kind heran, das ständig unter Infektionskrankheiten leidet. Heimtückisch sind die Antibiotika dabei vor allem, weil man eine Infektion, die ein älteres Kind oder ein Erwachsener bekommt, nie mit Sicherheit auf die Einnahme

dieser Wirkstoffe im Kleinkindalter zurückführen kann. Die Eltern wissen dann zwar, daß ihr Kind anfällig für Infektionskrankheiten ist, aber sie wissen nicht, warum.

### *Wenn kleine Kinder leiden müssen*

»Aber was würden Sie tun, wenn Sie als Vater oder Mutter mitten in der Nacht aufwachen, und Ihr Kind hat wegen einer Infektionskrankheit schreckliche Schmerzen?« Oder anders gefragt: »Aber wenn Sie Arzt wären, und eine Mutter bringt ihr Kind zu Ihnen, das wegen einer Infektion unter schrecklichen Schmerzen leidet, was würden Sie tun?« Fragen wie diese stellt man mir oft. Die naheliegende Antwort lautet: »Nun ja, natürlich würde ich unter diesen Umständen die Theorie vergessen, wonach Antibiotika ein Übel sind. Natürlich sollte der Arzt einem Kind Antibiotika geben, wenn es große Schmerzen hat.« Aber ist das die richtige Antwort?

Die Kinderkrankheit, die in diesem Zusammenhang am häufigsten genannt wird, ist die Otitis media, eine Entzündung des Mittelohrs und vor allem der Eustachischen Röhre, jener Verbindung, die vom Ohr zu Nase und Rachen führt. Sie ist heute sehr verbreitet und wird oft nicht nur mit Medikamenten, sondern in schweren Fällen mit einem chirurgischen Eingriff behandelt[8)]. Und wie bei vielen anderen Kinderkrankheiten haben auch bei der akuten Mittelohrentzündung die Antibiotika noch lange nicht ausgedient.

Einen Hinweis auf die übliche medizinische Praxis in Großbritannien gibt »Blacks Medical Dictionary« in der Ausgabe von 1981. Dort heißt es: »Die Behandlung besteht in sofortiger Gabe eines Antibiotikums, und der Wirkstoff der Wahl ist meist Penicillin … es kann nicht genug darauf hingewiesen werden, daß bei sofortiger Behandlung der Otitis media mit einem reichlich dosierten geeigneten Antibiotikum die Gefahr eines dauerhaften Ohr- oder Hörschadens auf ein Minimum reduziert wird.« Im deutschen »Pschyrembel« werden immerhin schon abschwellende Nasentropfen an erster Stelle, und dann erst Antibiotika genannt. Nach Schätzungen verschreiben in Großbritannien niedergelassene Ärzte in 97 Prozent aller Fälle, in denen eine Otitis media diagnostiziert wird, Antibiotika. Bei Kleinkindern ist dabei Amoxicillin der Wirkstoff der Wahl.

Kinder leiden häufig an verschiedenen Virus- und Bakterieninfektionen der Atemwege zwischen Mund und Lunge. Die Mittelohrentzündung ist eine Komplikation solcher Erkrankungen. Wie der Verdauungstrakt, so sind auch die Atemwege dicht mit Bakterien besiedelt, allerdings mit dem offenkundigen Unterschied, daß es sich bei den Bewohnern der Atemwege um aerobe Bakterien handelt. Mund und Nase sind der Luft ausgesetzt, und deshalb verfügen die Atemwege über eine wirksame Infektionsabwehr. Speichel und Schleim im Mund und Rachen enthalten das natürliche Antibiotikum Lysozym. Winzige Haare in Nase und Rachen entfernen Fremdpartikel. Und das innere Immunsystem kann je nach Bedarf an jeder Körperstelle in Aktion treten. Aber der wichtigste Schutz der Atemwege gegen Infektionen sind bei Kindern wie bei Erwachsenen die dort angesiedelten Bakterien. Wie die Darmflora leben sie auf den Schleimhäuten, und sie haben sich so angepaßt, daß sie vom Lysozym nicht angegriffen werden; auch das innere Immunsystem erkennt sie nicht als fremd, und sie leisten der Besiedelung durch fremde Mikroorganismen erfolgreich Widerstand.

Ein gesunder Organismus kann sich gegen Infektionen verteidigen; dennoch leidet jeder hin und wieder an Entzündungen der Atemwege mit Symptomen wie laufender Nase, Kopf-, Hals- oder Brustschmerzen, Husten, Fieber und allgemeinem Unwohlsein. Solche Erkrankungen können durch Viren oder Bakterien ausgelöst werden. Die gewöhnliche Erkältung ist eine

Viruskrankheit. Auch andere Infektionen, beispielsweise Mandelentzündung, Kehlkopfentzündung, Rachenentzündung und Bronchitis sowie der rauhe Hals werden gewöhnlich von Viren hervorgerufen. Manchmal spielen Rauch und andere Reizstoffe, und nur in selteneren Fällen Bakterien die Auslöserrolle. Wenn es sich um Infektionen handelt, dauert die Erkrankung meist ein bis zwei Wochen; die beste Behandlung insbesondere für ein Kind besteht in Ruhe und liebevoller Pflege. Zur natürlichen Genesung von einer Infektionskrankheit gehört ein Lernprozeß, durch den das Immunsystem des Körpers immer widerstandsfähiger wird, so daß es zukünftige Infektionen von Mal zu Mal besser abwehren kann.

Aber das natürliche Ökosystem, das ein Kind normalerweise gegen Infektionen schützt, wird durch die Antibiotika dauernd gestört. Viele Kinder erhalten von der Geburt an ständig niedrig dosierte Antibiotika, nicht nur durch die Muttermilch, sondern auch durch Kuhmilch und Milchprodukte von Tieren, die mit Antibiotika behandelt werden. Kinder können den Antibiotika heutzutage kaum entgehen, auch wenn sie nie solche Wirkstoffe als Medikament eingenommen haben.

Was das Ergebnis ist, dürfte jetzt klar sein: Störung des natürlichen Bakteriengleichgewichts im Körper einschließlich der Atemwege; mögliche Superinfektionen und Züchtung resistenter Supererreger; und die Aussicht auf weitere Infektionen nicht nur in den Atemwegen, sondern auch im Darm, gegen die das innere Immunsystem des Organismus ankämpfen muß.

Das ist der Hintergrund der Mittelohrinfektionen. Sofern Bakterien die Erreger sind, handelt es sich fast immer um *Streptococcus pyogenes, Streptococcus pneumoniae* oder *Haemophilus influenzae.* Alle drei Arten sind beim Gesunden normalerweise in geringer Zahl in Nase, Mund und Rachen vorhanden. Wird die normale Bakterienflora dort durch Antibiotika oder eine andere medizinische Behandlung verringert oder gar beseitigt, können kommensale Arten wie *S. pyogenes* unter Umständen überleben: Sie vermehren sich, setzen sich auf den Schleimhäuten fest und wandern in die Eustachische Röhre. Manchmal erzeugt eine solche Superinfektion keine Nebenwirkungen oder nur ein leichtes Verstopfungsgefühl, und dann verschwindet sie wieder, weil die eingedrungenen Bakterien auf natürlichem Weg beseitigt werden. In anderen Fällen vermehren sie sich jedoch weiter, so daß im Mittelohr klebriger Eiter entsteht; der Druck steigt, das Trommelfell entzündet sich, und das Kind hat möglicherweise starke Schmerzen. Jetzt diagnostiziert der Arzt wahrscheinlich die Mittelohrentzündung, und er verschreibt Antibiotika. Eltern und Arzt wollen dem Kind die Schmerzen nehmen und Komplikationen verhüten. Und Antibiotika bekämpfen und töten die Bakterien. Aber Antibiotika sind keine Schmerzmittel. Der schnelle, praktische Weg zur Schmerzlinderung bei akuten Mittelohrinfektionen ist nun mal die Anwendung abschwellender Nasentropfen und gegebenenfalls eines für Kinder geeigneten Schmerzmittels. Damit und mit einer Wärmflasche läßt sich der Schmerz innerhalb einer halben Stunde lindern, und mit zärtlicher, liebevoller Pflege kann man das Kind so lange unterstützen, bis die Infektion von selbst abgeklungen ist – was meist innerhalb von zwei Tagen geschieht.

Und wie steht es mit den Antibiotika? Neuere Berichte kamen zu dem gleichen Ergebnis: daß Antibiotika bei akuter Mittelohrentzündung meist die falschen Medikamente sind. Eine große Untersuchung in den Niederlanden zeigte, daß Antibiotika im allgemeinen nicht helfen: Ohne sie genesen die Kinder genauso schnell. Eine andere Studie gründete sich auf die Berichte niedergelassener Ärzte aus neun Ländern und kam zu einem noch radikaleren Schluß. Sie zeigte, daß Kinder sich ohne Antibiotika unter Umständen sogar besser erholen. Und 1990 äußerten Spezialisten des Leicester Royal Infirmatory die Ansicht: »Antibiotika haben in der Erstbehandlung der Otitis media keinen Platz, weil sie sich langfristig auf das erneute Auftreten in den folgenden zwölf Monaten nicht auswirken.«[8)]

Ich fragte den Mikrobiologen Professor Richard Lacey nach seiner Meinung. Er schrieb: »Eine Ursache der Otitis media können Viren sein, und deshalb ist es nicht verwunderlich, daß sich in den klinischen Studien wenig oder kein Nutzen der Antibiotika gezeigt hat. Die medikamentöse Behandlung sollte sich vor allem der Schmerzmittel bedienen. Ängstlichen Eltern sollte man erklären, daß Antibiotika nur in seltenen Fällen helfen und in Wirklichkeit kurz- und langfristig eher Schäden anrichten.«

Wie die Blasenentzündung, so vermeidet man auch die Mittelohrentzündung am besten, wenn man sich vom Antibiotika-Teufelskreis fernhält oder daraus ausbricht. Das ist allerdings oft leichter gesagt als getan.

Und wie steht es mit dem normalen rauhen Hals? Professor Lacey gibt dazu im wesentlichen die gleiche Empfehlung: »In etwa 80 Prozent der Fälle handelt es sich um Virusinfektionen, und der Rest entsteht durch *Streptococcus pyogenes.* Antibiotika werden als Sicherheitsmaßnahme verschrieben, falls Bakterien die Erreger sind. Auf Viren wirken sie bekanntermaßen natürlich nicht. Als Hauptgrund für die Verschreibung von Antibiotika wird nicht die Linderung der Symptome genannt, sondern man will damit das Risiko verringern, daß das gefährliche rheumatische Fieber als Komplikation auftritt. Aber das rheumatische Fieber ist praktisch ausgerottet. Heute spricht alles dafür, den rauhen Hals und die Mandelentzündung in der großen Mehrzahl der Fälle nicht mit Antibiotika zu behandeln.«[9)]

## Superinfektionen im Darm

*Wenn die Abwehr zusammenbricht*

Daß Antibiotika Superinfektionen und Supererreger entstehen lassen, wissen die Mikrobiologen schon seit 50 Jahren, fast ebensolange wie den Biologen klar ist, daß Schädlingsbekämpfungsmittel Superschädlinge hervorbringen. Aber während die schädlichen Wirkungen der Giftstoffe in der Landwirtschaft seit 30 Jahren wohlbekannt sind[10)], beschränkte sich die Diskussion darüber, wie sich Antibiotika auf die mikrobiologische Ökologie und damit auf die Gesundheit der Menschen auswirken, seltsamerweise auf die wissenschaftliche Literatur.

Einige Studien, in denen gezeigt wird, daß Antibiotika die körpereigene Krankheitsabwehr schädigen, hat Professor David Hentges in dem Lehrbuch »Human Intestinal Microflora in Health and Disease«[11)] zusammengefaßt. Um seine Aussagen nachzuprüfen, besorgte ich mir Kopien von einigen entscheidenden Fachartikeln, die er in dem Buch zitiert. Sie sind eine beunruhigende Lektüre:

Das Spektrum der Durchfallerkrankungen reicht vom einfachen Durchfall und der durch Lebensmittelvergiftung hervorgerufenen Gastroenteritis bis zur Ruhr und der unter Umständen tödlichen Cholera. Wie Professor Rolf Freter in den fünfziger Jahren zeigte, werden Versuchstiere, denen man Antibiotika gibt, anfällig für medikamentenresistente Stämme des Ruhrerregers *Shigella flexneri* und des Cholerabakteriums *Vibrio cholerae.* Im Jahr 1963 berichtete Professor Philip Miller, der damalige Leiter der medizinischen Fakultät an der University of Michigan, über die Ergebnisse eines entscheidenden Experiments: In einer Gruppe von Mäusen erhielt die Hälfte der Tiere mit Magensonden Streptomycin, die andere Hälfte bekam nur Salzlösung. Anschließend wurden die Mäuse mit Bakterien der

Art *Salmonella enteridis* in Kontakt gebracht. Die Folge: Während Mäuse normalerweise 100 000 bis eine Million Salmonellen aufnehmen müssen, bevor sich erste Krankheitszeichen einstellen, reichte nach der Streptomycinbehandlung eine Dosis von zehn Bakterienzellen. Mit anderen Worten: Die Tiere wurden durch die Antibiotikabehandlung 10 000mal anfälliger. Auch Menschen werden durch Penicillin, Ampicillin und Tetracyclin anfälliger für Salmonelleninfektionen.

In Laborexperimenten konnte man durch vorherige Antibiotikabehandlung eine Superinfektion und damit auch eine Krankheit auslösen. Wie sich in mehreren Studien gezeigt hat, beseitigen Antibiotika im Darm von Tieren die anaeroben Bakterien, so daß *Candida albicans* sich vermehren kann[12)]. In anderen Experimenten stellte sich heraus, daß Ampicillin, Cephalosporine, Clindamycin und andere Antibiotika Tiere und Menschen anfällig für die Colitis pseudomembranacea machen, die durch eine Superinfektion mit *Clostridium difficile* hervorgerufen wird[13)].

Auch in Krankenhäusern kommt es durch Antibiotika zu Infektionen. Wie Professor Hentges zusammen mit Kollegen zeigte, machen mehrere Antibiotika, darunter Streptomycin, Ampicillin und Metronidazol, Tiere anfällig für Superinfektionen mit *Pseudomonas aeruginosa,* dem Erreger der Blutvergiftung; an dieser Krankheit sterben in den Kliniken viele Krebspatienten und andere schwerkranke Menschen[14)].

Unterstützt werden die Tierversuche durch vorsichtige Experimente mit menschlichen Freiwilligen. Professor Sherwood Gorbach und seine Kollegen untersuchten zum Beispiel in jüngster Zeit die Nebenwirkungen von vier sehr teuren Beta-Lactamen mit Breitbandwirkung, die man Krankenhauspatienten injiziert hatte. Zwei Medikamente riefen Superinfektionen mit den bakteriellen Erregern verschiedener Infektionskrankheiten hervor, die anderen beiden lösten Superinfektionen mit Pilzen aus. Bei einem Medikament, einem Cephalosporin, »waren Pilze praktisch völlig an die Stelle der normalen Flora getreten«[15]. Dr. Hendrik van Saene und seine Kollegen gaben Freiwilligen erst mehrere Dosen Amoxicillin und dann die Krankheitserreger *Klebsiella oxytoca,* und in fünf von neun Fällen »konnten die Bakterien den Darm besiedeln, wobei in einem Fall schwere klinische Symptome einer Durchfallerkrankung auftraten«[16]. Die Frage ist nun, welche Bedrohung solche nachweisbaren Superinfektionen durch Antibiotika für die Gesundheit der Menschen darstellen.

Unser Organismus verfügt über natürliche Selbstheilungskräfte. Die Bakterien, die uns schützen, sind widerstandsfähig und gewinnen meist nach dem Ende einer Antibiotikabehandlung wieder die Oberhand. Eine Therapie mit richtig verordneten Antibiotika, die man gegen eine schwerwiegende Bakterieninfektion einnimmt, oder die sehr seltene Einnahme etwa alle fünf bis zehn Jahre verursachen gewöhnlich keine Dauerschäden, wenn es sich um einen ansonsten gesunden Erwachsenen handelt. Das Risiko steigt aber mit Breitbandantibiotika und mit hohen, über längere Zeit oder in kurzen Abständen eingenommenen Dosen. Am anfälligsten sind Krankenhauspatienten, vor allem wenn sie operiert werden. Kaum minder empfindlich sind auch sehr junge und sehr alte Menschen, bei denen möglicherweise verheerende Wirkungen auftreten können, da ihr Immunsystem noch nicht oder nicht mehr ausreichend funktioniert.

### *Die tödliche Colitis »verursachte ganz schönen Wirbel«*

Nebenwirkungen, welche die Antibiotika im Darm hervorrufen, sind zwar oft schmerzhaft, aber sie gehen meist vorüber: Nach ein paar Tagen mit Durchfall und vielleicht auch mit Übelkeit, Fieber oder Krämpfen hat der Organismus das Gift beseitigt.

Aber manchmal wird man die von den Antibiotika verursachten Superinfektionen nicht mehr los.
Die gefährlichste Superinfektion des Darms ist die Colitis pseudomembranacea, eine schreckliche und manchmal tödliche Krankheit. Die Symptome setzen während einer Antibiotikabehandlung oder unmittelbar danach ein.
Das erste Anzeichen ist Durchfall. Im Dickdarm entwickelt sich eine umfangreiche Entzündung; in schlimmen Fällen vernarbt und verfault er, und er kann sogar reißen, so daß sein giftiger Inhalt sich in die Bauchhöhle ergießt und eine Bauchfellentzündung (Peritonitis) hervorruft. In den schwersten, tödlich verlaufenden Fällen stellt sich später bei der Obduktion heraus, daß die Schleimhaut des Dickdarms zerstört und mit einer Schicht aus abgestorbenen, zerfallenden Zellen bedeckt war – daher der Name »pseudomembranacea« (»scheinbar mit einer Haut«)[17)].
Die Häufigkeit dieser beängstigenden Krankheit nahm in den siebziger Jahren stark zu, und 1977 war man sich über die Ursache einig. Antibiotika töten die nützliche Darmflora ab und bereiten den Weg für eine Superinfektion mit *Clostridium difficile,* einer Bakterienart, die in geringer Anzahl auch im gesunden Darm vorkommt. Den Schaden richten vor allem stark toxische Stämme dieses Erregers an.
Anfangs hielt man nur Lincomycin und Clindamycin für die Ursache, zwei Antibiotika, die man in den siebziger Jahren gezielt zur Bekämpfung anaerober Bakterien entwickelt hatte. Zwischen 1974 und 1978 gingen beim britischen Committee on Safety of Medicines Berichte über 23 derartige Todesfälle ein. In einem Übersichtsartikel von 1978 heißt es: »Die Colitis pseudomembranacea verursachte unter den Wissenschaftlern einen ziemlichen Wirbel, weil es sich um eine ›neue‹ Krankheit handelte, die durch die Behandlung anderer Krankheiten hervorgerufen wurde und die Patienten umbrachte.« Auch bei den Be-

troffenen erhob sich ein beträchtlicher Aufruhr; einen öffentlichen Skandal gab es allerdings nie.

Wie sich herausstellte, können nicht nur Lincomycin und Clindamycin die Colitis membranacea hervorrufen, sondern auch viele andere Antibiotika, allen voran die Penicilline und insbesondere das Ampicillin, aber auch Cephalosporine, Chloramphenicol, Tetracycline, Erythromycin und Cotrimoxazol. Das »Merck Manual« mahnt die Ärzte zur Vorsicht gegenüber der Krankheit: »Wenn während der Antibiotikaeinnahme erheblicher Durchfall auftritt, sollte das Antibiotikum sofort abgesetzt werden, es sei denn, seine Verwendung wäre absolut lebenswichtig.«

Die meisten Opfer der Colitis pseudomembranacea sind Krankenhauspatienten, und meist handelt es sich um ältere Menschen. In der Praxis des niedergelassenen Arztes ist die Krankheit ungewöhnlich, und Todesfälle sind heute selten. Dr. Peter Borriello, der sich eingehend mit *C. difficile* beschäftigt hat, sieht in der von diesem Erreger ausgelösten Darmentzündung einen bemerkenswerten Beleg dafür, daß die Erhaltung der Widerstandskraft der normalen Darmflora gegen bösartige Keime, die sogenannte Kolonisierungsresistenz, unverzichtbar ist. Für dieses Buch befragt, sagte er: »*C. difficile* ist vor allem deshalb interessant, weil es nur nach einer Schädigung der normalen Darmflora eine Infektion herbeiführen kann, und diese Schädigung entsteht typischerweise durch Antibiotika oder irgend etwas anderes, das die Mikroorganismen vernichtet. Sie könnten zehn hoch zwölf (zehn Millionen Millionen) Zellen von *C. difficile* schlucken, ohne daß Sie etwas merken. Gebe ich Ihnen aber zuerst bestimmte Antibiotika und dann nur zehn Zellen des Erregers, bekommen Sie Durchfall. Für *C. difficile* hängt alles von der Kolonisierungsresistenz ab. Warum das so ist, wissen wir nicht.«

Antibiotika können zweifellos Durchfall und auch Colitis pseudomembranacea verursachen. Können sie auch andere Darmkrankheiten hervorrufen? Jede derartige Krankheit müßte in den letzten 50 Jahren häufiger geworden sein. Es gibt vier solche Kandidaten: das Reizkolon, die Colitis ulcerosa, die Enteritis regionales Crohn (im folgenden Crohn-Krankheit genannt) und die Divertikulose. Die Divertikulose kann man wahrscheinlich ausschließen: Dabei bricht die Darmschleimhaut an mehreren Stellen durch die Darmwand; von der Krankheit ist in den Industrieländern bis zu einem Viertel der über 55jährigen betroffen, bei den über 70jährigen ist es sogar die Hälfte. Vermutlich handelt es sich um eine Komplikation der Verstopfung, die durch ballaststoffarme Ernährung entsteht.
Am Reizkolon, auch irritables Kolon oder spastisches Kolon genannt, leidet in Großbritannien heute jeder dritte. Frauen sind doppelt so häufig betroffen wie Männer. Die Krankheit setzt meist schon in jungen Jahren ein und heilt nie mehr ganz aus. Von allen Patienten, die in Großbritannien mit Darmbeschwerden zum Arzt gehen, leidet die Hälfte am Reizkolon. Symptome sind unter anderem Bauchschmerzen, Blähungen, Darmwinde, Durchfall im Wechsel mit Verstopfung sowie Kopfschmerzen und Fieber. Nach Ansicht mancher Ärzte ist das »alles Einbildung«[18].
Wesentlich schwerwiegender sind Colitis ulcerosa und Crohn-Krankheit, die man auch unter dem Begriff »entzündliche Darmerkrankungen« zusammenfaßt. An beiden zusammen leiden in Großbritannien bis zu 100 000 Menschen. Sie beginnen ebenfalls schon in jungen Jahren und verschwinden meist nicht mehr ganz. Ein Übersichtsartikel im *British Medical Journal* stellt fest: »Die Crohn-Krankheit ist ein Urteil auf Lebenszeit, solange keine gezielte Behandlungsmethode gefunden wird.«[19] Die

Symptome sind vor allem starke Schmerzen und blutiger Durchfall. Die Colitis ulcerosa beschränkt sich auf den Dickdarm (Kolon); die Crohn-Krankheit kann sich dagegen auf Dünn- und Dickdarm, ja manchmal sogar auf den gesamten Verdauungstrakt ausbreiten. Beide Krankheiten führen zu Entzündungen des Darms und oft zu dauerhaften Schäden. Mit Medikamenten und Diät gelingt es vielfach, die Symptome zu mildern. In schweren Fällen nimmt man einen chirurgischen Eingriff mit oder ohne Ileostomie oder Kolostomie vor (d. h. gegebenenfalls wird ein künstlicher Darmausgang durch die Bauchdecke gelegt); dabei schneidet man den erkrankten Darmabschnitt heraus, und oft muß bei weiterer Ausbreitung der Krankheit eine zweite Operation stattfinden. In Großbritannien hat sich die Zahl der Kinder unter 16 Jahren mit Crohn-Krankheit zwischen den sechziger und den achtziger Jahren verdreifacht. Bei Patienten mit Colitis ulcerosa besteht ein erhöhtes Risiko für Darmkrebs. Das Reizkolon ist manchmal stark ausgeprägt, und Colitis ulcerosa oder Crohn-Krankheit können andererseits mild verlaufen. Bei der Obduktion sehen sie unterschiedlich aus, aber der Allgemeinarzt kann die Krankheiten oft nur schwer auseinanderhalten. Außerdem sind sie der medizinischen Wissenschaft auch heute noch ein Rätsel. Im »Merck Manual« heißt es über das Reizkolon: »Anatomische Ursachen sind nicht zu erkennen«; die Krankheit wird als »funktionelle Störung« eingeordnet, und das bedeutet im medizinischen Sprachgebrauch »wir können keine körperliche Abweichung finden«. Über die entzündlichen Darmerkrankungen im allgemeinen sagt das Nachschlagewerk: »Die Ätiologie der Krankheiten aus dieser Gruppe ist unbekannt«, und das bedeutet, »wir sehen, daß körperlich etwas nicht stimmt, aber wir wissen nicht, was die Ursache ist.« Reizkolon, Colitis ulcerosa und Crohn-Krankheit bleiben rätselhaft.

Höchstwahrscheinlich hat keine der drei Krankheiten nur eine einzige Ursache. Zu Reizungen, Verletzungen und Störungen des Darms kann es durch vielerlei Einflüsse kommen. In den letzten Jahren gab es in der medizinischen Literatur fünf verschiedene Theorien. Nach der ersten ist Streß eine entscheidende Ursache. Diese Vermutung hat aber einen Schwachpunkt: Zwar beeinflussen Gefühle und Ängste den Darm, aber in vielen Teilen der Welt leiden gestreßte Menschen nur selten unter entzündlichen Darmerkrankungen. Als zweites hielt man eine Allergie gegen Weizen (Glutenunverträglichkeit, auch Zöliakie genannt) oder Kuhmilch (Lactoseunverträglichkeit) für die Ursache. Dabei stellt sich aber die Schwierigkeit, daß Weizen und Kuhmilch zwar zu Reizungen und Entzündungen des Darms führen können, aber bei Personen, die als Säuglinge frühzeitig an feste Nahrung gewöhnt wurden, lassen sich Colitis ulcerosa oder Crohn-Krankheit auf diese Weise nicht erklären; außerdem geht es vielen Patienten mit diesen Erkrankungen nicht besser, wenn sie eine Diät ohne Weizen oder Kuhmilch einhalten. Nach einer dritten Theorie entstehen viele Darmerkrankungen durch Chemikalien, wie sie beispielsweise in Rauch, Schädlingsbekämpfungsmitteln und manchen Lebensmittelzusätzen enthalten sind. Das ist zumindest in einigen Fällen durchaus vorstellbar; hin und wieder genesen Patienten in einer schadstoffarmen Umgebung.

Manche Fachärzte vertreten eine vierte Theorie, wonach diese Krankheiten in einigen oder allen Fällen durch die typische Ernährungsweise in den Industrieländern entsteht, die vor allem sehr zuckerreich ist. Nach einer fünften Vermutung handelt es sich um eine mehrfache Nahrungsmittelallergie, bei der der Körper gegen die in der Nahrung enthaltenen natürlichen Verbindungen wie gegen Giftstoffe reagiert. Diese beiden Theorien haben einen gewissen therapeutischen Wert: Patienten mit Darmerkrankungen geht es oft besser, wenn sie sich auf Vollwertkost umstellen und die allergieerzeugenden Lebensmittel meiden. Aber die Zuckertheorie erklärt nicht, warum heute doppelt so viele Menschen an der Crohn-Krankheit leiden wie in den fünfziger Jahren. Und die Vorstellung, viele verbreitete und zum Teil auch frische Lebensmittel, die überall in der Welt und zu allen Zeiten der Ernährung der Menschen gedient haben, sollten in den Industrieländern ohne besonderen Grund plötzlich giftig wirken, erscheint kaum plausibel. Daß verbreitete Lebensmittel oder auch Streß allein den Verdauungstrakt nicht nur schädigen, sondern völlig zerstören können, ist schwer vorstellbar.

Von diesen fünf Theorien ist also keine richtig überzeugend. Die Mediziner stehen vor einem Rätsel; wenn Medikamente versagen, beinhaltet das Behandlungsverfahren, das sie anzubieten haben, die gleiche chirurgische Verstümmelung wie bei Sir Arbuthnot Lane vor 100 Jahren. In der Fachzeitschrift *The Lancet* heißt es in einem Übersichtsartikel. »Die Colitis kann Unsicherheit in alle Pläne bringen, Tätigkeiten oder Vorhaben einschränken und Fragen aufwerfen, auf die es oft keine medizinische Antwort gibt ... Die Öffentlichkeit weiß wenig über Colitis und kann diese Störung nur schwer verstehen und akzeptieren. Die Ärzte kennen ihre Ursache nicht und geben oft widersprüchliche Ernährungsratschläge (die als Behandlungsform naheliegend erscheinen); was den zukünftigen Krankheitsverlauf angeht, können sie die Unsicherheit nicht beseitigen. Die meisten Patienten sind sich des Krebsrisikos bewußt, aber sie unterdrücken diese Angst – ... Wie sich in offenen Gesprächen oft herausstellt, fürchtet der Patient den Krebs und die Ileostomie«[20] – verständlicherweise.

Einige Leser, die auf meinen Artikel im *Independent* schrieben, litten an entzündlichen Darmerkrankungen und hatten über die Ursache ihre eigenen Ideen. Caroline Grasham aus Tunbridge Wells war zwischen 30 und 40, und ihre Eltern waren beide Mediziner; wie sie berichtete, hatte sie seit ihrem siebten Lebensjahr regelmäßig Antibiotika erhalten, zunächst Penicillin. Ihre Beschreibung hörte sich an, als habe sie ständig an einer Art anaphylaktischem Schock gelitten; diesen Zustand können viele Antibiotika auslösen (nicht nur diejenigen, die sie genommen hatte), und er führt manchmal zu starken Krämpfen oder Schwellungen im Rachen. »In meiner Kindheit hatte ich ständig unerklärliche Schmerzen im Unterbauch, die im Alter von 13 bis 15 Jahren immer schlimmer wurden. Manchmal trat der Schmerz so stark und plötzlich auf, daß man mir Pethidininjektionen geben mußte.«

Ihr Arzt diagnostizierte später eine Colitis ulcerosa und verschrieb kleine Dosen Salazopyrin. Hinter diesem Handelsnamen verbirgt sich das Sulfasalazin, ein Sulfonamid, das gezielt zur Behandlung von Colitis ulcerosa und Crohn-Krankheit eingesetzt wird. Es ist eine lebenslange Therapie. »Glücklicherweise habe ich es seither mit sorgfältiger Diät geschafft, einigermaßen gesund zu bleiben, aber es bleibt eine Schwäche und eine Neigung zu Erkrankungen in diesem Bereich.«

Nach ihrer Überzeugung sind die Antibiotika die eigentliche Ursache ihrer Krankheit. »Mein Leben war vergällt durch die unangenehmen Nebenwirkungen der vielen Antibiotika, die mir die Ärzte im Laufe der Jahre verschrieben haben« sagte sie, »und meine Eltern sind inzwischen vorläufig zu derselben Ansicht gelangt.«

Kath Brabbins, ebenfalls in den Dreißigern, schrieb mir aus Driffield in Yorkshire; sie berichtete, sie habe mit 21 Jahren im

Urlaub eine Blasenentzündung bekommen, und man habe ihr Cotrimoxazol verschrieben. »Ungefähr eine Woche nachdem ich wieder zu Hause war, bekam ich quälende Rückenschmerzen; sie lagen irgendwo hinter dem Becken und verursachten Blässe, Fieber und Zittern. Als zu den Anfällen noch Durchfall hinzukam, ging ich zum Arzt. Er diagnostizierte eine Colitis und meinte, sie komme vom Streß.«

In Wirklichkeit sind Bauchschmerzen und Durchfall relativ häufige Nebenwirkungen aller Sulfonamid-Antibiotika; das kann man in Standardnachschlagewerken für niedergelassene Ärzte nachlesen[21], und es steht inzwischen auch in Büchern für Laien[22]. Gewöhnlich verschwinden die Symptome nach Absetzen des Medikaments. Aber Kath Brabbins hatte Pech: Noch sechs Jahre lang litt sie an schwerer Blasenentzündung und auch an Superinfektionen mit *Candida;* sie wurde schwächlich, depressiv und müde. Mit Selbsthilfe erholte sie sich schließlich wieder.

Ein weiterer Brief stammte von einer Frau, der man in den sechziger Jahren Tetracyclin gegen Akne verschrieben hatte. Sie nahm das Medikament mehrere Jahre lang. Dann bekam sie starke Schmerzen im Darm (eine bekannte Nebenwirkung der Tetracycline[21]), und schließlich unterzog sie sich »vielen Untersuchungen, unter anderem mit Barium-Kontrastmitteln, Einläufen und Röntgenaufnahmen. Am Ende sagte man mir, ich hätte ein Reizkolon und müsse lernen, damit zu leben. Daraufhin besuchte ich wieder meinen Hausarzt, der nicht wußte, daß ich Tetracyclin genommen hatte, bis er mich wegen meiner Haut fragte. Er war entsetzt, daß ich es über so lange Zeit genommen hatte, und äußerte die Vermutung, ich hätte die Bakterien in meinem Darm abgetötet.« Nach Absetzen des Tetracyclins erholte sie sich, »aber«, so sagt sie, »mein Darm ist immer noch empfindlich. Seit damals vermeide ich Antibiotika, wo es nur möglich ist.«

Bauchkrämpfe, andere Arten von Schmerzen im Darm und

Durchfall sind relativ häufige Nebenwirkungen vieler Antibiotika, vor allem wenn man das Medikament in hoher Dosierung oder über längere Zeit einnimmt. In den gerade genannten Fällen ist es ziemlich überraschend, daß die Allgemeinärzte nicht sofort die Antibiotika als Ursache der Probleme in Verdacht hatten.

»Colitis« ist eine ungenaue Diagnose; der Name bezeichnet ein ganzes Spektrum von Störungen und Krankheiten des Dickdarms, die oft mäßige bis starke Bauchschmerzen hervorrufen. Können Antibiotika ein Reizkolon verursachen, das auch nach dem Ende der Medikamenteneinnahme bestehen bleibt? Nach den Arbeiten von Dr. John Hunter zu urteilen, der als Facharzt für Magen-Darm-Erkrankungen am Addenbrooke's Hospital in Cambridge arbeitet, könnte die Antwort durchaus ja lauten. Dr. Hunter und seine Kollegen beschäftigten sich mehrere Jahre lang mit der Colitis[23)]. Nach seinen Befunden litten viele Patienten am Reizkolon, nachdem sie eine Durchfallerkrankung, eine Antibiotikatherapie oder eine Operation hinter sich hatten – und bei der Operation hatten sie wahrscheinlich ebenfalls Antibiotika erhalten.

Also entschloß er sich zu untersuchen, ob Antibiotika als Ursache der Erkrankung in Frage kommen. In einer Studie untersuchte er 113 Frauen, die zur Entfernung der Gebärmutter ins Krankenhaus geschickt wurden. Von diesen Patientinnen wurden 74 von Chirurgen operiert, die als routinemäßige Vorbeugung das Antibiotikum Metronidazol gaben – dieses Imidazol wirkt gezielt gegen anaerobe Bakterien des Typs, der auch den gesunden Darm besiedelt. Bei den restlichen 39 Frauen setzten die Chirurgen zu diesem Zweck keine Antibiotika ein. Sechs Wochen nach der Operation hatten 12 der 74 Frauen, die mit Antibiotika behandelt worden waren, ein Reizkolon; von den 39 Patientinnen ohne Antibiotika bekam nur eine ähnliche Symptome.

Wie die weiteren Arbeiten von Dr. Hunter ergaben, befinden sich bei Personen mit Reizkolon mehr – und zwar manchmal erheblich mehr – aerobe Bakterien im Darm als bei Gesunden. Das legt die Vermutung nahe, daß eine Superinfektion mit Bakterien eine wichtige Ursache des Reizkolons ist. Wenn die normalerweise vorherrschenden Darmbakterien abgetötet werden, entsteht ein Freiraum, in dem stärker anpassungsfähige Arten gedeihen, und diese Bakterien geben unter Umständen mehr Toxine ab, die dann die Darmwand schädigen.

Wie steht es mit den schwereren Darmkrankheiten? Wenn ein Durchfall von eingedrungenen aeroben Bakterien verursacht wird, ist er ansteckend. Aber Colitis ulcerosa und Crohn-Krankheit werden ebenso wie das Reizkolon nicht von einem Erkrankten auf andere übertragen. Man kann also mit Sicherheit behaupten, daß diese Krankheiten nicht durch Mikroorganismen aus der Umgebung verursacht werden. Deshalb nahmen die Wissenschaftler bis vor kurzem an, die entzündlichen Darmerkrankungen hätten nichts mit Bakterien zu tun. Aber Infektionskrankheiten müssen nicht unbedingt ansteckend sein. Wenn die entzündlichen Darmerkrankungen durch Bakterienarten entstehen, die in geringer Zahl auch im gesunden Darm vorkommen, und wenn diese Bakterien die Krankheit nur nach einer Veränderung des inneren Milieus erzeugen, sind sie nicht ansteckend.

Seit den fünfziger Jahren interessieren sich die Wissenschaftler dafür, welche Rolle die teilweise veränderte Darmflora bei den Darmkrankheiten spielt. Die bestuntersuchte Bakterienart ist *Escherichia coli*. Wie bereits erwähnt, lebt diese Spezies in relativ geringer Zahl im gesunden Darm. Sie ist anpassungsfähig und kann auch ohne Sauerstoff auskommen. Aber wie Blumen zum Unkraut werden, wenn sie an der falschen Stelle wachsen oder sich unkontrolliert vermehren, so werden auch *E. coli*-Bakterien zu Krankheitserregern, wenn sie aus dem Darm in eine offene

Operationswunde wandern und eine Blutvergiftung verursachen, wenn sie in den Harnwegen eine Blasenentzündung auslösen oder wenn sie im Darm eine Superinfektion herbeiführen. Neben Streptokokken und einigen anderen Arten gehörte *E. coli* zu den Bakterien, die Dr. Hunter im Darm der Patienten mit Reizkolon in ungewöhnlich großer Menge vorfand.

Es gibt noch zwei weitere Möglichkeiten, wie *E. coli* und andere normalerweise ungefährliche Bakterien den Darm schädigen können. Erstens können sie sich unter Selektionsdruck nicht nur quantitativ, sondern auch qualitativ verändern. Dr. Richard Dickinson vom Hinchingbrooke Hospital in Cambridgeshire wies im Darm von Patienten mit Colitis ulcerosa Stämme von *E. coli* nach, die er als »adhäsiv oder invasiv« bezeichnete[24)]. Und zweitens können *E. coli* und andere Bakterienarten in bestehende Schadstellen der Darmschleimhaut und der Darmwand eindringen und dort umfangreiche Zerstörungen anrichten.

Wie kommt es bei den normalerweise harmlosen Bakterien, die im Darm und seiner Schleimhaut leben, zu solchen gefährlichen Veränderungen? Eine Antwort lautet: durch Antibiotika. Sie können die Schleimhaut durchdringen und die Darmwand reizen. Und außerdem können sie, wie Dr. Dirk van der Waaij es formuliert, »die anaerobe Tapete von der Darmwand kratzen, so daß leere Abschnitte zurückbleiben, an denen sich die Bakterien bei der Superinfektion festsetzen«. Dr. van der Waaij vermutet: »Zu einer Besiedelung durch potentiell gefährliche krankheitserzeugende Bakterien kann es möglicherweise nur dann kommen, wenn die Erreger in der normalerweise zusammenhängenden anaeroben Tapete der Darmwand Lücken vorfinden.«[25)]

Der alleinige Grund für Reiz- und Entzündungserkrankungen des Darms können die Antibiotika nicht sein. Abgesehen von der Crohn-Krankheit, die Dr. Burrill Crohn in den dreißiger Jahren erstmals beschrieb, waren diese Erkrankungen schon vor der Entdeckung der Antibiotika wohlbekannt. Aerobe Bakterien, die von außen eindringen, können die mikrobiologische Ökologie im Darm verändern und die Darmwand schädigen: Wie Dr. Dickinson und seine Kollegen beispielsweise 1989 feststellten, kann Colitis ulcerosa als Komplikation einer Lebensmittelvergiftung auftreten, die von *Salmonella enteridis* oder *S. typhimurium* hervorgerufen wird[26]. (Warum die Salmonellen allerdings herangewachsen und eingedrungen sind, ist eine andere Geschichte, und die hat sehr wohl mit Antibiotika zu tun.) Auch Umweltgifte und andere Medikamente, beispielsweise Betäubungsmittel, können die Darmwand in Mitleidenschaft ziehen.

Aber die Theorie, Antibiotika seien eine wesentliche Ursache mehrerer schwerwiegender und manchmal sogar tödlicher nichtinfektiöser Entzündungskrankheiten des Darms, ist durchaus plausibel; sie stimmt mit den bekannten Tatsachen überein und erklärt einige ansonsten rätselhafte Eigenschaften dieser Krankheiten.

### *Wenn der Darm sich selbst verdaut*

Die Vorstellung, daß entzündliche Darmerkrankungen durch eine gestörte Darmflora entstehen, kursiert schon seit langem. Führende Wissenschaftler äußerten vor allem 1950 und dann wieder 1972 in Fachzeitschriften die Vermutung, diese Krankheiten entständen durch *E. coli* und andere normalerweise harmlose Darmbakterien, die nicht nur die Schleimhaut der Darmwand durchdringen, sondern auch die innere Immunabwehr beeinträchtigen. Mitte der achtziger Jahre gelangten andere Wissenschaftler, darunter Forschungsgruppen des St. Bartholomew's Hospital in London und der Abteilung für angewandte Mikrobiologie des British Public Health Laboratory Service, im wesentlichen zu den gleichen Schlußfolgerungen[27].

Dr. Hendrik van Saene stellte diese Theorie 1982 in seinem Buch »Pathogenesis of Inflammatory Bowel Diseases« zusammenfassend dar[28]. Als Antwort auf die Frage, warum manche Menschen anfällig für diese Krankheiten werden, äußert er die Vermutung, die Kombination von Bakterien-Superinfektion und ungeschützter Darmwand könne tatsächlich zu einer Autoimmunreaktion des Darms führen. Die inneren Abwehrmechanismen des Körpers spielen verrückt: Sie können nicht mehr zwischen Selbst und Nichtselbst, zwischen Nahrung und Gift unterscheiden. Die Folge: Der Darm verdaut sich selbst. Und wie es aussieht, sind Antibiotika eine wichtige erste Ursache dieser Katastrophe.

Die Theorie, daß es sich bei Colitis ulcerosa und Crohn-Krankheit um Autoimmunerkrankungen handelt, ist umstritten, aber recht gut begründet. Sie erklärt, warum beide Krankheiten manchmal durch Streß ausgelöst werden, der einen ohnehin anfälligen Darm noch empfindlicher macht. Sie erklärt auch, warum bei beiden Krankheiten allergieähnliche Reaktionen auf normalerweise gesunde und nahrhafte Lebensmittel auftreten, oder genauer gesagt, gegen chemische Substanzen, die in diesen Lebensmitteln von Natur aus enthalten sind und dem ungeschützten inneren Immunsystem entgegenarbeiten. Und sie erklärt, warum entzündliche Darmerkrankungen oft in nicht vorhersehbarer Weise auf Medikamente ansprechen, die kurzfristig die Symptome lindern, langfristig aber das mikrobiologische Ungleichgewicht noch mehr verstärken.

Manchmal verschwinden Autoimmunkrankheiten, weil es dem Körper gelingt sich selbst zu heilen. In anderen Fällen ziehen sie sich ein Leben lang hin, weil sich im Organismus eine Art Gleichgewicht zwischen Schädigung und Heilung einpendelt, mit Phasen des Rückfalls und der erneuten Genesung. Und manchmal werden sie allmählich immer schlimmer, so daß irreparable Schäden oder sogar der Tod eintritt. All das gibt es bei entzündlichen Darmkrankheiten. Am stärksten sind die Indizien, daß Antibiotika dabei eine Rolle spielen, bei der Crohn-Krankheit, denn die Geschichte dieser Krankheit fällt mit der Entwicklung der Antibiotika zusammen. Außerdem befällt die Crohn-Krankheit den Darm besonders ausgeprägt in einzelnen Abschnitten – möglicherweise gerade da, wo Bakterien eine Superinfektion hervorgerufen und die schützende »anaerobe Tapete« entfernt haben.

Die Darmschleimhaut ist mit Sicherheit eine lebenswichtige Schutzschicht, nicht nur gegen Erkrankungen des Darms selbst, sondern auch gegen gefährliche Mikroorganismen, die sonst durch die Darmwand in andere Körperteile wandern könnten; und die nützliche Darmflora ist ein unverzichtbarer Bestandteil dieser Schutzschicht. Man kann mit Sicherheit feststellen, daß jeder, der Antibiotika nimmt und damit die im gesunden Darm vorherrschenden anaeroben Bakterien abtötet, sich der Gefahr einer Darmerkrankung aussetzt. Über den Umfang dieses Risikos sind sich die Wissenschaftler zwar nicht einig, aber in jedem Fall ist es ratsam, Antibiotika nur dann einzunehmen, wenn man sie tatsächlich braucht: bei wirklich gefährlichen Bakterieninfektionen[29].

Wie ich gerade erläutert habe, könnten Antibiotika nach dieser Theorie nicht nur eine Ursache entzündlicher Darmerkrankungen sein, sondern auch allergieähnliche Reaktionen auf Lebensmittel hervorrufen. Die meisten Patienten mit Reizkolon leiden auch unter schädlichen Auswirkungen von Nahrungsmitteln, die normalerweise gesund sind. Zu den Symptomen gehören Kopfschmerzen, Müdigkeit, Angstzustände, Depressionen, Übelkeit, Juckreiz, Ausschlag, laufende Nase, Gelenkschmerzen und Durchfall[30]. Besser geht es den Betroffenen mit einer »Ausschlußdiät«, bei der man die Lebensmittel wegläßt, die die Symptome verursachen.

Solche Erkrankungen bezeichnet man meist als »Nahrungsmittelunverträglichkeit«, und die Ärzte halten sie manchmal für eine Geisteskrankheit.

In einem Artikel, der 1991 in *The Lancet* erschien, bietet Dr. John Hunter eine naheliegendere Erklärung an: Danach »haben Patienten mit Nahrungsmittelunverträglichkeit eine anormale Darmflora«[31)]. Ich fragte Professor Lacey nach seiner Ansicht. Er schrieb: »Wenn ein Patient, beispielsweise bei einem rauhen Hals, ein Antibiotikum schluckt, verbleibt ein Teil des Wirkstoffs im Darm und zerstört dort eine gewisse Menge der nützlichen Bakterien. Das kann seltenen oder fremden Bakterien eine Möglichkeit zur Vermehrung eröffnen. Darüber besteht allgemeine Einigkeit. Die weiteren Überlegungen sind eher Spekulationen. Wenn wir das Gleichgewicht der Darmbakterien tiefgreifend verschieben, dann, so die Theorie, könnten die Bakterienarten, die jetzt vorherrschen, im Darm mit manchen Nahrungsbestandteilen reagieren, und zwar so, daß das Immunsystem des Körpers sie als Gift behandelt. Von da an machen uns Nahrungsmittel, die diese Bestandteile enthalten, krank.«

## *Noch ein medizinisches Rätsel: Arthritis*

Bei der Diagnose von Krankheiten leistet die moderne medizinische Wissenschaft Hervorragendes; die Behandlung ist oft gut; aber wenn es um den Nachweis der Ursachen geht, ist die Wissenschaft gleichgültig. Eine bemerkenswerte Zahl verbreiteter schwerer Krankheiten gilt offiziell als Rätsel, das heißt, man kennt die Ursache nicht. Zwei weitere Beispiele sind die rheumatoide Arthritis und eine andere Gelenkerkrankung, Bechterew-Krankheit oder ankylosierende Spondylitis genannt; beide sind im 20. Jahrhundert recht häufig geworden und betreffen in den Industrieländern mittlerweile Millionen von Menschen. Beide Krankheiten setzen meist im frühen Erwachsenenalter ein und gehen mit Steifigkeit, Entzündungen und Schmerzen einher.

Die rheumatoide Arthritis, auch chronische Polyarthritis genannt, zieht alle Gelenke in Mitleidenschaft, vor allem in Armen, Beinen, Händen und Füßen; sie ist bei Frauen dreimal so häufig wie bei Männern. Die Bechterew-Krankheit hat ähnliche Auswirkungen auf das Becken und dehnt sich später auf die Wirbelsäule aus; sie ist bei Männern sehr viel häufiger.

Die Wissenschaftler neigen schon seit Jahrzehnten dazu, die verschiedenen Formen der Arthritis als Autoimmunkrankheiten mit unbekannter Ursache zu betrachten. Dr. Alan Ebringer und seine Kollegen vom King's College in London glauben heute nach über zehnjähriger Forschung, daß sie die Antwort gefunden haben. Ihre Geschichte ist eine bemerkenswerte Erweiterung dessen, was bereits über die entzündlichen Darmerkrankungen gesagt wurde[32].

Wie Dr. Ebringer in den siebziger Jahren feststellte, erzeugt der Organismus von Patienten mit Bechterew-Krankheit eine Immunreaktion auf Bakterien der Art *Klebsiella pneumoniae.* Es ist ein ähnlicher Befund wie der von Dr. van Saene, der bei Personen mit entzündlichen Darmkrankheiten eine Immunantwort gegen *Escherichia coli* nachwies. *K. pneumoniae* gehört wie *E. coli* zu den coliformen Bakterien, die normalerweise in geringer Zahl den gesunden Darm besiedeln. Eine Immunreaktion auf eine eigentlich harmlose Bakterienart läßt vermuten, daß die Bakterien entweder ihre Eigenschaften geändert haben oder in andere Körperbereiche eingedrungen sind. Dr. Ebringer, Dozent für Immunologie am King's College, gelangte zu dem Schluß, die Bechterew-Krankheit werde durch Bakterien der Art *K. pneumoniae* verursacht, die durch die Darmwand in das lymphatische Gewebe des Beckens und von dort zur Wirbelsäule gewandert sind.

Eine analoge Entdeckung machten Dr. Ebringer und seine Kollegen Mitte der achtziger Jahre bei der rheumatoiden Arthritis: Die Ursache dieser Krankheit ist danach *Proteus mirabilis,* ein weiteres coliformes Bakterium und ebenfalls ein Bewohner des gesunden Darms (das wie *E. coli* häufig Harnwegsinfektionen verursacht). Nach Dr. Ebringers Ansicht kommt es sowohl bei der Bechterew-Krankheit als auch bei der rheumatoiden Arthritis durch die ständige entzündliche Reaktion auf die eingedrungenen Bakterien zu Knochenschäden und Gelenkschmerzen.

Im Dezember 1990 veröffentlichte ein Forschungsteam der Abteilung für Infektionskrankheiten der Universitätsklinik Linköping (Schweden) einen weiteren Befund: Danach entsteht eine andere Form der Gelenkerkrankungen, die reaktive Arthritis, durch immer wiederkehrende entzündliche Reaktionen nicht auf die körpereigene Bakterienflora, sondern auf krankheitserzeugende Bakterien, die von außen in den Körper eindringen, darunter vor allem die Art *Yersinia enterocolitica*[33].

Aber warum sind heute so viele Menschen anfällig für Bakterien wie *Klebsiella pneumoniae, Proteus mirabilis* und *Yersinia enterocolitica?* Eine Antwort lautet: wegen einer geschädigten Darmschleimhaut. Hier gilt das gleiche wie bei den entzündlichen Darmkrankheiten: Eine unversehrte Darmwand, geschützt durch die Bakterienarten, die sich mit dem Darm entwickelt haben, ist eine natürliche Krankheitsabwehr.

In dem großartigen Buch »The Wisdom of the Body«, das der Physiologe Professor Walter Cannon in den dreißiger Jahren schrieb, als man noch nichts über die lebenswichtigen Funktionen der Darmflora wußte, heißt es[34]: »Wenn krankheitserzeugende Bakterien sich festsetzen, können sie auf dreierlei Weise Schaden anrichten: Sie können eine Stelle angreifen, sie können ein Gift erzeugen, das ins Blut gelangt und den Organismus in

großem Umfang schädigt, oder sie können selbst ins Blut wandern und große Zerstörungen anrichten.«
Die Forschungsergebnisse von Dr. John Hunter und Dr. Alan Ebringer gehören zur vordersten Front der Wissenschaft; es sind Pionierarbeiten, die noch von anderen Wissenschaftlern bestätigt werden müssen, bevor wir überzeugt sein können, daß sie gültig sind. Wenn Dr. Ebringer recht hat, steigt mit der Menge der eingenommenen Antibiotika auch die Gefahr der Arthritis.

## Wenn man sich ganz und gar krank fühlt

### *Superinfektionen durch Pilze*

Bakterien sind nicht die einzigen Mikroorganismen, die normalerweise friedlich in unserem Körper leben und sich nach einer Antibiotikabehandlung unter Umständen unkontrolliert vermehren. Die gleiche Gefahr besteht auch bei Pilzen: sie sind Eukaryonten und werden von Antibiotika, die Bakterien in Schach halten oder abtöten sollen, nicht angegriffen. Superinfektionen mit Pilzen sind eine häufige Folge, wenn man in großem Umfang Antibiotika einnimmt.
Wie Champignons und Pfifferlinge, so gedeihen auch die mikroskopisch kleinen Pilze, die im und am menschlichen Körper leben, am besten in einer feuchtwarmen Umgebung. Deshalb findet man Pilzinfektionen der Haut häufig an Füßen oder Unterschenkeln. Fadenpilze befallen vielfach Haut und Fingernägel. Gefährliche und sogar tödliche Vergiftungen können die Aflatoxine und Mycotoxine von Pilzen verursachen, die auf feucht gelagerten Lebensmitteln entstehen, insbesondere auf Getreideprodukten und Nüssen.
Von den verschiedenen Hefen und anderen Pilzen, die im Darm

des Menschen leben, ist *Candida albicans* am bekanntesten. Sie befällt häufig die weiblichen Geschlechtsorgane, wenn Harnwegsinfektionen wiederholt mit Antibiotika behandelt wurden. Eine solche Superinfektion mit Candida bezeichnet man als Soor. Sie zeigt sich in Form einer weißlichen, übelriechenden Substanz, die ein wenig wie geronnene Milch aussieht. Zu den Symptomen zählen Juckreiz und Schmerzen in der Scheide, die den Geschlechtsverkehr unter Umständen unangenehm oder unmöglich machen. Soor kann auch im Mund oder manchmal an den männlichen Geschlechtsorganen auftreten.

*Candida albicans* und die anderen einzelligen Pilze im Darm sind potentielle Parasiten. Die Verhältnisse sind ähnlich wie bei den Sporen der Trockenfäule, die in alle Häuser geweht werden und dort normalerweise weder nützen noch schaden: Gewöhnlich wird *Candida* durch die normale Bakterienflora des Darms unter Kontrolle gehalten. Wer aber wiederholt Antibiotika einnimmt, und zwar insbesondere solche mit Breitbandwirkung, der läuft Gefahr, buchstäblich zu verschimmeln. In dem Standardlehrbuch »Antimicrobial Therapy«[35) heißt es: »Am schädlichsten sind im allgemeinen die Breitbandantibiotika wie Tetracycline, Ampicillin und die Cephalosporine.«

Weiterhin heißt es in dem Buch: »Gelegentlich kann sich das übermäßige Pilzwachstum über den gesamten Darm ausbreiten und eine schwere Magen-Darm-Entzündung hervorrufen.« Solche Superinfektionen mit *Candida* oder anderen Pilzen kann man mit speziellen pilztötenden Antibiotika behandeln. Der bekannteste derartige Wirkstoff heißt Nystatin[36).

In Großbritannien wie in Deutschland ist derzeit über ein Dutzend verschreibungspflichtiger pilztötender Medikamente auf dem Markt, die als Salben oder Cremes unmittelbar im Scheidenbereich aufgetragen werden. In den USA haben die Pharmafirmen bei den Genehmigungsbehörden durchgesetzt, daß mehr pilztötende Cremes ohne Rezept erhältlich sind. Zwei solchen Präparaten mit den Handelsnamen Gyne-Lotrimin und Monistat 7 sagte die *Financial Times* in einem Artikel vom August 1992[37)] einen Jahresumsatz von über einer Milliarde Dollar voraus. Nachdem die Genehmigung zum rezeptfreien Verkauf erteilt war, setzte der Hersteller von Gyne-Lotrimin, die Firma Schering-Plough, in den gesamten USA für 30 Millionen Dollar einen Werbefeldzug in Gang; der Umsatz stieg daraufhin von 22 Millionen Dollar im Jahr 1990 auf 115 Millionen für 1991. Eine gewaltige Menge an Medikamenten – und eine gewaltige Menge an Pilzinfektionen in der Scheide.

In den Zuschriften auf meinen Artikel im *Independent* las ich viele Klagen über *Candida*-Superinfektionen. Mit zwei Ausnahmen stammten die Berichte von Frauen. Eine Leserin aus Surrey schrieb: »Vor ein paar Jahren, mit 38, wurde mir die Gebärmutter entfernt. Innerhalb eines Monats nach der Operation hatte ich zweimal schwere Blutungen. Als Ursache diagnostizierte man eine Infektion, aber es wurden keine bestätigenden Tests vorgenommen. Ich bekam größere Mengen an Antibiotika verschrieben. Seither habe ich ständig quälenden Soor. Die Krankheit hat meine Intimbeziehung zu meinem Mann völlig zerstört und scheint unheilbar zu sein. Ich sollte hinzufügen, daß es mir nach der Operation keineswegs besserging; ich fühle mich seitdem ständig müde und deprimiert, und ich bin sicher, daß das an dem *Candida*-Pilz liegt.«

Janice McConochic schrieb mir aus Dyfed in Wales: »Im Jahr 1960, als ich 17 war, erkrankte ich heftig an Halsentzündung und Fieber. Der Hausarzt behandelte mich kurzfristig mit Antibiotika, aber nachdem ich wieder zur Arbeit ging, flammten die Symptome erneut auf. Der Hausarzt stand vor einem Rätsel und überwies mich an einen Spezialisten. Nach verschiedenen Untersuchungen sagte man mir, ich hätte einen »tiefsitzenden rheumatischen Keim« im Rachen. Die Behandlung bestand in langfristiger Verabreichung von Penicillin V, anfangs mit hochdosierten Injektionen und später mit 1000 mg pro Tag in Tablettenform. Die folgenden sechs Jahre vergingen mit ständiger Einnahme von Penicillin V sowie mit Rachenabstrichen und Bluttests in Abständen von sechs Monaten. Während dieser Zeit quälte mich ständig eine Krankheit, von der ich heute weiß, daß es sich um Soor handelte. Vor 30 Jahren standen solche Informationen nicht wie heute in der Zeitung, und zu fragen wagte ich nicht.«

### *Candida: Trockenfäule des Körpers*

Wie die Blasenentzündung, so ist auch Soor unangenehm, oftmals quälend und schwer zu beseitigen. Wenn eine schwangere Frau eine *Candida*-Superinfektion in der Scheide hat, kann sie bei der Entbindung das Kind infizieren. Ärzte und Frauen halten den Soor oft nicht für eine eigenständige Infektion, sondern für einen Teil der Blasenentzündung »oder so etwas Ähnliches«.
In den achtziger Jahren wurden *Candida*-Infektionen zum Gegenstand kontroverser Diskussionen. Dabei ging es weniger um Soor als vielmehr um eine sehr viel ernstere Superinfektion: das übermäßige Wachstum von *Candida* im Darm. Daß der Pilz sich dort ausbreiten kann, ist unumstritten. Meinungsverschiedenheiten zwischen den Wissenschaftlern gab es in der Frage, ob es sich um eine seltene und meist harmlose Infektion handelt, oder ob sie verbreitet und manchmal oder sogar oft gefährlich ist[38)].
Die Zahl der Todesfälle, bei denen offiziell eine Candidose als Ursache angegeben wurde, lag in den USA in den achtziger Jahren bei etwa 200 pro Jahr. Was den tödlichen Ausgang angeht, ist die Candidose den Salmonellenvergiftungen vergleichbar. Eine geringfügige Krankheit ist sie also mit Sicherheit nicht.

Im *Journal of the American Medical Association* erschien 1986 ein Leitartikel mit der Überschrift »Gibt es mitten unter uns eine Epidemie der Chronischen Candidose?« Er beginnt mit den Worten: »Es gibt in der Öffentlichkeit eine zunehmende Kontroverse um eine angebliche ›neue Epidemie‹ mit chronischer Candidose, eine Erkrankung, bei der sich die Hefeart *Candida albicans* übermäßig vermehrt und im ganzen Organismus ausbreitet. Die Vertreter dieser Ansicht weisen darauf hin, daß unspezifische Symptome wie Müdigkeit, Darmblähungen, Depressionen, Gliederschmerzen, Verstopfung, Durchfall, Nachlassen des sexuellen Verlangens und prämenstruelles Syndrom nur einige der Signale sind, die auf eine chronische Candidose hinweisen.«[39)]

Weiterhin behauptet der Leitartikel in der Fachzeitschrift des amerikanischen Medizin-Establishments, die Krankheit betreffe nur eine Minderheit der Bevölkerung. »Die Candidose gibt es tatsächlich, aber bei den Bevölkerungsgruppen, die den Berichten zufolge betroffen sind, handelt es sich unter anderem um Personen, die sich einer längerfristigen Krebs- oder Antibiotika-Chemotherapie unterziehen, sowie um Drogenabhängige, AIDS-Patienten, chronische Alkoholiker, Zuckerkranke oder Personen mit anderweitig geschwächtem Immunsystem.« Insgesamt ist das natürlich eine recht beträchtliche Minderheit, die in den USA und anderen Ländern viele Millionen Menschen umfaßt.

Der Artikel schließt mit dem Hinweis auf eine gewisse Dringlichkeit. »Eine Untersuchung dieser Frage ist eindeutig erforderlich. Es muß festgestellt werden, ob chronische Candidose nachweislich eine verbreitete Krankheit in der allgemeinen Bevölkerung ist ... Es ist unumgänglich, daß dieses Rätsel durch gut geplante Studien gelöst wird.«

Mehrere Leser meines Artikels im *Independent* litten an einer Krankheit, die sie selbst für eine *Candida*-Superinfektion des

Darms hielten. Eine staatlich geprüfte Krankenschwester aus London schrieb über ihren Mann. »Er muß ständig darum kämpfen, daß die Vermehrung von *Candida* im Darm in normalem Rahmen bleibt. Die Diagnose wurde vor zwei Jahren gestellt, nachdem sein allgemeiner Gesundheitszustand mehrere Jahre lang schlecht gewesen war.« Bei strenger Diät ging es ihm meist gut. Aber »als er letztes Jahr wegen eines entzündeten Katzenkratzers am Finger ein paar Antibiotika einnahm, bekam er drei Tage später schwere *Candida*-Symptome. Sie quälten ihn acht Monate lang, und er mußte mehrmals pilztötende Medikamente (Nystatin) einnehmen, bis sich die Darmflora wieder einigermaßen stabilisiert hatte. Nach unserer Überzeugung ist es kein Zufall, daß heute bei so vielen Menschen ein übermäßiges Wachstum von *Candida* diagnostiziert wird, nachdem viele Jahre lang in großem Umfang Antibiotika verschrieben wurden.«

Geraldine Blount, eine junge Mutter, die ebenfalls in London wohnt, berichtete in ihrem Brief, in ihrem eigenen Darm sei *Candida* unter Kontrolle, aber »ich habe meine beiden kleinen Kinder angesteckt. Es ist wirklich ein Jammer, denn sie sind allergisch gegen verschiedene Lebensmittel und Lebensmittelzusätze, und manchmal wird das einfach für Ungezogenheit gehalten. Außerdem haben sie sehr schlimm auf Antibiotika reagiert.«

Ein langer Brief kam von einer 26jährigen Frau aus Leeds. Sie hatte 1988 als Freiwillige in Pakistan und Indien gearbeitet und in dieser Zeit mehrmals Ruhr bekommen; in Krankenhäusern in Delhi und Bombay erhielt sie Injektionen mit Metronidazol. Als sie nach Großbritannien zurückkam, war sie erschöpft. Noch im Sommer 1990 fühlte sie sich meistens müde; sie litt an Durchfall, Übelkeit und Kopfschmerzen, alles bekannte Nebenwirkungen von Metronidazol und anderer Antibiotika, aber auch an Soor und Brustschmerzen. »In den letzten beiden Jahren war ich mehrmals bei meinem Hausarzt und im Krankenhaus. Lange Zeit nahm ich das Antidepressivum Dothiepin (denn ich war sehr deprimiert und erbost über meinen körperlichen Zustand). Den medizinischen Erklärungen zufolge war meine Erschöpfung eine ›postvirale Müdigkeit‹, die mangelnde Lust an Sex war Depression, und Durchfall und Blähungen waren ein Reizkolon mit psychischer Ursache. Für den Soor gab es nie eine Erklärung, man verschrieb mir nur Cremes zur Behandlung.«

Dann las sie ein populärwissenschaftliches Buch über die *Candida*-Erkrankungen. »Ich bin überzeugt, daß meine dauernden Symptome eine Menge mit *Candida* zu tun haben. Ich hatte nie den Mut, einen Arzt mit dieser Vermutung zu konfrontieren, denn ich habe meist das Gefühl, daß man mich als Hypochonder oder Simulantin betrachtet. Aber für Symptome wie meinen entsetzlichen Soor hatten die Ärzte nie eine Erklärung.«

Wie oft verursachen Antibiotika im Darm eine *Candida*-Superinfektion? In dem Lehrbuch »Candida and Candidosis«[40)] werden zahlreiche Studien an Tieren und Menschen zusammengefaßt. Die Untersuchungen an Krankenhauspatienten zeigen, daß »die meisten Antibiotika die Besiedelung mit *Candida* verstärken können.« Präparate wie Metronidazol, die sich gegen die nützliche anaerobe Bakterienflora im Darm richten, »fördern besonders wirksam das übermäßige Wachstum von *Candida.*«

Verschiedene Studien an Menschen legen den Verdacht nahe, daß eine Reihe von Antibiotika in mehr als einem von 100 Behandlungsfällen eine *Candida*-Superinfektion verursachen. Solche Wirkstoffe sind Aminoglykoside, Chloramphenicol und Cephalosporine. Bei den Penicillinen und Tetracyclinen ist das Problem bei einer Häufigkeit von weniger als einem unter 200 Fällen nicht so deutlich zu erkennen. Weiterhin werden 34 Untersuchungen an Tieren erwähnt, wonach eine äußere oder innere Candidose auch durch Streptomycin, Vancomycin und Kombinationsantibiotika entstehen kann. In acht Studien zeigte

sich keine derartige Wirkung. Die Schlußfolgerung lautet: »Mit ziemlicher Sicherheit ist die Vernichtung der konkurrierenden Bakterien der entscheidende Grund, warum Antibiotika die Zahl der *Candida*-Pilze beeinflussen ... Manche Antibiotika dürften immununterdrückende Eigenschaften besitzen, welche die Widerstandsfähigkeit des Betroffenen vermindern.«
Am anfälligsten für *Candida*-Superinfektionen sind Personen mit geschwächtem oder geschädigtem Immunsystem. Sachverständige Ärzte geben Patienten, die immununterdrückende Medikamente erhalten, und AIDS-Kranken routinemäßig pilztötende Präparate. Alte, schwache und kranke Menschen sterben manchmal, weil *Candida*-Pilze lebenswichtige Organe befallen oder innere Hohlräume blockieren.

### *Scheidenentzündung: »absolut verheerend«*

In einem Übersichtsartikel über die Fachliteratur, der schon 1966 erschien, weist Dr. Mildred Seelig von der Fakultät für Pharmakologie am New York Medical College auf zwei bösartige Eigenschaften der *Candida*-Superinfektionen hin[41]. Erstens kommt *Candida*, wie die Trockenfäule, in zwei Formen vor. Einerseits befällt er, ähnlich wie Hefe, Oberflächen am und im Körper. Andererseits kann er aber auch zu einem Pilz heranwachsen, der mit seinen Wurzeln die Darmwand durchdringt. Und zweitens »verstärken Antibiotika die Fähigkeit von *Candida albicans* zum Eindringen, und zwar nicht vorwiegend durch unmittelbare Wirkungen auf die Darmflora und *Candida* selbst, sondern auch weil sie die Abwehrmechanismen des Betroffenen schwächen.«
Die Wurzeln von Pilzen nennt man Myzel: Bei der Obduktion von Patienten, die an übermäßigem Wachstum von *Candida* gestorben sind, zeigt sich »umfangreiches Myzel, das in die

Speiseröhren- oder Darmwand eingedrungen ist«. Und, was noch schlimmer ist: Antibiotika scheinen als Pilzdünger zu wirken. Man nahm ein Stück aus dem Darm einer Frau, die an einer *Candida*-Infektion gestorben war, und »der *Candida*-Pilz in dem Darm, der nach dem Tod entnommen worden war, vermehrte sich und drang in tiefere Gewebeschichten ein, als man Stücke des Dünndarms in eine Penicillin-, Streptomycin- oder Chloramphenicollösung tauchte; mit antibiotikafreien Lösungen beobachtete man diesen Effekt nicht.«
Dr. Seeligs Schlußfolgerung lautet: Antibiotika vermindern die Immunabwehr gegen *Candida,* der als Pilz Giftstoffe ins Blut freisetzt. Das würde erklären, warum Patienten mit *Candida*-Infektionen sich »ganz und gar krank« fühlen, mit allen möglichen Symptomen, die den Ärzten ein Rätsel sind. Je älter ein Mensch wird, desto leichter kann *Candida* in der Pilzform die Darmwand durchdringen: »Daß *Candida* an der Stelle seiner Vermehrung die Schleimhaut durchdringt, kommt vermutlich häufig vor.«
Mit dieser Ansicht steht Dr. Seelig nicht allein. Professor Steven Witkin von der immunologischen Abteilung der Fakultät für Frauenheilkunde und Geburtshilfe am New York Hospital in Manhattan hat sich auf Scheidenerkrankungen spezialisiert. Er schrieb 1985: »Antibiotika können die Fähigkeit des Immunsystems zur Begrenzung von Pilzinfektionen beeinträchtigen.«[42)]
Als ich ihn in New York für dieses Buch befragte, berichtete er: »Bei manchen Frauen stellen wir fest, daß das Immunsystem nicht auf *Candida* anspricht, obwohl es ansonsten normal reagiert. Wenn man weiße Blutzellen eines gesunden Menschen entnimmt und mit *Candida* in Kontakt bringt, vermehren sie sich meist. Tut man das gleiche aber mit den weißen Blutzellen von Frauen, die an Scheidenentzündung leiden, findet keine Vermehrung statt – das zeigt, daß die Immunantwort unterdrückt wird.« Antibiotika wurden anfangs bei Schimmelpilzen und im Erdboden entdeckt, und deshalb ist es eigentlich nicht verwun-

derlich, daß sie eine Vorliebe für die Pilze im Körper haben. Aber warum sollte *Candida albicans* ein so aggressiver Parasit sein, der offenbar darauf aus ist, seinen Wirt zu töten? Vielleicht hat er im Ökosystem des Körpers eine ähnliche Aufgabe wie Geier und Hyänen in der Natur: Dann würde er von Natur aus in einen Körper einwandern und sich dort vermehren, wenn der Organismus Signale aussendet, daß er im Sterben liegt und zersetzt werden muß.

Welche Bedeutung haben die Antibiotika, wenn *Candida* die zerstörerische Pilzform annimmt und sich stark vermehrt? Derzeit stammen die einzigen Hinweise aus Fallbeschreibungen. Dr. Leo Galland aus New York hat sich schon seit einigen Jahren auf *Candida*-Infektionen spezialisiert. Nachdem er als Assistenzprofessor für Medizin an Universitäten in New York und Connecticut gearbeitet hatte, machte er eine eigene Praxis auf. Im September 1988 faßte er bei einer Tagung in Tennessee die Ergebnisse einer eigenen Untersuchung mit 91 Patienten zusammen, »die meist nach Einnahme von Breitbandantibiotika erkrankt waren«. Fast alle klagten über Erschöpfungszustände, Lebensmittelunverträglichkeit und Darmbeschwerden, die meisten waren depressiv, und die Frauen litten in der Mehrzahl an Scheidenentzündung. In fast allen Fällen gab es Hinweise auf *Candida*-Infektionen des Darms. Dr. Galland gab den Patienten pilztötende Medikamente, und fast allen ging es daraufhin besser. Sobald er die Präparate absetzte, verschlechterte sich der Zustand wieder[43)].

Die Wissenschaftler in der Forschung lassen sich von solchen Geschichten nicht beeindrucken: Sie fordern stichhaltige Beweise, die sich aus objektiven Untersuchungen ergeben. Inzwischen sagt Dr. Galland, den ich in New York für dieses Buch befragte: »Ich habe in den letzten zehn Jahren buchstäblich Tausende von Patienten gesehen, die nach Einnahme von Antibiotika krank wurden und bei denen die Krankheit auf pilztöten-

de Medikamente ansprach. Im Überblick betrachtet, waren die gängigen Symptome Müdigkeit, Verdauungsbeschwerden, Verstopfung, Durchfall und Schmerzen. Bei der großen Mehrheit der Patienten traten Müdigkeit und Nahrungsmittelunverträglichkeit auf. Die meisten Frauen hatten eine chronische Scheidenentzündung, und eine beträchtliche Minderheit klagte über prämenstruelles Syndrom. Bei etwa der Hälfte der Patienten treten Angstzustände, Depressionen und Kopfschmerzen auf.«
Nach seinen Erfahrungen kann Soor in der Scheide, der sich durch tieferes Eindringen des *Candida*-Pilzes zu einer Scheidenentzündung ausweitet, eine entsetzliche Krankheit sein. »In etwa einem von 100 Fällen entwickelt sich der Soor in der Scheide zu einer chronischen Scheidenentzündung weiter; diese Frauen sind unter meinen Patienten am stärksten verängstigt. Die Krankheit ist für sie verheerend. Sie ruiniert ihr Sexualleben, ihre Ehe und ihr Selbstbild als Frauen. Mit der chronischen Scheidenentzündung wird häufig eine Zerstörung des Selbstbewußtseins in Gang gesetzt, die die Frauen wirklich zugrunde richten kann.«
Wenn man genau wissen will, wie oft Antibiotika eine *Candida*-Superinfektion hervorrufen, muß man große Studien mit Freiwilligen durchfuhren, und die haben bisher nicht stattgefunden. Und um festzustellen, wie oft *Candida* in die Form übergeht, die in die Darmwand eindringt, ist eine weitere große Studie an Menschen nach Operationen oder Obduktionen erforderlich, und diese Untersuchung gibt es bisher ebenfalls nicht: Ein Leitartikel der Fachzeitschrift *New England Journal of Medicine* stellte 1990 fest: »Kaum eine Krankheit hat zwischen dem Berufsstand der Mediziner und einem Teil des Laienpublikums soviel Feindseligkeit hervorgerufen wie die chronische Candidose.«[44)]
Wer glaubt, daß *Candida*-Superinfektionen häufig und oftmals gefährlich sind, »erhebt eine schwere Anschuldigung gegen die

Ärzte, denn er behauptet, daß sie ihre wichtigste Verpflichtung gegenüber den Patienten nicht erfüllen. Es ist ein einfacher Vorwurf: Ihr Ärzte hört euren Patienten nicht zu.« In einem anderen Übersichtsartikel über tiefsitzende *Candida*-Infektionen schrieb das *New England Journal of Medicine* 1991: »Beunruhigend viele Krankenhauspatienten sterben mit einer nicht diagnostizierten *Candida*-Infektion.«[44)]

### *Chronische Müdigkeit: eine weitere ungelöste Frage*

Eine weitere rätselhafte Krankheit, an der Frauen häufiger leiden als Männer, ist das Syndrom der chronischen Müdigkeit, auch als Encephalomyelitis myalgica benigna bekannt. Die Krankheit scheint ansteckend zu sein: Soweit bekannt ist, brach sie zum erstenmal 1934 bei 198 Angestellten des Los Angeles County Hospital aus. In Großbritannien ereignete sich der bekannteste derartige Vorfall 1955 am Royal Free Hospital in London: Damals traten bei 292 Ärzten und Pflegekräften, darunter 265 Frauen, Krankheitssymptome auf, unter anderem Muskelschwäche, allgemeine Erschöpfungszustände, Konzentrationsstörungen und Gedächtnisverlust[45)].

Von offizieller Seite versuchte man eine Zeitlang, die »Royal Free Disease« als eine Art Massenhysterie herunterzuspielen. In den achtziger Jahren, als das Syndrom der chronischen Müdigkeit in Europa und Nordamerika epidemieartig auftrat, sprach man von der »Yuppie-Grippe« und betrachtete es oft als raffiniertes Täuschungsmanöver der Gutbetuchten. Auch heute ist das Syndrom der chronischen Müdigkeit nicht in allen medizinischen Lehrbüchern und Ratgebern aufgeführt, aber es gilt allgemein als ernsthafte Krankheit. In Großbritannien leiden nach Schätzungen bis zu einer halben Million Menschen daran.

Allem Anschein nach handelt es sich um eine Viruserkrankung. Auf einer Tagung, die im August 1990 bei der Royal Society stattfand, berichtete Dr. Les Borysiewicz vom Addenbrooke's Hospital: »Viele Betroffene nennen als Beginn ihrer Erkrankung eine schwach fiebrige Infektion, und es war wohlbekannt, daß Viren ... einen Menschen über lange Zeit hinweg müde machen können.«[46)]

Bei einer anderen Tagung, die im April 1990 in Cambridge stattfand, äußerte Dr. Len Archard von der Abteilung für Biochemie der Charing Cross and Westminster Medical School die Vermutung, die Muskelschwäche könne durch Enteroviren entstehen, die sich im Organismus unkontrolliert vermehren. Dr. Anthony Komaroff, der Leiter der Abteilung für Allgemeinmedizin an der Harvard Medical School, berichtete über Befunde, wonach »mehrere verschiedene Viren, nämlich Enteroviren, Epstein-Barr-Virus, das menschliche Herpesvirus Typ 6 (HHV 6) und andere, an dieser Krankheit beteiligt sein könnten und möglicherweise das Gehirn und das Nervensystem in Mitleidenschaft ziehen«[47)].

Professor James Mowbray von der Abteilung für Pathologie der St. Mary's Hospital Medical School fand in einer Studie, die 1988 in der Zeitschrift *The Lancet* veröffentlicht wurde, bei der Hälfte einer Gruppe von 87 Patienten Hinweise auf eingedrungene Enteroviren[48)]. Es handelte sich um Virusarten, die auch im Darm gesunder Menschen vorkommen. Wie waren sie zu Krankheitserregern geworden? Nach Professor Mowbrays Ansicht sollte sich die Forschung weniger darauf konzentrieren, welche Enteroviren das Syndrom der chronischen Müdigkeit hervorrufen, als vielmehr auf die Frage, warum das Immunsystem der Patienten offensichtlich zusammengebrochen ist.

Gibt es eine tieferliegende Ursache der chronischen Müdigkeit? Mehrere Leser meines Artikels im *Independent* glaubten, sie seien durch anhaltende Antibiotikatherapie geschwächt wor-

den. Ein pensionierter Orthopäde aus Alnmouth in Northumberland schrieb: »Vor zwei Jahren bekam ich die chronische Müdigkeit, und jetzt bin ich weitgehend ans Haus gefesselt – es ist wirklich ein Jammer. Vor sieben Jahren hatte ich Gallensteine. Nach einer ersten Untersuchung schickte man mich nach Hause, und ich erhielt vor der Entfernung der Gallenblase sechs Wochen lang Cotrimoxazol. Nach der Operation bekam ich eine Wundinfektion, und daraufhin folgte eine weitere Behandlung mit dem gleichen Medikament. Später traten dann die jetzigen Symptome auf – Müdigkeit, Unkonzentriertheit, Schlafstörungen, Darmbeschwerden und Hautveränderungen.«
Bei einer Konferenz in San Francisco berichtete Dr. Carol Jessop 1989 über Befunde an 1100 Patienten mit chronischer Müdigkeit[49)]. Sie stellte fest: »Die medizinische Vorgeschichte der Patienten mit dem Syndrom der chronischen Müdigkeit ist sehr aufschlußreich und stellt möglicherweise den Schlüssel zum Verständnis der Krankheit dar. Bei 1000 Patienten wurde folgendes festgestellt: Erstens waren 80 Prozent der Patienten als Kinder, Jugendliche und Erwachsene mehrmals mit Antibiotika behandelt worden, und zwar wegen Akne und Infektionen von Ohren, Nase, Rachen und Harnwegen. Und zweitens hatten 60 Prozent der Patienten im Laufe der Jahre eine hohe Empfindlichkeit gegen viele Antibiotika entwickelt.« Zusammen mit anderen Fachleuten ist Dr. Jessop der Ansicht, die Krankheit werde möglicherweise nicht durch ein Virus hervorgerufen, sondern durch die toxische Wirkung einer *Candida*-Superinfektion.

Eine ganze Reihe von Zuschriften erhielt ich von Patienten, die überzeugt waren, eine längere oder wiederholte Antibiotikabehandlung sei die Ursache der chronischen Müdigkeit. Ein Vater aus Winchester schrieb: »Mein Sohn hatte im Alter von fünf bis 14 Jahren häufig Atemwegsinfektionen und wurde in dieser Zeit immer wieder mit Antibiotika behandelt. Mit 13 Jahren wurde er auffallend schläfrig – wie wir heute wissen, war das Syndrom der chronischen Müdigkeit ausgebrochen. Er ist jetzt 20 und scheint lebenslang geschädigt zu sein – er kann weder arbeiten noch studieren.« Eine 20jährige Studentin aus Newcastle litt seit 18 Monaten an der chronischen Müdigkeit. Begonnen hatte die Krankheit ihren Angaben zufolge nach umfangreicher Antibiotikabehandlung im Anschluß an eine plastische Gesichtsoperation. Es folgten mehrere Racheninfektionen, bei denen sie weitere Antibiotika erhielt, und später hatte sie Soor und Niereninfektionen, die wiederum intensiv mit Antibiotika behandelt wurden. »Von da an ging es mir so schlecht wie nie zuvor. Ich war erschöpft, deprimiert, benommen, reizbar und hysterisch, ich hatte Gliederschmerzen, Blähungen und Verdauungsstörungen, und ich konnte mich nicht mehr konzentrieren.« Die Ärzte, so berichtete sie, hätten ihr vorgeworfen, sie übertreibe. Zweimal versuchte sie, sich das Leben zu nehmen. Heute, so schrieb sie, »bin ich überzeugt, daß meine Krankheit durch die verschiedenen Antibiotika entstanden ist, die mir verschrieben wurden. Ich würde auf keinen Fall noch einmal Antibiotika nehmen, außer wenn mein Leben in Gefahr ist und wenn es keine andere Möglichkeit mehr gibt.«

Ein Mann in den Dreißigern schrieb aus London: »Während der Pubertät hatte ich starke Akne, und man verschrieb mir ziemlich hohe Antibiotikadosen. Die Behandlung dauerte etwa zwölf oder 13 Jahre.« Anschließend litt er an Reizkolon und chronischer Müdigkeit. »Ich selbst bin überzeugt, daß meine Beschwerden eine unmittelbare Folge der langfristigen Antibiotikaeinnahme sind, durch die vermutlich mein inneres Immunsystem zerstört wurde.«

Einer der verblüffendsten Briefe kam aus London von einer Bilanzbuchhalterin Anfang 30, die offenbar gar nicht wußte, daß sie am Syndrom der chronischen Müdigkeit litt. Sie hatte seit 1988 ständig Antibiotika gegen Blasen- und Unterleibsentzündungen bekommen. »Ich nahm die Antibiotika Erythromycin, Ampicillin, Amoxicillin, Metronidazol, Oxytetracyclin, Doxycyclin, Cotrimoxazol, Trimethoprim und Nitrofurantoin«. In den zwölf Monaten, bevor sie mir schrieb, hatte sie nach eigenen Schätzungen höchstens acht Wochen lang keine Antibiotika genommen. »Ich bin ständig kaputt und stecke mich mit allem an, was gerade umgeht. Auch heute bin ich zu Hause geblieben wegen irgendeiner Virusinfektion, die mich völlig fertigmacht, mit Kopf- und Gliederschmerzen.«

Viele Menschen mit dem Syndrom der chronischen Müdigkeit leiden auch an *Candida*-Superinfektionen. (Das gleiche gilt für AIDS; Anzeichen für übermäßige Vermehrung von *Candida* ist für die Ärzte oft der Anlaß für einen HIV-Test.) Aber was kommt zuerst: der Pilz oder das Virus? Vielleicht sind zwei Erreger, ein Pilz und ein Virus, die Ursache des Syndroms der chronischen Müdigkeit. Es wäre aber auch möglich, daß die Darmwand und ihre Immunabwehr durch das übermäßige Wachstum von *Candida* so geschädigt werden, daß später die von Dr. Komaroff und Professor Mowbray nachgewiesenen Viren eindringen können. Am anfälligsten für die chronische Müdigkeit sind jedenfalls offensichtlich Personen, deren Immunabwehr bereits geschwächt ist.

In den Leserbriefen, die ich erhielt, wurde mehrfach ein Zusammenhang zwischen Blasenentzündung und *Candida*-Superinfektion einerseits sowie dem Syndrom der chronischen Müdigkeit andererseits hergestellt; das würde auch erklären, warum Frauen an der Erkrankung etwa dreimal häufiger leiden als Männer. Brenda Barrett aus Aylesbury schrieb: »Ich bin chronisch krank, kann nicht aus dem Haus gehen und kaum etwas tun. Über Jahre hinweg ging es mir immer schlechter, und ich hatte ständig Infektionen – Rachenentzündungen, Abszesse, Furunkel (oft), Blasenentzündungen und so weiter; zur Behandlung gab man mir immer die ›magischen Kugeln‹ – Antibiotika.« Heute hat sie sich mit Leidensgenossen zu einer kleinen Gruppe zusammengeschlossen, und sie sagt: »Aus dieser Erfahrung weiß ich, daß Überdosen von Antibiotika die Ursache meines schlechten Gesundheitszustands sind. Im Laufe der Jahre hatte ich eine Menge Virusinfektionen, die mir sehr zugesetzt haben; aber heute bin ich überzeugt, daß ich damit ganz gut fertiggeworden wäre, wenn die Antibiotika mein Immunsystem nicht zugrunde gerichtet hätten. Meine derzeitige Hausärztin hat zwar die chronische Müdigkeit erkannt, aber sie teilt meine Sichtweise nicht. Sie glaubt nicht, daß Antibiotika etwas mit meiner Krankheit zu tun haben, aber ich lasse mich nicht von meiner Meinung abbringen.«

»Im März 1989 ging Victoria, meine 17jährige Tochter, wegen ihrer Haut zum Arzt«, schrieb Dorothy Bramham aus Harrogate. »Er verschrieb ihr ein Tetracyclin, das sie täglich nehmen sollte.« Später erhielt sie immer neue Rezepte, weil man das Medikament recht lange einnehmen müsse, bis es wirke. Im Juni war Victoria müde, und ihre Gelenke wurden steif. Der Arzt diagnostizierte eine Arthritis und gab ihr ein entzündungshemmendes Medikament. Im Juli war sie erschöpft, aber sie konnte nicht schlafen, hatte Anfälle von Schwindelgefühl und nahm schnell ab. Jetzt stellte der Arzt ein virusbedingtes Müdigkeitssyndrom fest und riet ihr »zu viel Ruhe und guter Ernährung«.

Als es ihr im September noch schlechter ging, suchte sie einen Spezialisten für Viruserkrankungen auf. Er war verblüfft, sprach

von einer »rätselhaften Krankheit« und schlug vor, sie solle das Knochenmark untersuchen lassen. »Inzwischen las ich Bücher, denn ich wollte alle Informationen sammeln, die vielleicht helfen konnten, und dabei erfuhr ich, welche Probleme die Antibiotika verursachen können.« Sofort sorgte sie dafür, daß Victoria das Medikament nicht mehr nahm, und nun verschwanden die Symptome allmählich. Der Spezialist zeigte sich zunächst wenig beeindruckt, aber »dann sah er sich andere Fallbeschreibungen an, die mit Tetracyclin zu tun hatten. Jetzt ging Victoria zu einem anderen Facharzt, einem Endokrinologen. Er sagte, sie sei vergiftet worden, und nannte das Ganze ›Serumkrankheit‹.«
Die Serumkrankheit ist eine Immunreaktion, die tatsächlich nicht nur von Serum, sondern auch von Medikamenten ausgelöst werden kann, einschließlich der Antibiotika; ein Symptom ist Arthritis[2)]. Und eine Nebenwirkung der Tetracycline bei Personen mit Nierenerkrankungen ist ganz allgemein Appetitlosigkeit und Schwäche. Die Standardnachschlagewerke stützen die Ansicht, daß Victoria an den Nebenwirkungen des Tetracyclins litt. Ohne Antibiotika hat sie sich inzwischen erholt. »Ich habe noch drei weitere Kinder«, schrieb ihre Mutter, »und ich werde nicht zulassen, daß sie Antibiotika bekommen, außer wenn es um Leben und Tod geht; Sie können sich vorstellen, welche Erschütterung und Angst dieses Erlebnis in unserer Familie ausgelöst hat.«

### *Die Geschichte von Clare Francis*

Menschen mit Krankheiten, die für die Medizin ein Rätsel darstellen, schließen sich in vielen Ländern zu Selbsthilfegruppen zusammen. Oft geraten solche Gruppen im Laufe der Zeit unter den Einfluß medizinischer Berater, die in ihnen eine Quelle für neue Forschungsgelder sehen. Eine bemerkenswerte Ausnahme ist in Großbritannien die ME Action Campaign der Patienten mit chronischer Müdigkeit; ihre Mitglieder sind den Ärzten gegenüber grundsätzlich skeptisch, und ihre Leiterin ist die Bestsellerautorin Clare Francis, die in den siebziger Jahren über den Atlantik und auch um die Welt segelte. Sie leidet seit 1986 am Syndrom der chronischen Müdigkeit[50)].

Clare Francis ist ein vorsichtiger Mensch: Erst nach langem Nachdenken entschloß sie sich, mit ihrem Leiden an die Öffentlichkeit zu treten und sich für dieses Buch befragen zu lassen. »Die Leute halten mich für schrecklich selbständig und einflußreich«, sagte sie. Und doch war sie in ihrem ganzen Leben immer wieder krank. »Mit Sicherheit hatte ich als Kind eine furchtbare Candidose – und zwischen *Candida* und der chronischen Müdigkeit gibt es wohl einen Zusammenhang.«

»Mit sechs Jahren bekam ich eine doppelseitige Lungenentzündung. Es war das Jahr des großen Smogs in London. Man gab mir Penicillin. Von da an machte mein Darm mir Ärger. Von Zeit zu Zeit mußte ich mich einfach übergeben – meine Mutter sagte mir, ich sei dabei ganz grün geworden. Zweimal mußte ich wegen Verstopfung ins Krankenhaus; die Ärzte wollten mich aufschneiden, aber meine Mutter war damit nicht einverstanden. Statt dessen versuchte sie es mit Hausmitteln: Zu jener Zeit war das flüssiges Paraffin.

Dann quälten mich Hautprobleme. Ich hatte Ausschlag auf der Stirn und Pilze an den Füßen. Die Füße mußten monatelang bandagiert werden. Ich wurde allergisch gegen mehrere Lebensmittel. Sobald ich etwas Süßes aß, bekam ich Migräne, Stimmungsschwankungen und Konzentrationsstörungen. Außerdem hatte ich Depressionsanfälle, die mir als Kind sehr geheimnisvoll und beunruhigend erschienen. Wirklich wohl fühlte ich mich nie. Mit 13 ging ich zur Ballettschule, um mich zu stärken, und durch das Tanzen wurde ich tatsächlich kräftiger. Aber die Lebensmittelallergien haben mich nicht mehr losgelassen, und ich hatte immer Probleme bei Alkohol – heute kann ich keinen Tropfen mehr trinken. Wenn ich Fleisch wegließ, fühlte ich mich besser.«

Wie war es zu allen diesen Krankheiten gekommen? »Die Antibiotika müssen mir die Candidose gebracht haben, als ich ein kleines Mädchen war. Eine andere Ursache ist kaum zu erkennen. Für meinen schlechten Gesundheitszustand als Kind mache ich vor allem die Antibiotika verantwortlich. Die Lebensmittelallergie hat mein Immunsystem zusätzlich belastet und mich so entkräftet.« Als ich an jenem Sommerabend mit Clare in ihrem großen, hellen Haus in Kensington saß, sah sie ruhig und erfolgreich aus. Sie dachte eine Zeitlang nach. »Diese Krankheiten haben mich gefühlsmäßig um meine Teenagerjahre gebracht. Ich war auf mich selbst angewiesen. Ich erzählte niemandem, daß ich die ganze Zeit krank war, denn ich wollte nicht wieder ins Krankenhaus. Dort hatten sie mich einmal nackt und mit einem Einlauf auf einem Tisch liegenlassen. So etwas vergißt man nicht. Ich wollte sehr schnell erwachsen werden.«

Heute hat sie einen Sohn. »Wenn Tom eine doppelseitige Lungenentzündung bekäme, wäre ich erst einmal sehr vorsichtig. Einer Antibiotikabehandlung würde ich nur zustimmen, wenn die Lungenentzündung und der Erreger genau identifiziert sind; und dann würde ich nur das Antibiotikum befürworten, das exakt auf diesen Erreger zugeschnitten ist. Sobald die Behandlung vorüber wäre, würde ich ihm Joghurt mit lebenden Kulturen zu essen geben, und zusätzlich Präparate, die die nützliche Bakterienflora wieder aufbauen[51)].

Als ich ein Kind war, sagte man meinen Eltern, meine Krankheiten hätten psychische Ursachen – ich sei eifersüchtig auf meine Schwester. Aber ich hatte so viele körperliche Probleme. Meine Gebärmutterschleimhaut wucherte und ragte durch den Muttermund, so daß man die Blutungen durch Hitzebehandlung zum Stillstand bringen mußte. Heute bin ich überzeugt, daß das

eine Folge des übermäßigen Bakterienwachstums war – sämtliche Schleimhäute waren entzündet.
Anfang 20 stellte ich meine Ernährung auf Vollwertkost um. Daraufhin funktionierte der Darm wieder, und mein Gesundheitszustand verbesserte sich stark. Ich versuchte es wieder mit etwas Alkohol, aber schon nach einem Glas Wein stellten sich furchtbare Reaktionen ein. Also ließ ich es sein. Zwischen 20 und 30 bekam ich wegen diesem und jenem eine Menge Antibiotika; ich neigte immer noch zu Darmstörungen und hatte Atemwegsinfektionen, Blasenentzündung und so weiter. 1977, im Jahr der Weltumsegelung, war ich 32, und ich fühlte mich schon ziemlich krank. Innerhalb eines halben Jahres hatte ich etwa drei verschiedene Antibiotika genommen, aber die brachte ich damals nicht mit meiner Krankheit in Verbindung. Auf der Weltumsegelung ging es mir die meiste Zeit ziemlich schlecht. Ich mußte sie aus vielerlei Gründen durchstehen, aber Spaß machte es nicht.«
»Die chronische Müdigkeit war für mich ein langsamer Abstieg«, erklärte sie. In vollem Umfang, wie sie es nennt, begann der Zustand 1986. »Wieder einmal wurde ich eine Blasenentzündung nicht los, und man behandelte mich zweimal mit Antibiotika, das erste Mal über längere Zeit. Ich fuhr nach Norwegen, um einige Recherchen für mein Buch ›Wolf Winter‹ abzuschließen. Als ich in Oslo ankam, mußte ich mich sofort ins Bett legen. Meine Muskeln arbeiteten einfach nicht. Aber ich beging den typischen Fehler und wollte es nicht wahrhaben. Als ich wieder in London war, machte ich mich zu einem ausgedehnten Spaziergang in den Kensington Gardens auf – und ich kam gerade bis zur nächsten Straßenecke.« Wie äußerte sich die chronische Müdigkeit? »Mein Kopf explodierte. Ich bekam meinen Verstand manchmal nicht mehr unter Kontrolle. Es dröhnte mir in den Ohren, als sei ich in einem Glockenturm. Ich konnte nicht mehr richtig sprechen – die Fähigkeit, Gedan-

ken vom Gehirn zum Mund zu übertragen, war verlorengegangen.«
Das Kindermädchen ihres Sohnes brachte sie zum Arzt. »Ich brach vor seinen Augen zusammen. ›Arme Clare‹, sagte er, ›Sie sind nur ein wenig depressiv.‹ Ich antwortete: ›Das ist wohl mehr als nur eine Depression.‹ Aber er ging nicht darauf ein und verschrieb mir ein Antidepressivum.«
Clare nahm ihre Gesundheit selbst in die Hand. Bis 1990 hatte sie sich genauestens über das menschliche Immunsystem kundig gemacht. Sie achtete sorgfältig auf sich, und mit Vollwertkost und verschiedenen Therapieformen hatte sie gelernt, mit der chronischen Müdigkeit zu leben. Was war, rückblickend gesehen, mit ihr vorgegangen? »Nach meiner heutigen Überzeugung hat jene erste Antibiotikadosis in der Kindheit die Immunreaktion meines Darms verändert. Dann bekam ich Nahrungsmittelallergien, und ich konnte Hefe in Lebensmitteln nicht mehr vertragen. Damit war ich für das ganze Leben gezeichnet: Mein Körper reagierte auf vielerlei Nahrung wie auf ein Gift und bekämpfte Infektionen der Schleimhäute nicht mehr. Die Abwehrkräfte waren ruiniert.«
»Und wenn man dann älter wird, verträgt man zusätzliche Belastungen des Immunsystems von Natur aus immer weniger. Es ist ein Teufelskreis – oder eigentlich eine Abwärtsspirale. Man wird immer anfälliger für bestimmte Infektionen, die man ohnehin nur schwer loswird; man nimmt Antibiotika, und gerade diese Medikamente, mit denen man die Infektion beseitigen will, erhöhen das Risiko für eine neue Infektion, die dann noch schwerer zu bekämpfen ist. Solche Vorgänge ebnen den Weg für die voll ausgeprägte chronische Müdigkeit.«
Wozu sind Antibiotika demnach gut? »Man sollte sie sehr sparsam verwenden, und zwar nur dann, wenn man sicher ist, daß sie etwas nützen, bei lebensbedrohlichen Infektionen. Und hinterher sollte man immer darauf achten, daß man das Immunsy-

stem schützt und kräftigt.« Wenn man mit Clare Francis sprach, konnte man sich nur schwer vorstellen, daß sie an einer verheerenden Krankheit litt, die sie nach ihrer Überzeugung das ganze Leben lang begleiten würde.

## Der boshafteste Trick der Natur

### *Immunsuppression*

Nachdem wir nun wissen, daß die normalen Darmbakterien unsere Gesundheit schützen und daß häufige Anwendung von Antibiotika nicht nur diese Bakterien zerstört, sondern den Darm auch seiner äußeren Immunabwehr beraubt, ist es durchaus einzusehen, daß längere Antibiotikabehandlung uns anfällig für alle möglichen Infektionen und andere Krankheiten macht, ganz abgesehen von der unmittelbaren toxischen Wirkung dieser hochwirksamen Medikamente.

Säuglinge und Kinder sind besonders anfällig für Durchfall sowie für Ohren-, Nasen- und Racheninfektionen; Frauen bekommen leicht Blasenentzündung und *Candida*-Superinfektionen. Antibiotika sind wahrscheinlich eine entscheidende Ursache für entzündliche Darmkrankheiten, Lebensmittelallergien und vielleicht auch für andere arthritisartige Autoimmunkrankheiten. Das Syndrom der chronischen Müdigkeit könnte von einem Virus ausgelöst werden, das die Menschen befällt, wenn ihre Abwehrkräfte durch Antibiotika und ihre Nebenwirkungen geschwächt sind.

Das bedeutet natürlich nicht, daß man unter keinen Umständen Antibiotika einnehmen soll. Es ist genau wie Clare Francis sagt: Sie sind ein kostbares Hilfsmittel bei wirklich gefährlichen Bakterieninfektionen; in solchen Fällen wiegt der Nutzen der Antibiotika schwerer als die Risiken. Aber die Risiken gibt es, und

viele Nebenwirkungen der Antibiotika sind heimtückisch: Oft bringt sie weder der Betroffene noch der Arzt mit dem Medikament in Verbindung.
Viele der in diesem Buch zitierten Menschen, die sich selbst als Opfer der Antibiotikatherapie sehen, sind der Ansicht, ihre Abwehrkräfte seien geschädigt worden. Haben sie recht? Wie es aussieht, lautet die Antwort zumindest in bestimmten Fällen ja. Unsere nützliche Darmflora hat noch eine weitere Funktion, die bisher nicht erwähnt wurde: Sie regt die Produktion der Immunglobuline an, die ein unverzichtbarer Bestandteil der körpereigenen Immunreaktion sind. Wie sich in Versuchen gezeigt hat, produzieren Tiere, deren Darmflora man vollständig entfernt hat, nur ein Fünfzigstel der Immunglobulinmenge gesunder Tiere. Im Zusammenhang mit diesem Befund stellt das Standardlehrbuch »Immunology«[52)] fest: »Wenn man die kommensalen Organismen mit Antibiotika aus dem Darm entfernt, können Krankheitserreger sich dort leicht festsetzen«, und es betont besonders, wie wichtig es sei, »die Beziehung zwischen dem Wirt und der zugehörigen Flora nicht zu stören«.
Bedeutet das, daß Antibiotika immunsuppressive Wirkstoffe sind? Diese Frage birgt eine Menge Zündstoff. Medikamente, die allgemein als Immunsuppressiva eingestuft werden, sind sehr gefährlich. Man wendet sie bei Krebspatienten an und oft auch nach Organtransplantationen. Sie beinhalten ein stark erhöhtes Risiko für Bakterien- und Virusinfektionen sowie für Krebs und werden nur eingesetzt, wenn der Patient ansonsten sterben würde.
Unter normalen Umständen sind Antibiotika nicht annähernd so gefährlich wie diese Medikamente. Durch eine einmalige Antibiotikabehandlung werden die Darmbakterien durcheinandergebracht, aber nicht zerstört; meist stellt sich nach dem Ende der Behandlung wieder ein gesundes Gleichgewicht der normalen Bakterienarten ein. Die einzigen Antibiotika, die häufig als

immunsuppressiv bezeichnet werden, sind die Tetracycline[53]), denn sie verursachen schwerwiegende Störungen der normalen Darmflora. Allergische Reaktionen, wie Penicillin sie vielfach hervorruft, sind ein Hinweis, daß die innere Immunabwehr des Organismus gereizt wird und demnach ordnungsgemäß funktioniert. Wer grundsätzlich gesund ist, dessen Immunsystem wird durch eine einmalige Antibiotikabehandlung höchstwahrscheinlich nicht geschädigt.

Und dennoch wirken sich Antibiotika hemmend auf die körpereigene Infektionsabwehr aus. Wenn man davon ausgeht, daß die äußeren Abwehrmechanismen einschließlich der Bakterienflora und der Schleimhäute in den Körperhöhlen ein unentbehrlicher Bestandteil unseres Immunsystems sind, ergibt sich zwangsläufig die Folgerung, daß alle Antibiotika von ihrem Wesen her Immunsuppressiva sind; verglichen mit den Medikamenten, die bei Krebs und Organtransplantationen eingesetzt werden, haben sie zwar in dieser Hinsicht nur eine schwache Wirkung, aber sie sind Immunsuppressiva. Immerhin ist das der Grund, warum Antibiotika immer wiederkehrende Infektionen verursachen.

Am anfälligsten sind Personen, deren Immunabwehr bereits unterdrückt ist. Aber was war zuerst da: die Immunsuppression oder die Antibiotika?

In der Fachzeitschrift *The Lancet* erschien 1972 ein Artikel von Dr. J. A. Raeburn, der damals am Edinburgh Royal Infirmary arbeitete. Der Aufsatz trug den Titel »Antibiotika und Immunschwäche«[54]). Dr. Raeburn faßte seine Ansichten so zusammen: »Immunmangelsyndrome beobachtet man erst seit 1952. Einer Erklärungsmöglichkeit zufolge entstehen diese Störungen in manchen Fällen durch die Verabreichung von Antibiotika an Personen, bei denen sich die Entwicklung der Immunreaktionen gerade in einem kritischen Stadium befindet.« Dr. Raeburn führte Beispiele für Immunschwächekrankheiten an, von denen meistens Babys und Kleinkinder betroffen waren: Die kombinierte Immunschwäche (CID) macht Säuglinge anfällig für Durchfall, Soor, Lungenentzündung und andere Infektionen, und zur Behandlung transplantiert man Knochenmark. Verschiedene Immunglobulin-Mangelkrankheiten zeigen sich in Form vielfältiger Infektionen, manchmal nachdem das Kind nicht mehr gestillt wird und nicht mehr den Schutz durch die Muttermilch genießt; außerdem steigt möglicherweise das Krebsrisiko. Die septische Granulomatose hat auf die Lunge die gleichen Auswirkungen wie die Crohn-Krankheit auf den Darm, und außerdem macht sie das Kind anfällig für Bakterieninfektionen.

»Diese Krankheiten wurden vor dem Antibiotikazeitalter nicht beschrieben«, sagt Dr. Raeburn, »und die gängige Ansicht besagt, die Patienten würden wegen der modernen Therapie heute länger überleben. Es gibt aber auch eine andere Erklärungsmöglichkeit: daß die Antibiotika tatsächlich Immunmangelzustände hervorgerufen haben, also Krankheiten, die es vorher nicht gab.«

Zur Unterstützung dieser Vermutung führt er drei Argumente an. Erstens hat das Immunsystem, zu dem auch die mit uns entstandenen Bakterien gehören, unter anderem den Hauptzweck, unseren Organismus gegen eindringende Mikroorganismen zu schützen, und deshalb »kann die Beseitigung der Bakterien mit anderen Mitteln, zum Beispiel durch eine schnell wirkende bakterientötende Therapie, tiefgreifende Folgen haben – vor allem im Säuglingsalter, während sich die Immunabwehr entwickelt«. Im höheren Alter könnten Antibiotika die Bakterien und sogar die nützliche Flora zur Produktion von Giftstoffen veranlassen, die das Immunsystem nicht vollständig beseitigen kann. »Früher oder später werden auch die seltensten klinischen Wirkungen auftreten, weil die Antibiotika so häufig benutzt werden.«

Zweitens, so Dr. Raeburns eigene Erfahrung als Arzt, wirken Antibiotika zwar gut bei Patienten, die zuvor gesund waren und eine akute Infektion bekommen, nicht aber bei solchen, die bereits eine Immunschwäche haben. »Wenn die Antibiotikatherapie versagt, führt man als Entschuldigung oft die Annahme an, die Widerstandskraft des Patienten sei gestört. Wäre es möglich, daß die Infektion bestehenbleibt, *gerade weil* das Antibiotikum bei entsprechend vorbelasteten Personen die Abwehrkräfte vermindert? Ich hatte mehrere Patienten, bei denen die Infektion fortschritt, obwohl sie offensichtlich die geeigneten Antibiotika bekamen.«
Und drittens nennt er Laborbefunde, wonach Versuchstiere durch Antibiotika anfälliger für Infektionen werden, weil die Wirkstoffe die Immunantwort unterdrücken, und zwar bei manchen Tieren wesentlich stärker als bei anderen. Die Gefahr, daß Antibiotika eine Immunschwäche verursachen, ist am größten bei Personen, die von Geburt an anfällig sind, bei Säuglingen und Kleinkindern, bei Patienten mit anderen Krankheiten und bei allen, die regelmäßig hohe Antibiotikadosen einnehmen. Dr. Raeburn kommt zu dem Schluß: »Wenn sich diese Theorie belegen läßt, ergibt sich daraus die Folgerung, daß man Antibiotika nur in lebensbedrohlichen Situationen anwenden sollte, es sei denn, das Risiko einer Immunvergiftung ist bei dem betreffenden Patienten ausgeschlossen.«
Im Jahr 1991 war Dr. Raeburn Professor für Klinische Genetik an der Universität Nottingham. Hatten sich seine Ansichten geändert? Er schrieb mir: »Seit damals dieser Artikel erschien, gab es eine gewaltige Vielzahl von Arbeiten über die Wechselwirkungen zwischen Antibiotika und dem Immunsystem. Viele davon bestätigen meine ursprüngliche Hypothese ... Wenn ein Patient mit Antibiotika behandelt wird, kann die schädliche Wirkung auf das Immunsystem den Nutzeffekt der bakterientötenden Aktivität verringern oder sogar zunichte machen.« Ins-

gesamt, so sagt er, sind Antibiotika nützlich, »aber in meinem Spezialgebiet, der medizinischen Genetik, begegnen uns durchaus Patienten, bei denen ein anderes Gleichgewicht herrscht, zum Beispiel bei Mukoviszidose«.

1984, zwölf Jahre nach Dr. Raeburns Artikel, veröffentlichten Dr. William Hauser vom Boston University Medical Center und Dr. Jack Remington von der Palo Alto Medical Foundation, zwei Spezialisten für Infektionskrankheiten, in einem Lehrbuch über antimikrobielle Therapie einen Übersichtsartikel; er trug den Titel »Die Wirkung mikrobenhemmender Wirkstoffe auf die Immunantwort«[55] und faßte die wissenschaftliche Literatur zu diesem Thema zusammen. Darin werden mehrere Antibiotika aufgeführt, die sich schädlich auf die Immunantwort auswirken: einige Aminoglykoside (Gentamycin, Tobramycin), ein Cephalosporin (Cefalothin), Chloramphenicol, ein Imidazol (Metronidazol), ein Lincomycin (Clindamycin), verschiedene Sulfonamide, darunter das Mischpräparat Cotrimoxazol, verschiedene Tetracycline sowie eine Reihe von Pilz- und Tuberkulosemedikamenten. Die Penicilline sind nicht genannt; sie haben offensichtlich auf die innere Immunabwehr keine negativen Auswirkungen.

Betrachten wir einmal eine erschreckende Aussicht: Ein Kind bekommt eine Mittelohrentzündung und wird mit Antibiotika behandelt; später tritt die Krankheit wegen der Antibiotika erneut auf. Eine junge Frau leidet an Blasenentzündung, die mit Antibiotika beseitigt wird und später genau deswegen in hartnäckigerer Form wiederkommt. Diese Infektionen entwickelten sich in erster Linie wegen der Antibiotika, die in der Kindheit eingenommen wurden. Dann entsteht bei Personen aller Altersgruppen lawinenartig eine Darmerkrankung; jedes Stadium wird dabei durch die Antibiotika beschleunigt, und schließlich erzeugen sie unumkehrbare Bakterien- und Virusinfektionen, welche die geschwächte Immunabwehr leicht überwinden. In

irgendeiner Phase dieses Ablaufs ist der Betroffene chronisch immungeschwächt und anfällig für alle Infektionen in seiner Umgebung.
Die Vorstellung, daß die Medizin jetzt eine Krankheit heilt und später eine Krankheit erzeugt, mag seltsam erscheinen. Aber aus anderen Lebensbereichen kennen wir durchaus das Prinzip, daß kurzfristiger Gewinn langfristigen Verlust bedeutet. Immerhin ist das einer der Glaubenssätze der christlichen Religion. Oder nehmen wir zwei Beispiele aus dem Alltagsleben: Wir können schneller ans Ziel gelangen, wenn wir einen Automotor überdrehen, und aus einer finanziellen Klemme können wir uns mit einem Überziehungskredit befreien. Wir wissen aber auch, daß wir dabei Gefahr laufen, das Auto oder die eigenen Finanzen zu ruinieren; und ein wohlwollender Automechaniker oder Bankfachmann wird uns zur Vorsicht raten. Aber vielbeschäftigte Allgemeinärzte, die mit infizierten Patienten konfrontiert sind, verhalten sich nur allzuoft eher wie Mechaniker, die einen auffordern, die Höchstdrehzahl so oft wie möglich zu überschreiten, oder wie Bankmanager, die jemandem zu einem Kredit raten, obwohl er ihn nicht zurückzahlen kann.

## *Anfälligkeit für AIDS*

Als Professor Raeburn seinen Artikel schrieb, war das Syndrom der chronischen Müdigkeit noch nicht eindeutig umrissen, und AIDS kannte man überhaupt nicht. Und zur Zeit der Veröffentlichung des Übersichtsartikels von Dr. Hauser und Dr. Remington waren beide Krankheiten noch keine großen Epidemien. Anders als das Syndrom der chronischen Müdigkeit verläuft AIDS tödlich, aber ansonsten ähneln sich die beiden Krankheiten in mancherlei Hinsicht. Was AIDS angeht, ist die Schulmedizin übereinstimmend der Ansicht, daß das HIV-Retrovirus der

Erreger ist. Bei der chronischen Müdigkeit wächst die Überzeugung, daß ebenfalls ein Erreger eine Rolle spielt, vielleicht ein Enterovirus, das dem Poliovirus (dem Erreger der Kinderlähmung) ähnelt. Beide Krankheiten sind neu, treten epidemieartig auf, befallen junge Leute, sind bisher nicht heilbar, verursachen schwerwiegende Erkrankungen und Erschöpfungszustände sowie viele andere Symptome.

Außerdem ist sowohl bei AIDS als auch bei der chronischen Müdigkeit die Immunreaktion unterdrückt. AIDS ist heute das, was Pest, Syphilis und Tuberkulose in früheren Zeiten waren: eine große Seuche. Woher kommt AIDS? Warum bleiben manche Menschen, die mit der Krankheit in Kontakt kommen, ungeschoren, während andere sich mit HIV infizieren? Warum sind manche HIV-positiven Personen seit Jahren – und vielleicht ihr ganzes Leben lang – bei bester Gesundheit, während andere das »AIDS-Vollbild« bekommen und bald darauf sterben? Oder wie Professor James Mowbray im Zusammenhang mit der chronischen Müdigkeit fragte: Warum ist das Immunsystem der AIDS-Patienten zusammengebrochen?

Weil AIDS eine neue Krankheit mit tödlichem Verlauf ist und sich mit wachsender Geschwindigkeit ausbreitet – 1990 gab es weltweit nach Schätzungen eine Million Neuinfizierte[56)] –, scheinen andere sexuell übertragbare Krankheiten dagegen zu verblassen. Aber Ende 1990 stellte die Weltgesundheitsorganisation (WHO) fest, es gäbe jedes Jahr über 250 Millionen neue Fälle von Krankheiten, die durch Sexualkontakt entstehen. Nach den Worten des WHO-Generaldirektors Dr. Hiroshi Nakajima »haben sie weltweit epidemische Ausmaße angenommen; wenn sich das Sexualverhalten nicht wandelt und wenn wir nicht sofort wirksame neue Vorbeugungsmaßnahmen in Gang setzen, werden die Erkrankungs- und Todesziffern in noch schwindelerregendere Höhen steigen«.

Für Personen mit häufig wechselnden Partnern sind andere

sexuell übertragbare Krankheiten der Nährboden für AIDS. 1990 wurden weltweit 25 Millionen neue Fälle von Syphilis und 3,5 Millionen Gonorrhöeerkrankungen registriert. Die Gonorrhöe ist heute oft gegen Penicillin nahezu resistent, das früher als Medikament die erste Wahl war. Jetzt muß man in solchen Fällen entweder sehr hohe Penicillindosen anwenden oder aber andere Antibiotika, beispielsweise Aminoglykoside, Sulfonamide oder Cotrimoxazol. Gegen Syphilis wirkt Penicillin meist noch; eine weitere Alternative ist Tetracyclin. Aber auch andere sexuell übertragbare Krankheiten sind in den letzten 50 Jahren häufiger geworden, darunter Geschwüre an den Geschlechtsorganen (behandelt mit Sulfonamiden oder Tetracyclinen), Chlamydien (Tetracycline), Schanker (Cotrimoxazol), Trichomoniasis (Metronidazol) und der genitale Herpes, eine Viruserkrankung.
Mehr als alle anderen Bevölkerungsgruppen bekommen Personen mit sehr vielen Sexualpartnern ziemlich sicher die eine oder andere Kombination oder Abwandlung sexuell übertragbarer Krankheiten. Handelt es sich um Bakterieninfektionen, werden zur Behandlung ständig Antibiotika gegeben, und zwar oft Breitband- oder Kombinationspräparate. Diese Therapie läßt im Laufe der Zeit Superinfektionen und resistente Supererreger entstehen: Also gibt man weitere Antibiotika, oft solche mit stärkerer toxischer Wirkung. Wer in diesem Teufelskreis steckt und seine Geschlechtskrankheiten ständig mit mikrobenhemmenden Medikamenten bekämpft hat, ist anfälliger für alle möglichen Infektionen durch Bakterien, Pilze oder Viren; und wenn man einmal infiziert ist, gewinnen die Erreger leichter die Oberhand.
Hier liegt also eine Erklärung, warum sich AIDS vor allem in amerikanischen Städten und unter Männern mit risikoreichem Sexualverhalten anfangs wie ein Buschfeuer ausbreitete: Ihre Abwehrkraft gegen Viruserkrankungen war zunichte gemacht[57)]. Natürlich sind Antibiotika nicht die unmittelbare Ursa-

che von AIDS, und natürlich müssen Geschlechtskrankheiten behandelt werden. Aber genau wie die amerikanischen GIs sich irrten, als sie im zweiten Weltkrieg in Europa und Asien sowie später in Korea und Vietnam meinten, sie könnten sich gefahrlos austoben, so irrt auch jeder, der meint, die ständige Behandlung sexuell übertragbarer Krankheiten mit Antibiotika sei ohne Risiko: Je mehr Antibiotika angewandt werden, desto größer wird die Anfälligkeit für Infektionen aller Art. Der Traum von der sexuellen Befreiung begann für die Frauen in den sechziger Jahren mit der Anti-Baby-Pille. Männer träumten ihn schon in den vierziger Jahren nach der Einführung des Penicillins. Diese Medikamente haben inzwischen die Einstellungen der meisten Menschen in den westlichen Ländern verändert. Jetzt, in den neunziger Jahren, sind wir aufgewacht, und jeder von uns hat gute Gründe, wieder zu einem vorsichtigen Sexualverhalten zurückzukehren.

### *Eine Verbindung zu Krebs?*

Im ersten Kapitel dieses Buches habe ich die Geschichte meiner Frau Caroline Walker erzählt: Ihr wurde 1976 mehrere Monate lang eine doppelte Antibiotikadosis gegen eine nicht diagnostizierte Infektion verschrieben, und sie war das ganze Jahr über sehr krank, mit Symptomen, die bekanntermaßen Nebenwirkungen des Medikaments sind; ihre frühere Kraft gewann sie nie ganz zurück, und 1985, neun Jahre später, operierte man sie an Dickdarmkrebs, an dem sie 1988 starb. Könnte die Antibiotika-Überdosis die erste Ursache ihrer Krebserkrankung gewesen sein? Erzeugen Antibiotika möglicherweise Krebs?
Die Vorstellung, es könne einen Zusammenhang zwischen Medikamenten zur Infektionsbekämpfung und einer tödlichen, nichtinfektiösen Krankheit geben, verweist man vielleicht zu-

nächst ins Reich der Phantasie. Welche Verbindung könnte da schon bestehen? Wie soll denn eine Antibiotikabehandlung Krebs hervorrufen?
Aber das ist nicht Inhalt des Verdachts. Rauchen ist nachgewiesenermaßen eine Ursache von Lungenkrebs, und Alkohol soll Tumore im Rachen erzeugen; aber niemand hat jemals die Vermutung geäußert, eine Schachtel Zigaretten oder eine Flasche Wein stelle bereits ein merkliches Krebsrisiko dar. Die Krankheitsgefahr steigt bei regelmäßigen Rauchern und starken Trinkern. Ganz ähnlich ist es auch mit den Antibiotika: Wenn sie eine Ursache (unter vielen) von Krebs darstellen, sind vor allem diejenigen Menschen wirklich gefährdet, die solche Präparate in großem Umfang einnehmen.
Es gibt bei Krebs keine einfachen Zusammenhänge von Ursache und Wirkung; er ist vielmehr eine späte Stufe in einer langen Kette von Ereignissen. Auch die stärksten krebserzeugenden Wirkstoffe, beispielsweise radioaktiver Fallout, lassen oft erst nach 20 Jahren eine erkennbare Krebserkrankung entstehen. In ganz ähnlicher Weise müssen oft auch erst 40 oder mehr Jahre mit regelmäßigem Zigaretten- oder Alkoholkonsum vergehen, bevor sich Symptome entwickeln, die man als Krebs bezeichnen kann. Und nicht jeder Betroffene erkrankt. Viele Raucher und Trinker sterben aus anderen Gründen, genau wie auch viele Hiroshima-Opfer bis ins hohe Alter überlebt haben. Man kann nur eines festhalten: Bei regelmäßigem Kontakt mit schädlichen Stoffen steigt das Krebsrisiko.
Besteht also für die vielen Millionen Kinder und Erwachsenen überall auf der Welt, die regelmäßig und manchmal während des ganzen Lebens Antibiotika einnehmen, ein erhöhtes Krebsrisiko? Dafür gibt es bisher keinerlei stichhaltige Hinweise, von denen forschende Wissenschaftler sich beeindrucken lassen würden. Es gibt bisher keine Langzeitstudien mit Vergleichen zwischen starken und schwachen Antibiotikabenutzern, wie sie

in ähnlicher Form einen Zusammenhang zwischen der Anti-Baby-Pille und Krebserkrankungen von Brust und Muttermund aufgedeckt haben. Es gibt aber Indizien, daß zumindest manche Antibiotika bei starker Verwendung das Risiko für Dickdarmkrebs erhöhen könnten.

Erstens bringen nämlich die entzündlichen Darmkrankheiten selbst ein erhöhtes Krebsrisiko mit sich. Wenn also Antibiotika eine Ursache dieser Krankheiten sind, rufen sie indirekt auch Krebs hervor[58]. Und zweitens sind die meisten Wissenschaftler übereinstimmend der Ansicht, daß stark fetthaltige Ernährung eine Ursache von Dickdarmkrebs ist, weil sie im Darm die Konzentration der Gallensäuren ansteigen läßt, die von den Bakterien zu krebserzeugenden Verbindungen umgesetzt werden. Welche Bakterienart dafür verantwortlich ist, weiß man nicht; wenn man davon ausgeht, daß die Bakterien, die in der Evolution die Vorherrschaft im Darm gewonnen haben, uns mit der geringsten Wahrscheinlichkeit Schaden zufügen, dann wäre es durchaus denkbar, daß die Bakterien der Superinfektionen in dieser Hinsicht gefährlicher sind als die normale Darmflora[59].

Das Hauptargument dafür, daß Antibiotika möglicherweise das Risiko für Dickdarmkrebs erhöhen, ergibt sich aus dem, was wir bereits über ihre Wirkung auf den Darm wissen. Bis Krebs entsteht, vergehen meist Jahre. Seine Ursache ist oft die ständige Reizung eines anfälligen Körperteils durch eine giftige Substanz, und das Krebsrisiko steigt, wenn die Reizung und Giftwirkung Verletzungen oder Geschwüre entstehen lassen. Deshalb erhöht Sonnenbrand das Hautkrebsrisiko, und sehr scharfe oder stark gewürzte Speisen können zu Rachenkrebs führen. Aber ein gesunder Organismus hat gegen Krebs eine starke Immunabwehr, die darauf ausgelegt ist, veränderte Zellen schon im Ansatz auszumerzen. Ist das Immunsystem jedoch dauernd geschwächt, steigt das Krebsrisiko bei ständiger Schädigung anfälliger Körperteile noch weiter.

Daraus ergibt sich ein offenkundiges Argument gegen die Antibiotika: Sie reizen die Darmschleimhaut, verursachen Superinfektionen durch toxische Mikroorganismen, können die Darmwand schädigen und stören die äußere und innere Immunabwehr. Das Lehrbuch »Immunology«[52] stellt fest: »Die Krebshäufigkeit beim Menschen ist in den extremen Lebensaltern am höchsten, und das ist genau die Zeit, wenn das Immunsystem am wenigsten wirksam ist. Alle diese Beobachtungen deuten darauf hin, welch große Bedeutung intakte Mechanismen haben, die den Körper von unerwünschten, neoplastisch veränderten Zellen freihalten.« Das heißt, frei von Krebs. Und wenn sich die Superinfektion vom Darm auf andere Körperbereiche ausbreitet, wird die Belastung des Immunsystems immer umfassender und schwerer.

Bisher gibt es keine systematischen wissenschaftlichen Untersuchungen darüber, ob Antibiotika das Krebsrisiko erhöhen. Aber die genannten Argumente lassen Forschungsarbeiten lohnend erscheinen. Vielleicht erhöhen bestimmte Antibiotika das Risiko für bestimmte Krebserkrankungen, während andere (vielleicht das Penicillin?) ungefährlich sind. Vielleicht besteht nur ein sehr geringfügiges Risiko, solange die Dosis der eingenommenen Antibiotika oder die Dauer der Behandlung bestimmte Grenzen nicht überschreitet. Vielleicht läßt sich das Risiko auch durch besondere Diät oder Therapie beseitigen.

Von einem aber bin ich inzwischen überzeugt: Wenn Caroline Walker 1976 über die Nebenwirkungen der Antibiotika das gewußt hätte, was wir heute wissen, hätte sie die Verordnung des Arztes nicht hingenommen. Hätten Sie es getan?

Professor Raeburn beendete seinen Artikel im *Lancet* über Antibiotika und Immunschwäche mit den Worten: »Vielleicht wird man die Geschichte der Antibiotika in einigen Jahren als den boshaftesten Trick der Natur bezeichnen.«

1 Brumfitt, W.: Progress in Understanding Urinary Infection. In: *J Antimicrob Chemotherap* 1991; 27: 9–22.

2 Berkov, R. (Hrsg.): The Merck Manual, Rahway, New Jersey, 1987.

3 Für die im folgenden beschriebenen Nebenwirkungen von Antibiotika wurden die bereits erwähnten sowie nachfolgende mikrobiologische und pharmazeutische Lehrbücher benutzt: Hugo, W., Russell, A. (Hrsg.): Pharmacological Microbiology, Oxford, 1991. Pratt, W., Fekety, R.: The Antimicrobial Drugs, Oxford, 1986. Weitere deutsche Quellen sind u. a.: Klinger, W., Reinicke, C., Hodel, C.: Unerwünschte Arzneimittelwirkungen, 5. Auflage, 1989. Weber, E. (Hrsg.): Taschenbuch der unerwünschten Arzneiwirkungen. Ein Nachschlagewerk für die tägliche Praxis, 2. Auflage 1988.

4 Reid, G., Bruce, A., Cook, R., Llano, M.: Effect on Urogenital Flora of Antibiotic Therapy for Urinary Tract Infection. In: *Scand Infect Dis* 1990; 22: 43–47.

5 Nachfolgende Aufsätze wurden für diesen Abschnitt ausgewertet: Balmer, S., Wharton, B.: Diet and Faecal Flora in the Newborn: Breast Milk and Infant Formula. In: *Arch Dis Child* 1989; 64: 1672–1677. Bennet, R., Eriksson, M., Nord, C. et al.: Faecal Bacterial Microflora of Newborn Infants during Intensive Care Management and Treatment with Five Antibiotic Regimes. In: *Ped Infect Dis* 1986; 5: 533–539. Bennet, R., Nord, C.: The Intestinal Microflora during the First Weeks of Life: Normal Development and Changes Induced by Caesarian Section. Pre-Term Birth and Antimicrobial Treatment. In: Grubb, R., Midtvedt, T., Norin, E. (Hrsg.): The Regulatory and Protective Role of the Normal Microflora, New York, 1989. Raibaud, P.: Factors Controlling the Bacterial Colonisation of the Neonatal Intestine. In: Hanson, L. (Hrsg.): Biology of Human Milk, New York, 1988.

6 Wer etwas über die großartige Bedeutung der Muttermilch erfahren will, sollte Gabrielle Palmers Buch »The Politics of Breastfeeding«, Pandora Books, 1988, lesen.

7 Eine geradezu perfide Ironie besteht in den Entwicklungsländern, wo Müttern geraten wird, ihre Babys mit der Flasche großzuziehen, und sie dann zu drängen, Antibiotika gegen den dadurch bedingten Durchfall zu geben.

8 Für diesen Abschnitt wurden folgende Fachaufsätze herangezogen:

Browning, G.: Childhood Otalgia: Acute Otitis Media. Antibiotics Not Necessary in Most Cases. In: *Br Med J* 1990; 300: 1005–1006. Mills, R.: Policies on Antibiotics of South-East London General Practitioners for Managing Acute Otitis Media in Children. In: *Br Med J* 1984; 288: 1199–1202. Placito, M.: Antibiotics »Slow Rate of Otitis Recovery«. In: *Doctor,* 8. März 1990. Skinner, D., Pritchard, A., Narula, A.: Acute Otitis Media. In: *Br Med J* 1990; 300: 1524. Van Buchem, F., Peeters, M., Van't Hof, M.: Acute Otitis Media: A New Treatment Strategy. In. *Br Med J* 1985; 290: 1033–1037.

9 Das rheumatische Fieber, das Gelenkschwellungen und manchmal Herzschäden bewirken kann, ist tatsächlich in Großbritannien sehr selten geworden. Doch neue Formen von *S. pyogenes* verursachen besonders in den USA wieder häufiger ernste Infektionen, darunter erneut das rheumatische Fieber.

10 Der »Klassiker« über die Gefahren von Pestiziden und die Entstehung von resistenten Schädlingen (Supererregern) ist »Der stumme Frühling« von Rachel Carson, englische Originalausgabe 1962, in deutsch erstmals 1975.

11 Hentges, D.: Role of the Intestinal Microflora in Host Defence against Infection. In: Hentges, D. (Hrsg.): Human Intestinal Microflora in Health and Disease, New York, 1983.

12 Huppert, M., Cazin, J., Smith, H.: Pathogenesis of Candida Albicans Infection Following Antibiotic Therapy. In: *J Bacteriol* 1955; 70: 440–447. Weitere Quellen siehe in: Hentges, D. (Hrsg.): Human Intestinal Microflora in Health and Disease, New York, 1983.

13 Fekety, R., Kim, K., Batts, D. et al.: Studies on the Epidemiology of Antibiotic-Associated Clostridium Difficile Colitis. In: *Am J Clin Nutr* 1980; 33: 2527–2532.

14 Hentges, D., Stein, A., Casey, S., Que, J.: Protective Role of Intestinal Flora against Infection with Pseudomonas Aeruginosa in Mice: Influence of Antibiotics with Colonisation Resistance. In: *Infect and Immun* 1985 (1): 118–122.

15 Guiliano, M., Barza, M., Jacobus, N., Gorbach, S.: Effect of Broad-Spectrum Parenteral Antibiotics on Composition of Intestinal Microflora of Humans. In: *Antimicrob Agents and Chemotherap* 1987; 31 (2): 202–206 und 32 (5): 723–727.

16 Van Saene, H., Stoutenbeek, C., Geitz, J. et al.: Effect of Amoxycillin on Colonisation Resistance in Human volunteers. In. *Microb Ecol in Health and Dis* 1986; 1: 169–177.

17 Nachfolgende Fachartikel wurden für diesen Abschnitt genutzt:

George, W., Sutter, V., Finegold, S.: Antimicrobial Agent-Induced Diarrhoea – a Bacterial Disease. In: *J Infect Dis* 1977; 136 (6): 822–828. George, W., Finegold, S.: Clostridia in the Human Gastrointestinal Flora. In: Borriello, S. (Hrsg.): Clostridia in Gastrointestinal Disease, Boca Raton, Florida, 1985. Lyerly, D., Krivan, H., Wilkins, T.: Clostridium Difficile: Its Diseases and Toxins. In: *Clin Microbiol Rev* 1988; 1 (1): 1–18.

18 Anon: An Irritable Mind or an Irritable Bowel? Editorial. Lancet 1984; ii: 1249–1250. Welch, G., Hillman, I., Pomare, E.: Psychoneurotic Symptomatology in the Irritable Bowel Syndrome: A Study of Reporters and Non-Reporters. In: *Br Med J* 1985; 291: 1382–1384.

19 Dieser und die nächsten Abschnitte basieren auf: Anon: Crohn's Disease: 40 Years On. Editorial. In: *Br Med J* 1978; 1106–1107. Anon: Management of Crohn's Disease: Time for Audit? Editorial. In: *Br Med J* 1980; 281: 893–894. Heaton, K.: Crohn's Disease and Ulcerative Colitis. In: Trowell, H., Burkitt, D., Heaton, K. (Hrsg.): Fibre, Fibre-Depleted Foods and Disease, London, 1985. Hunt, L.: Number of Children with Serious Bowel Disorder Triples. In: *Independent,* 11. November 1989.

20 Mallett, S., Lennard-Jones, J., Bingley, J., Gilon, E.: Colitis. In: *Lancet* 1978; ii: 619–621.

21 Siehe Kap. 1, Anm. 1 und 3.

22 Siehe Kap. 1, Anm. 2.

23 Bayliss, C., Bradley, H., Alun Jones, V., Hunter, J.: Some Aspects of Colonic Microbial Activity in Irritable Bowel Syndrome Associated with Food Intolerance. In: *Ann Ist Super Sanita* 1986; 22 (3): 959–964. Hunter, J., Alun Jones, V.: Studies on the Pathogenesis of Irritable Bowel Syndrome Produced by Food Intolerance. In: Read, N. (Hrsg.): Irritable Bowel Syndrome, New York, 1985.

24 Dickinson, R.: Enteric Infection and Ulcerative Colitis. Thesis, 1982. Unpublished.

25 Van der Waaij, D., de Vries-Hospers, H.: Colonisation Resistance of the Digestive Tract; Mechanism and Clinical Consequence. In: *Ann Ist Super Sanita* 1986; 22/3: 875–882.

26 Taylor-Robinson, S., Miles, R., Whitehead, A., Dickinson, R.: Salmonella Infection and Ulcerative Colitis. In: *Lancet* 1989; i: 1145.

27 Seneca, H., Henderson, E.: Normal Intestinal Bacteria in Ulcerative Colitis. In: *Gastroenterol* 1950; 15: 34–39. Shorter, R., Huizenga, K., Spencer, R.: A Working Hypothesis for the Aetiology and Pathogenesis of Non-Specific Inflammatory Bowel Disease. In: *Digestive Dis*

1972; 17: 1024–1032. Tabaqchali, S., Tanaka, K., Wilks, M.: Bacterial Flora and Intestinal Chronic Disease. In: *Ann Ist Super Sanita* 1986; 22 (3): 921–932. Hudson, M., Hill, M., Lennard-Jones, J.: Bacteria Associated with the Colo-Rectal Mucosa in Patients with Inflammatory Bowel Disease. In: *Microecol and Therapy* 1984; 14:287–288.

28 Van Saene, H.: Pathogenesis of Inflammatory Bowel Diseases, Holland, 1982.

29 Dr. Hunter ist Co-Autor eines Ratgebers für Leute, die am Reizkolon und an einer Nahrungsmittelallergie leiden: Workman, E., Hunter, J., Alun Jones, V.: The Allergy Diet, London 1984.

30 Brostoff, J., Gamlin, L.: The Complete Guide to Food Allergy and Intolerance, London, 1989.

31 Hunter, J.: Food Allergy – or Enterometabolic Disorder?. In: *Lancet* 1991; 338: 495–496.

32 Ebringer, A.: The Relationship between Klebsiella Infection and Ankylosing Spondylitis. In: *Balliere's Clinical Rheumatology* 1989; 3 (2): 321–388. Ebringer, A., Ptasyznska, T., Corbett, T. et al.: Antibodies to Proteus in Rheumatoid Arthritis. In. *Lancet* 1985; ii: 305–307. Ebringer, A., Khalafpour, S., Wilson, C.: Rheumatoid Arthritis and Proteus: A Possible Aetiological Association. In: *Rheumatol Int* 1989, 9: 223–228.

33 Fryden, A., Bentsson, A., Foberg, U. et al.: Early Antibiotic Treatment of Reactive Arthritis Associated with Enteric Infections: Clinical and Serological Study. In: *Br Med J* 1990; 301: 1299–1302.

34 Cannon, W.: The Wisdom of the Body, New York: Norton, 1936.

35 Greenwood, D. (Hrsg.): Antimicrobial Therapy, Oxford, 1989.

36 Informieren Sie sich im Anhang über die verbreiteten Antimykotika. Es herrscht der Glaube, daß pilztötende Medikamente harmlos sind. Dem ist nicht so: Auch sie sind giftig, und die meisten von ihnen sollten nicht während einer Schwangerschaft eingenommen werden. Sie haben ganz ähnliche Nebenwirkungen wie die übrigen Antibiotika.

37 Abraham, P.: OTC Sales Prove Addictive. In: *Financial Times,* 21. August 1992.

38 Zu den »Candida-Missionaren«, die eine Epidemie von Candida-Superinfektionen befürchten, gehören Dr. C. Orian Truss und Dr. William Crook. Ihre Publikationen: Truss, C.: The Missing Diagnosis. PO Box 26508, Birmingham, Alabama 35226, USA. Crook, W.: The Yeast Connection. Professional Books, PO Box 3494, Jackson Tennessee 38301, USA. Jacobs, G.: Candida Albicans, London, 1990.

39 Blonz, E.: Is there an Epidemic of Chronic Candida in our Midst? In: *JAMA* 1986; 256: 3138–3139.
40 Odds, F.: Candida and Candidosis, London, 1988.
41 Seelig, M.: Mechanisms by which Antibiotics Increase the Incidence and Severity of Candidiasis and Alter the Immunological Defences. In: *Bacteriol Rev* 1966; 30: 442–459.
42 Witkin, S.: Defective Immune Responses in Patients with Recurrent Candidiasis. In: *Infect in Med* 1985; Mai/Juni: 129–132.
43 Galland, L., Bueno, H.: Mucosal Inhibition of Candida Growth as a Possible Marker of Candida Hypersensitivity. Arbeitspapier zu einer Candida-Konferenz, Memphis, 16.–18. September 1988.
44 Anon: Searching for the Yeast Connection. In: *New Eng J Med* 1990; 323 (25): 1766–1767. Ein wichtiger Beitrag, der die Ergebnisse eines Versuchs würdigt, in dem gezeigt wurde, daß pilztötende Wirkstoffe (Nystatin) keinen effektiven Behandlungserfolg bei Candidose versprechen. Weitere Informationen liefert: Edwards, J.: Invasive Candida Infections. In: *New Eng J Med* 1991; 324 (15): 1060–1062.
45 Folgende Quellen wurden für diesen Abschnitt berücksichtigt: Jenkins, R., Mowbray, J. (Hrsg.): Post-Viral Fatigue Syndrome, New York, 1991. The Nightingale Research Foundation: The Cambridge Symposium on Myalgic Encephalomyelitis (ME). In: *The Nightingale* 1990; 1 (3): 1–36. Goudsmit, E.: Myalgic Encephalomyelitis: A Review of the Literature. Unveröffentlicht.
46 Mihill, C.: ME »In Everyone« Say Specialists. In: *The Guardian,* 1. September 1990.
47 Archard, L., Bowles, N., Behan, P. et al.: Postviral Fatigue Syndrome: Persistence of Enterovirus RNA in Muscle and Elevated Creatine Kinase. In: *J Roy Soc Med* 1988; 81: 326–329. Caliguiri, M., Murray, C., Buchwald, D. et al.: Phenotypic and Functional Deficiency of Natural Killer Cells in Patients with Chronic Fatigue Syndrome. In: *J Immunol* 1987; 139: 3306–3313.
48 Yousef, G., Mann, G., Smith, D. et al.: Chronic Enterovirus Infection in Patients with Postviral Fatigues Syndrome. In: *Lancet* 1988; i: 146–150.
49 Jessop, C.: Chronic Fatigue Syndrome. Konferenzmanuskript, San Francisco, 15. April 1989. Unveröffentlicht.
50 Die Adresse des ME Action Campaign lautet: PO Box 1302, Wells, Somerset BA5 2WE.
51 Siehe Kap. 1, Anm. 13.
52 Weir, D.: Immunology, Edinburgh, 1983. Deutsche Lehrwerke zur

Immunologie sind u. a.: Friemel, H., Brock, J.: Grundlagen der Immunologie, 7. Auflage, 1990. Siefert, G., Meier, R.: Einführung in die Immunbiologie, 2. Auflage, 1990. Peter, H. H.: Klinische Immunologie, 1991. Leichter verständlich sind: Desowitz, R. S: Das Immunsystem. So wehrt sich der Körper, 1991. »Immunsystem«, Spektrum der Wissenschaft 1987. »Abwehr-Aids-Allergie«, Geo Wissen: 1/1988.

53 Anon: Antibiotics as Biological Response Modifiers. In: *Lancet* 1991; 337: 400–401.

54 Raeburn, J.: Antibiotics and Immunodeficiency. In: *Lancet* 1972; ii: 954–956.

55 Hauser, W., Remington, J.: Effect of Antimicrobial Agents on the Immune Response. In: Ristuccia, A. (Hrsg.): Antimicrobial Therapy, New York, 1984.

56 Hall, C.: Sexual Diseases Hit Epidemic Levels. In: *The Independent*, 28. Dezember 1990.

57 Der HIV-Virus wird vorrangig durch Geschlechtsverkehr oder verunreinigte Injektionsnadeln bei Drogenabhängigen übertragen. Es gibt gute Gründe anzunehmen, daß die AIDS-Ausbreitung in Afrika aufgrund einer Unterdrückung der Immunreaktion, verursacht durch Impfungen, gefördert wurde. Dies würde auch der gängigen Theorie entsprechen, wonach eine immungeschwächte Bevölkerung anfälliger für Viruserkrankungen ist. Beispielsweise kostete die katastrophale Grippeepidemie direkt nach dem Ersten Weltkrieg mehr Menschenleben als der Krieg selber: In jenem Fall (so die Theorie) wurden Immunreaktionen durch eine Kombination aus Hunger und konstantem Streß unterdrückt.

58 Willett, W.: The Search for the Causes of Breast and Colon Cancer. In: *Nature* 1989; 338: 389–394. Siehe auch Anmerkungen 20–28.

59 Hill, M.: Bile, Bacteria and Colon Cancer. In: *Gut* 1983, 24: 871–875.

# 5 Die Natur nimmt Rache

## Supererreger sind überall

Eine antimikrobielle Therapie kann ähnliche Schwierigkeiten nach sich ziehen wie die Versuche, räuberische Lebewesen in der Natur zu bekämpfen. In Afrika wurden so viele Leoparden getötet, daß jetzt die Paviane zur Plage geworden sind und in bestimmten Gegenden die Ernte zerstören. Als die Kaninchen in England nach der Einführung des Myxomatosevirus selten wurden, hielten sich Füchse und Raubvögel an die Geflügelbestände. Die Ausrottung der Wölfe und Berglöwen in der Kaibab-Ebene wirkte sich langfristig schädlich auf die Hirsche aus, denn sie konnten sich nun zu stark vermehren und fraßen die Pflanzenbestände kahl. Ob sich die Behandlungsmethode nun gegen Raubtiere in der Wildnis oder gegen Bakterien im Darm richtet, es ist immer gefährlich, mit dem natürlichen Kräftegleichgewicht herumzuspielen.

Professor René Dubos
»Mirage of Health«

*Medikamentenresistente Bakterien, auch Supererreger genannt, werden vor allem in drei Umfeldern herangezüchtet. In Krankenhäusern, auf Bauernhöfen und in der Dritten Welt. Krankenhäuser können wegen der systematischen Anwendung von Antibiotika durch die Ärzte zu modernen Pesthöhlen werden, zu Gärkesseln für mutierte Bakterienarten, die gegen praktisch alle Medikamente resistent sind. Die Massentierhaltung ist auf Antibiotika angewiesen, denn man muß damit Infektionsepidemien unter Kontrolle halten, die in jeder stark überbevölkerten Umwelt unvermeidlich sind, aber die Supererreger, die man dabei in den Tieren heranzüchtet, könnten auch für die Gesundheit der Menschen zur Bedrohung werden. Und die chaotische, übermäßige und mißbräuchli-*

*che Verwendung der Antibiotika in der Dritten Welt hat dazu geführt, daß bei zahllosen Bewohnern dieser Länder das Immunsystem ruiniert wurde. Wir sind gegen solche Infektionen nicht gefeit. Und Medikamentenresistenz ist nicht nur das Ergebnis zufälliger Mutationen: Sie entsteht bei Bakterien durch die Plasmide, Ringe aus Nucleinsäuren mit Resistenzgenen, die sich von einer Bakterienart auf die andere ausbreiten und verschiedene Antibiotikafamilien betreffen. Die Resistenz ist auch selbst ansteckend. Die Mikrobiologen haben immer wieder vor den Gefahren des übermäßigen Antibiotikaeinsatzes gewarnt. Aber diese Warnungen wurden nicht gehört.*

## Die Erreger setzen sich zur Wehr

*Die Geschichte von Pattie Coldwell*

Die Begriffe »Hospital«, »Hospiz« und »Hotel« haben die gleiche Wurzel: Sie bezeichnen einen sicheren Ort, der Zuflucht und Schutz gewährt. Meine eigene Schule, Christ's Hospital genannt, erhielt ihren Namen 1553, zur Zeit des jungen Königs Edward VI.; das Haus sollte Waisen und Findelkindern Schutz, Nahrung und Ausbildung gewähren.

Heute verstehen wir unter einem Hospital ein Krankenhaus, einen Ort zur Behandlung und Pflege von Menschen jeden Alters, die ganztägig medizinische Betreuung brauchen. In diesem Sinne galten Hospitäler nie als sonderlich sichere Stätten. Im Gegenteil: Der Volksglaube, wonach man aus einem Krankenhaus meist mit den Füßen zuerst wieder herauskommt, begleitet viele von uns auch heute noch.

Die Gründe, warum das so ist und immer so bleiben wird, sind teilweise leicht zu erkennen: Patienten, die ins Krankenhaus kommen, sind in vielen Fällen sehr krank und werden ohnehin sterben. Sterben müssen wir alle, und der Tod findet in den Industrieländern heute meist im Krankenhaus statt. Eine andere alte Angst vor Krankenhäusern hat sich jedoch vermindert: Sie sind in den letzten 100 Jahren sehr viel sauberer geworden, Ärzte und Pflegepersonal sind hochqualifiziert, und Unfälle, Unachtsamkeit und Metzgermethoden, die in früheren Generationen verbreitet waren, sind heute die Ausnahme. Wer zum behandelnden Arzt und zum Pflegepersonal ein ebenso gutes Verhältnis hat wie zum Hausarzt, der kann damit rechnen, daß er im Krankenhaus gut versorgt wird.

Eine dritte Angst vor Krankenhäusern hält sich hartnäckig. Im 19. Jahrhundert erkannten Pioniere wie Ignaz Semmelweis, Florence Nightingale und Joseph Lister, daß die Krankenhäuser jener Zeit nur allzuoft Pesthöhlen waren, äußerst gefährliche Orte, wo Infektionen häufig zu begrenzten Epidemien wurden, weitergetragen durch unzureichende Hygiene, überbelegte Betten und durch die Ärzte und Schwestern selbst, die von einem Patienten zum anderen gingen, jeden anfaßten und so die Ansteckung verursachten. Im 19. und frühen 20. Jahrhundert gab es insbesondere bei Chirurgiepatienten und Wöchnerinnen eine erschreckende Zahl von Krankenhausinfektionen, auch nosokomiale Infektionen genannt. Diese fürchterliche Zeit ist vorüber. Aber ein Nährboden für Krankheiten sind die Kliniken auch heute noch. Caroline Walker, meine verstorbene Frau, bekam eine einfache Infektion mit dem Magenbakterium *Campylobacter,* die sie nach ihrer großen Operation weiter schwächte; solche »Komplikationen« sind häufig, und sehr anfällige Klinikpatienten sterben manchmal daran.

Wirklich beängstigend sind dabei die Krankenhausinfektionen, die durch Antibiotika entstehen, weitergetragen von Bakterien, die sich so entwickelt haben, daß sie von Medikamenten nicht mehr angegriffen werden. Nehmen wir zum Beispiel den Fall von Pattie Coldwell. Sie gehört zu den freundlichsten und begeisterungsfähigsten Menschen, die mir begegnet sind; man kennt sie als Journalistin und TV-Moderatorin aus vielen Radio- und Fernsehsendungen, darunter »You and Yours«, »Watchdog«, »Nationwide«, »On the House« und »Open Air«.

Gerade als sie 40 wurde, brachte sie in einem größeren Londoner Lehrkrankenhaus ihre Tochter Dannie zur Welt. Im Gespräch mit mir war sie voll des Lobes über ihren Arzt und das Pflegepersonal. »Ich hatte mich freiwillig für einen Kaiserschnitt entschieden, deshalb wußte ich vorher, daß man mich operieren würde«, erzählte sie mir. »Es war eine sehr schöne Geburt, alles höchst erfreulich.« Aber zwei Tage nach der Entbindung fing der Ärger an.

»Zuerst bekam ich überall Zittern und Schmerzen, insbesondere einen stechenden Schmerz, der von der Wunde ausging. Ich bibberte lächerlich und übertrieben, wie in einem schlechten Film; meine Arme wedelten herum, ohne daß ich sie kontrollieren konnte. Irgendwie schaffte ich es, das Kind weiter zu stillen. Dann sagten sie, ich hätte ›den Rigor‹[1]. Eine Schwester bemerkte eine Entzündung in der Kaiserschnittwunde – eine Seite war rot und geschwollen. Ich dachte, ich könne nach fünf Tagen nach Hause gehen, aber sie erklärten mir: ›Wir können Sie nicht entlassen, Sie haben eine Blutvergiftung.‹ Ich hatte geglaubt, so etwas habe es nur im Krimkrieg gegeben, als man den Soldaten die Beine amputierte. Aber wie es aussieht, sind Wundinfektionen in Krankenhäusern heute recht häufig.«

Das sind sie tatsächlich, und schlimm ist die Blutvergiftung: Bei dieser Komplikation wandern die Bakterien, die eine Wunde, eine innere Körperhöhle oder andere empfindliche Bereiche wie zum Beispiel die Scheide infiziert haben, ins Blut, und wenn sie dann durch den ganzen Körper kreisen, erzeugen sie Fieber, Verwirrungszustände und andere Krankheitserscheinungen; wenn sie lebenswichtige Organe befallen, kann die Erkrankung tödlich enden. »Ich wollte unbedingt nach Hause. Aber ich saß isoliert in diesem kleinen Zimmer fest. Ich wollte die Antibiotika gegen die Infektion als Tabletten nehmen, aber sie sagten, das käme nicht in Frage: Der Bakteriologe hatte eine Kultur angelegt, um festzustellen, ob oral verabreichte Antibiotika wirken würden, und das Ergebnis war negativ. Die einzige Möglichkeit, die Infektion zu beseitigen, waren drei hochdosierte intravenöse Injektionen mit Flucloxacillin am Tag (Pattie sah in ihren Notizen nach, um den Namen des Antibiotikums zu überprüfen). Es war das einzige Medikament, das wirkte.«

»Dabei lernte ich, daß manche Ärzte einfach injizieren, während andere daraus eine Grabungsoperation machen. Oft schrie ich dreimal am Tag vor Schmerzen. Wie ich mich infiziert hatte, wußte niemand. Der Facharzt sagte, ich könne es mir im Operationssaal geholt haben, denn ich hatte darum gebeten, den Sichtschutz wegzulassen, weil ich die Geburt sehen wollte, und vielleicht hatte ich einen der Ärzte berührt. Aber keiner hatte mich gewarnt, ich solle sie nicht berühren. Über den Verdacht, es könne meine eigene Schuld sein, ärgerte ich mich ein wenig.«

Pattie erzählte ihre Geschichte mit einem Unterton von Humor und bat mich mehrmals darauf hinzuweisen, wie dankbar sie den Ärzten und Pflegekräften war und daß sie noch relativ spät ein süßes Baby bekommen habe. Aber »als nächstes waren meine Arme so geschwollen, daß sie keine Venen mehr fanden, und jetzt holten sie einen Anästhesisten hinzu; der legte mich ins Bett und befestigte einen Schlauch unmittelbar an meinem Hals. Aber als sie mir die Injektionen gaben, war der Schmerz noch entsetzlicher.« Wie sich herausstellte, saß die Nadel nicht richtig, und das Antibiotikum wurde nicht ins Blut injiziert, sondern in den Hohlraum um die Lunge.

Schließlich kam der behandelnde Arzt zu dem Schluß, die Bakterien, welche die Blutvergiftung verursacht hatten, seien abgetötet, und schickte sie nach Hause. »Ich schaffte es noch, zu stillen«, so erzählte sie, aber nachdem sie eine Woche zu Hause war, brach sie unter der Last des Erlebten zusammen. »Ich war wirklich deprimiert, ein echter Fall nachgeburtlicher Depression. Ich glaubte, mein Leben gehe dem Ende entgegen. Einmal kam ein Freund zu Besuch, und ich konnte mit dem Weinen einfach nicht aufhören.« Heute geht es ihr wieder gut. Und wie steht es mit Dannie? »Sie war in neun Monaten nur drei Tage krank, mit Ohrenschmerzen. Der Hausarzt gab ihr ein Antibiotikum mit Bananengeschmack, das sie offenbar sehr freigebig austeilen.« Sie sah den Namen nach. »Erythroped« (eine Handelsbezeichnung für ein Erythromycin in einer besonderen Zubereitung für Kinder; man verwendet es bei Staphylokokken-, Streptokokken- und anderen Infektionen der Atemwege und anderer Organe). »Sie wurde schnell gesund. Heute geht es Dannie gut.«

*Krank werden im Krankenhaus*

Vor 50 und 100 Jahren waren Krankenhäuser gefährlicher als heute. Aber Infektionen wie die, an der Pattie Coldwell litt, entstehen leicht durch die systematische Anwendung von Antibiotika in den Kliniken. Flucloxacillin ist nämlich eines der »Designer-Penicilline«, die man Ende der fünfziger Jahre speziell zur Bekämpfung von Bakterien entwickelte, welche gegen die ursprünglichen Penicilline resistent geworden waren. In ihrem Fall war das Medikament dem Erreger einen Schritt voraus: Durch die intravenöse Gabe des Betalactamase-resistenten Flucloxacillins ließ sich die Blutvergiftung erfolgreich behandeln.

In Krankenhäusern, wo Antibiotika aber nicht nur zur Bekämpfung von Infektionen, sondern auch zur Vorbeugung eingesetzt werden, besteht die Gefahr mikrobiologischer Katastrophen. So

wie der menschliche Darm ein Ökosystem ist, besiedelt von vielen im Gleichgewicht lebenden Bakterienarten, so ist ein Krankenhaus ein viel größeres und komplizierteres Ökosystem mit seiner Bevölkerung von Menschen und anderen Lebewesen, die sich in einem relativ geschlossenen Umfeld befinden. Aus der Sicht eines Erregers ist ein Krankenhaus nicht mehr als ein gewaltig vergrößerter menschlicher Darm.
Im Darm können sich Bakterien und andere Mikroorganismen, die von Natur aus gegen Medikamente resistent sind, unkontrolliert vermehren, wenn andere Arten durch Antibiotika zerstört wurden: Dann erzeugen sie unter Umständen Superinfektionen, die gefährlich oder sogar tödlich sein können – ein Beispiel ist *Clostridium difficile,* der Erreger der Colitis pseudomembranacea.
Das gleiche Prinzip gilt auch in der Krankenhausumgebung für Bakterien, die von Natur aus resistent gegen Antibiotika sind: Sie können sich ebenfalls übermäßig vermehren, wenn die normalerweise vorherrschenden Arten von den Medikamenten beseitigt wurden, so daß ein mikrobiologischer Freiraum entsteht, den sie ausfüllen können. Ein Beispiel ist die Bakterienart *Pseudomonas aeruginosa, die* im Antibiotikazeitalter in den Krankenhäusern zur Plage und zu einer Ursache schrecklicher Infektionen geworden ist.
Besonders gefährdet sind Patienten, deren Inneres durch Operationen, eingeführte Schläuche, Verbrennungen, Verletzungen oder wunde Stellen zugänglich geworden ist, und das gleiche gilt für Personen mit besonders schwacher Immunabwehr. *P. aeruginosa* kann heftige Infektionen von Augen, Ohren und Harnwegen hervorrufen, aber auch eine Blutvergiftung, die zu fauligen Hautschäden führt[2)]. Ein besonderes Übel ist dieser Erreger für Krebspatienten, die sich einer Chemotherapie unterziehen. *Pseudomonas cepacia,* eine weitere Bakterienart aus der gleichen Familie, ist in den Krankenhäusern ebenfalls eine

Gefahr; sie erzeugt Lungenabszesse bei Patienten mit Mukoviszidose[3].

Als Reaktion wurde eine ganz neue Medikamentenfamilie entwickelt und auf den Markt gebracht, die Carboxypenicilline, auch Anti-Pseudomonas-Penicilline genannt. Sie werden ausschließlich intravenös an Krankenhauspatienten verabreicht, sind sehr teuer und können in hoher Dosierung stark toxisch wirken.

Inzwischen werden Krankenhausinfektionen zu einem ernsten Problem des öffentlichen Gesundheitswesens. Die National Institutes of Health der USA setzten eine eigene Arbeitsgruppe unter Leitung von Dr. Theodore Cooper ein, die sich mit dieser Frage beschäftigte. In ihrem Bericht 1976 schätzte die Gruppe, daß antibiotikaresistente Bakterien allein in den USA jährlich 70 000 bis 140 000 Neuinfektionen verursachen, die zu mindestens 18 000 Todesfällen führen. Die meisten davon gehen auf das Konto von *P. aeruginosa, Proteus mirabilis und E. Coli*[4].

Solche Statistiken sollte man in einem größeren Zusammenhang betrachten. Ich möchte es noch einmal ausdrücklich wiederholen: Krankenhäuser in den Industrieländern sind heute ungefährlicher als vor dem Antibiotikazeitalter. Die meisten Infektionen kann man erfolgreich behandeln, auch wenn sie von medikamentenresistenten Bakterien hervorgerufen wurden. Und die meisten Patienten, die an Krankenhausinfektionen sterben, waren schon vorher schwach und leidend. Und dennoch hat das Gefühl der Besorgnis, das viele Menschen bei einer Krankenhauseinweisung verspüren, eine gewisse Berechtigung.

Im August 1992 erschienen in britischen Zeitungen Berichte über zwei Babys, die im Londoner Guy's Hospital an Bakterieninfektionen gestorben waren. Im *Independent* hieß es dazu: »Eine Intensivstation der Klinik wurde letzte Woche für Neuaufnahmen gesperrt, nachdem sich ein *Klebsiella*-Stamm verbreitet hatte, der gegen die meisten Antibiotika resistent ist. Die Bakterien können bei kranken Kindern Lungenentzündung, Blutvergiftung und in seltenen Fällen Hirnhautentzündung hervorrufen.«[5] Nach den beiden Todesfällen wurden andere Stationen des Guy's Hospital generalüberholt.

Über diesen Vorfall sagt Dr. Geoff Scott von der Hospital Infection Society: »Mit Sicherheit ist es gefährlich, ins Krankenhaus zu gehen ... man zieht sich dort sehr häufig eine Infektion zu, aber das ist nicht schlimm, solange der Patient keine Wunden hat oder stark immungeschwächt ist.«[6] *Klebsiella*-Bakterien gehören zur kommensalen Flora des menschlichen Darms[2]; sie gedeihen in warmer, feuchter Umgebung, beispielsweise in Krankenhäusern, und können Krankheiten erzeugen, wenn sie in Wunden und andere empfindliche Körperbereiche gelangen. Nach Dr. Scotts Ansicht könnten Krankenhausangestellte die Erreger an ihren Händen von einem Baby zum anderen weitergetragen haben. Dr. Donald O'Sullivan von der Lewisham and North Southwark Health Authority ist anderer Meinung: Danach gibt es keine Anzeichen für Nachlässigkeit bei der Hygiene. »Es handelt sich um ein sehr verbreitetes Problem in hochtechnisierten Intensivstationen, wo schwerkranke Kinder liegen und hochwirksame Antibiotika eingesetzt werden, denn dort können resistente Stämme des Erregers entstehen«, sagt er unmißverständlich[5].

Wie häufig sind Krankenhausinfektionen? Nach einem Bericht der Weltgesundheitsorganisation von 1982[7] kann die Auswahl eines Antibiotikums durch die Verbreitung resistenter Bakterien in den Krankenhäusern zu »einem Glücksspiel mit immer schlechteren Gewinnchancen« werden. Weiter heißt es in dem Papier: »Viele Chirurgen versuchen, einen Ausgleich für schlechte hygienische Verhältnisse in ihren Operationssälen oder Stationen zu schaffen, indem sie sich der Prophylaxe bedienen [das heißt, sie geben routinemäßig Antibiotika nur ›für den Fall, daß‹] ... Das führt zu übermäßigem Gebrauch von Antibiotika und erreicht sicher genau das Gegenteil.«

Angeregt von diesen Befunden, wurde im Auftrag der WHO in 14 Ländern in vier Kontinenten eine Übersichtsuntersuchung durchgeführt; sie kam zu dem Schluß: »Krankenhausinfektionen sind überall auf der Welt ein häufiges, ernstzunehmendes Problem.«[8)]

Die Übersichtsuntersuchung umfaßte insgesamt 28 861 Patienten aller Altersgruppen in Ägypten, Australien, China, Dänemark, Griechenland, Großbritannien, Kuwait, Malaysia, Nepal, den Niederlanden, Singapur, Spanien, Thailand und Tschechoslowakei. Ungefähr jeder zwölfte Patient (8,4 Prozent) litt an Infektionen, die er sich im Krankenhaus zugezogen hatte. Am höchsten war die Quote in Intensivpflegeeinrichtungen und chirurgischen Stationen (mehr als einer unter acht Patienten). Besonders gefährdet waren auch Säuglinge und alte Menschen. Das Infektionsrisiko nach Operationen war höchst unterschiedlich, von einem unter 30 bis zu einem von drei Fällen. Die Erreger der in der Untersuchung erfaßten Infektionen waren meist *E. coli, P. aeruginosa* und *Staphylococcus aureus*. Die Krankenhausinfektionen verursachen in allen Ländern gewaltige Kosten: Sie beliefen sich 1987 allein in Großbritannien auf etwa 115 Millionen Pfund und 950 000 Krankenhaustage, die der nationale Gesundheitsdienst bezahlen mußte[9)].

In »Which Way to Health«, einer Veröffentlichung der britischen Verbraucherorganisation, heißt es dazu: »In welchem Umfang Patienten und ihre Familien in Form von Schmerzen und Leiden bezahlen müssen, läßt sich nicht abschätzen. Mindestens einer unter 20 Krankenhauspatienten zieht sich in der Klinik eine Infektion zu. Aber diese Infektionen haben zur Folge, daß die Leute länger im Krankenhaus bleiben müssen, und deshalb liegt die Zahl der infizierten Krankenhauspatienten an einem beliebigen Tag stets höher, nämlich bei etwa zehn Prozent.«

Am gefährlichsten sind meist die großen Lehrkrankenhäuser. Sie stehen in dem Ruf, die beste medizinische Versorgung zu bieten, und deshalb werden dort an schwerkranken Menschen »heldenhafte«, besonders umfangreiche Operationen vorgenommen. Je weniger Zeit man im Krankenhaus verbringt, desto geringer ist die Infektionsgefahr. Noch besser ist es, wenn man zu Hause bleiben kann. In einer Studie an älteren Patienten, bei denen eine Hüfte gebrochen war oder ersetzt werden mußte und die nach der Operation zu Hause gepflegt wurden, stellte sich heraus, daß nur zwei von 300 eine Infektion bekamen; außerdem ging die Genesung zu Hause schneller voran[9)].

### *Superstaphylokokken*

Einige Jahre bevor die Geschichte von der *Klebsiella*-Infektion am Guy's Hospital die Runde machte, erschien in britischen Zeitungen eine ganze Reihe von Artikeln über ein Phänomen, bei dem es sich auf den ersten Blick um eine völlig neue Epidemie medikamentenresistenter Krankenhausinfektionen zu handeln schien. Der Erreger war – und ist noch heute – ein mutierter Stamm von *Staphylococcus aureus,* die Bakterien werden manchmal »Superstaphylokokken« genannt, denn sie haben sich so weiterentwickelt, daß fast alle Antibiotika gegen sie wirkungslos bleiben.
Im *Observer* erschien im August 1986 die Schlagzeile »Tödlicher Supererreger verbreitet sich auf den Stationen«[10)]. Eine Vermehrung der Superstaphylokokken, die epidemische Ausmaße annahm, beobachtete man in mindestens 32 Londoner Krankenhäusern sowie in East Anglia, Nottinghamshire und Yorkshire. Dr. Joan Bradley, der Vorsitzende einer Arbeitsgruppe, die sich mit den Wirkungen der Superstaphylokokken in der Region North-East Thames beschäftigte, wird mit den Worten zitiert:

»Er hat zu Todesfällen bei Menschen geführt, denen es grundsätzlich gutging, bevor sie ins Krankenhaus kamen. Sie wurden operiert und starben an der Infektion.«
Im März 1986 brachte die *Times* eine Serie von drei Artikeln. Einer davon handelte von den Superstaphylokokken und trug die Überschrift »Unter dem Beschuß der Supererreger«[11]. Er berichtet über verhängnisvolle Zustände am London Hospital in Whitechapel. Bei *Staphylococcus aureus* besteht das Problem darin, daß die meisten gesunden Menschen den Erreger in der Nase mit sich herumtragen, ohne daß er ihnen schadet[2]. Deshalb gedeiht er auch in Krankenhäusern: Er wird von Angehörigen des Personals verbreitet, wenn sie erst ihre Nase und dann einen Patienten berühren; auch die alte Volksweisheit, daß Husten und Niesen Krankheitserreger verbreitet, trifft auf *S. aureus* mit Sicherheit zu, wenn Patienten durch Verletzungen, Operationen oder andere medizinische Behandlungsverfahren für die Bakterien zugänglich werden.
*S. aureus* ist der Erreger der meisten Staphylokokkeninfektionen. An der Körperoberfläche kann er Furunkel, Abszesse und Bindehautentzündung hervorrufen, und sogar das Lyell-Syndrom, auch Syndrom der verbrühten Haut genannt, bei dem sich die Haut in großen Stücken abschält. In den Organismus eingedrungen, kann der Erreger zahlreiche gefährliche Infektionen auslösen, unter anderem Blutvergiftung, innere Abszesse, Lungenentzündung, Herzinnenhautentzündung, Hirnhautentzündung und Knochenmarksentzündung. Außerdem verursacht er das Syndrom des toxischen Schocks, an dem mehrere Frauen starben, nachdem sie während der Menstruation supersaugfähige Tampons verwendet hatten[12,13].
In der goldenen Frühzeit der Antibiotika eröffneten sich für die Chirurgen hervorragende neue Möglichkeiten. Zum erstenmal wurden große Eingriffe am offenen Körper möglich, denn nun konnte man die Patienten durch systematischen Antibiotikaein-

satz vor, während und nach der Operation vor dem hohen Risiko einer gefährlichen oder sogar tödlichen Infektion schützen. Zunächst wirkte das Penicillin gegen *S. aureus* und viele andere Bakterien, die größere Operationen in der Zeit vor den Antibiotika zu einem Hazardspiel gemacht hatten[14)].

Aber der umfangreiche Antibiotikaeinsatz schuf in den Krankenhäusern die Voraussetzungen, daß die Bakterien mutieren konnten. *S. aureus* wurde nicht nur gegen Penicillin resistent, sondern auch gegen andere Antibiotika wie Streptomycin, Tetracyclin und Erythromycin[15)]. Ende der fünfziger Jahre waren die Superstaphylokokken unempfindlich gegen alle damals bekannten Antibiotika. Als ich Professor Jeremy Hamilton-Miller, einen Mikrobiologen des Royal Free Hospital in London, befragte, erinnerte er sich: »Als ich zu arbeiten anfing, starben die Leute an Infektionen, weil man sie mit keinem Antibiotikum mehr heilen konnte. Mit anderen Worten: Wir waren wieder im Vor-Antibiotika-Zeitalter.«

Eine Zeitlang war der allgegenwärtige Erreger also schlauer als die Medikamente, die man entwickelt hatte, um ihn zu töten. Aber dann, Ende der fünfziger Jahre, stellten Wissenschaftler der Firma Beecham eine neue Generation von Penicillinen her, die zu einem Verkaufsschlager wurden, vor allem weil sie gegen den resistenten *S. aureus* wirkten. Das am besten bekannte derartige Betalactamase resistente Penicillin trug den Namen Methicillin. Es wurde begeistert verwendet, und erwartungsgemäß entstanden auch neue Stämme von *S. aureus,* die unter dem Kürzel MRSA (Methicillin resistenter *Staphylococcus aureus)* bekannt wurden. Man konnte sie zwar nicht mehr mit Penicillin, jedoch mit anderen Antibiotika beseitigen. Aber die Natur ist niemals untätig: Ende der siebziger und Anfang der achtziger Jahre wütete ein neuer MRSA-Stamm in australischen Krankenhäusern; er wird manchmal als EMRSA (das E steht für »epidemisch«) bezeichnet und tötete zahlreiche Patienten. Dieser Supererreger hatte Resistenzen gegen fast alle Antibiotika entwickelt; nur Vancomycin und manchmal auch Chloramphenicol halfen dagegen noch[16)]. Er verbreitete sich – wahrscheinlich von Australien aus – weiter, und Anfang der achtziger Jahre tauchte er epidemieartig in Krankenhäusern im Nahen Osten, den USA, Südafrika, dem europäischen Festland und Großbritannien auf, unter anderem in großen Krankenhäusern in London und anderen Städten. Er war der Anlaß für die Berichte im *Observer* und in der *Times*.

Professor Hamilton-Miller beschreibt es so: »Im London Hospital hatten sie eine Epidemie, ohne daß jemand dafür verantwortlich war. Es ist sehr teuer und fürchterlich demoralisierend. Das Hauptproblem sind gar nicht mal die infizierten Patienten, sondern die Überträger. Die Überträgersituation ist schrecklich, denn wenn es sich um Patienten handelt, muß man sie von anderen Kranken isolieren, und wenn ein Chirurg die Erreger überträgt, darf er nicht mehr operieren; das ist äußerst schwierig. Die Leute sterben an MRSA, aber«, so fügte er hinzu, »nicht in großen Zahlen. Meist trifft es die am schwersten erkrankten Patienten; die Sterblichkeit ist bei MRSA viel höher als bei *S. aureus*-Stämmen, die nicht methicillinresistent sind.«

Das London Hospital erlebte dem *Times*-Bericht zufolge »den heftigsten Ausbruch resistenter Staphylokokken, über den jemals berichtet wurde; er störte Operationen und vereitelte die Genesung der empfindlichsten Patienten.« In den Jahren 1982 und 1983 waren die Superstaphylokokken außer Kontrolle, und man baute eine Isolierstation, die schätzungsweise 250 000 Pfund im Jahr verschlang. Das wirkte: Die Zahl der Infizierten ging zurück. Dann schloß man die Station, um Geld zu sparen; also ging die Zahl der Fälle wieder in die Höhe, und man mußte die Station erneut in Betrieb nehmen. Bis 1987 hatten die Superstaphylokokken nach Schätzungen bei 20 Todesfällen im London Hospital eine Rolle gespielt. Der Mikrobiologe Profes-

sor David Williams sagte: »Je kränker man ist, desto anfälliger wird man auch für Erreger aller Arten. Das kann bei solchen Patienten zu einer Frage von Leben und Tod werden – es ist vielleicht nur der Tropfen, der das Faß zum Überlaufen bringt.«
Ein Beispiel sind Hüftoperationen: Das Einsetzen eines künstlichen Gelenks wird durch die Super-Staphylokokken zu einer gefährlichen Angelegenheit. *S. aureus* ist ein fakultativer Aerobier: Er kann ohne Luft leben, und wenn er in eine Operationswunde gelangt, die dann vernäht wird, kann er innere Infektionen hervorrufen, die den Erfolg der Operation zunichte machen. Michael Freeman, Facharzt für orthopädische Chirurgie am London Hospital, sagte: »Wenn ein resistenter Erreger in die Knochen gelangt, sind die Erfolgschancen bei einer Operation fast gleich Null.«
Heute hält man Vancomycin in den Krankenhäusern in Reserve, um damit den EMRSA abzutöten. Die Ärzte verwenden es nicht gern: Es kann Gehör und Nierenfunktion schädigen[15)] und ist in der Anwendung unangenehm: Man muß es zweimal am Tag eine Stunde lang per Infusion verabreichen, und es kann die Venen des Patienten reizen; außerdem ist es sehr teuer. Widersinnigerweise sind genau diese wenig wünschenswerten Eigenschaften der Grund, warum Vancomycin gegen die Superstaphylokokken wirkt, obwohl seit seiner Markteinführung schon viele Jahre vergangen sind: Ein ungefährlicheres, billigeres Medikament wäre viel öfter angewandt worden und hätte bei dem Erreger zur Resistenz geführt.
Wie groß ist nun das Problem, das die Superstaphylokokken in ihrer gefährlichsten Form EMRSA verursachen? Das ist schwer zu sagen. In Großbritannien wurden 1987 insgesamt 1891 Fälle registriert, und 50 Todesfälle schrieb man ausschließlich MRSA zu[17)]. Diese Zahlen sind vermutlich zu niedrig geschätzt; Patienten, die mit MRSA infiziert sind und dann sterben, leiden meist an einer anderen schweren Krankheit, denn deshalb sind sie

überhaupt ins Krankenhaus gekommen, und diese Krankheit wird meist formal als Todesursache angegeben, ohne daß im Totenschein von MRSA die Rede ist[18]. Und heikle Statistiken sind in Großbritannien wie in anderen europäischen Ländern geheim: Die Krankenhäuser werden zwar aufgefordert, die Einzelheiten über Patienten, die an MRSA sterben, zu sammeln und an den Public Health Laboratory Service in Colindale zu schicken, aber diese Zahlen sind nur für anerkannte Mikrobiologen zugänglich.

Schließungen und Zusammenlegungen von Krankenhäusern haben eine Folge, die in der Öffentlichkeit bisher wenig Beachtung gefunden hat: Von Personal und Patienten weitergetragen, wandern die Supererreger von einem Ort zum anderen. So etwas ereignete sich 1986 in London, als Patienten des Hackney Hospital in den Neubau in Homerton verlegt wurden. Nach einem »vertraulichen Zwischenbericht«[19], der einen Monat später kursierte, waren unter den verlegten Patienten 35 Personen, die MRSA übertragen konnten oder tatsächlich an einer Infektion litten; sie wurden in Homerton auf zwei Stationen isoliert, und die übrigen Stationen wurden als »infiziert« eingestuft, für den Fall, daß die Infektion sich ausbreitete; Patienten und Personal wurden genauestens überwacht. Man setzte eine »MRSA-Kontrollgruppe« ein, die sich jeden Tag traf, um die Maßnahmen zu überwachen und sich mit neuen Ausbrüchen auseinanderzusetzen. Aus einer zusätzlichen Bemerkung in dem Bericht geht hervor, daß seinerzeit zehn Stationen des St. Bartholomew's Hospital offensichtlich »sauber« waren, das heißt frei von EMRSA, während zehn weitere Stationen verseucht waren.

Wenn EMRSA sich einmal in einem Krankenhaus festgesetzt hat, kann man ihn nicht mehr ausmerzen, sondern nur eindämmen[20]. Die Krankenhausverwaltungen sind darauf bedacht, die Gefahr herunterzuspielen, und britische Patienten wissen normalerweise nichts über das Risiko einer Krankenhausinfektion.

Zu der Zeit, da dieses Buch geschrieben wird, sieht es so aus, als hätten sich die Ausbrüche von EMRSA in britischen Kliniken gelegt. Und in Ländern, wo die Krankenhäuser über qualifiziertes Personal und gut bestückte Apotheken verfügen, lassen sich größere Schäden durch den Erreger verhindern, allerdings nur um einen hohen Preis an Geld, Ressourcen, Leiden und einer unbekannten Zahl von Todesfällen, bei denen antibiotikaresistente Bakterien zumindest eine Teilursache sind.
MRSA kann sich jederzeit von einem Krankenhaus zum anderen, von Stadt zu Stadt und von Land zu Land ausbreiten, manchmal in neuer, bösartiger Form. »Die Leute sollen nicht mit der Vorstellung herumlaufen, Krankenhäuser seien solche Bakterienbrutstätten, daß es gefährlich wäre, hineinzugehen«, sagt Dr. Joan Bradley von der North East Thames Health Region[11)], und verglichen mit den Gefahren der Krankenhausinfektionen im Vor-Antibiotika-Zeitalter ist das sicher eine vernünftige Ansicht. Aber was geschieht, wenn EMRSA auch gegen Vancomycin resistent wird? »Die Aussichten sind beängstigend«, meint Dr. Richard Smith, heute Redakteur des *British Medical Journal*[22)]. »Die Bakterien sprechen nur auf ein einziges Antibiotikum an, nämlich auf Vancomycin, und irgendwann könnten sie auch dagegen resistent werden.« Und Professor Ken Harvey, ein Mikrobiologe des Royal Melbourne Hospital, der die verheerenden Auswirkungen der MRSA-Epidemie in Australien miterlebt hat, befürchtet zusammen mit vielen Kollegen überall auf der Welt, daß ein »Weltuntergangs-Supererreger« entstehen könnte, der gegen alle Medikamente resistent ist und eine weltweite Epidemie einer Bakterieninfektion verursacht, die ebenso tödlich ist wie AIDS. Er sagte: »Vielleicht werden wir das Antibiotikazeitalter eines Tages rückblickend als vorübergehende Phase der Medizingeschichte betrachten, als eine Zeit, in der man eine große Ressource der Natur vergeudete, bis die Erreger letztlich schlauer waren als die Wissenschaftler[22)].«

Krankenhäuser beherbergen heute einen ganzen Zoo medikamentenresistenter Bakterien. Der bekannteste dieser Supererreger ist MRSA, daneben wurden auch *P. aeruginosa, E. coli* und andere Arten bereits erwähnt. Aber das sind noch nicht alle. Im August 1992 erschien in dem Nachrichtenmagazin *Time* ein Artikel mit dem Titel »Angriff der Supererreger«[23)]. Er kam schnell zur Sache: »Mit ihrer wundersamen Mutationsfähigkeit verwandeln sich manche Bakterienstämme in neue Supererreger, die gegen manche oder alle Antibiotika unempfindlich sind.« Als Beispiele werden die Erreger der medikamentenresistenten Cholera, Tuberkulose und Gonorrhöe genannt. Weiter heißt es in dem Artikel: »Der übermäßige Einsatz von Antibiotika hat die Entwicklung der Supererreger beschleunigt, und vor allem Krankenhäuser sind wichtige Brutstätten ... Hartnäckige Bakterienstämme, die gegen viele verschiedene Antibiotika resistent sind, haben sich überall auf der Welt in den Krankenhäusern festgesetzt.« Belege für diese Behauptung standen eine Woche zuvor in einer Artikelserie der Fachzeitschrift *Science,* insbesondere in einem großen Übersichtsartikel mit dem Titel »Die Krise der Antibiotikaresistenz«; sein Autor war Professor Harold Neu von der Abteilung für Medizin und Pharmakologie der Columbia University in New York[3)].

Zu den »Top Ten der resistenten Bakterien« gehören außer den bereits erwähnten Arten aus den Familien der Enterobacteriaceae und der Enterococci auch *Haemophilus influenzae, Shigella dysenteriae* und *Streptococcus pneumoniae.* Manche davon sind nicht nur in Krankenhäusern, sondern auch in der Bevölkerung ein Übel. *S. pneumoniae* ist einerseits ein wichtiger Erreger von Lungenentzündung, andererseits aber auch von Mittelohr- und Hirnhautentzündungen bei Kindern und Erwachsenen. In vielen Ländern ist er heute sehr widerstandsfähig

gegen Penicillin. »Im Jahr 1941 konnte man einen Patienten mit 10 000 Einheiten Penicillin, vier Tage lang viermal täglich verabreicht, von einer Pneumokokken-Lungenentzündung heilen«, schrieb Professor Neu. »Heute gibt man einem Patienten vielleicht 24 Millionen Einheiten, und er stirbt dennoch an einer von Pneumokokken ausgelösten Hirnhautentzündung.«[3)]
Die medikamentenresistente Shigellenruhr ist heute in amerikanischen Kindergärten und unter homosexuellen Männern verbreitet[24)]. Resistente Stämme von *H. influenzae,* die ebenfalls Lungen-, Mittelohr- und Hirnhautentzündung sowie schwere Nasen- und Racheninfektionen hervorrufen können, haben sich ausgebreitet. Erreger wie *Serratia marcescens* aus der Gruppe der Enterobacteriaceae sind eine häufige Ursache von Krankenhausinfektionen einschließlich der Blutvergiftung. »In Krankenhäusern in den USA, Japan und Europa hat man *Serratia*-Stämme gefunden, die gegen Beta-Lactame, Aminoglykoside, Fluorochinolone und sogar gegen Cotrimoxazol resistent sind«, sagt Professor Neu. Und so weiter.
Auch Ausbrüche von Bakterien-Superinfektionen kommen in Krankenhäusern von Zeit zu Zeit vor. Ende 1991 bekamen insgesamt 50 Patienten des North Manchester General Hospital schweren Durchfall oder Darmentzündung; Erreger war *Clostridium difficile,* und die Superinfektion selbst war durch Antibiotika entstanden[25)]. Insgesamt 15 ältere Patienten starben. Im Januar 1992 brachte der *Guardian* einen Artikel mit dem Titel »Ängste vor Killererregern heruntergespielt«[26)]. Dem Bericht zufolge hatte man zwei Stationen geschlossen, und andere galten als verseucht; dennoch war die Krankenhausverwaltung nicht der Ansicht, es gebe ein größeres Problem mit Bakterien. Ein Sprecher sagte: »Bei keinem der 15 Toten war das *Clostridium*-Toxin die alleinige Todesursache. Als zusätzlicher Grund wird es nur in fünf Fällen erwähnt.« Wie bei den Superstaphylokokken, so wird auch bei *C. difficile* die Zahl der

Todesfälle durch Colitis pseudomembranacea zu niedrig angegeben, vor allem wenn es sich um Krankenhauspatienten handelt, die sich bereits im letzten Stadium einer anderen tödlichen Erkrankung befinden.
Ende der achtziger und Anfang der neunziger Jahre gab es erste Anzeichen für das Auftauchen resistenter Bakterien, die zu solchen gegen alle Antibiotika immunen »Weltuntergangs-Erregern« werden könnten. Es handelt sich um Enterokokken, die wie *E. coli* im Darm gesunder Menschen vorkommen; in einen anfälligen Organismus können sie jedoch eindringen, und heute sind sie die Ursache für schwere Harnwegsinfektionen, Wundabszesse, Blutvergiftungen, Herzinnenhaut- und Hirnhautentzündungen[27)]. Sie sind von Natur aus gegen verschiedene Antibiotika resistent, unter anderem gegen Penicilline, Cephalosporine, Aminoglykoside und Cotrimoxazol. Im Laufe der Zeit haben sie außerdem Resistenzen gegen Tetracycline, Erythromycin, Chloramphenicol, Betalactamase-resistente Penicilline und andere Antibiotika erworben.
In dem Nachrichtenblatt der Alliance for the Prudent Use of Antibiotics erschien 1989 ein Bericht über Enterokokken, die auch gegen Vancomycin und Teicoplanin (wie Vancomycin ein Glycopeptid) resistent sind[28)]. Genannt wurden Ausbrüche in den USA, Frankreich und Großbritannien. Es handelte sich um zwei Enterokokkenarten: *Streptococcus faecalis* und in geringerem Ausmaß *Streptococcus faecium*. Die Fachzeitschrift *The Lancet* brachte 1992 einen Bericht über Infektionsausbrüche im King's College Hospital und im Guy's Hospital (beide in London), die durch mehrfachresistente Enterokokken ausgelöst wurden[29)]. Diese Bakterien waren unempfindlich gegen Vancomycin. Und, was noch schlimmer ist: Die Vancomycin-Resistenz hatte sich auch auf andere Bakterienarten ausgebreitet. Deshalb, so der Bericht, »besteht die Gefahr, daß das Gen für die Vancomycinresistenz auch auf andere klinisch wichtige ...

Bakterien übergeht, zum Beispiel auf den methicillinresistenten *Staphylococcus aureus«.*

Gibt es wirklich Grund zur Sorge? Professor Richard Novick vom Public Health Institute in New York, ein Pionier in der Erforschung von MRSA, den ich für dieses Buch befragte, ist der Ansicht, daß dazu durchaus Anlaß besteht. Er erklärte: »Es gibt heute in den Krankenhäusern einen verbreiteten Erreger namens *Streptococcus faecalis,* der gegen alles resistent ist. Ich habe Ärzte sagen hören, die Patienten seien vor ihren Augen gestorben, weil sie mit *Streptococcus faecalis* infiziert waren, und der Erreger war gegen alle Medikamente resistent, die sie hatten und anwenden konnten, einschließlich Vancomycin.«

Und was bedeutet das für die Verwendung von Antibiotika gegen Bakterieninfektionen? »Auf lange Sicht werden wir den Kampf verlieren. Die Bakterien haben sich als schlauer erwiesen als die Medikamente, und die Erreger sind im Vorteil. Besonders beunruhigend finden wir, daß die Resistenz gegen Vancomycin von Plasmiden vermittelt wird, und wir wissen, daß Plasmide von *Streptococcus faecalis* auf *Staphylococcus aureus* übergehen können.«

In Entwicklungsländern sind Todesfälle durch medikamentenresistente Infektionen häufig, einfach weil die Ärzte keinen Zugang zu neueren, teureren Medikamenten haben, auf die die Bakterien noch ansprechen. In Großbritannien, den USA und anderen Industrieländern ist es durchaus möglich, daß der gegen alles resistente *Streptococcus faecalis* der Anfang vom Ende des Antibiotikazeitalters ist, es sei denn, die Industrie entwickelt wieder einen neuen Wirkstoff.

## Ansteckende Resistenz

*Die kräftigsten Erreger überleben*

Wie werden Bakterien medikamentenresistent, so daß Antibiotika, die gegen Infektionen zunächst gewirkt haben, später nutzlos werden? Eine kurze Antwort auf diese Frage lautet: Das geht ganz einfach. Professor Tore Midtvedt, mit dem ich in seinem Labor am Stockholmer Karolinska-Institut sprach, drückte es mit seinem spöttischen Humor so aus: »Die Resistenz folgt auf den Antibiotikaeinsatz so sicher wie das Amen in der Kirche.« Um die Frage ausführlich zu beantworten, müssen wir aber noch einmal die anerkannten Theorien darüber betrachten, wie das Leben auf der Erde entstanden ist und sich entwickelt hat. Der Entwicklungsweg, auf dem die Bakterien unempfindlich gegen Medikamente werden, liefert nämlich neue Einblicke in das Wesen der Evolution.

Heute, so sagt man, leben auf der Erde mehr Wissenschaftler als in der gesamten Vergangenheit. Und die moderne Wissenschaft hat unsere Welt verändert. Dennoch gehen wir bemerkenswerterweise weiterhin davon aus, daß das physikalische Universum nach den grundlegenden Gesetzen funktioniert, die große Forscher wie Nikolaus Kopernikus und Isaac Newton vor ein paar hundert Jahren entdeckten. Und ebenso sind wir mit der Vorstellung aufgewachsen, daß die Grundgesetze der Biologie, welche die Stellung des Menschen und aller anderen Lebewesen in der Natur erklären, aus dem 19. Jahrhundert stammen, insbesondere von Charles Darwin und Gregor Mendel; alle späteren Entdeckungen in der biologischen Wissenschaft gründen sich demnach auf die Erkenntnisse dieser Pioniere.

Insbesondere hat man uns beigebracht, das »Überleben des Geeignetsten« sei eine Frage des Zufalls. In der Grundschule lernte ich, daß auf dem Spielplatz diejenigen Jungen das Sagen hatten, die zufällig die größten Fäuste oder den beißendsten Humor besaßen. Das ist allerdings nur ein sehr unvollkommener Vergleich mit Darwins Theorie von der natürlichen Selektion, denn diese schließt die Ansicht ein, daß Lebewesen sich durch Zufallsmutationen weiterentwickeln, um in einer wandelbaren Umwelt zu überleben und zu gedeihen.

Darwins Theorie bietet auch eine elegante Erklärung dafür, warum manche Arten unter veränderten Umweltbedingungen aussterben, während andere sich vermehren. So besteht zum Beispiel allgemeine Einigkeit darüber, daß die Mammuts zugrunde gingen, weil sie sich nicht an die Eiszeit anpassen konnten: Als es immer schwieriger wurde, pflanzliche Nahrung zu finden, verhungerten sie, während kleinere Tiere noch genug zu fressen hatten. Andererseits gediehen die Büffel zu Millionen in den Prärien Nordamerikas, an die sie hervorragend angepaßt waren (bis sie vom weißen Mann ausgerottet wurden). Umweltveränderungen schaffen »Selektionsdruck«. Arten oder Varietäten, die diesem Druck am besten widerstehen oder sich an ihn anpassen können, sind die »Geeignetsten«: Sie überleben und vermehren sich. Darwins Theorie stimmt offenkundig mit den Tatsachen überein. Es gelang nie, sie ernsthaft in Frage zu stellen; sie ist ein zentraler Bestandteil in den Vorstellungen der Biologen über die Welt des Lebendigen und gehört zum Wissen aller, die etwas über die Grundlagen der Biologie gelernt haben. Wenn man davon ausgeht, daß die Evolution aller Lebewesen einschließlich der Mikroorganismen nach den gleichen Gesetzen abläuft, dann war die Entstehung der Medikamentenresistenz als Folge der Antibiotikabehandlung von Anfang an vorherzusehen. Und tatsächlich waren sich Alexander Fleming und Howard Florey sehr wohl bewußt, daß Bakterien gegen die Medikamente, die man damals zur Infektionsbekämpfung einsetzte, resistent werden konnten. Florey stellte 1944 fest, daß

Bakterienarten wie *E. coli* sich während der Behandlung vermehren konnten, und er beobachtete auch, daß man in manchen Fällen recht hohe Penicillindosen brauchte, um die resistenten Bakterien abzutöten. Er fürchtete, das Penicillin könne im Laufe der Zeit seine Wirkung gegen Bakterieninfektionen verlieren[10].
Bis Ende der fünfziger Jahre gingen alle Mikrobiologen von der gleichen Annahme aus wie Fleming und Florey: daß die Entwicklung der Medikamentenresistenz bei den Bakterien streng nach den Darwinschen Prinzipien verläuft. Diese Prinzipien, so glaubte man, beherrschten die Evolution der einzelligen Prokaryonten ebenso wie die der Eukaryontenarten, die aus vielen Millionen Zellen bestehen, wie Giraffen, Mammuts, Büffel und auch der *Homo sapiens.*
Unter anderem besteht aber zwischen Menschen und Bakterien der wichtige Unterschied, daß Bakterien sehr klein sind: In den Raum, den ein Mensch einnimmt, passen viele Millionen Millionen von ihnen. Deshalb können Bakterien sich vergleichsweise sehr gut an eine sich wandelnde Umwelt anpassen, einfach weil sich in einer Population von vielen Milliarden immer ein paar zufällige Mutationen ereignen, so daß die betreffenden Zellen sich genetisch besser für die neuen Bedingungen eignen. Unter Selektionsdruck sterben große Arten wie die Mammuts unter Umständen aus, oder es dauert Jahrtausende, bis sich geeignete Eigenschaften entwickeln, wie die helle oder dunkle Hautfarbe der Menschen in unterschiedlichen Klimazonen. Bei mikroskopisch kleinen Arten kann dagegen innerhalb weniger Tage eine angepaßte Population entstehen.
Professor Jacques Monod, der frühere Leiter des Pasteur-Instituts in Paris, erklärt in seinem Buch »Zufall und Notwendigkeit«[31]: »Eine Mutation ist für sich betrachtet ein sehr seltenes Ereignis ... Die einzigen Organismen, für die wir über diesen Punkt zahlreiche genaue Erkenntnisse haben, sind die Bakterien. Die Wahrscheinlichkeit, daß dort ein gegebenes Gen eine

Mutation erfährt, die ... eine deutliche Änderung der Funktionseigenschaften hervorruft, läßt sich mit $10^{-6}$ bis $10^{-8}$ pro Zellgeneration annehmen. Aber in wenigen Milliliter Wasser kann sich eine Population von mehreren Milliarden Zellen entwickeln. Man hat daher die Gewißheit, daß in einer solchen Population jede gegebene Mutation in 10, 100 oder 1000 Exemplaren vorhanden ist ... Daher ist die Mutation für die gesamte Population keineswegs eine Ausnahmeerscheinung: Sie ist die Regel.« (Übersetzung: F. Griese)

Schon allein aus diesem Grund ist es ganz offensichtlich unvermeidlich, daß nach der Anwendung von Antibiotika resistente Bakterien und Superinfektionen entstehen. Daß die Mammuts die Eiszeit nicht überleben konnten, erkennt man leicht[32)]. Aber nach einem chemischen Vernichtungsschlag wird in der Bakterienart, gegen die sich das Antibiotikum richtet, die eine unter hundert Millionen Bakterienzellen überleben und sich vermehren, die durch eine natürliche Mutation resistent geworden ist. Und dieser mutierte Stamm wird dann einfach aufgrund der Umgebungsbedingungen unter Umständen zur vorherrschenden Art.

### *Schrotschußtherapie*

Anfang der vierziger Jahre, als Penicillin das einzige relativ ungefährliche Antibiotikum war, das man kannte, hegten Mikrobiologen schon den Verdacht, ob die Antibiotikatherapie wegen der resistenten Bakterien eines Tages nutzlos werden wurde. Aber solche Überlegungen gingen in der Begeisterung unter, als neue Antibiotika wie Streptomycin, Chloramphenicol und Tetracyclin entdeckt und auf den Markt gebracht wurden und als man später immer neue Generationen von Beta-Lactamen entwickelte. Nach dem Prinzip der zufälligen Selektion besteht

eine große Wahrscheinlichkeit, daß in einer Bakterienpopulation durch eine Mutation die Resistenz gegen einen Wirkstoff entsteht und daß diese Variante durch ständige Anwendung des betreffenden Medikaments schließlich die Oberhand gewinnt. Aber die Chance, daß durch zufällige Mutation Bakterien entstehen, die gegen zwei Antibiotika resistent sind, ist eine Million bis hundert Millionen mal geringer, und die Wahrscheinlichkeit, daß sich auf diese Weise eine Mehrfachresistenz gegen drei oder mehr Verbindungen bildet, ist praktisch gleich Null.
Deshalb setzte sich im »goldenen Zeitalter« der Antibiotika eine Vorstellung in den Köpfen der Ärzte fest. Wenn ein Antibiotikum nicht wirkt, versuch' es mit einem anderen. Und noch besser probiert man es mit zweien gleichzeitig, vielleicht in großzügig bemessener Dosierung[33]. Als ich Dr. Richard Novick in New York befragte, erinnerte er sich, was man ihm in seinen ersten Berufsjahren als Arzt beigebracht hatte: »Als ich Ende der fünfziger Jahre studierte, waren Antibiotika etwas Neues. Pharmakologie lernte ich bei einem Dozenten namens Bernard Davis – er ist ein angesehener Fachmann für physiologische Mikrobiologie. Er erklärte uns, die Resistenz würde bei den Antibiotika zu einem Problem werden, weil die Bakterien mutieren können, und kurz zuvor hatte man gezeigt, daß die Mutationen sich zufällig ereignen – das ganze Gerede von erworbenen Eigenschaften hatte man damals zu den Akten gelegt.
Und er brachte uns bei, es sei am klügsten, zwei Antibiotika gleichzeitig anzuwenden, denn dann bestehe nur eine unendlich kleine Chance, daß Resistenzen entstehen, und man brauche sich nicht mehr darum zu kümmern. Wir glaubten alle, das sei wunderbar und äußerst schlau und vernünftig; als Medizinstudenten im vierten Semester hatten wir nie zuvor etwas Ähnliches gehört.«
Aber selbst in den Tagen der größten Antibiotikabegeisterung wußten die Ärzte, daß es problematisch ist, einem Patienten zwei

oder mehr Medikamente gleichzeitig zu verabreichen. Je vielfältiger die Wirkstoffe sind, desto wahrscheinlicher werden Nebenwirkungen, die sich dann vielleicht nur schwer zurückverfolgen lassen. Angenommen, jemand leidet an einer Infektion, bekommt zwei (oder mehrere) Medikamente, und ist hinterher immer noch krank, vielleicht mit ähnlichen Symptomen wie vor der Medikamenteneinnahme; was ist dann die Ursache der Krankheit? Die Infektion? Das erste Medikament? Das zweite? Die Wechselwirkungen der beiden Wirkstoffe? Und wenn es die Infektion ist, bedeutet das, daß man ein drittes Medikament hätte nehmen sollen? Die gleichzeitige Behandlung mit mehreren Medikamenten kann nicht nur Patienten, sondern auch Ärzte verwirren. Und wenn man zwei oder mehr Antibiotika parallel gibt, steigt unter Umständen auch die Gefahr von Superinfektionen, insbesondere wenn die Gesamtdosis der beiden Präparate größer ist als die eines einzigen Wirkstoffs.

Dennoch schien die Gabe mehrerer Medikamente die richtige Antwort auf die Antibiotikaresistenz zu sein, denn wenn die Antibiotika gegen schwere Infektionen nicht mehr wirkten, bestand Lebensgefahr. Und die Versuchung, gegen eine hartnäckige Infektion mehrere Präparate auszuprobieren, ist groß. Die Ärzte sind darauf aus, daß Medikamente wirken, sowohl zum Wohle ihrer Patienten als auch weil sie nicht der Tatenlosigkeit beschuldigt werden wollen.

Generationen von Medizinstudenten und jungen Ärzten, deren Erfahrungen mit der Medizin von Anfang an auch Antibiotika beinhalteten, und auch Leute, die später zu leitenden Persönlichkeiten im Berufsstand der Mediziner wurden, haben in ihrer Ausbildung das gleiche gelernt: Diese hochwirksamen Medikamente helfen im Einzelfall vielleicht nicht als magische Kugeln, die aus einem Gewehr abgeschossen werden, aber sie helfen mit Sicherheit, wenn man sie ohne Unterschied aus einer doppelläufigen Schrotflinte abfeuert. Und dieser Glaube besteht verständlicherweise immer noch; natürlich stimmt es: Wenn man zwei oder mehr Antibiotika gleichzeitig oder nacheinander wie aus einer Schrotflinte oder einem Maschinengewehr abfeuert, steigt die Chance, daß eine hartnäckige Infektion aus dem Organismus hinausgepustet wird.

Die Annahme, medikamentenresistente Bakterien entständen ausschließlich durch zufällige Mutationen, ist also ein wichtiger Grund dafür, daß die Ärzte in Praxen und Krankenhäusern häufig so aggressiv Antibiotika einsetzen, ohne genau über die kurz- und langfristigen Nebenwirkungen nachzudenken.

### *Ereignisse in Japan*

Bakterien werden tatsächlich durch zufällige Mutationen resistent. Aber zum Supererreger wird ein Erreger im typischen Fall mit Hilfe eines biologisch intelligenten Mechanismus, der bis Ende der fünfziger Jahre unvorstellbar erschien; die Wissenschaftler jener Zeit waren darüber sehr erstaunt, und er ist in der Tat verblüffend. Zufallsmutationen betreffen jeweils nur eine Bakterienart und machen sie mit ziemlicher Sicherheit nur gegen ein Medikament resistent. Aber Bakterien werden unempfindlich gegen zwei oder mehr Wirkstoffe, ja manchmal sogar gegen alle verfügbaren Präparate, und das geschieht so gut wie nie allein durch Zufallsmutationen. In Wirklichkeit spielt sich ein faszinierender Vorgang ab, der den Prinzipien der herkömmlichen Genetik widerspricht und eines Tages vielleicht zu einer neuen Theorie über die Entstehung der Arten führen wird. Hätte Charles Darwin für seine Arbeiten leistungsfähige Mikroskope benutzen können, wäre er vielleicht auch selbst zu anderen Schlußfolgerungen gelangt.

Die Geschichte der Entdeckung mehrfachresistenter Supererreger und der Wege, auf denen sie sich über die Antibiotika

hinwegsetzen, beginnt in Japan. Nachdem das Land industrialisiert war, litt die Bevölkerung mehrmals unter aufeinanderfolgenden Epidemien der Bakterienruhr, hervorgerufen von *Shigella dysenteriae*. Es ist die bösartigste Art von *Shigella*-Bakterien, und sie ist meist in warmen Klimazonen zu Hause[34)]. Manchmal erzeugen diese Erreger nur einen mäßigen oder schweren Durchfall, aber sie können auch in den Körper eindringen und starke Schmerzen sowie Fieber hervorrufen. Erwachsene genesen von einer solchen Bakterienruhr gewöhnlich nach einigen Tagen bis mehreren Wochen. Manchmal verläuft die Krankheit aber auch tödlich; ohne sofortige medizinische Versorgung kann sie, vor allem bei Kleinkindern und in tropischen Ländern, zu hohem Fieber, Flüssigkeitsverlust und zum Tode führen.
In Japan wurden nach dem Zweiten Weltkrieg die Sulfonamide eingeführt und in großem Umfang verwendet. Sie halfen gegen die Bakterienruhr: Man konnte die Epidemien zurückdrängen, und die Erkrankungshäufigkeit sank innerhalb von zwei Jahren um 80 Prozent. Aber 1949, zwei Jahre später, suchten neue Epidemien der Bakterienruhr das Land heim, verursacht von *S. dysenteriae*-Stämmen, die meist resistent gegen die Sulfonamide waren; die Fallzahlen stiegen höher als je zuvor[35)]. In Großbritannien fürchteten die Mikrobiologen zur gleichen Zeit, die Resistenz könne das Penicillin eines Tages nutzlos machen. In Japan standen die Ärzte den sulfonamidresistenten Bakterien bereits hilflos gegenüber.
Aber wie in anderen Ländern, so wurden auch in Japan Streptomycin, Chloramphenicol und Tetracyclin eingeführt; alle diese Wirkstoffe helfen gegen die Bakterienruhr, und Anfang der fünfziger Jahre sah es so aus, als hätten die Ärzte ihre Macht wiedergewonnen. Mit Hilfe der neuen Medikamente ging die Bakterienruhr wiederum zurück. Es schien, als sei die Wissenschaft den resistenten Bakterien einen Schritt – oder eigentlich drei Schritte – voraus. Mehrfachresistenz schien unter der An-

nahme von der zufälligen Selektion praktisch unmöglich zu sein, und so machte sich niemand deswegen Sorgen.
Oder jedenfalls fast niemand. Der Mikrobiologe Dr. Tsutomo Watanabe fand nämlich einen Stamm von *S. dysenteriae,* der entgegen allen Erwartungen nicht nur gegen einen Wirkstoff, sondern gegen drei resistent war: gegen das Sulfonamid Sulfanilamid, gegen Streptomycin und gegen Tetracyclin. Dann, 1955, kam eine Frau mit Bakterienruhr aus Hongkong nach Tokio zurück; wie die Ärzte im Krankenhaus bei der Behandlung feststellten, war sie mit einem Stamm von *S. dysenteriae* infiziert, der gegen alle vier zur Bekämpfung der Krankheit eingesetzten Medikamente resistent war: nicht nur gegen Sulfanilamid, Streptomycin und Tetracyclin, sondern auch gegen Chloramphenicol. Das eigentlich Unmögliche war geschehen.
Die ersten Befunde über die mehrfachresistente Bakterienruhr wurden in Fachzeitschriften veröffentlicht, die den Wissenschaftlern außerhalb Japans kaum bekannt waren, und bei den ersten Fällen glaubte man, es handelt sich wie bei anderen unerklärlichen Naturerscheinungen um Ausnahmen. Aber später in den fünfziger Jahren rollten mehrere Epidemiewellen der Bakterienruhr über Japan, und dabei waren die Erreger in vielen Fällen gegen alle vier Medikamente resistent. Was war geschehen? Dr. Tomoichiro Akiba von der Universität Tokio, ebenfalls ein Mikrobiologe, machte eine Entdeckung, welche die Mehrfachresistenz doppelt rätselhaft erscheinen ließ. Er untersuchte Bakterienproben aus dem Darm von Patienten, die mit Bakterienruhr im Krankenhaus lagen, und fand Resistenz gegen die vier genannten Wirkstoffe nicht nur bei *S. dysenteriae,* sondern in der gleichen Kombination auch bei *Escherichia coli,* einer ganz anderen Bakterienart, die im gesunden Darm zu Hause ist[36].
Daß zwei völlig verschiedene Bakterienarten wie *S. dysenteriae und E. coli* durch Zufallsmutationen gleichzeitig gegen die gleichen vier Medikamente resistent geworden waren, war schlicht

unmöglich. Die mathematischen Verhältnisse sprachen dagegen. Angenommen, eine unter einer Million Bakterienzellen mutiert. Die Wahrscheinlichkeit, daß zwei Bakterienzellen durch zufällig zusammentreffende Mutationen resistent gegen vier Medikamente werden, ist dann eine Million hoch acht, oder eine Million Million Million Million Million Million Million Millionen, weit mehr als die Gesamtzahl aller Zellen auf der Erde. Durch Zufall konnte die Mehrfachresistenz nicht entstanden sein.

Aber wenn nicht durch Zufall, wie dann? Konnten Bakterien die Resistenz in einem gewissen Sinne »lernen«? Die Vorstellung schien unglaublich. Das entscheidende Experiment machte ein Forschungsteam unter Leitung von Dr. Kunitaro Ochai. Die Wissenschaftler mischten Kulturen von *E. coli,* die gegen Sulfanilamid, Streptomycin, Chloramphenicol und Tetracyclin resistent waren, mit solchen von medikamentenempfindlichen *S. dysenteriae*-Erregern. Daraufhin änderten die *S. dysenteriae*-Bakterien ihre Eigenschaften: Sie wurden ebenfalls mehrfachresistent. Dafür gab es nur eine Erklärung. Irgendwie konnten die *E. coli*-Supererreger die Eigenschaft der Resistenz an andere Bakterienarten weitergeben, so daß die zuvor empfindlichen *S. dysenteriae*-Erreger zu unbehandelbaren und möglicherweise tödlichen Superbakterien wurden[37)].

Wie das vor sich geht, wußte zunächst niemand. Aber aus der neuen Erkenntnis ergaben sich ungeheuerliche Folgerungen. Medikamentenresistenz, die durch zufällige Mutation einer Bakterienart entsteht, läßt sich immer mit einem anderen Antibiotikum umgehen, genau wie Richard Novick es auf der Universität gelernt hatte. Wenn sie sich aber vermehrt und von einer Bakterienart zur anderen weitergegeben wird, wird sie unberechenbar: Man kann nicht mehr abschätzen, wie weit oder wie schnell sie sich verbreitet und ob Ausbrüche bzw. Epidemien einer Bakterieninfektion sich als unbehandelbar erweisen.

Ich sprach mit Dr. Novick in seinem Büro in Manhattan, ganz in der Nähe des Bellevue Hospital; unter anderem fragte ich ihn, wie sich die Nachrichten aus Japan damals für ihn und andere Mikrobiologen auswirkten.

»Es war verheerend«, erwiderte er. »Aber zugleich war es auch faszinierend. Alles, was man uns auf der Universität über Antibiotika und Resistenz beigebracht hatte, war reif für den Papierkorb. Es dauerte eine Weile, bis wir es begriffen hatten. Das Ganze mußte zu einer unglaublichen Revolution in der Genetik führen, nicht nur in der Bakterienforschung und der Behandlung von Bakterieninfektionen. Und so kam es auch. Die Vorstellung, daß Gene zwischen Bakterien hin und her wandern können, zwischen Arten und zwischen Gattungen ... « Er hielt inne und suchte nach Worten. »Es war so etwas – Radikales.«

»Undenkbar, bis es bewiesen war?« fragte ich. »Es wäre nie jemandem eingefallen«, sagte er. »Niemand hätte sich eine solche Wandelbarkeit träumen lassen. Was diese Tatsache und diese Befunde bedeuteten, wurde erst im Laufe der Jahre langsam klar.«

Anfang der sechziger Jahre arbeitete Dr. Novick in Mill Hill (London) am National Institute for Medical Research. Dort erkannte er, daß die Resistenzübertragung nicht auf *E. coli* beschränkt ist, sondern auch bei *Staphylococcus aureus* vorkommt. über die möglichen Folgen entsetzt, warnte er in Briefen an *»The Lancet«* vor der verbreiteten Praxis der Chirurgen in Londoner Krankenhäusern, Methicillin in den Stationen zu versprühen. »Ich schrieb, ich hielte es für empörend, und es werde die Nützlichkeit des Medikaments zunichte machen«, erzählte er. Seine Prophezeiung bestätigte sich, als MRSA auftauchte, der methicillinresistente *S. aureus.* Noch Ende der sechziger Jahre, so berichtete Dr. Novick, hätten Vertreter der Pharmaindustrie in Gesprächen nicht zur Kenntnis nehmen wollen, daß die Medikamentenresistenz von einer Bakterienart zur anderen übertragen werden kann; sie bezeichneten eine damals bereits allgemein anerkannte Tatsache als »Erfindung der wissenschaftlichen Phantasie«.

Dr. Tsutomo Watanabe gilt auch als derjenige, der Ende der fünfziger Jahre das Rätsel um die von ihm zutreffend benannte »ansteckende Medikamentenresistenz« löste[35)]. Bakterien haben nur ein Chromosom, aber er entdeckte, daß sie außerdem weitere Stücke des Erbmaterials enthalten, Nucleinsäureringe, die man als Plasmide bezeichnet[38)]. Diese Gebilde vermehren sich wie Viren nur innerhalb der Bakterienzellen. Aber es gibt zwischen Viren und Plasmiden einen wichtigen Unterschied. Viren sind Parasiten: Sie sind für ihren Wirt im besten Fall nutzlos, manchmal töten sie ihn aber auch. Plasmide sind dagegen für Gesundheit und Überleben der Bakterienzelle nützlich und manchmal sogar unentbehrlich.

Plasmide enthalten Erbinformationen, die im Chromosom der Bakterien nicht vorkommen. Unter anderem sind das Gene, welche die Bakterienzelle gegen Gifte aus der Umgebung schützen – und dazu gehören heute auch die Antibiotika. Außerdem versetzen manche Plasmide die Bakterien in die Lage, Gene durch die Konjugation, gewissermaßen eine »Paarung« der Bakterienzellen, weiterzugeben. Diese beiden Eigenschaften sind die Grundlage der ansteckenden Medikamentenresistenz. Ich bat Dr. Novick um nähere Erläuterungen.

»Bakterien besitzen zunächst einmal normale Gene, ganz ähnlich wie Menschen, Kühe, Hühner und so weiter«, sagte er. »Interessanterweise wurde aber auch das erst Mitte der vierziger Jahre klar. Ihre Gene liegen auf einem einzigen Chromosom. Und wie sich nun herausstellte, besitzen Bakterien außerhalb des Chromosoms noch zusätzliche Gene, die auf den sogenannten Plasmiden liegen. Plasmide können sich in der Bakterienzelle selbständig vermehren; bemerkenswerterweise enthalten sie aber auch die Information, die ihre Weitergabe ermöglicht, und zwar nicht nur von Zelle zu Zelle, sondern sogar zwischen verschiedenen Arten und Gattungen von Bakterien[39]. Das bedeutet, daß Bakterien sich regelrecht paaren können, und dabei gelangt die DNA des Plasmids von der einen Zelle in die andere. Die übrigen Gene der Zelle werden bei einer solchen Paarung nicht übertragen. Die Paarung betrifft nicht die Chromosomen, sondern nur die Plasmide. Und da die meisten Plasmide in einer Bakterienzelle in mehreren Kopien vorliegen, behält die eine Zelle die in ihnen enthaltene Information, und die zweite bekommt ebenfalls eine Kopie. Damit enthalten nun beide Zellen das Plasmid, und so weiter. Es ist kein Tauschhandel wie beim Geld, sondern eine Ausbreitung durch Vermehrung.«

Bakterien werden also zu resistenten Supererregern, weil die Resistenz »sich in beweglichen Päckchen befindet, die zwischen den Bakterienzellen hin- und herwandern«. Dr. Novick neigt zu der Ansicht, daß Plasmide nicht einfach zusätzliche Genpäckchen der Bakterien sind, sondern eigenständige Organismen, die in dieser Hinsicht den Viren ähneln und sich in und zwischen den Wirtszellen unabhängig verhalten. Aus dem Blickwinkel der Bakterien machen Viren Krieg, und Plasmide machen Liebe. Ihre entwicklungsgeschichtliche Strategie ist nicht der Angriff, sondern die Verteidigung einzelner Bakterien und ganzer Bakterienpopulationen derselben Art und auch verschiedener Arten.

Dr. Stuart Levy, heute Professor an der Fakultät für Mikrobiologie und Medizin der Tufts University in Boston, arbeitete Anfang der sechziger Jahre als junger Wissenschaftler in Tokio im Labor von Dr. Watanabe. Es war, so sagt er, »eine Zeit ungeheurer Aufregung«[40]. Die von Plasmiden übertragene Medikamentenresistenz »erschien uns fast unvorstellbar, denn es war ein

Schlag ins Gesicht vieler anerkannter biologischer und genetischer Gesetzmäßigkeiten. Es war völliges Neuland.«

Aber die Folgerungen waren wirklich beängstigend, und das wußte Dr. Watanabe sehr genau. Er läutete 1967 das Ende des goldenen Antibiotikazeitalters ein, als er schrieb: »Wenn wir der verschwenderischen Verwendung von Antibiotika und synthetischen Wirkstoffen nicht Einhalt gebieten, werden wir möglicherweise bald in die Vor-Antibiotika-Epoche der Medizin zurückfallen.«[41]

Ob Plasmide nun biologisch ein Teil der Bakterien sind oder nicht, bekannt ist, daß die Bakterien auch vor dem Antibiotikazeitalter schon Plasmide besaßen. Das zeigte sich bei Forschungsarbeiten in abgelegenen Gebieten der Erde, wo die Bevölkerung zu dem jeweiligen Zeitpunkt noch nicht mit Antibiotika in Berührung gekommen war, und auch durch Untersuchung von Bakterien, die man Anfang unseres Jahrhunderts zum Nutzen späterer Wissenschaftlergenerationen in Reagenzgläsern konserviert hatte[42,43]. Wahrscheinlich sind Bakterien und Plasmide zum gegenseitigem Nutzen als mikrobiologisches Ökosystem im Einklang miteinander entstanden.

Wie sich herausstellte, trugen manche Plasmide aus der Zeit vor den Antibiotika ebenfalls Resistenzgene, andere jedoch nicht[44]. Warum? Unter anderem nützen die Plasmide den Bakterien wahrscheinlich, weil sie ihnen Schutz gegen mikrobiologische natürliche Feinde bieten, deren Giftsubstanzen in ihrer chemischen Struktur den medizinischen Antibiotika ähneln. Manche Antibiotika wie Penicillin, Streptomycin und Cephalosporin fand man ja ursprünglich in der Natur, nämlich in Schimmelpilzen, Erdboden und Abwasser; sie waren zweifellos natürliche mikrobenhemmende Substanzen, und dagegen entwickelten die Bakterien dann ihrerseits in Form der Resistenzgene einen natürlichen Abwehrmechanismus.

Bevor es Antibiotika gab, konnten Bakterien mit wenigen Resi-

stenzgenen oder ganz ohne sie überleben, sich vermehren und ihre unverzichtbare Rolle in der ständigen Erneuerung des Lebens auf der Erde spielen. Die Gefahr, daß sie zugrunde gingen, war relativ gering. Seit Antibiotika jedoch weltweit in großem Umfang in der Medizin und auch in der Intensivtierhaltung eingesetzt werden, stehen die Bakterien unter einem starken Selektionsdruck, sich zur Wehr zu setzen. Heute tragen sie komplizierte Abwandlungen und Kombinationen von Antibiotikaresistenzen, auch gegen synthetische Medikamente mit chemischen Strukturen, die in der Natur nicht vorkommen. Die Bakterienplasmide haben tatsächlich gelernt, mehrfach medikamentenresistent zu werden.
Richard Novick schrieb 1980[39]: »Es ist heute nichts Ungewöhnliches, wenn man Plasmide findet, welche die Gene für Resistenzen gegen bis zu zehn Antibiotika tragen. Diese Anhäufung von Resistenzgenen hat eine beängstigende klinische Auswirkung: Wenn man einen Patienten mit einem einzigen Medikament behandelt, fördert man unter Umständen die Selektion eines Erregers, der gegen alles Greifbare resistent ist.« Das heißt: Immer wenn man ein Antibiotikum nimmt, besteht eine gewisse Gefahr, daß man bei den Bakterien im Darm und in anderen Körperbereichen eine Lawine der Resistenzentstehung in Gang setzt, so daß Antibiotika in Zukunft nicht mehr wirken.
In den siebziger Jahren wurde im Zusammenhang mit der übertragbaren Medikamentenresistenz ein weiteres Rätsel gelöst. Wie kommt es, daß die Mehrfachresistenz sich manchmal explosionsartig verbreitet, wie es zum Beispiel in Japan in den vierziger und fünfziger Jahren geschah? Die Antwort: Die Gene für die Antibiotikaresistenz liegen in Abschnitten der Plasmide, die man heute als Transposons oder »springende Gene« bezeichnet. Transposons können aus einem Plasmid in ein anderes springen und dabei die Resistenz mitnehmen; außerdem können sie vom Plasmid ins Bakterienchromosom und wieder zu-

rück wandern. Auf diese Weise können sich Plasmide anhäufen, die insgesamt Resistenzen gegen eine wachsende Zahl von Antibiotika verursachen und dann zwischen den verschiedenen Bakterienarten hin und her springen[45]. Im Laufe der Zeit erwerben die Bakterien den Schutz, den sie brauchen: Je mehr Medikamente, desto mehr Supererreger.

### *Ansteckung weltweit*

Professor Thomas O'Brien vom Brigham and Women's Hospital in Boston arbeitet gerade an einer Studie über die weltweite Verbreitung der Antibiotikaresistenz. Zu diesem Zweck leitet er das Centre for Surveillance of Antimicrobial Resistance, das Mittel von der Weltgesundheitsorganisation (WHO) erhält. Nachdem ich in New York mit Richard Novick gesprochen hatte, reiste ich nach Boston, um mich mit ihm zu treffen. In Übereinstimmung mit anderen führenden Mikrobiologen, die ich für dieses Buch befragte, ist er besorgt über die weltweite Ausbreitung der Medikamentenresistenz und ihre Folgen für die Gesundheit der Menschen.

Als Mikrobiologe kann Professor O'Brien die Welt leichter aus dem Blickwinkel der Mikroben betrachten. Als erstes, so sagt er, müsse man daran denken, daß Bakterienpopulationen riesengroß sind. »Bakterien sind die zahlreichsten Lebewesen auf unserem Planeten – und zwar mit Abstand. Sie bilden komplizierte Ökosysteme, und jeder von uns trägt eines davon mit sich. Die Zahl der Bakterienzellen, die wir beherbergen, ist weit größer als die Zahl unserer eigenen Zellen. Wenn es eine Abstimmung gäbe, kämen wir in Schwierigkeiten!«

Zweitens, so sagt er, sind die Ökosysteme der Bakterien von Natur aus verknüpft, und je enger wir und andere Lebewesen zusammenleben, desto schneller findet der Austausch der Bakterien statt. »Nehmen wir zum Beispiel die Patienten auf einer Intensivstation: Jeder von ihnen ist ein eigenes Ökosystem, aber die Station als Ganzes ist ebenfalls eines.« Und mit Blick auf die in Amerika sehr verbreiteten Ställe für die Massenhaltung von Rindern sagt er: »Natürlich ist eine Fütterungsanlage für Tiere selbst ein Ökosystem; Bakterien werden dort sehr schnell ausgetauscht.« Ganz ähnlich sind auch Schulen, Arbeitsstellen, Dörfer, ja sogar ganze Städte zusammenhängende Bakterienökosysteme, in denen höchst komplexe Populationen vieler Bakterienarten hin und her wandern.

Drittens waren Bakterien immer in der Lage, schnell zu wandern, und deshalb können die relativ wenigen Arten, die bei Menschen Krankheiten erzeugen, explosionsartige Epidemien hervorrufen. »Das ist keine neue Beobachtung«, sagt Professor O'Brien. »Als die Cholera in den dreißiger und vierziger Jahren des 19. Jahrhunderts sich erstmals über Indien hinaus ausbreitete, wanderte sie in der ersten großen Pandemie binnen weniger Monate über Rußland nach Europa, und ein Jahr später hatte sie die Vereinigten Staaten erreicht. Die Bakterien verfügten auch vor dem Zeitalter der Düsenflugzeuge schon über eine beeindruckende Ausbreitungsfähigkeit.«

Anfangs, als die Antibiotika eingeführt wurden, hatten Wissenschaftler und Ärzte keine Vorstellung davon, wie anpassungsfähig Bakterien sind und wie schnell sie eine einmal erworbene Widerstandsfähigkeit gegen Medikamente weitergeben können. Bis die Menschen sich nennenswert weiterentwickeln, vergehen Jahrtausende oder gar Jahrmillionen. Wir haben vielleicht an Bewußtsein hinzugewonnen, aber unsere genetische Anpassungsfähigkeit ist äußerst träge. Bakterien können neue Eigenschaften wie die Medikamentenresistenz in Minutenschnelle hervorbringen. Die Antibiotika haben weltweit zu unberechenbaren Störungen in den Ökosystemen der Bakterien geführt. Professor O'Brien erklärte: »Vor 50 Jahren begann der

umfangreichste populationsgenetische Eingriff, den man sich auf der Erde vorstellen kann. Er betraf die zahlreichste Lebensform – die Bakterien. Plötzlich wurden Sulfonamide tonnenweise über die Welt verteilt, und dann Hunderte, ja sogar Tausende von Tonnen Penicillin. Das Experiment hat man gemacht, aber die Ergebnisse wurden nicht gemessen.« Das Ziel seiner Arbeiten für die WHO ist eine Einschätzung, wie Antibiotika sich auf die Bakterien ausgewirkt haben und noch auswirken, und was das weltweit für die Gesundheit der Menschen bedeutet.
In der Zeit vor den Antibiotika »waren praktisch keine Resistenzgene im Umlauf. Heute hat man über 100 von ihnen nachgewiesen und benannt. Die Betalactamasen sind inzwischen eine recht vielfältige Familie von Resistenzgenen: In jeder Generation entstehen neue Mutationen, die zum Abbau des Penicillinmoleküls und damit zu seiner Inaktivierung führen. Und was sie dazu für unterschiedliche Tricks anwenden!« Er beschrieb die vielfältigen Mechanismen, welche die Bakterien erworben haben, um unempfindlich gegen Chloramphenicol, Erythromycin, Clindamycin, Tetracyclin und andere Wirkstoffe zu werden[45]. »Wir sind es gewohnt, daß entwicklungsgeschichtlicher Wandel sich in Zeiträumen von zigmillionen Jahren abspielt. Die Vorstellung, daß alle Veränderungen in diesen riesigen Populationen eingetreten sind, seit ich in der zweiten Volksschulklasse war, ist geradezu unbegreiflich.«
Man muß nicht krank sein, um sich mit resistenten Bakterien zu infizieren. Sie sind in der Umwelt allgegenwärtig, in Luft, Wasser, anderen Menschen und Tieren, sowie in dem, was wir essen und trinken. Professor Stuart Levy und seine Mitarbeiter veröffentlichten 1988 die Ergebnisse einer Studie an 300 gesunden Menschen, die in Boston wohnten und zu der betreffenden Zeit keine Antibiotika nahmen[46]. Über die Hälfte dieser Personen trug Bakterien, die gegen mindestens ein Antibiotikum resistent waren, und bei etwa einem Drittel fanden sich Bakteri-

engene für die Resistenz gegen Streptomycin, Ampicillin, Tetracyclin und Kanamycin (wie Streptomycin ein Aminoglykosid). Wenn diese Befunde repräsentativ sind, ergibt sich daraus die Erkenntnis, daß Bakterien-Resistenzgene, die vor 50 Jahren noch selten waren, sich heute bei über der Hälfte aller Menschen in mutierten Bakterien im Körper befinden, und zwar auch bei Personen, die keine Antibiotika nehmen.

Antibiotika richten sich gegen Bakterienarten, die Krankheiten erzeugen, aber Anpassung und Medikamentenresistenz beschränken sich nicht auf diese Krankheitserreger. Nach einem Angriff durch Antibiotika finden Anpassung, Entwicklung von Resistenzgenen und ihre Verbreitung bei allen Bakterienarten statt. Dazu gehören auch solche, die wie *E. coli* normalerweise den gesunden menschlichen Darm besiedeln und gefährliche Infektionen hervorrufen können, wenn sie in andere Körperbereiche eindringen, zum Beispiel in Wunden oder in empfindliche Organe wie Scheide oder Harnwege, wo die vorherige Einnahme von Antibiotika vielleicht den Weg für die Infektion geebnet hat.

»In den Industrieländern gibt es eine Menge Antibiotikaresistenzen«, bestätigt Professor O'Brien. »Und es ist durchaus möglich, daß es noch viel schlimmer wird. Resistenzgene greifen weiterhin um sich. Und wir Ärzte verlieren unseren Vorsprung. In den achtziger Jahren waren die Pharmafirmen der Resistenz voraus. Sie brachten die Cephalosporine der dritten Generation auf den Markt: sehr teuer, aber sie wirkten. Im weiteren Verlauf der achtziger Jahre kamen die Fluorochinolone hinzu, Medikamente zum Einnehmen mit sehr breitem Wirkungsspektrum. Aber inzwischen sind 15 bis 20 Resistenzgene aufgetaucht, die zur Zerstörung von Cephalosporinen der dritten Generation führen, und wir beobachten auch erste Resistenzen gegen die Fluorochinolone. Und jetzt, in den neunziger Jahren, werden kaum noch neue Antibiotika entwickelt.«[47]

Die Antibiotikaresistenz ist ansteckend, aber sie ist selbst keine Krankheit. Wie ein leicht erhöhter Blutdruck oder ein etwas zu hoher Cholesterinwert ist sie eher ein Warnzeichen, ein Hinweis auf eine Krankheitsanfälligkeit[48]. Wenn wir medikamentenresistente Supererreger in uns tragen, ist jede Bakterieninfektion unter Umständen schwer zu behandeln. Bei Erwachsenen mit allgemein gutem Gesundheitszustand, die in reichen Ländern mit modernem Gesundheitswesen leben, läßt sich die Medikamentenresistenz meist überwinden, allerdings unter Umständen erst nach einer längeren Krankheit und mit Antibiotika, die relativ teuer und/oder toxisch sind, die aber wenigstens wirken. Die größte Gefahr sind resistente Bakterien in den Industrieländern für Babys, Kleinkinder und ältere Menschen sowie für Personen aller Altersgruppen, die ohnehin schwer krank sind; und ironischerweise besteht für solche anfälligen Menschen ohnehin das größte Risiko einer Bakterieninfektion, und damit geraten sie auch am leichtesten in den Antibiotika-Teufelskreis.

## Chaos in der Dritten Welt

### *Tote Babys*

In Ländern wie den USA, Großbritannien oder Deutschland werden hochwirksame Medikamente wie die Antibiotika staatlich überwacht, und man erhält sie im allgemeinen nur auf ärztliche Verschreibung. Dennoch hat ihre übermäßige und mißbräuchliche Verwendung in den Industrieländern eine internationale Krise herbeigeführt, die in Ausmaß und Auswirkungen der übermäßigen und mißbräuchlichen Verwendung der Weltenergiereserven vergleichbar ist.
Dagegen werden Medikamente in vielen Ländern Afrikas, Asiens, Lateinamerikas und anderer Gebiete praktisch nicht kon-

trolliert; man bekommt sie ohne Verschreibung nicht nur in Apotheken, sondern auch in einfachen Läden und auf Märkten. In den Entwicklungsländern hat der Mißbrauch von Antibiotika eine wirklich beängstigende Situation heraufbeschworen, die uns alle angeht.

In Entwicklungsländern werden Antibiotika oft falsch verwendet. Am schlimmsten ist vielleicht ihr Mißbrauch zur Behandlung des Durchfalls bei Säuglingen.

»Als das Boot sich der Küste näherte, hörten wir vom Ufer ein seltsames Geräusch. Eine Frau weinte. Wir fanden sie mit einem toten Baby auf den Armen und einer Sammlung von Tablettenflaschen neben sich. Sie hatte ihr ganzes Geld für diese teuren Medikamente ausgegeben und konnte nicht verstehen, daß sie das Kind nicht gerettet hatten. Niemand hatte dieser Frau aus Bangladesh gesagt, was für den Arzt, der sie fand, offensichtlich war: Das Baby hatte durch den Durchfall zuviel Flüssigkeit verloren. Sein Tod hätte sich mit einer einfachen, zu Hause hergestellten Lösung aus Wasser, Salz und Zucker verhindern lassen. Auch keine noch so große Menge Medikamente konnte es am Leben erhalten.«

Dieser Bericht stammt aus der Einleitung des 1982 im Oxfam-Verlag erschienenen Buches »Bitter Pills«[49)] von Dianna Melrose, das von der übermäßigen und mißbräuchlichen Medikamenteneinnahme in den Entwicklungsländern handelt. Dr. Halfdan Mahler, der damalige Generaldirektor der Weltgesundheitsorganisation, lobte das Buch als »Oxfams aktuellste und nützlichste Veröffentlichung«. Die Geschichte von Mutter und Kind in Bangladesh ist ein Skandal und eine Tragödie; sie wiederholt sich in Entwicklungsländern jedes Jahr unzählige Male: Antibiotika werden Säuglingen fälschlicherweise gegen Durchfall gegeben.

Weltweit betrachtet, ist Durchfall bei Kindern unter drei Jahren die häufigste Todesursache. Je jünger das Kind und je ärmer das

Land, desto größer ist die Todesgefahr. Eine Wissenschaftlergruppe, die 1987 im Auftrag der National Institutes of Health der USA einen Bericht verfaßte, bestätigte es: Jedes Jahr sterben weltweit bis zu fünf Millionen Kleinkinder an Durchfall. Der Bericht fügt hinzu: »Dies führt zu einem gewaltigen Verlust an vielversprechenden Menschenleben.«[50)]

Wie bei Tuberkulose und anderen Infektionskrankheiten, so ist auch beim Durchfall die Armut eine grundlegende Ursache, insbesondere Unterernährung und elende Wohnbedingungen. Seine mikrobiologische Ursache ist eine Bakterien- oder Virusinfektion. In den Industrieländern ist Durchfall bei Säuglingen kein großes Problem für die Volksgesundheit, einfach weil kleine Kinder besser ernährt werden und in einer hygienischeren Umgebung leben.

Die meisten verbreiteten einfachen Durchfallinfektionen sind in einem gewissen Sinne eigentlich keine Krankheiten, sondern eher eindringliche Signale des Körpers, der sich von einem giftigen Krankheitserreger befreien will, beispielsweise von einem Virus oder von Bakterien wie *Salmonella, Campylobacter* oder (meist außerhalb der USA und Europas) von Shigellen, die Ruhr erzeugen.

Wie schädlich ein Mikroorganismus sich auswirkt, hängt nicht nur von seiner Stärke (der »Virulenz«) ab, sondern – und das ist wichtiger – von der Stärke des Betroffenen[51)]. Wenn ein Mensch kräftig und ein anderer geschwächt ist und wenn dann beide beispielsweise von *Salmonella enteridis* infiziert werden, wird der Schwächere mit größerer Wahrscheinlichkeit von der Infektion angegriffen – er bekommt vielleicht Symptome von Vergiftung wie allgemeines Krankheitsgefühl, Magenkrämpfe und Durchfall; der Stärkere hat dagegen unter Umständen nur schwache oder überhaupt keine Symptome. Manche Menschen sind gegen alle Mikroorganismen mit Ausnahme der bösartigsten immun. Andere, darunter auch Säuglinge und Kleinkinder, sind anfälliger; und am stärksten gefährdet sind kränkliche Babys.

Bei einem einfachen Durchfall, und sei er auch noch so heftig, kann man nichts Schlimmeres tun, als dem Betroffenen Antibiotika zu geben. Erstens sind oft keine Bakterien, sondern Viren die Ursache, und gegen Viren wirken Antibiotika natürlich nicht. Zweitens verursachen viele Antibiotika auch selbst Durchfall, und deshalb besteht die Gefahr, daß sie die bereits vorhandene Erkrankung verstärken oder verlängern. Und drittens sterben Kleinkinder in den meisten Fällen von einfachem Durchfall nicht an der eigentlichen Infektion, sondern an dem starken Flüssigkeits- und Salzverlust. Ein solches Kind braucht keine Medikamente, sondern Flüssigkeitsersatz; dazu reichen Wasser, Salz und Zucker oder noch einfacher Reiswasser. Was Dianna Melrose bei dem kleinen Mädchen aus Bangladesh erlebte, geschieht immer wieder: Ein anfälliges Kleinkind mit akutem Durchfall, das Medikamente statt Flüssigkeit bekommt, kann sterben.

## *Süßigkeiten gegen Durchfall*

Aber Antibiotika gegen Durchfall sind und bleiben ein großes Geschäft, vor allem in armen Ländern. Ein Vertreter der Pharmaindustrie formulierte es 1983 bei einem »Durchfall-Workshop« in Frankfurt so[52]: »Der Markt für Durchfallmedikamente ist riesig und stellt für die pharmazeutische Industrie sicher eine Herausforderung dar. Wir hoffen und vertrauen ehrlich darauf, daß unsere Initiativen zusammen mit den Programmen der WHO, der Ausbildung an Universitäten, Forschungsarbeiten und so weiter dazu führen werden, daß es bessere Medikamente und bessere Maßnahmen zur Bekämpfung des kindlichen Durchfalls geben wird.«

Eine europäische Pharmafirma ergriff 1983 die Initiative und brachte ein Durchfallmedikament für Kinder auf den Markt, bei dem Chloramphenicol und Tetracyclin in einer Tablette mit Farbe und Geschmack von Schokolade enthalten waren. Das Präparat wurde in Drittweltländern zu einem Verkaufsschlager und erhielt manchmal den Beinamen »Süßigkeit gegen Durchfall«. Professor Michael Rawlins, der Leiter der Abteilung für klinische Pharmakologie an der Universität Newcastle, sagte 1986: »Es ist empörend, wenn die Vermarktung solcher Medikamente gegen Durchfall in Betracht gezogen wird.« Später wurde das Präparat zurückgezogen.

Health Action International, eine Organisation, die damals von der Internationalen Union der Verbraucherverbände in deren europäischer Zentrale in Den Haag finanziert wurde, zählte 1986 alle Durchfallmedikamente. Es gab auf dem Weltmarkt 398 Präparate, und 64 Prozent davon enthielten Antibiotika. In dem Bericht heißt es: »An diesem Handel sind über 160 Firmen beteiligt.« Darunter sind viele der größten multinationalen Konzerne, aber auch nationale und regionale Unternehmen, die billige Nachahmerpräparate herausbringen[53)].

In Übersichtsuntersuchungen, die sich Mitte der achtziger Jahre mit Drittweltländern beschäftigten, stellte sich zum Beispiel heraus, daß in Indien vier von fünf verkauften Durchfallmedikamenten Antibiotika enthielten. In Bangladesh, Jemen und Sri Lanka empfahl nur jede fünfte Pharmafirma den Ersatz der verlorenen Flüssigkeit als Durchfallbehandlung. In anderen Ländern enthalten Durchfallmedikamente oft Antibiotika, deren Verwendung in den Industrieländern strikter Kontrolle unterliegt. Beispielsweise findet sich Streptomycin in Indien und Pakistan fast in jedem vierten Durchfallmedikament, Chloramphenicol bei einem von zehn in Indien, Sulfonamide bei jedem dritten auf den Philippinen, und Neomycin, ein Aminglykosid, das in Großbritannien wegen seiner toxischen Wirkung nur zur

äußerlichen Anwendung zugelassen ist, fand sich zu jener Zeit in Afrika, der Karibik und Malaysia fast in jedem vierten Durchfallmedikament.
Auf der Prioritätenliste der WHO steht der kindliche Durchfall ganz obenan, und dabei spricht sich die Organisation strikt gegen die Verwendung von Antibiotika aus. Wie aus einem Ärztehandbuch der WHO von 1990[54)] hervorgeht, gibt es bei Kindern unter fünf Jahren in Asien (ohne China), Afrika und Lateinamerika jährlich über 1,3 Milliarden Durchfallerkrankungen, und die größte Gefahr besteht dabei für Säuglinge und Kleinkinder; in dieser Gruppe ereignen sich 80 Prozent der Todesfälle. In einer Notiz des WHO-Durchfallbekämpfungsprogramms hieß es 1988[55)]: »Der Ersatz der Flüssigkeit durch Trinken ist zentraler Bestandteil aller nationalen Programme zur Bekämpfung von Durchfallerkrankungen, denn er ist einfach, höchst wirksam und billig durchführbar.«
Und Medikamente? Wenn der Durchfall ein Symptom der Cholera ist, wird Tetracyclin empfohlen. Auch wenn eine Shigellenruhr die Ursache ist, wird zu Antibiotika geraten. Ansonsten heißt es: »Kein Antibiotikum oder chemotherapeutischer Wirkstoff ... ist nachgewiesenermaßen für die Behandlung akuten Durchfalls von Nutzen: Ihre Verwendung ist nicht angebracht und unter Umständen gefährlich.« Aber in den achtziger Jahren hat sich der Umsatz von Durchfallmedikamenten auf dem Weltmarkt mehr als verdoppelt; er lag 1989 nach Schätzungen bei etwa 700 Millionen DM.

### *Was ist mit der WHO?*

Die wichtigsten Entscheidungen im Medikamentenbereich treffen weder nationale Firmen noch Regierungen; sie fallen vielmehr bei multinationalen Unternehmen, die weltweit operieren.

Diese Großkonzerne sind aus nationalen Firmen hervorgegangen, und die Hauptverwaltung befindet sich jeweils in einem Land. Die Zeitschrift *Economist* stellte im August 1990 fest[56]: »Die Firmen werden zu staatenlosen Einrichtungen; die von ihrer ursprünglichen Nationalität unabhängig sind ... Das alte Modell multinationaler Konzerne aus den sechziger Jahren, mit einer beherrschenden Mutterfirma und einer Reihe selbständiger Töchter in den einzelnen überseeischen Märkten, wurde von einem System abgelöst, bei dem die Firmen ihre Produktion jeweils an den Ort mit den günstigsten Kosten verlagern und sich auf einer eher gleichberechtigten weltweiten Ebene organisieren.«

Entsprechend hat einzig die WHO als Institution der Vereinten Nationen eine Stellung, aus der heraus sie die Strategien und Praktiken des weltweiten Medikamentenhandels verfolgen kann; sie hat natürlich nur eine beratende Funktion.

Im Oktober 1989 brachte das britische Fernsehmagazin »World in Action« eine Sendung über Durchfallerkrankung bei Kindern, Flüssigkeitsersatz und Durchfallmedikamente. Einer der Moderatoren erklärte, die Autoren seien froh gewesen, »daß es den Bericht der Weltgesundheitsorganisation gab, auf den wir zurückgreifen konnten. Nach zehn Jahren der Hoffnung, daß das Problem der Durchfallmedikamente verschwinden werde, so sagten sie, hätten sie sich entschlossen, mit einer eingehenden Kritik an sieben Durchfallmedikamenten an die Öffentlichkeit zu treten, ›die im besten Fall ungeeignet, im schlimmsten gefährlich sind‹. Sie fürchteten, ohne Angriff auf die Durchfallmedikamente werde es nie gelingen, die Therapie durch Flüssigkeitsersatz erfolgreich zu propagieren.«[57]

Wo war der WHO-Bericht? Vorläufige Versionen waren »zur Diskussion im Umlauf«. Ich beschaffte mir zwei Fassungen, eine vom Oktober 1989, die andere vom Juni 1990. Ende 1990 war der Bericht immer noch »zur Begutachtung unterwegs«, 18

Monate nachdem die erste Rohfassung im Umlauf war. Ein WHO-Beamter sagte mir: »Es ist ein heißes Eisen. Wir sagen, daß alle Durchfallmedikamente unnötig sind.« Im Mai 1988 hatte Dr. Halfdan Mahler die WHO verlassen, genau wie Dr. Ernst Lauridsen, der Leiter des WHO-Drogenprogramms. Dr. Mahlers Nachfolger als WHO-Generaldirektor, Dr. Hiroshi Nakajima, mußte sich mit der Tatsache auseinandersetzen, daß die Mittel der WHO zu einem Viertel von den USA stammen, und deren republikanische als auch demokratische Regierungen waren stets dafür eingetreten, die Welt für die Marktkräfte zu öffnen und den weltweiten Medikamentenhandel nicht zu bremsen.

Schließlich, Anfang 1991, wurde der WHO-Bericht veröffentlicht, in kleiner Auflage für Gesundheitspolitiker, Gesundheitserzieher und Beschäftigte vor Ort[58)]. Die veröffentlichte Version unterscheidet sich nicht nennenswert von den Entwürfen. Drei Abschnitte des Berichts sind voll von wissenschaftlichen Verweisen und lehnen Streptomycin, Neomycin und Sulfonamide als Mittel gegen den kindlichen Durchfall strikt ab.

In dem Abschnitt über Streptomycin wird festgestellt, diese Antibiotika seien gefährlich, wirkten oft nicht und könnten den Durchfall verschlimmern. Der Bericht kommt zu dem Schluß: »Es gibt keine Hinweise, daß Streptomycin ein wirksames Mittel gegen Durchfall ist ... Streptomycin zum Einnehmen und Dihydrostreptomycinpräparate gibt es nur zur Behandlung von Durchfallerkrankungen, aber ihnen fehlt jede nützliche Wirkung. Sie lenken Aufmerksamkeit und Geldmittel nur von wichtigeren Gesichtspunkten der Durchfallbehandlung ab: Flüssigkeitsersatz, richtige Ernährung und geeignete Antibiotika zur Behandlung der Ruhr. ›Durchfallmedikamente‹, die Streptomycin oder Dihydrostreptomycin enthalten, sollten bei Durchfall nicht angewandt werden. Produktion und Verkauf dieser Produkte sind nicht zu rechtfertigen.«

Zu den toxischen Auswirkungen von Neomycin gehören nicht nur dauernde Taubheit und Gleichgewichtsstörungen, sondern, wie der WHO-Bericht feststellt, auch die Zerstörung der Darminnenwand. Wenn die Einnahme unter sorgfältiger medizinischer Überwachung geschieht, dürften solche Komplikationen nur selten auftreten. In der Dritten Welt werden Medikamente aber oft ohne oder fast ohne ärztliche Aufsicht verabreicht. Der Abschnitt über Neomycin schließt mit den Worten: »Es gibt keine stichhaltigen Hinweise, die für den Einsatz von Neomycin in der Routinebehandlung von Durchfall sprechen ... Seine toxische Wirkung auf den Verdauungstrakt kann den Durchfall sogar verschlimmern oder verlängern ... Produktion und Verkauf dieser Produkte sind nicht zu rechtfertigen.«

Der Einsatz von Sulfonamiden bei der Behandlung des kindlichen Durchfalls ist eine Katastrophe. Der WHO-Bericht gelangt zu dem Schluß: »Die negativen Wirkungen der Sulfonamide können fast jedes Organsystem betreffen und sind manchmal lebensbedrohend. Es gibt keine Rechtfertigung für die Verwendung nicht absorbierbarer Sulfonamide zur Behandlung von Durchfall oder Ruhr bei Kindern.«

In der Einleitung zu dem Bericht heißt es: »Antibiotika sollten nur bei Ruhr und bei Verdacht auf Cholera eingesetzt werden. Ansonsten sind sie unwirksam und sollten nicht verabreicht werden ... Durchfallmedikamente ... sollte man niemals benutzen. Keines von ihnen hat einen erwiesenen praktischen Wert. Manche sind gefährlich.« Aber »leider ist die geeignete Behandlung des Durchfalls oft immer noch eher die Ausnahme als die Regel«.

Das bedeutet: Medikamente, deren Verwendung in Europa und Nordamerika wegen ihrer toxischen Wirkung meist streng reglementiert ist, werden in Asien, Afrika und Lateinamerika hergestellt, verkauft und an Babys verabreicht. Ohne wirksame Kontrolle und in einer freien Marktwirtschaft läßt sich nur schwer sagen, wen man zur Verantwortung ziehen kann oder was zu tun ist. Überall auf der Welt glauben die Menschen an die moderne Medizin einschließlich ihrer Medikamente. Wenn die multinationalen Konzerne keine Arzneimittel herstellen, tun das nationale oder regionale Unternehmen. Werden die Präparate in den Entwicklungsländern verboten, tauchen sie auf dem Schwarzmarkt auf. Unter den gegenwärtigen Umständen sind die Entwicklungsländer für Medikamente höchst aufnahmebereit.

### *Grenzüberschreitende Keime*

Die Katastrophe mit den kindlichen Durchfallerkrankungen wäre allein Grund genug für die Behauptung, daß die Antibiotika, wie sie heute weltweit angewandt werden, unter dem Strich mehr Schaden als Nutzen bewirken.
Aber in den Industrieländern stirbt kaum ein Baby oder Kleinkind an Durchfall, und als Leser dieses Berichts könnte man nun bei allem Mitgefühl auch Erleichterung verspüren. Die Durchfallerkrankungen bei Kindern, so könnte man glauben, sind zusammen mit anderen verheerenden und oftmals tödlichen Infektionskrankheiten, die in der Dritten Welt wüten, nur ein weiterer Punkt auf der Liste der Übel, welche die Menschen in weit entfernten Ländern betreffen: Katastrophen und Skandale wie Lepra, Überschwemmungen, Erdbeben, Hunger oder Folter. Wir sehen sie auf dem Bildschirm, aber sie betreffen uns selbst so gut wie nie. Es ist ein verständlicher Gedanke: »Wie schrecklich. Wie gut, daß wir in den Industrieländern verschont bleiben.«
Doch wir liegen falsch. Es stimmt nicht ganz. Die generell übermäßige und mißbräuchliche Verwendung der Antibiotika in den Entwicklungsländern und die sich daraus ergebende

Entstehung und Verbreitung von Resistenzgenen bedroht auch unsere westliche Welt.
Im 19. Jahrhundert, während der industriellen Revolution, boten die entsetzlichen Lebensbedingungen der Arbeiter den Nährboden für die Tuberkulose, die sich dann ausbreitete und auch in der Mittelschicht zur tödlichen Epidemie wurde (so daß man sie nicht wirklichkeitsfremd als Rache der Masse an ihren Herren abtun konnte); genauso werden auch durch die schrecklichen Umstände, unter denen heute so viele Menschen in der Dritten Welt leiden, Krankheitserreger herangezüchtet, die uns ebenfalls infizieren können. Hinzu kommt heute eine neue Bedrohung: die übertragbare Medikamentenresistenz.
So reisen beispielsweise jedes Jahr etwa 15 Millionen Menschen aus den Industrieländern in die Dritte Welt; und etwa ein Drittel davon, also fünf Millionen, bekommen den »Reisedurchfall«, eine schmerzhafte und oft zeitweise sehr hinderliche Infektion, die nur eine entscheidende Ursache hat: einen besonders toxischen Stamm von *E. coli*[59)]. Die falsche Behandlung dieser Infektion in Drittweltländern mit umfangreichem Antibiotikaeinsatz hat bei diesen »enterotoxischen« *E. coli*-Stämmen zur Entstehung von Resistenzen geführt. Das gleiche gilt für andere Bakterien, die den Reisedurchfall hervorrufen. Im Jahr 1990 reisten viele Amerikaner aus einem ungewöhnlichen Grund nach Saudiarabien: Sie sollten mit der »Operation Wüstenschild« den Krieg gegen den Irak Saddam Husseins vorbereiten. Über die Hälfte der amerikanischen Soldaten litt an Durchfall, und zu manchen Zeiten waren bis zu 20 Prozent kampfunfähig. Von den Infektionen, die durch enterotoxische *E. coli*-Stämme entstanden waren, erwiesen sich 40 Prozent als resistent gegen Cotrimoxazol, knapp die Hälfte war gegen Ampicillin unempfindlich, und über 60 Prozent sprachen auf Tetracyclin nicht an; das sind jene drei Antibiotika, die unter besonderen Umständen – beispielsweise im Krieg – zur Behandlung von Durchfall

gewählt werden. Der Bericht kommt zu dem Schluß: »Gastroenteritis, hervorgerufen durch enterotoxische *E. coli* und Shigellen, die gegen mehrere Medikamente resistent waren, wurden zu einem größeren Problem, das die Tätigkeit der amerikanischen Streitkräfte während der Operation Wüstenschild häufig behinderte.«[60] Hier liegt eine Ironie: In früheren Kriegen hatten Sulfonamide und Penicillin die Kampfkraft gestärkt, aber heute wirken die Medikamente der Wahl gegen die in der Dritten Welt verbreiteten Krankheitserreger oft nicht mehr. Wären die feindlichen Armeen sich in ihrer Stärke ähnlicher gewesen, hätte der Krieg ein wenig anders ausgehen können.

Für Erwachsene gilt meist das gleiche wie für Kinder: Aus den genannten Gründen sollte man Antibiotika bei Durchfall meiden, und sei er auch noch so hinderlich; Krieg mag hier allerdings einen Sonderfall darstellen. Besorgniserregend ist vor allem, daß die *E. coli*-Bakterien, die in den Darm gelangen, ihre Medikamentenresistenz auf andere Bakterienarten übertragen können. Und natürlich infizieren sie nicht nur Soldaten, sondern auch zivile Reisende in Ländern, wo solche toxischen Zeitbomben ticken[61].

Nicht nur die Pharmakonzerne, auch die Keime arbeiten grenzüberschreitend. Professor Stuart Levy ist heute Vorsitzender der Alliance for the Prudent Use of Antibiotics (APUA), einer weltweiten Wissenschaftlerorganisation, die sich über die übermäßige und mißbräuchliche Verwendung von Antibiotika Sorgen macht. Er sagt[40]: »Wir sind in einem weltumspannenden Netz gefangen. Bakterien kümmern sich nicht um Staatsgrenzen und Einfuhrbehörden … Sie wandern überall umher! Das ist unumgänglich für ihre Evolution.« Afrika und Asien sind heute von Europa und Amerika nur wenige Stunden entfernt. Das »Jumbo-Jet-Syndrom« verstärkt die Möglichkeiten grenzenloser Infektionen mit medikamentenresistenten Bakterien; sie sind heute nur noch eine Frage von Tagen. Und so wie die

Verringerung der Ozonschicht über der Antarktis und das Abbrennen der brasilianischen Regenwälder zum Treibhauseffekt beitragen, so sickert auch die Ansteckung aus der Dritten Welt in die Industrieländer.

### *»Es hilft gegen alles«*

Keiner der in diesem Buch zitierten Wissenschaftler ist der Ansicht, man solle niemals Antibiotika verwenden: Ganz im Gegenteil: Antibiotika halten sie für eine kostbare medizinische Ressource. Das entscheidende Wort dabei ist »kostbar«. Die Sorge um die Medikamentenresistenz zeigt um so deutlicher, wie wichtig Antibiotika für die Behandlung schwerer, tiefsitzender Bakterieninfektionen sind. Und hier liegt auch ein Grund, warum es falsch ist, Antibiotika bei geringfügigen oder von selbst heilenden Bakterieninfektionen einzusetzen: Je öfter sie benutzt werden, desto größer ist die Gefahr, daß man die übertragbare Medikamentenresistenz heranzüchtet und daß dabei Supererreger entstehen, die bei dem Betroffenen, in seiner Familie oder in seinem Umfeld gefährliche oder sogar tödliche Infektionskrankheiten entstehen lassen.

Die Welt ist heute ein Dorf, und sie ist gleichzeitig auch ein einziges Mikroorganismen-Ökosystem. Wir sind gegen die falsche Verwendung der Antibiotika in anderen Ländern und Kontinenten nicht abgeschirmt. Im November 1985 veranstaltete die Weltgesundheitsorganisation in Nairobi eine fünftägige Tagung mit dem Thema »Die vernünftige Verwendung von Medikamenten«[62]. Der Tagungsbericht enthält unter anderem eine Geschichte darüber, wie Antibiotika für die Menschen in Entwicklungsländern zugänglich werden. Sie gründet sich auf gesammelte Hinweise von Gesundheitsbediensteten vor Ort[63]:

»Berichte über eine Knappheit an lebenswichtigen Medikamenten (die durch eine gemeinnützige Organisation in großer Menge beschafft worden waren) führen zu der Feststellung, daß der Güterwagen mit der halben Jahresmenge sich noch im Lager der Zollbehörde befindet, weil es Meinungsverschiedenheiten mit dem Finanzministerium über Abfertigung und Lagerkosten gibt. Nach der Abfertigung fällt eine Kiste voller Fässer mit Tetracyclinpulver während eines Gewitters vom Lastwagen des Großhändlers. Einige Fässer werden durchnäßt geborgen, andere finden sich später in den Basaren wieder. Der Inhalt wird in Pergamenttütchen als Durchfallmittel an die Vorbeikommenden verkauft. Inzwischen hat jemand die Temperatur in den Lastwagen gemessen, in denen die Medikamente in dreitägiger Fahrt zu abgelegenen Krankenstationen transportiert werden sollen. Sie liegt bei 82 °C. Niemand fragt danach, ob die Medikamente vielleicht verdorben oder giftig geworden sind. Die Bestände werden am Hafen und unterwegs durch kleinere Diebstähle dezimiert, denn Medikamente sind eine wertvolle Handelsware.«

Die WHO-Berater, die diesen Bericht verfaßten, merken dazu an: »Unmerkliche, schwere Gefahren ergeben sich aus der übermäßigen Verwendung angeblich nützlicher mikrobenhemmender Präparate mit der Folge, daß krankheitserzeugende Bakterien heute weltweit in der Regel gegen mehrere Wirkstoffe resistent sind (und nur noch von den sehr teuren Substanzen der nächsten Generation angegriffen werden). Wenn ein Antibiotikum verabreicht wird, gegen das der Erreger resistent ist, verschlimmert sich die Krankheit meist.«

Weiterhin heißt es in dem Bericht: »Die Bevölkerungsexplosion in den Entwicklungsländern ist für Pharmahersteller, Medikamentenverkäufer und praktische Ärzte eine vielversprechende Goldgrube. Drei Milliarden Menschen mit einem gerüttelten Maß an Krankheiten haben die modernen Medikamente entdeckt, und die Verkaufszahlen steigen exponentiell; und das,

obwohl (widersinnigerweise) gerade die armen, kranken und an abgelegenen Orten wohnenden Menschen praktisch keinen Zugang zu guten Therapiemöglichkeiten haben.«
1988 veröffentlichte die Weltgesundheitsorganisation einen weiteren Bericht über »Die weltweite Medikamentensituation«[64]. Darin heißt es, in Europa machten Antibiotika knapp ein Achtel des Marktwertes aller an Menschen angewandten Medikamente aus. In der Dritten Welt liegt dieser Anteil viel höher, nämlich bei einem Fünftel oder sogar einem Viertel des Gesamtumsatzes. In vielen oder vielleicht sogar allen Entwicklungsländern sind Antibiotika die meistverkauften Medikamente, und unter diesen Antibiotika-Bestsellern sind viele Wirkstoffe, die in Europa und Nordamerika heute wegen ihrer starken toxischen Wirkung nur in sehr beschränktem Umfang verwendet werden.
Indizien für die dramatische Ausbreitung der Medikamentenresistenz, insbesondere in den Entwicklungsländern, lieferten Professor O'Brien und seine Mitarbeiter 1990[48]. Sie untersuchten Babys und Kleinkinder im Alter zwischen fünf Monaten und sechs Jahren in Boston, Venezuela und China. In der Studie wurden nur Kinder berücksichtigt, die in den vier vorangegangenen Monaten keine Antibiotika bekommen hatten. Von den untersuchten Kindern erfüllte nur jedes zehnte dieses Kriterium. Mit anderen Worten: Neun von zehn Babys und Kleinkindern in den genannten Zentren hatten in den vorangegangenen vier Monaten Antibiotika bekommen.
Die antibiotikafreien Kinder wurden dann auf resistente *E. coli*-Stämme untersucht. In Boston fanden sich Resistenzgene bei etwas über der Hälfte der Kinder (21 von 39). In Venezuela dagegen waren 40 der 41 untersuchten Kinder mit resistenten *E. coli*-Bakterien infiziert. In China waren es 51 von 53 Kindern. In Boston, wo Antibiotika wie an anderen Orten in den Industrieländern relativ sorgfältig verordnet werden, trugen nur zwei Kinder *E. coli*-Stämme, die gegen zwei oder mehr Wirkstoffe

mehrfachresistent waren. In Venezuela waren dagegen drei von zehn und in China vier von zehn Kindern derart infiziert, insbesondere mit *E. coli*-Bakterien, die gegen Sulfamethoxazol, Streptomycin, Tetracyclin, Trimethoprim und Ampicillin in unterschiedlicher Kombination unempfindlich waren. Von den Kindern in der Studie hatten neun in Venezuela (über ein Fünftel) und 15 in China (über ein Viertel) nie in ihrem Leben ein Antibiotikum genommen. Ein wirklich schlechter Start ins Leben!

Während der Recherchen zu diesem Buch korrespondierte ich auch mit Gesundheitsbediensteten in der Dritten Welt; sie schickten mir Augenzeugenberichte, Anmerkungen und andere Hinweise, daß die Toxizität der Antibiotika und die medikamentenresistenten Supererreger in vielen Ländern eine wichtige Bedrohung für die Volksgesundheit darstellen.

Ein Beispiel ist der folgende Bericht von Pierre Pradervand an Health Action International über den Verkauf von Tetracyclin in Ouagadougou, der Hauptstadt von Burkina Faso[65)]. Er kaufte »Tupaye« auf dem zentralen Markt der Stadt und stellte fest, daß es auf den Märkten überall im Land zu bekommen war. Den Namen »Tupaye« geben die Einheimischen den Antibiotika und insbesondere dem Tetracyclin; das Wort bedeutet »es hilft gegen alles«. Antibiotika werden illegal aus Ghana, Nigeria und Togo importiert, aus Krankenhäusern und Apotheken gestohlen und als Gratisproben von Pharmavertretern verteilt. Ärzte, Krankenschwestern, Apotheker, Pharmavertreter und Normalbürger bestätigen übereinstimmend, Tupaye werde wirklich gegen alles benutzt: von Bauchweh bis zu Rückenschmerzen, von Zahnschmerzen bis zu offenen Wunden, von Kopfweh über Malaria bis zum Durchfall, und so weiter.

»Tupaye ist das Wunder-Plazebo, das buchstäblich alles heilt. Man öffnet die Kapseln und streut den Inhalt in offene Wunden, man entleert sie in Zahnlöcher, verdünnt das Pulver mit allen möglichen Flüssigkeiten. Genannt wird der Fall eines elf- bis zwölfjährigen Jungen. »Er sagte mir, wenn er Beschwerden habe, nehme er fünf Kapseln (1250 Milligramm), die er in ein Glas Limonade ausleerte ... Die Geschichte von Tupaye ist typisch für die Verwendung westlicher Medikamente in vielen Teilen Afrikas. Die einzige angemessene Beschreibung für ihre Verwendung lautet: völlige Anarchie. Allein in Ouagadougou sind zahlreiche Tuberkulosepatienten gegen alle Antibiotika resistent.«

Michael Tan von Health Action International schickte mir sein 1988 erschienenes Buch »Dying for Drugs«[66], in dem er unter anderem Apotheken in Bangkok beschreibt. Der größte rezeptfreie Bestseller war Cotrimoxazol; auch Chloramphenicol, Streptomycin und Tetracyclin waren ohne Verschreibung erhältlich. Michael Tan bemerkt dazu: »Mit dem Auftauchen der Antibiotikaresistenz stehen wir möglicherweise einer Katastrophe gegenüber, wenn Antibiotika bei einer Infektion wirklich gebraucht werden.«

»Tetracycline – strikte Kontrolle von Verkauf und Verwendung erforderlich« ist der Titel eines 1989 erschienen Berichts, den mir die Verbraucherorganisation von Penang schickte[67]. Darin sind 37 Marken von Tetracyclin aufgeführt, die in Malaysia erhältlich sind. Wie sich bei einer Untersuchung an Einwohnern dieses Landes herausstellte, waren die Zähne bei jedem 50. dauerhaft durch Tetracyclin verfärbt. Die Pharmafirmen werben für tetracyclinhaltige Markenprodukte mit Veröffentlichungen, die als Richtlinie für Ärzte gedacht sind, »ohne jede Erwähnung der Zahnschäden. Es gibt keinerlei Hinweis auf Nebenwirkungen, Sicherheitsvorkehrungen oder Kontraindikationen.« Bei neun Marken wurden auch empfohlene Dosierungen für Kinder genannt.

Tetracyclin und Chloramphenicol sind in Indonesien zum Problem geworden. Die in Boston ansässige Gruppe Management

Science for Health schickte mir ihren Bericht »Where Does the Tetracycline Go« von 1988[68]. In Indonesien war Tetracyclin damals das meistverkaufte Medikament überhaupt; an zweiter Stelle stand Ampicillin (und an dritter Aspirin). Sechs der acht meistverkauften Medikamente waren Antibiotika, darunter zwei Marken von Chloramphenicol. Wie die Kinder, die Professor O'Brien und seine Mitarbeiter in anderen Gegenden der Erde untersucht hatten, so waren auch neun von zehn indonesischen Kindern unter fünf Jahren bereits irgendwann einmal mit Antibiotika behandelt worden.

Nigerianische Mikrobiologen verurteilten den grauen und schwarzen Markt für Antibiotika in Artikeln, die 1987 und 1989 im *Journal of Antimicrobial Chemotherapy* erschienen[69]. Wie sich in einer Übersichtsuntersuchung an 500 Personen zeigte, benutzten alle Erwachsenen in Nigeria Antibiotika, ohne einen Arzt zu Rate zu ziehen. »Etwa 400 (80 Prozent) ließen sich erst im Labor untersuchen, nachdem sie selbst mehrfach Medikamente gegen sexuell übertragbare Krankheiten genommen hatten.« Am meisten Mißbrauch wurde zu jener Zeit mit Ampicillin getrieben, das vier von fünf Personen sich selbst verordneten, gefolgt von Tetracyclin (drei von fünf), Cotrimoxazol (zwei von fünf) und Chloramphenicol (jeder dritte). In einer getrennten Untersuchung an Studenten stellte sich heraus, daß fast drei Viertel von ihnen ebenfalls eigenmächtig Antibiotika gegen alle möglichen Leiden einnahmen.

Das Mitteilungsblatt der Alliance for the Prudent Use of Antibiotics brachte in seiner Ausgabe vom Frühjahr 1989 folgenden Bericht[70]. »Brasilien hat weltweit eine der höchsten Resistenzhäufigkeiten ... gegen fast alle therapeutisch nützlichen Antibiotika. Man nimmt an, daß diese Situation sich entwickelt hat, weil Antibiotika in den Krankenhäusern und außerhalb davon in zu großem Umfang verwendet werden und weil fast alle Antibiotika in öffentlichen Apotheken frei verkäuflich sind.

Das Problem ist so schwerwiegend, daß es manchmal kaum gelingt, Antibiotika zur Bekämpfung lebensbedrohlicher Krankenhausinfektionen zu finden. Im Jahr 1980 hatten 15 Prozent aller in Kliniken aufgenommenen Patienten, insgesamt etwa 1,7 Millionen Personen, Infektionen aus Krankenhäusern. Ihre Behandlung kostete 1,2 Milliarden US-Dollar, und 30 000 Patienten starben an den Erkrankungen. Am 21. April 1985 kam Tancredo Neves, der Staatspräsident, durch eine Krankenhausinfektion ums Leben.«

Medikamentenresistente Bakterien sorgen überall auf der Welt für Ärger. Dr. Scott Holmberg und seine Kollegen vom Center for Disease Control der USA analysierten 175 Berichte über Ausbrüche von Bakterieninfektionen in Krankenhäusern und in der Allgemeinbevölkerung. Sie gelangten zu der Schlußfolgerung: »In fast jeder Untersuchung eines Ausbruches und in jeder Studie, die wir finden konnten, gingen Infektionen mit resistenten Erregern mit schlechterem Gesundheitszustand und schlimmeren wirtschaftlichen Auswirkungen einher als solche, bei denen die Erreger auf mikrobenhemmende Wirkstoffe ansprachen.«[71)] Sowohl in den Kliniken als auch in der Allgemeinbevölkerung brauchten Patienten, die mit Supererregern infiziert waren, im Durchschnitt doppelt so häufig eine Krankenhausbehandlung, sie blieben doppelt so lange in der Klinik, und die Todeshäufigkeit war ebenfalls doppelt so hoch.

## Pharma der Tiere

### *Wachstum über alles*

Antibiotika dienen nicht nur zur Krankheitsbekämpfung bei Menschen. Sie wirken auch bei Tieren. Die moderne Massentierhaltung, durch die Hähnchen, Rindfleisch, Schweinefleisch und die aus ihnen hergestellten Produkte zu billigen Lebensmitteln für den Alltag werden, ist auf Antibiotika angewiesen. Vor dem Antibiotikazeitalter liefen die Hühner frei herum, Schweine hielt man im Freien, und Rinder hatten viel Platz. Die meisten Bauernhöfe waren kleine Familienbetriebe, in denen viel menschliche Arbeitskraft nötig war. Zu Beginn des 20. Jahrhunderts und bis in die dreißiger oder vierziger Jahre war die Landwirtschaft ungefähr so, wie sie uns heute in der Werbung für deren Produkte dargestellt wird: umzäunte Felder, manche mit Tieren, andere für das Getreide; Traktoren und Mähdrescher, die Menschen und Pferde bei ihrer Arbeit unterstützten; Heuschober auf dem Feld für das Futter, Bauernhäuser, die in die Landschaft paßten, und Bauern, die von Bodenqualität und Wetter abhängig waren. Die Arbeit war hart und der Lohn manchmal spärlich; die meisten Bauern haben im Zusammenhang mit ihrem Beruf keine romantischen Gefühle. Aber das gut bestellte Land brachte eine Menge guter Nahrungsmittel hervor, auch wenn Länder mit Großstädten zusätzlich Lebensmittel importieren mußten. Die Herstellung von Fleisch war relativ teuer: Auf Familienhöfen ohne moderne Technik brauchen Tiere nicht nur eine Menge Futter, sondern auch eine Menge Pflege[72)].

In der zweiten Hälfte des 20. Jahrhunderts machte die Landwirtschaft in den Industrieländern einen Wandel durch. Mit systematischem Einsatz chemischer Düngemittel und zahlreicher Insektizide stieg die Produktivität erheblich an.

Gefügige Tiere leben fast immer in der Intensivhaltung. Schafe grasen noch auf den Wiesen, aber Hühner und Schweine werden meist in Ställen gehalten, die oft Tausende oder Zehntausende von Tieren beherbergen, und auch Rinder sind immer seltener auf dem Feld, sondern fressen statt dessen von Betonfußböden. Flußfische wie Forelle und Lachs, die früher »Wild« waren, werden heute in Farmen gezüchtet, in deren großen Tanks das Wasser von den vielen tausend Fischen brodelt.

Je intensiver die Produktion, desto billiger das fertige Produkt. Geflügel, das man früher nur zu besonderen Gelegenheiten aß, ist heute ein Grundnahrungsmittel, weil Hühner in Fabriken gezüchtet werden. In den USA wurde der Hamburger zum Nationalheiligtum, weil Rinder dort wie auch in anderen Ländern zu Abertausenden in Intensivhaltungsbetrieben heranwachsen.

Wenn man billiges Fleisch in großen Mengen will, kommt Massentierhaltung dabei heraus. Und das bedeutet Antibiotika. Die moderne Landwirtschaft ist auf Medikamente angewiesen. Wenn Menschen in Lagern, Slums oder anderen stark überbevölkerten und unhygienischen Bereichen zusammengepfercht sind, kommt es zwangsläufig zu Infektionskrankheiten, die man nur durch systematischen Medikamenteneinsatz unter Kontrolle halten kann. Für Tiere gilt das gleiche. Die Bauern alten Schlages, auch die alternativen Landwirte, die heute »biologisch-dynamisch« wirtschaften, lassen den Tieren nicht aus Unkenntnis so viel Platz, sondern weil sie wissen, daß Übervölkerung zu Krankheiten führt. Deshalb wäre die Massenhaltung und Verteilung von Tieren ohne Antibiotika unmöglich. Und auch Nutzpflanzen werden manchmal mit antibiotikahaltigen Lösungen gespritzt.

In den USA werden an Pflanzen und Tieren inzwischen ebenso viele Tonnen Antibiotika angewandt wie an Menschen in der Medizin. In Großbritannien, wo ihre Verwendung durch die

Bauern stärker reglementiert ist, liegt dieser Anteil niedriger[73]. Bauern behandeln Tiere aus vier Gründen mit Antibiotika. Erstens zur Bekämpfung von Krankheiten, die man für Bakterieninfektionen hält. Dieser sogenannte »therapeutische« Anwendungsbereich ist vergleichbar mit dem Einsatz der Antibiotika in der Humanmedizin, abgesehen davon, daß die Kontrolle bei Tieren meist weniger streng ist. Im besten Fall verabreicht ein Tierarzt die Medikamente und verfolgt ihre Wirkung; in der Praxis sind es aber oft die Bauern selbst, die sich Antibiotika verschaffen und sie anwenden, und sie geben manchmal große Dosen, »um sicherzugehen«.

Zweitens werden Antibiotika an Tieren »subtherapeutisch« angewandt, wenn der Bauer, meist mit Unterstützung des Tierarztes, der Ansicht ist, es gehe einem Tier nicht gut, weil es an einer »subklinischen« Infektion ohne offenkundige Symptome leide. Das ist vergleichbar mit Menschen, die Antibiotika nicht nehmen, weil sie krank sind, sondern weil sie sich »ein wenig mitgenommen« fühlen. Wenn ein Bauer unter dem Druck steht, Tiere im bestmöglichen Verkaufszustand zu produzieren, verwendet er Antibiotika unter Umständen subtherapeutisch als eine Art Anregungsmittel. Die Dosierung ist dabei meist viel niedriger als bei der therapeutischen Anwendung.

Das dritte Anwendungsgebiet für Antibiotika an Tieren ist die »Prophylaxe«, also die Vorbeugung. In der Humanmedizin setzen Chirurgen die Antibiotika häufig vor und nach größeren Eingriffen als »Schutz« ein. Auch wenn Ärzte mit Soldaten oder anderen Personengruppen zu tun haben, die sich leicht sexuell übertragbare Krankheiten zuziehen, geben sie Antibiotika manchmal prophylaktisch. Man gibt die Medikamente also gesunden Tieren, weil sie in Zukunft einmal krank werden könnten. Der Tierarzt verschreibt sie vielleicht der ganzen Herde oder dem gesamten Tierbestand eines Betriebes, wenn einige Tiere erkrankt sind oder wenn auf dem Hof des Nachbarn eine

Infektion ausgebrochen ist. Aber die Massenproduktion als solche läßt die Infektionsgefahr so stark steigen, daß es ohne Medikamente manchmal zwangsläufig zu Epidemien kommt. Das ist einer der Gründe, warum Tierfutter im allgemeinen kleine Mengen von Antibiotika enthält[74].
Der vierte wirtschaftliche Sachzwang, der Bauern zum Füttern von Antibiotika veranlaßt, ist die Wachstumsförderung. Warum Antibiotika die Tiere schneller wachsen lassen, weiß man bisher nicht genau, aber es ist so. Das entdeckte Dr. Thomas Jukes 1949; er war damals Forschungsdirektor bei Lederle, einer der Pharmafirmen, die zu jener Zeit gerade neue Formen des Tetracyclins entwickelten[75]. Dr. Jukes suchte nach einer billigen Quelle für Vitamin $B_{12}$ als Futtermittelzusatz, und wie er feststellte, fand es sich in den Abfallprodukten, die bei dem Fermentationsverfahren zur Herstellung von Chlortetracyclin übrigblieben. Diese Masse setzte er dem Hühnerfutter zu, und zu seiner großen Überraschung stellte sich heraus, daß die Tiere daraufhin um bis zu 20 Prozent schneller an Gewicht zunahmen. Als er das gleiche bei Ferkeln ausprobierte, waren die Ergebnisse noch beeindruckender, und er stellte fest, daß nicht das Vitamin $B_{12}$, sondern die Antibiotikareste in dem Futter das Wunder bewirkt hatten.
Antibiotika fördern bei allen jungen Nutztieren das Wachstum. Dr. Jukes nannte seine Entdeckung »ein einzigartiges Phänomen, das in der Medizingeschichte vielleicht nicht seinesgleichen hat«. Phänomenal war aber vor allem die wirtschaftliche Bedeutung. Die Herstellung von Antibiotika als Futtermittelzusatz zur Wachstumsförderung wurde in kürzester Zeit zu einem millionenschweren Industriezweig. Die Wachstumsgeschwindigkeit der Tiere, die der Ernährung dienen, kann für Landwirte über Wohlstand oder Bankrott entscheiden, und deshalb blieb ihnen nichts anderes übrig, als auf den Zug der Wachstumsbeschleuniger aufzuspringen.

Wenn man Tiere eng zusammenpfercht, reagieren sie sehr empfindlich, und möglicherweise verhindern die Antibiotika nicht nur Krankheiten, sondern auch das Verkümmern. Manchen Hinweisen zufolge wachsen Tiere, die man in herkömmlicher Weise ohne Medikamente züchtet, ebensogut wie solche in der Massenhaltung mit den Präparaten[76)]. Besonders wirksam sind die Medikamente offensichtlich bei Tieren, die durch die Enge unter Streß stehen. »Die Entdeckung, daß Medikamente unter diesen Bedingungen als Futterzusätze wirksam sind, führte zur Konzentration der Fleischindustrie«, sagte Dr. Jukes[40)]. »Zum erstenmal konnten die Bauern zahlreiche Tiere auf engem Raum halten, und sie blieben dennoch gesund.«

Dr. Richard Novick schätzte 1979: »Etwa 40 Prozent aller derzeit in diesem Land hergestellten Antibiotika werden unmittelbar dem Viehfutter zugesetzt. Die meisten Tiere, die unter diesen Bedingungen aufwachsen, erhalten Antibiotikazusätze von der Geburt bis zum Tod, und die ganze Nachschubkette, von der Herstellung bis zum Tier, läuft ohne tierärztliche Aufsicht ab.«[74,77)]

In den USA können die Bauern relativ frei das Antibiotikum auswählen, das bei ihren Tieren am besten wirkt; in der Europäischen Union sind die Bestimmungen etwas strenger. Ein Medikament, das in den USA in großem Umfang bei Schweinen zur Wachstumsförderung eingesetzt wurde, ist Aureo SP250, ein Futtermittelzusatz, der ein Gemisch aus Chlortetracyclin, Penicillin und Sulfamethazin (eine Abwandlung des Medikaments Sulfadimidin) enthält. Ein Industrievertreter erklärte seine Verwendung so[40)]: »Warum sollten diese Bauern uns Geld bezahlen, wenn sie dafür keine Ergebnisse bekommen? Unser Aureo SP250 kostet etwa zwei Dollar 50 das Pfund, und etwa 85 Prozent aller Schweinezüchter benutzen irgendeinen Futtermittelzusatz wie Aureo SP250. Sagen Sie mir, warum diese Burschen das ganze Geld ausgeben, wenn sie nicht irgend etwas

davon haben … Nach unseren Berechnungen bringt ihnen jeder Dollar, den sie für Medikamente bezahlen, vier Dollar ein. Das spricht für sich selbst.«
Dr. Novick zitiert 1979 Schätzungen aus der Industrie, wonach die Verwendung von Antibiotika im Viehfutter den Fleischproduzenten in den USA etwa zwei Milliarden Dollar jährlich einbrachte[77)]. Zehn Jahre später dürfte diese Zahl sicher doppelt so hoch liegen. Die Verwendung von Antibiotika ist ein unverzichtbarer Bestandteil des modernen Landwirtschaftsgeschäfts. In Großbritannien vertritt der nationale Tierärzteverband folgende Position[78)]: »Antibiotika sind entscheidend für Gesundheit und Wohlbefinden der Tiere [und] für eine effektive Produktion von Nutztieren, die zur Herstellung preiswerter Lebensmittel gebraucht werden … Wir sitzen nicht auf einer ›Supererreger-Zeitbombe‹.«

### *Eine nebensächliche Sorge*

Ist die Antibiotikaverwendung bei Tieren eine Bedrohung für die Volksgesundheit? Ich habe den Eindruck, daß sich über die Nebenwirkungen der Antibiotika in der Viehzucht mehr Menschen Sorgen machen als über ihre Auswirkungen bei der Anwendung in der Humanmedizin. Mit Sicherheit wird die Frage der übermäßigen und mißbräuchlichen Verwendung der Antibiotika und anderer Medikamente in der Landwirtschaft regelmäßig heftig diskutiert, und zwar nicht nur von Wissenschaftlern, sondern auch in Fernsehen, Rundfunk und Zeitungen. Wenn ich Bekannten erzählte, daß ich an einem Buch über Antibiotika arbeite, nahmen sie in mindestens der Hälfte der Fälle an, es sei ein Buch über Landwirtschaft.
Die Befürworter der Antibiotikaverwendung haben ein starkes Interesse daran. Daß Hersteller sich zugunsten ihrer Produkte

aussprechen, ist verständlich, und die agrochemische Industrie, zu der wegen der Antibiotika auch die Pharmaindustrie gehört, ist in allen Ländern und auch weltweit eine starke Lobby. Außerdem haben sich die Regierungen zusammen mit internationalen Organisationen wie der Welternährungsorganisation (FAO) und der Weltbank zu einer liberalen Handelspolitik verpflichtet und sind entschlossen, die intensive Landwirtschaft weiterzuentwickeln und so die wachsende Weltbevölkerung mit billigen Nahrungsmitteln zu versorgen. Antibiotika und andere chemische Produkte gelten als unverzichtbare Hilfsmittel zum Erreichen dieses Ziels. Vor diesem Hintergrund besteht die Gefahr, daß alle Nebenwirkungen der an Tieren angewandten Antibiotika leicht verharmlost und als geringfügig oder zumindest nebensächlich bezeichnet werden.

Andererseits werden die negativen Wirkungen der Antibiotika in der Landwirtschaft in entsprechenden Kampagnen unter Umständen übertrieben. Manchen Vertretern solcher Ansichten geht es weniger um die Auswirkungen der Antibiotika auf die Gesundheit der Menschen als vielmehr um den Tierschutz. Andere sind überzeugte Vegetarier oder sprechen sich wegen des hohen Gehalts an gesättigten Fettsäuren gegen häufigen Verzehr von Fleisch und Milchprodukten aus. Wieder andere wenden sich als Umweltschützer gegen die intensive Landwirtschaft und befürworten statt dessen das biologisch-dynamische Wirtschaften. Und manche sind gegen jegliche chemischen Zusätze in Lebensmitteln, genau wie manche Menschen sich auch grundsätzlich gegen Fluoridzusätze im Trinkwasser aussprechen, ungeachtet aller Belege für Risiken oder Ungefährlichkeit[79)].

Aus diesen und anderen Gründen dienen viele Veröffentlichungen über die Auswirkungen der Antibiotika in der Landwirtschaft eher der Stimmungsmache als der Aufklärung. Ein Beispiel ist der sogenannte Sulfadimidin-Skandal Ende der achtziger Jahre. Sulfadimidin ist unter anderem in dem Wachstumsbeschleuniger Aureo SP250 enthalten und wird Schweinen häufig gefüttert. In Großbritannien und anderen Ländern ist die Antibiotikaverwendung bei Tieren durch Richtlinien geregelt, wonach der Wirkstoff eine festgelegte Zahl von Tagen vor der Schlachtung nicht mehr gegeben werden darf. Außerdem gibt es Grenzwerte für Antibiotikarückstände im Fleisch; werden sie überschritten, ist der Verkauf untersagt.

In Großbritannien legte das Veterinary Products Committee, ein offizielles Beratergremium der Regierung, für Sulfonamide im Fleisch einen Grenzwert von 0,1 Milligramm je Kilogramm fest, das ist ein Teil auf zehn Millionen. Das Landwirtschaftsministerium veröffentlichte 1987 einen Bericht eines anderen Beratergremiums, der Working Party on Veterinary Residues in Animal Products: Danach trat Sulfadimidin bei einem Fünftel der untersuchten Proben in den Nieren der Schweine in einer Konzentration auf, die etwa um das 15fache über dem zulässigen Grenzwert lag. »Das legt den Verdacht nahe, daß die Karenzzeiten bei den Schweinen häufig nicht eingehalten wurden, daß man die Dosierungsanweisungen nicht befolgt hat, oder, was wahrscheinlicher ist, daß mehrere Faktoren zusammenwirkten, darunter auch die beiden genannten.«[80] Das Ministerium drängte die Landwirte, die vorgeschriebene Dosierung für Sulfadimidin bei den Schweinen nicht zu überschreiten und den Wirkstoff rechtzeitig vor der Schlachtung abzusetzen; dann, so hieß es, »hoffen wir, daß das Problem sich verringert«.

Wie sich jedoch herausstellte, gab es mit Sulfadimidin eine besondere Schwierigkeit. In Tierversuchen an Ratten und Mäusen erzeugte die Verbindung Schilddrüsenkrebs – in Dosierungen, die 10 000mal höher als der Grenzwert und um das 1000fache über den höchsten in Schweinenieren gemessenen Konzentrationen lagen; die gleiche Wirkung haben auch andere Sulfonamide in sehr hoher Dosierung[81]. In den USA bestimmt die sogenannte Delaney-Klausel, eine Zusatzbestimmung des Food, Drug and Cosmetic Act von 1958: »Ein Lebensmittelzusatz darf nicht als ungefährlich eingestuft werden, wenn sich herausstellt, daß er beim Verzehr durch Menschen oder Tiere Krebs erzeugt.« Dieses Gesetz wird oft als unrealistisch kritisiert, aber es steht in den USA in den Vorschriften.

Deshalb gab die Food and Drug Administration der USA Ende 1989 bekannt, sie habe die Absicht, die Verwendung von Sulfadimidin bei Tieren zu verbieten. In Großbritannien gab es kein solches Verbot, und in weiteren Analysen stellte sich mittlerweile heraus, daß die hohen Sulfadimidinwerte in den Schweinenieren seltener geworden waren. Das Ministerium sagte 1992 zu, die Sulfonamidrückstände in den Nieren von Schweinen, Schafen und Kühen sowie in Fleisch und Leber von Geflügel weiterhin zu überwachen[82)].

Können die bei Tieren eingesetzten Sulfonamide nennenswert zur Krebsentstehung bei Menschen beitragen? Es gibt keine Möglichkeit, diese Frage mit Sicherheit zu beantworten, aber es erscheint sehr unwahrscheinlich. Die Dosen, die man bei Tieren einsetzen muß, um Krebs zu erzeugen, sind weitaus höher als die Mengen, die man im Schweinefleisch findet. Zwar stimmt es, daß sich bei Menschen nach längerer Sulfonamidbehandlung manchmal der Schilddrüsenhormonspiegel verändert. Aber eine Kommission der Weltgesundheitsorganisation, die sich mit Medikamentenrückständen in Lebensmitteln beschäftigte, gelangte 1989 zu dem Schluß: »Wirkungen auf die Schilddrüse der Menschen sind sehr unwahrscheinlich, außer bei therapeutischer Dosierung und darüber«[81)]. Das heißt, man sollte sich weniger um die an Tieren angewandten Sulfonamide Sorgen machen als vielmehr um ihren unmittelbaren medizinischen Einsatz an Menschen.

Verbraucherorganisationen in Großbritannien, den USA und anderen Ländern machen sich auch Sorgen um Antibiotikarück-

stände in der Milch. Unter anderem behandelt man Milchkühe mit Penicillin, um die Euterentzündungen zu kurieren oder zu verhüten, an denen jede dritte Milchkuh in Großbritannien einmal im Jahr leidet[83]. Deshalb findet man zwangsläufig auch Penicillinspuren in der Milch. Der britische Tierärzteverband vertritt dazu folgende Position: »Die Antibiotikamenge, die ein Mensch mit der Milch zu sich nehmen kann, ist sehr gering. Unter der praktisch unmöglichen Voraussetzung, daß die gesamte Milch Antibiotika enthält, kommt der einzelne Verbraucher mit maximal 0,7 Milligramm Penicillin im Jahr in Kontakt, im Vergleich zu 2,4 Gramm pro Jahr und Person, die im Durchschnitt in der Humanmedizin verbraucht werden.« Mit anderen Worten: Selbst wenn man den »schlimmsten Fall« unterstellt, nimmt der Durchschnittsbürger mit Medikamenten über dreitausendmal mehr Penicillin zu sich als mit der Milch[84].
Doch auch die Bauern machen sich Sorgen: Penicillin ist eine hochwirksame Substanz, und Rückstände in der Milch können unter Umständen die Bakterienkulturen abtöten, die zur Käse- und Joghurtherstellung dienen. In Großbritannien nehmen das Milk Marketing Board und die Dairy Trades Federation regelmäßige Stichproben, um den Antibiotikagehalt der Milch festzustellen. Angeblich zerstören manche Bauern, die fürchten, ihre Milch könne nachweisbare Rückstände enthalten, das Penicillin, indem sie vor der Überprüfung Penicillinase in die Tanks geben[85].

Könnte das Penicillin in der Milch eine Gesundheitsgefahr für die Menschen darstellen? Es gibt keinerlei Hinweise, daß Menschen ernsthaft erkrankt sind, nur weil sie Milch mit Penicillinspuren zu sich genommen haben. Angesichts des verbreiteten Einsatzes von Penicillin in der Humanmedizin dürfte es auch schwierig sein, solche Hinweise zu finden; davon abgesehen, ist Penicillin ein relativ ungiftiger Wirkstoff.

Manchen Hinweisen zufolge können allerdings Menschen, die

nach einer medizinischen Behandlung gegen Penicillin allergisch geworden sind, auch Überempfindlichkeitsreaktionen bekommen, wenn sie Milch mit Penicillinrückständen trinken[78]. Verschlimmern dürfte sich die Angelegenheit durch die vorschriftswidrige Anwendung von Penicillinase. Dr. Joe Collier, heute Redakteur der unabhängigen britischen Zeitschrift *Drugs and Therapeutics Bulletin*, sagt[85]: »Penicillinase kann durchaus die Wirkung des Penicillins zerstören – das beweisen die resistenten Bakterienstämme, die am Leben bleiben und sich vermehren. Aber das Enzym zerstört nicht die Fragmente der Penicillinmoleküle, die bei empfindlichen Menschen die allergischen Reaktionen auslösen. Es gibt sogar Indizien, daß das Enzym die allergische Reaktion verstärkt.« Personen, die »besonders« empfindlich auf die Penicillinrückstände reagieren, wird geraten, keine Milch mehr zu trinken[78].
Allergische Reaktionen können sehr unangenehm sein. Das gilt um so mehr, wenn man ihre Ursache kaum oder gar nicht ausfindig machen kann. Und auch jeder Verdacht, eine Verunreinigung in Lebensmitteln könnte Krebserkrankungen auslösen, ist besorgniserregend, selbst wenn sich die Nebenwirkungen in Tierversuchen nur bei Dosierungen gezeigt haben, die weit über den in den Lebensmitteln enthaltenen Mengen liegen. Dennoch kann man sich alles in allem kaum vorstellen, daß die Antibiotikamengen, die wir mit Fleisch, Fleischprodukten, Milch, Milcherzeugnissen oder Fischen zu uns nehmen[86], eine wichtige unmittelbare Krankheitsursache sein könnten. Die verbreitete Ablehnung der Antibiotikarückstände in Lebensmitteln entspringt eher einer instinktiven Abneigung gegen jede chemische Verunreinigung der Nahrung. Und wer sich dennoch Sorgen macht, hat die Wahl: Er kann zum Vegetarier werden oder Fleisch und andere tierische Lebensmittel nur dann verzehren, wenn sie »aus kontrollierter biologischer Produktion« stammen, hergestellt von Landwirten, die mit traditio-

nellen Methoden und ohne oder fast ohne chemische Hilfsmittel arbeiten.

## *Die Rache der Tiere?*

Wegen der unmittelbaren toxischen Wirkung der bei Tieren angewandten Antibiotika machen sich die meisten Wissenschaftler relativ wenig Sorgen, außer in besonderen Situationen, wo beispielsweise die Beschäftigten in der Landwirtschaft in ihrem direkten Umfeld mit großen Mengen an Medikamentenrückständen in Berührung kommen. (Die Tiere leiden unter Umständen an Nebenwirkungen, aber das ist ein anderes Thema, und sie werden ohnehin bald darauf geschlachtet.)
Die Mikrobiologen beunruhigt etwas anderes: Durch systematischen Antibiotikaeinsatz in einem übervölkerten Umfeld werden regelmäßig resistente Supererreger herangezüchtet, die unbehandelbare Krankheitsausbrüche oder Epidemien auslösen können. Was für Armeen, Krankenhäuser und manche Entwicklungsländer gilt, das gilt auch für moderne landwirtschaftliche Betriebe.
Durch die Massenhaltung entstehen Krankheiten bei den Tieren; und durch den Einsatz von Antibiotika zur Krankheitsbekämpfung oder Wachstumsförderung züchtet man medikamentenresistente Superbakterien heran, die sich von den Tieren auch auf Menschen ausbreiten können. An dieser Abfolge der Ereignisse gibt es keinen Zweifel; umstritten ist nur, inwieweit sie ein Problem darstellt.
Professor Stuart Levy schätzte die Gesamtmenge der in den USA hergestellten Antibiotika 1984 auf rund 15 000 Tonnen, und etwa die Hälfte davon wurde Tieren verabreicht, vorwiegend als Futterzusatz. In einem Leitartikel für die Fachzeitschrift *New England Journal of Medicine* schrieb er[87]: »Jedes Tier und jeder

Mensch wird durch die (therapeutische oder subtherapeutische) Antibiotikaeinnahme zu einer Fabrik für resistente Bakterienstämme ... Da die Viehbestände in den USA etwa zwei- bis dreimal so zahlreich sind wie die Bevölkerung, ist auch die Zahl der Tiere, die in subtherapeutischen Dosen mit Antibiotika gefüttert werden (fast alle Hühner, Schweine und Kälber) weitaus größer als die Zahl der Menschen, die Antibiotika einnehmen.«
Große Tiere produzieren an Exkrementen das fünf- bis hundertfache Volumen eines Menschen, und tierische Ausscheidungen mit ihren zahlreichen chemischen Rückständen einschließlich der Antibiotika werden nicht geregelt beseitigt. Professor Levy kommt zu dem Schluß: »Die Verwendung der Antibiotika bei Tieren trägt nach einer häufig geäußerten Meinung stärker zur Mischung resistenter Stämme in der Umwelt bei als ihr Einsatz bei Menschen.«
Dr. Novick drückt sich unverblümter aus[40]: »Nach meiner Überzeugung gibt es unwiderlegbare Hinweise, daß das, was wir mit den Antibiotika bei Tieren und Menschen anrichten, gefährlich und selbstzerstörerisch ist ... Wir können nicht einfach biologisch aktive Verbindungen in der Umwelt verteilen, ohne dafür einen hohen Preis in Form unerwünschter Veränderungen der Biosphäre zu zahlen. Wenn man Tieren Antibiotika füttert, hat das auch Auswirkungen auf die Häufigkeit der Resistenzen beim Menschen, denn die Plasmide wandern hin und her.« Vorsichtiger ist ein wichtiger Bericht der US-amerikanischen Academy of Sciences formuliert, der sich mit den Wirkungen der von amerikanischen Farmern benutzten Penicilline und Tetracycline beschäftigt. Er gelangt zu dem Schluß[88] : »Indirekten Hinweisen zufolge hat die subtherapeutische Anwendung mikrobenhemmender Wirkstoffe mit der Resistenzentstehung bei krankheitserzeugenden Bakterien zu tun, so daß sich möglicherweise eine Gesundheitsgefahr für die Menschen ergibt.«

Die größte Wahrscheinlichkeit für die Entstehung und Ausbreitung von Supererregern durch den Antibiotikaeinsatz in der Landwirtschaft besteht bei zwei Bakterienarten: Salmonellen und *E. coli.*
Viele Bakterieninfektionen von Tieren befallen den Menschen nicht. Andere, Zoonosen genannt, sind auch für die menschliche Gesundheit eine Gefahr. Eine der beiden häufigsten Zoonosen ist Durchfall, hervorgerufen durch verschiedene Salmonellenarten. In den USA, Großbritannien und anderen Industrieländern verbreiten sich Salmonelleninfektionen heute vorwiegend von Tieren auf Menschen, und in den achtziger Jahren wurden sie zur Epidemie. Ein Bericht der Weltgesundheitsorganisation aus dem Jahr 1988[89)] stellt fest: »Salmonellose ist in allen Teilen der Welt ein echtes oder potentielles Problem.« Mitte der achtziger Jahre berichteten US-amerikanische Ärzte jährlich über 40 000 Fälle von Salmonellenvergiftungen. Die meisten Menschen gehen mit Durchfall nicht zum Arzt, und deshalb schätzen die Epidemiologen, daß auf jeden registrierten Fall zwischen zehn und hundert andere mit ähnlichen Symptomen kommen. Das würde bedeuten, daß 400 000 bis vier Millionen Amerikaner jedes Jahr an einer Salmonellenvergiftung leiden. In einer Studie aus dem Jahr 1986[90)] schätzten Wissenschaftler des US-Center for Disease Control, daß in den USA jährlich mehr als 18 000 Krankenhausaufnahmen und 500 Todesfälle mit der Salmonellose zusammenhängen. Weiter heißt es in dem Bericht: »Rechnet man die Kosten für die nicht registrierten Fälle und die Ausfälle in Wirtschaft und Industrie hinzu, kostet die Salmonellose jedes Jahr mehrere Milliarden Dollar.«
Die eigentliche Ursache der Salmonelleninfektionen ist in den meisten Fällen die Massentierhaltung. Der häufigste Erreger war in den USA *Salmonella typhimurium* aus Rindern und in Großbritannien *Salmonella enteritidis* aus Hühnern. In einem gewissen Sinne sind die Antibiotika in den Industrieländern in

die meisten Salmonelleninfektionen verwickelt, einfach weil die Massentierhaltung nur mit systematischer Anwendung der Antibiotika und anderer mikrobenhemmender Wirkstoffe möglich ist. Unter sehr beengten Verhältnissen, wenn das Futter unter Umständen verseucht ist und die Tiere ihren eigenen Exkrementen nicht ausweichen können, entstehen geschlossene Ansteckungskreisläufe, die man nur vorübergehend mit Medikamenten unterbrechen kann. Salmonellen und andere Bakterien gelangen dabei unweigerlich auch in die für Menschen bestimmten Lebensmittel, wo sie sich ausbreiten und Infektionsepidemien herbeiführen können. Wenn wir landwirtschaftliche Fabriken wollen, bekommen wir Durchfallerkrankungen, gewissermaßen als Rache der Tiere.

Und wir bekommen, ebenfalls als unvermeidliche Folge des ständigen Antibiotikaeinsatzes, resistente Bakterien. Im Dezember 1987 hielt Dr. John Threlfall vom britischen Public Health Laboratory Service (PHLS) einen Vortrag vor dem Forum für Ernährung und Gesundheit der Royal Society of Medicine[91)]. Wie aus den Befunden des PHLS hervorging, war die Chloramphenicolresistenz bei Rindern zwischen 1976 und 1987 von einem auf 88 Prozent gestiegen; bei Ampicillin war es ein Anstieg von drei auf 82, bei Tetracyclin von zehn auf 95 und bei Trimethoprim von unter einem auf 83 Prozent. Dieser beunruhigende, sehr schnelle Anstieg der Medikamentenresistenz »entstand durch wiederholte, fehlgeschlagene Versuche, die Kälbersalmonellen mit einem immer breiteren Spektrum von Antibiotika zu bekämpfen ... Mehrfachresistenz gegen vier oder mehr Antibiotika ist heute bei Rindern die Regel.« Entsprechend waren 1987 auch 60 Prozent der in Großbritannien bei Menschen untersuchten Infektionen mit *Salmonella typhimurium* resistent gegen drei oder mehr Antibiotika. Dr. Threlfall zieht daraus den Schluß: »Es gibt kaum Zweifel, daß der Antibiotikaeinsatz in der Kälberhaltung die Ursache für das Auftauchen der

meisten mehrfachresistenten Stämme von *S. typhimurium* ist, die bei Menschen in den letzten Jahren Infektionen hervorgerufen haben.«
Die Infektionen mit *S. typhimurium* entstehen in Großbritannien bei Rindern und damit auch bei Menschen am häufigsten durch einen Stamm namens »Phagentyp 204«. Und die Infektion mit *S. enteritidis,* die Ende der achtziger Jahre bei Hühnern und Menschen epidemieartig auftrat, wurde durch einen Stamm mit der Bezeichnung »Phagentyp 4« ausgelöst. Warum verbreitete sich dieser Stamm auf einmal in einer Epidemie? Dr. Anita Rampling vom britischen Public Health Laboratory Service in Cambridge hat dazu eine phantasievolle, beunruhigende Theorie. Zusammen mit Kollegen stellte sie fest, daß die Infektion mit *S. enteritidis* Phagentyp 4 im allgemeinen auf Antibiotika anspricht, aber mit einer höchst bedeutsamen Ausnahme: Sie ist unempfindlich gegen Nitrofurane, die in der Humanmedizin häufig bei Harnwegsinfektionen eingesetzt werden und in der Massenhaltung von Hühnern zur Bekämpfung von Protozoeninfektionen des Darms dienen[92)]. Nach Dr. Ramplings Vermutung könnte durch den Selektionsdruck der Nitrofurane bei Hühnern der neue Salmonellenstamm Phagentyp 4 entstanden sein, gegen den sich Hühner und Menschen als anfällig erwiesen haben; das heißt, Phagentyp 4 ist ein Supererreger.
Diese Theorie ist Spekulation. Sicher ist aber, daß die medikamentenresistenten Salmonelleninfektionen eine besondere Gesundheitsgefahr für die Menschen darstellen. Personen mit gutem gesundheitlichem Allgemeinzustand sollten normalerweise bei Durchfallerkrankungen, wie sie von *S. typhimurium* und *S. enteritidis* ausgelöst werden, keine Antibiotika einnehmen, und dann wird der Krankheitsverlauf auch durch die Resistenz nicht beeinflußt. Anders sieht es mit Krankenhausinfektionen aus: Die Weltgesundheitsorganisation stellt fest[89)]: »Diese Erreger verursachen oft explosionsartige Ausbrüche der

Salmonellose in Krankenhäusern, insbesondere in Abteilungen für Geburtshilfe, Kinderheilkunde und Geriatrie sowie bei chronisch kranken und immunschwachen Patienten. Die Ausbrüche verursachen häufig hohe Sterblichkeit, sind schwer unter Kontrolle zu bringen und können längere Zeit anhalten.« Wenn Klinikpatienten ganz allgemein krank sind, werden Salmonellen (und andere Bakterienarten) zur Gefahr, und sie setzen sich eher fest, so daß Antibiotika vonnöten sind. Ist die Infektion mehrfachresistent, stirbt der Patient unter Umständen.
Dr. Scott Holmberg vom US-Center for Disease Control und seine Kollegen veröffentlichten eine Analyse von 52 Ausbrüchen der Salmonellen-Lebensmittelvergiftung in den USA aus der Zeit zwischen 1971 und 1983[93)]. Insgesamt 19 dieser kleineren Epidemien gingen auf antibiotikaempfindliche Salmonellen zurück; sie infizierten 1912 Menschen, und vier davon starben. 17 Ausbrüche gingen dagegen auf das Konto resistenter Erregerstämme; dabei wurden 312 Menschen infiziert, von denen 13 ums Leben kamen. »Die Sterblichkeitsquote lag für Patienten mit nachgewiesen mehrfachresistenten Salmonellen bei 4,2 Prozent, 21mal höher als bei Fällen mit antibiotikaempfindlichen Salmonelleninfektionen.«
Woher kommt dieser gewaltige Unterschied? Nach einer Vermutung, die Dr. Holmberg[73)] und andere Wissenschaftler der CDC geäußert haben[90)], sind *Salmonella*-Supererreger besonders gefährlich, wenn sie einen Patienten infizieren, der bereits wegen einer anderen Erkrankung mit Antibiotika behandelt wird. In solchen Fällen können die medikamentenresistenten Bakterien gedeihen und im Darm des Betroffenen die Oberhand gewinnen, weil andere Bakterienarten, die normalerweise mit ihnen konkurrieren, ausgemerzt werden. Die Folge ist unter Umständen eine sehr schwere, akute Erkrankung, die nicht auf Antibiotika anspricht und den ohnehin geschwächten Patienten umbringen kann.

Wie bei anderen Krankheiten, so ist auch bei Infektionen Vorbeugung besser als Heilung. Vielleicht der wichtigste Schutz gegen Erkrankungen durch Bakterieninfektionen ist das geschlossene Abwassersystem. In den Industrieländern werden die Exkremente der Menschen, die früher Krankheitsepidemien verbreiteten, heute in unterirdischen Systemen gesammelt, aufbereitet und in Kläranlagen unschädlich gemacht.
Für die Exkremente von Tieren gilt das nicht. Der Darminhalt der Tiere, die zur Fleisch- und Milchproduktion gehalten werden, verteilt sich überall. Viele Millionen Tonnen Kot und Urin von Kühen, Schweinen und Hühnern durchtränken den Boden und fließen in die Flüsse, und das überall auf der Welt, das ganze Jahr über. Beim Schlachten werden die Kadaver mit Kot beschmiert, und noch mehr davon quillt beim Zerlegen aus dem Darm. Nachdem alles abgespült und weggeschwemmt ist, bleiben unter Umständen Reste übrig, die das Fleisch verunreinigen und Lebensmittelvergiftungen verursachen. Insekten und Vögel nehmen auf den Feldern Kotstücke oder unbehandeltes Abwasser auf und fliegen damit davon. Den Darmbakterien der Tiere können wir nicht entgehen; sie sind allgegenwärtig.
Würde es sich bei den Bakterien, die bei Tieren Krankheiten hervorrufen, um ganz andere Arten handeln als bei Menschen, wäre das nicht weiter schlimm, außer für die Tiere selbst. Aber mehrere Bakterieninfektionen sind Zoonosen, die von Tieren auf Menschen übergehen können. Und Salmonellen sind nicht die einzigen zoonotischen Supererreger, die zunächst bei Tieren eine Infektionskrankheit erzeugen und sich dann in medikamentenresistenter Form auf Menschen ausbreiten. Wenn die Antibiotika weiterhin ein unverzichtbarer Bestandteil der intensiven Landwirtschaft bleiben, werden im Laufe der Zeit immer mehr Bakterien mehrfach medikamentenresistent, und diese

Erreger können bei Menschen Durchfall und andere Krankheiten auslösen. Hierher gehören verschiedene Arten von Shigellen, *Clostridium perfringens* (ein Erreger des Gasbrandes, wenn er in offene Wunden gelangt), *Yersinia enterocolitica* (ein Erreger der Blutvergiftung), *Staphylococcus aureus*[94], verschiedene Arten der Gattung *Campylobacter,* insbesondere *C. jejuni,* der in Großbritannien und den USA noch häufiger Lebensmittelvergiftungen erzeugt als die Salmonellen[95], und *Listeria monocytogenes,* ein eher seltener, aber dafür manchmal gefährlicher Krankheitserreger[96].

Die Intensivtierhaltung, die nur durch systematischen Antibiotikaeinsatz möglich wird, ist heute in den Industrieländern mit Sicherheit die wichtigste Ursache von Lebensmittelvergiftungen; Durchfall und andere Krankheiten entstehen dabei häufig durch Bakterienarten und -stämme, die als Krankheitserreger vor einer Generation noch keine Rolle spielten. Manche davon, vor allem *Salmonella enteritidis* und *Campylobacter jejuni,* treten erst seit den achtziger Jahren epidemieartig auf. Theoretisch könnte sich wiederholen, was vermutlich mit *S. enteritidis* Phagentyp 4 geschehen ist: Der Antibiotikaeinsatz bei Tieren bringt neue Krankheitserreger hervor, die sich geringfügig, aber entscheidend von früheren Stämmen unterscheiden und für die der Mensch zumindest anfangs anfällig ist.

Wie groß ist die Bedrohung der menschlichen Gesundheit durch die zoonotischen Supererreger? Genau weiß das niemand. Nach Schätzungen in dem Bericht der US-Academy of Sciences von 1988[88] dürften in den USA etwa 70 Todesfälle im Jahr auf Salmonellenvergiftungen zurückzuführen sein, die mit der Antibiotikaverwendung bei Tieren zusammenhängen; das ist nur ein winziger Anteil an der Gesamtzahl der Fälle. Auf der anderen Seite steht aber die Listeriose: Sie ist zwar selten, und mehrfachresistente Stämme von *L. monocytogenes* sind nicht verbreitet, aber jedes Hindernis bei der Behandlung dieser gefährlichen Krankheit könnte in einem relativ hohen Anteil der Fälle tödliche Folgen haben. Bisher muß man gerechterweise wohl annehmen, daß zoonotische Supererreger bei Menschen nur selten eine unmittelbare Todesursache darstellen.

Etwas anderes wäre aber durchaus möglich: Die größten Schäden durch den Antibiotikaeinsatz in der Landwirtschaft entstehen vielleicht schweigend, ohne unmittelbare Krankheitszeichen, durch Bakterien, die gewöhnlich als harmlose kommensale Arten im Darm der Tiere und auch der Menschen leben, wie insbesondere die allgegenwärtigen *Escherichia coli.* Wie andere Enterobakterien, die man auch als coliform bezeichnet, so wird *E. coli* häufig medikamentenresistent, weil Antibiotika gegen andere, krankheitserzeugende Bakterien eingesetzt werden. Je mehr Medikamente, desto mehr Supererreger: Wie sich in Großbritannien zwischen 1981 und 1983 bei Untersuchungen an Rindern und Schweinen herausstellte, waren die *E. coli*-Bakterien bei über vier Fünfteln der Tiere gegen mindestens ein Antibiotikum resistent[97)], und andere Analysen an Schweinen und Hühnern[98)] zeigten, daß die Resistenz gegen bestimmte Wirkstoffe in einem Tierbestand noch zehn Jahre lang erhalten bleiben kann, wenn das Medikament nicht mehr angewandt wird.

Können medikamentenresistente *E. coli*-Bakterien von Tieren auf Menschen übergehen? Mit Sicherheit. Das wurde erstmals Mitte der siebziger Jahre mit zwei klassischen Experimenten bewiesen. Das erste, von Professor Stuart Levy und Mitarbeitern, fand auf einem Geflügelhof in den USA statt[99)]. Man gab den Hühnern tetracyclinhaltiges Futter. Innerhalb von zwei Wochen waren die von den Tieren ausgeschiedenen *E. coli*-Bakterien zu neun Zehnteln tetracyclinresistent, und nach zwei Monaten waren über 20 Prozent mehrfachresistent, nicht nur gegen Tetracyclin, sondern auch gegen Streptomycin, Ampicillin oder Sulfonamide. Nach fünf bis sechs Monaten waren sogar die

Bakterien im Stuhl der elf menschlichen Hofbewohner überwiegend tetracyclinresistent, und Mehrfachresistenzen traten bei den Menschen ebenfalls in ähnlicher Form auf wie bei den Tieren. Während der Untersuchungen wurde auf dem Hof niemand krank. Es besteht aber die Befürchtung, daß die resistenten *E. coli*-Bakterien, die von den Tieren auf die Menschen übergegangen sind, die Resistenz nun ihrerseits an andere, gefährliche Bakterienarten weitergeben könnten. »Die resistenten Darmbakterien sind ein Reservoir für übertragbare Resistenzgene ... Den Übergang dieser Plasmide von nichtpathogenen auf krankheitserzeugende Bakterien oder von Tieren auf Menschen muß man als mögliche Folge in Betracht ziehen.«[99)]
Das zweite Experiment fand mit britischen Freiwilligen statt. Professor Alan Linton von der Abteilung für Mikrobiologie der Universität Bristol kaufte in zufällig ausgewählten Läden innerhalb eines Zeitraums von drei Monaten insgesamt 15 Tiefkühlhühner. Er untersuchte die *E. coli*-Bakterien der Vögel auf Medikamentenresistenz und gab das Fleisch dann an fünf Kollegen, die es zubereiteten und aßen. Dabei besiedelten resistente *E. coli* aus den Hühnern einen der Freiwilligen. Dr. Linton zog daraus den Schluß[100)]: »Vermutlich erreichen *E. coli*-Bakterien den Menschen in beträchtlicher Anzahl über die Nahrungskette, und unter bestimmten Umständen können sie den menschlichen Verdauungstrakt über längere Zeiträume besiedeln.« Im selben Jahr wurden in Großbritannien etwa 100 Millionen Hühner verzehrt.

Ein Bericht der Weltgesundheitsorganisation aus dem Jahr 1984[7)] bestätigte: »Resistente Stämme erreichen den Menschen über die Nahrungskette. Die schlüssigsten Befunde liegen für *Escherichia coli* vor. Am häufigsten findet man resistente Stämme dieser Bakterienart bei Kälbern, Schweinen und Geflügelarten, bei denen verbreitet Antibiotika verwendet werden. Unter den Bedingungen der Fabrikschlachtung kommt es während der Produktion regelmäßig zur Verunreinigung der Kadaver mit *E. coli*-Stämmen, die in Serotyp und Resistenzmuster mit denen aus dem Darm der geschlachteten Tiere übereinstimmen. Diese Stämme gelangen mit Fleisch oder Fleischprodukten in die Küche und besiedeln in der Folge den Darm der Menschen.«

Theoretisch ist es möglich, daß Supererreger in den antibiotikabehandelten Tieren herangezüchtet werden, anschließend Menschen infizieren und dann ihre Resistenz an andere Mikroorganismen im menschlichen Darm weitergeben. Damit würde der Antibiotikaeinsatz bei Tieren zu einer verborgenen Quelle menschlicher Krankheiten.

Geschieht das auch in der Praxis? Die Industrie sagt nein. Das britische National Office of Animal Health, die Vertretung der Tierpharmaindustrie, sagt mit Unterstützung von Professor Richard Lacey[101)]: »Es gibt in den über 30 Jahren, seit Tierfutterzusätze verwendet werden, keinen einzigen belegten Fall, daß ein Mensch durch Antibiotikarückstände in Fleisch oder tierischen Lebensmitteln geschädigt worden wäre.« Aber wie sollte sich ein solcher Fall auch belegen lassen? Dr. Richard Novick vertritt eine andere Ansicht. Über die Möglichkeit, daß Supererreger ihre Resistenz an andere, gefährlichere Bakterien weitergeben, schreibt er[94)]: »Es ist so gut wie sicher, daß das geschehen wird, und zwar vermutlich recht bald, wenn der gewaltig übersteigerte Einsatz der Antibiotika in Tierhaltung und Humanmedizin sich ungehindert fortsetzt.«

## *Anmerkungen*

1 »Rigor« ist die medizinische Bezeichnung für steinige, starre Bewegungen, die u. a. durch Erkrankungen des Zentralen Nervensystems ausgelöst werden können: Nicht zu verwechseln mit Rigor mortis, der Totenstarre.

2 Siehe Kap. 2, Anm. 5.

3 Neu, H.: The Crisis in Antibiotic Resistance. *Science* 1992; 257: 1064–1072.
4 Cooper, T.: Infectious Diseases: No Cause for Complacency. In: *J Infect Did* 1976; 134: 510–512.
5 Hunt, L.: Children's Ward is closed after Two Babies Die. In: *The Independent,* 5. August 1992.
6 Rogers, L.: 1 in 5 Patients picks up an Infection in Hospital. In: *Evening Standard,* 6. August 1992.
7 Weltgesundheitsorganisation: Antimicrobial Resistance, Bericht der wissenschaftlichen Arbeitsgruppe, Genf, 1982.
8 Mayon-White, R., Ducel, G., Kereselidze, T., Tikomirov, E.: An International Survey of the Prevalance of Hospital-Acquired Infection. In: *J Hosp Infect* 1988; 11 (A): 43–48.
9 Anon: Are Hospitals the Worst Places to Get well? Which Way to Health, April 1990.
10 de Bruxelles, S., Ferriman, A.: Deadly »Super Bug« Spreads through Wards. In: *Observer,* 31. August 1986.
11 Hill, G., Prentice, T., Wright, P., Stuttaford, T.: Under Siege from a Super-Bug. In: *The Times,* 3. März 1987.
12 Siehe Kap. 2, Anm. 1.
13 Siehe Kap. 2, Anm. 5.
14 Staphylokokken sind schon immer eine Plage gewesen. Furunkel galten als eine der zehn Plagen, die das biblische Ägypten heimsuchten.
Im 19. Jahrhundert waren postoperative Staphylokokken-Infektionen gang und gäbe. Angeblich hing im Operationssaal der Universität von Aberdeen ein Schild mit der Aufschrift »Sei bereit, deinen Herrn zu treffen«.
15 Brumfitt, W., Hamilton-Miller, J.: Methicillin-Resistant Staphylococcus Aureus. In: *N Eng J Med* 1989; 320 (18): 1188–1196.
16 Sanderson, P.: Staying One Jump Ahead of Resistant Staphylococcus Aureus. In: *Br Med J* 1986; 293: 573—574.
17 Hall, C.: Fears Raised by Superbug Secrecy. In: *Independent,* 6. April 1989.
18 Maycock, J.: Persönliche Mitteilung. Siehe auch Maycock, J.: An Isolating Experience. In: *Nursing Times* 1989; 85 (13): 75.
19 Hopper, P., Turner, A., Law, M., Gill, M.: Control of MRSA at Homerton Hospital. Vertraulicher Zwischenbericht, 8. August 1986, unveröffentlicht.
20 Duckworth, G., Lothian, J., Williams, J.: Methicillin-Resistant Staphy-

lococcus Aureus: Report of an outbreak at a London Teaching Hospital. In: *J Hosp Infect* 1988; 11: 1–15.
21 Maple, P., Hamilton-Miller, J., Brumfitt, W.: World-Wide Antibiotic Resistance in Methicillin-Resistant Staphylococcus Aureus. In: *Lancet* 1989; ii: 537–540.
22 Zitiert in: Hill, G., Prentice, T., Wright, P., Stuttaford, T.: From Wonder Drug to Bitter Pill. In: *The Times,* 2. März 1987.
23 Nash, M.: Attack of the superbugs. In: *Time,* 31. August 1992.
24 Cohen, M.: Epidemiology of Drug Resistance: Implications for a Post-Antimicrobial Era. In: *Science* 1992; 257: 1050–1055.
25 Johnson, S., Clabots, C., Linn, F. et al.: Nosocomial Clostridium Difficile and Disease. In: *Lancet* 1990; 11: 97–100.
26 Mihill, C.: »Killer Bug« Fears Played Down. In: *The Guardian,* 10. Januar 1992.
27 Moellering, R.: The Enterococcus: A Classic Example of the Impact of Antimicrobial Therapy on Therapeutic Options. The Garrod Lecture. In: *J Antimicrob Therap* 1991; 28: 1–12.
28 Shiaes, D., Al-Obeid, A., Gutman, L.: Enterococcal Resistance to Vancomycin and Teucoplanin. In: *APUA Newsletter* 1989; 7 (4): 1,4.
29 French, G., Abdulla, Y., Heathcock, R. et al.: Vancomycin Resistance in South London. In: *Lancet* 1992; 338: 28. März.
30 Florey, H.: Clinical Use of Penicillin. In: *Br med J* 1944; 2: 9–13.
31 Monod, J.: Zufall und Notwendigkeit, [dtv-Ausgabe], 1975.
32 Möglicherweise waren Mammuts doch anpassungsfähiger als ursprünglich vermutet. 1993 gaben russische Wissenschaftler die Entdeckung der Überreste eines »Miniatur«-Mammuts bekannt. Diese Art soll bis vor wenigen tausend Jahren auf einer arktischen Insel gelebt haben.
33 Manchmal kann die Medikamentenresistenz durch sehr hohe Dosen von Antibiotika überwunden werden.
34 Die Bakterienruhr ist in Europa, Nordamerika und anderen gemäßigten Klimaregionen nahezu unbekannt, da die *Shigella*-Bakterien hier weniger aktiv sind.
35 Watanabe, T.: Infective Heredity of Multiple Drug Resistance in Bacteria. In: *Bacteriol Rev* 1963; 27: 87–103.
36 Akiba, T., Koyama, K., Isiki, Y. et al.: On the Mechanism of the Development of Multiple-Drug-Resistant Clones of Shigella. In: *Jap J Microb* 1960; 4: 219.
37 Ochai, K., Yamanaka, T., Kimura, K., Sawada, O.: Inheritance of Drug Resistance (and its Transfer) between Shigella Strains and

Between Shigella Strains and E. coli Strains. In: *Nhonji-Shimpo* 1959; 1861: 34–36.

38 Plasmide werden gelegentlich auch »R-Faktoren« genannt (»R« für Resistenz). Um genau zu sein: Der Ausdruck bezeichnet nur den Teil der genetischen Struktur eines Plasmids, der die Information für die Medikamentenresistenz transportieren kann.

39 Eine klare Einführung in das Thema bietet: Novick, R.: Plasmids. In: *Scientific American* 1980; 243 (6): 102–107.

40 In einem Interview mit dem amerikanischen Farmer und Schriftsteller Orville Schell. Zuerst im *New Yorker,* später in Schells provokativem Buch »Modern Meat« (siehe Kap. 3, Anm. 22) veröffentlicht.

41 Dr. Watanabes Arbeit wurde in Fachkreisen erst 10 Jahre nach der Publikation seiner Funde in Spezialzeitschriften richtig bekannt, ebenso seine Warnung. Watanabe, T.: Infectious Drug Resistance. In: *Scientific American,* 1967; 217: 19–27.

42 Untersuchungen, bei denen Plasmide in abgelegenen »vorantibiotischen« Umgebungen entdeckt wurden, zitiert Prof. Falkow von der Stanford Universität. Falkow, S.: Infectious Multiple Drug Resistance, London, 1975.

43 Dr. Naomi Datta vom Hammersmith Hospital in London wies in einer klassischen Studie an Bakterien aus dem frühen 20. Jahrhundert das Vorkommen solcher alten Plasmide erstmals nach. Datta, N., Hughes, V.: Plasmids of the Same Inc Groups in Enterobacteria before and after the Medical Use of Antibiotics. In: *Nature* 1983; 306: 616.

44 Resistenzgene wurden zwar in abgelegenen Regionen unserer heutigen Zeit entdeckt (siehe Anm. 42), jedoch nicht in den Bakterien vor dem Antibiotika-Zeitalter (siehe Anm. 43). Irgendwie müssen die antibiotika-resistenten Bakterien in die einsamen antibiotika-freien Gegenden »gereist« sein, möglicherweise transportiert durch Tiere, Händler oder Forscher.

45 Siehe Kapitel 2.

46 Levy, S., Marshall, B., Schluederberg, S. et al.: High Frequency of Antimicrobial Resistance in Human Fecal Flora. In: *Antimicrob Agents Chemotherap* 1988; 32: 1801–1806.

47 Professor O'Brien beschreibt hier die derzeitige Situation in den USA. Cephalosporine der dritten Generation sind in der Tat sehr teuer und werden in anderen Industrieländern nur gelegentlich bei extrem hartnäckigen Infektionen eingesetzt. Diese »Luxus«-Medikamente stehen nur in den reichen Ländern zur Verfügung.

48 Professor O'Brien hat vorgeschlagen, »ein geringes Maß an Antibiotika-Resistenz zu einem Ziel im öffentlichen Gesundheitsbewußtsein zu machen, ähnlich wie ein normaler Blutdruck oder niedrige Cholesterin-Werte«. Lester, S., Pilar, Pla M., Wang, F. et al.: The Carriage of Escherichia Coli Resistant to Antimicrobial Agents by Healthy Children in Boston, in Caracas, Venezuela, and in Qin Pu, China. In. *New Eng J Med* 1990; 323 (5): 285–289.

49 Melrose, D.: Bitter Pills. Medicines and the Third World Poor, Oxford, 1982.

50 National Institutes of Health: Study on Antibiotic Use and Antibiotic Resistance Worldwide. Report of Task Force 4. In: *Rev Infect Dis* 1987; 9 (3): S 270–S 285.

51 Wie virulent nun ein Erreger ist, hängt von der Immunstärke der infizierten Person ab. Mikroorganismen können auf verschiedene Weise virulent sein, indem sie Giftstoffe absondern, sich blitzschnell vermehren, regelrecht an einer Stelle klebenbleiben oder umgekehrt in fremde Regionen drängen.

52 Die meisten Informationen in diesem Abschnitt basieren auf Berichten der Health Action International (HAI), der führenden internationalen Interessengemeinschaft im Zusammenhang mit Medikamenten. Zu den überlassenen Berichten gehören: Antibiotics: The Wrong Drugs for Diarrhoea. Problem Drugs: Anti-Diarrhoeals (Antidiarr 1A). Antidiarrhoeals Containing Antibiotics (Antidiarr 1B). Hydroxyquinolines (Antidiarr 1C). Die Adresse der HAI in Europa lautet: J. van Lennepkade 334-T, 1053 NJ Amsterdam, Niederlande.

53 Diese Aussage gilt auch für 1988–89.

54 Weltgesundheitsorganisation: Programme for the Control of Diarrhoeal Diseases. A manual for the Treatment of Diarrhoea, Genf, 1990.

55 Kontrollprogramm der Weltgesundheitsorganisation, 1988.

56 Anon: Porter v Ohmae. In: *The Economist,* 4. August 1990.

57 Christie, D.: Third World in Action. In: *The Listener,* 12. Oktober 1989.

58 Weltgesundheitsorganisation: The Rational Use of Drugs in the Management of Acute Diarrhoea in Children, Genf 1991.

59 Gorbach, S.: How to Hit the Runs: Antibiotics in Travellers' Diarrhea. In: *The APUA Newsletter* 1986; 4/1.

60 Hyams, K., Bourgeois, A., Merrell, B. et al.: Diarrheal Disease during Operation Desert Shield. In: *New Eng J Med* 1991; 325: 1423–1428.

61 Scotland, S.: The Occurrence of Plasmids Carrying Genes for Both

Enterotoxin Production and Drug Resistance in *E. coli.* In: *J Hyg* (Cambridge) 1979; 83: 531–537.
62 Weltgesundheitsorganisation: The Rational Use of Drugs. Report of the Conference of Experts, Nairobi, 25.–29. November 1985, Genf, 1987.
63 Fabricant, N., Hirschhorn, N.: Deranged Distribution, Perverse Prescription, Unprotected Use: The Irrationality of Pharmaceuticals in the Developing World. In: *Health Pol and Plan* 1987; 2 (3) 204–213.
64 Weltgesundheitsorganisation: The World Drug Situation, Genf, 1988.
65 Pradervand, P.: Tetracycline Lemonade. Bericht für HAI International, Den Haag, 1984.
66 Tan, M.: Dying for Drugs. Pill Power and Politics in the Philippines. Quezon city, Philippines, 1986.
67 Consumers' Association of Penang: Drugs and the Third World. Tetracyclines – Urgent Control Needed on Use, Penang, 1989.
68 Management Services for Health: Where does the Tetracycline Go? Health Center Prescribing and Child Survival in East Java and Kalimantan, Boston, 1988.
69 Obaseiki-Ebor, E., Ebea, P.: A Survey of Antibiotic Outpatient Prescribing and Antibiotic Self-Medication. In: *J Antimicrob Chemotherap* 1987, 759–763, and 1989, 641–651.
70 Ferraz, E.: Changing Antibiotic Usage in Brazil. In: *The APUA Newsletter* 1989; 7/1.
71 Holmberg, S., Solomon, S., Blake, P.: Health and Economic Aspecte of Antibiotic Resitance. In: *Rev Infect Dis* 1987; 9 (6): 1065–1078.
72 Über landwirtschaftliches Arbeiten vor dem Aufkommen der Agrochemie berichtet John Stewart Collis in seinem Buch »The Worm Forgives the Plough«, London, 1988. Hier werden auch Erinnerung älterer Landwirte anekdotisch wiedergegeben.
73 Holmberg, S., Osterholm, M., Senger, K., Cohen, M.: Drug-Resistant Salmonella from Animals Fed Antibiotics. In: *New Eng J Med* 1984; 311 (10): 617–622.
74 Die Anwendung von Medikamenten zur Behandlung und Vorbeugung von Infektionskrankheiten in der Tierhaltung sollte immer von einem Tierarzt überwacht werden. Ob dies in der Praxis auch geschieht, hängt vom Staat (einige sind besser organisiert als die anderen) und vom Landwirt ab (einige haben weniger Skrupel als andere). Betrachtet man allein die Mengen an Fleisch und Milchprodukten, die in den Industrieländern produziert werden, so können

die Tierärzte unmöglich die gesamte Anwendung von Medikamenten an Tieren kontrollieren, zumal auch noch Schwarzmärkte existieren.

75 Siehe Kapitel 2.

76 Die Auseinandersetzungen zwischen den Landwirten, die moderne (chemische) Methoden einsetzen, und denen, die traditionelle (organische) Methoden in der Tierhaltung anwenden, können recht heftig sein. Die Anschuldigung, daß Antibiotika und andere Medikamente als Ersatz herhalten müssen für mangelnde Zuchtkenntnisse, wird oft von jenen vorgebracht, die die Massentierhaltung strikt ablehnen. Eines ist jedenfalls sicher: Die Anwendung von Antibiotika bei Tieren hat Fleisch ganz allgemein billiger gemacht.

77 Novick, R.: Antibiotics: Wonder Drugs or Chicken Feed? In: *The Sciences,* Juli–August 1979;14–17.

78 British Veterinary Association: Animal Use of Antibiotics. Herausgegeben vom BVA Medicines Committee, Mai 1989.

79 In den USA haben sich erbitterte Kritiker der Antibiotika-Anwendung in der Tierhaltung hinter Jeremy Rifkin und seinem Buch »Beyond Beef« (New York: Penguin, 1992) zusammengeschlossen.

80 Ministry of Agriculture: Fisheries and Food. Anabolic, Antihelmintic and Antimicrobial Agents. The Twenty-Second Report of the Steering Group on Food Surveillance. The Working Party on Veterinary Residues in Animal Products, London, 1987.

81 Weltgesundheitsorganisation: Evaluation of Certain Veterinary Drug Residues in Food. Thirty-Fourth Report of the Joint FAO/WHO Expert Committee on Food additives. Technical Report Series 788, Genf, 1989.

82 Ministry of Agriculture, Fisheries and Food: Veterinary Residues in Animal Products 1986 to 1990. The Government's Response to the Advice of its Advisory Committees, London, Juni 1992.

83 Wray, C., Furniss, S., Benham, C.: Feeding Antibiotic-Contaminated Waste Milk to Calves – Effects on Physical Performance and Antibiotic Sensitivity of Gut Flora. In: *Br Vet J* 1990; 146: 80–87.

84 Eine detaillierte Zusammenstellung über »Die Anwendung von Antibiotika in der Nahrungsmittelproduktion« (The use of antibiotics in food production) wurde im Mai 1990 von der Consumers in the European Community Group (CECG) herausgegeben und ist erhältlich bei: CECG, 24 Tufton Street, London SW1P 3RB.

85 Erlichman, J.: Cover-Up that May Help the Superbugs. In: *Guardian,* 7. April 1987.

86 Viele, aber längst nicht alle Antibiotika-Rückstände werden allein in Fleisch- und Milchprodukten gefunden. Antibiotika werden manchmal auch bei Früchten als Pestizide gegen bakterielle Erreger angewandt.

87 Levy, S.: Playing Antibiotic Pool: Time to Tally the Score. In: *New Eng J Med* 1984; 311 (10): 663–664.
Dieser Leitartikel wurde geschrieben, um auf eine bemerkenswerte Untersuchung von Dr. Scott Holmberg und seinen Mitarbeitern vom US Center for Disease Control aufmerksam zu machen (siehe auch Anm. 73). Bei dieser Arbeit konnte der Ausbruch einer mehrfachresistenten Salmonelleninfektion auf eine Viehherde zurückgeführt werden, der man Tetracycline als Wachstumsförderer fütterte.

88 Institute of Medicine of the National Academy of Sciences: Human Health Risks with the Subtherapeutic Use of Penicillin or Tetracyclines in Animal Feed, Washington, 1988.

89 Weltgesundheitsorganisation: Salmonellosis Control: The Role of Animal and Product Hygiene. Technical Report Serie 774, Genf, 1988.

90 Cohen, M., Tauxe, R.: Drug-Resistant Salmonella in the United States: An Epidemiologic Perspective. In: *Science* 1986; 234: 964–969.

91 Bingham, S.: Agricultural Chemicals in the Food Chain. In: *J Roy Soc Med* 1989; 82: 311–312.

92 Rampling, A., Upson, R., Brown, D.: Nitrofurantoin Resistance in Isolates of Salmonella Enteritidis Phagotype 4 from Poultry and Humans. In: *J Antimicrob Therap* 1990;25:285–290.

93 Holmberg, S., Wells, J., Cohen, M.: Animal-To-Man Transmission of Antimicrobial-Resistant Salmonella: Investigations of US Outbreaks, 1971–1983. In: *Science* 1984; 225: 833–835.

94 Novick, R.: The Development and Spread of Antibiotic-Resistant Bacteria as a Consequence of Feeding Antibiotics to Livestock. In: *Annuals of the New York Academy of Sciences* 1981, 23–59.

95 Page, W., Huyer, G., Huyer, M., Worobec, E.: Characterisation of the Porins of *Campylobacter jejuni and Campylobacter coli* and Implications for Antibiotic Susceptibility. In: *Antimicrob Agents and Chemotherap* 1989; 33 (3): 297–303.

96 Poyart-Salmeron, C., Carlier, C., Trieu-Cuot, P. et al.: Transferable Plasmid-Mediated Antibiotic Resistance in Listeria Monocytogenes. In: *Lancet* 1990; 335: 1422–1426.

97 Wray, C.: Some Aspects of the Occurrence of Resistant Bacteria in

the Normal Animal Flora. In: *J Antimicrob Therap* 1986; 18 (C): 141–147.
98 Williams Smith, H., Lovell, M.: *Escherichia coli* Resistant to Tetracyclines and to other Antibiotics in the Faeces of UK Chickens and Pigs in 1980. In: *J Hyg Camb* 1981; 87: 477–483.
99 Levy, S., Fitzgerald, G., Macone, A.: Changes in Intestinal Flora after Introduction of a Tetracycline-Supplemented Feed on a Farm. In: *New Eng J Med* 1976; 295: 583–588.
100 Linton, A., Howe, K., Bennett, P., Richmond, M.: *J Appl Bacteriol* 1977, 43: 465–469.
101 National Office of Animal Health: Build-UP in Resistance Unfounded, London, 27. Februar 1989.

# 6 Wege aus dem Teufelskreis

## Mit Antibiotika leben

Vor 50 Jahren glaubten die Wissenschaftler, sie könnten die Natur mit Chemikalien erobern. Biozide sollten eine neue Landwirtschaft und eine Welt des Überflusses schaffen, und Antibiotika sollten eine neue Medizin und eine Welt ohne Infektionskrankheiten entstehen lassen. Aber das funktionierte nicht. Wenn die Natur angegriffen wird, schlägt sie zurück. Landwirtschaft und Medizin haben sich tatsächlich gewandelt, die Weltbevölkerung ist stark gewachsen, und die wirtschaftlichen Verhältnisse der meisten Menschen in den reichen Ländern haben sich gewaltig verbessert. Gleichzeitig haben sich aber Hunger und Krankheit in dieser neuen Welt nicht verringert und in manchen Ländern und Kontinenten dezimieren sie immer noch die Bevölkerung.

Und bei allem Nutzen haben die chemische Landwirtschaft und die chemische Medizin, mit denen wir leben, auch neue Übel hervorgebracht. Vor allem die übermäßige und ständig zunehmende weltweite Verwendung der Antibiotika wird heute zu einem gewaltigen, ungeplanten Experiment der Genmanipulation. Ein gigantischer Feldversuch, der in seinen Wirkungen unberechenbarer und insgesamt problematischer ist als die sorgfältig überwachte Gentechnik an Pflanzen und Tieren, die heute zu Recht eingehend überprüft und diskutiert wird. Und wenn wir uns Sorgen über Supererreger machen, haben wir dazu sicher mindestens ebensoviel Grund wie bei den allgemein bekannten Superschädlingen, die durch chemische Bekämpfungsmittel entstehen, denn der Selektionsdruck, den die Antibiotika ausüben, wirkt auf Bakterien in unserem Darm, und damit wirkt er unmittelbar auf uns selbst.

Wer sich heute weigert, ein Antibiotikum einzunehmen, das ein vertrauenswürdiger, kenntnisreicher Arzt gegen eine nachgewiesene Bakterieninfektion in einem lebenswichtigen Organ verschreibt, macht einen törichten Fehler. Wenn beispielsweise eine Hirnhautentzündung das Leben eine Kindes bedroht, werden die Eltern das Antibiotikum dankbar annehmen, und das zu Recht.

Wer aber andererseits Antibiotika nimmt, die beiläufig als »Schutz« gegen eine mögliche Bakterieninfektion verschrieben werden oder gegen eine Krankheit, die nicht genau diagnostiziert oder relativ geringfügig ist, wahrscheinlich von selbst heilt oder sich mit ungefährlicheren Mitteln behandeln läßt, geht ein törichtes Risiko ein: Die »magische Kugel«, ein ungefährliches Medikament, das Krankheiten immer heilt, gibt es nicht. Alle wirksamen Medikamente, auch die Antibiotika, haben Nebenwirkungen. Zum verantwortungsbewußten Umgang mit Antibiotika gehört die Abwägung zwischen Nutzen und Risiko, und genau kennt man beides im voraus nicht.

Wann sollte man Antibiotika einnehmen? Eine solche Entscheidung kann kein Buch treffen. Den einzig verläßlichen, individuellen Rat kann ein kompetenter Arzt geben, der nicht nur Krankheiten und Medikamente gut kennt, sondern auch die Menschen, die ihn konsultieren. Vor dem Hintergrund dieses Grundsatzes gibt es aber im allgemeinen Grund zu der Annahme, daß man die meisten einfachen Infektionen von Haut, Ohren, Mund, Rachen, Atemwegen, Scheide, Harnwegen und Darm meist lieber nicht mit Antibiotika behandeln sollte. Aber wann ist eine Infektion einfach, und wann ist sie kompliziert? Wann besteht die Gefahr, daß sie sich festsetzt und zu einer echten Bedrohung wird? Auch das läßt sich nur im Einzelfall beurteilen. Der erste Rat, den dieses Buch geben kann, lautet: Man sollte sich um ein Vertrauensverhältnis zu einem Hausarzt bemühen, der auf Vorbeugung Wert legt, der die Patienten gerne persönlich kennenlernt, der Antibiotika lieber vermeidet und der sie dennoch mit deutlichem Hinweis auf die Nebenwirkungen verschreibt, wenn er davon überzeugt ist, daß sie notwendig sind.

Ein weiterer allgemeiner Rat lautet: Man sollte Antibiotika meist nicht zur Infektionsvorbeugung benutzen, es sei denn, das Risiko einer gefährlichen Erkrankung ist wirklich groß, wie zum Beispiel bei einer Notfalloperation. Als Reisender könnte man sich vielleicht versucht fühlen, Antibiotika zur Verhütung von Durchfall einzunehmen, insbesondere wenn man in tropischen Ländern unterwegs ist. Ein Übersichtsartikel, der 1993 im »New England Journal of Medicine« erschien[1)], führt folgende Gefahren einer solchen »prophylaktischen« Medikamenteneinnahme auf:

»Zu den Nebenwirkungen mikrobenhemmender Medikamente gehören Hautausschläge und Candidose der Scheide, die bei etwa drei Prozent der Behandelten auftreten; außerdem Lichtempfindlichkeitsreaktionen, Hypoplasie oder Aplasie des Knochenmarks, bei Kleinkindern Verfärbung der Zähne und Darmentzündungen; schwerwiegende Reaktionen sind das Stevens-Johnson-Syndrom und der anaphylaktische Schock, die bei etwa einer von 10 000 behandelten Personen auftreten. Reisende, die sich zu einer mikrobenhemmenden Prophylaxe entschließen, setzen sich also der Gefahr einer möglicherweise tödlichen Reaktion aus, um eine Krankheit zu verhüten, die sich selbst begrenzt.«

Und natürlich ist diese unmittelbare und langfristige Toxizität nicht alles; wie bei allen anderen Anwendungsgebieten, so besteht auch hier die Gefahr, daß Superinfektionen und resistente Supererreger entstehen. »Während der prophylaktischen Einnahme kann es zu Resistenz gegen mikrobenhemmende Wirkstoffe oder zu übermäßiger Vermehrung von Mikroorganismen kommen ... Außerdem vermittelt die prophylaktische Behandlung dem Reisenden, der seine Nahrung sonst sorgfältiger auswählen würde, ein falsches Gefühl von Sicherheit.«

Es wäre tatsächlich wunderschön, wenn die Antibiotika ungefährlich wären. Von Anfang an beobachteten die Ärzte ihre Auswirkungen auf die Patienten und sahen, daß sie ein zweischneidiges Schwert sind und nicht nur Nutzen, sondern auch Schaden verursachen können. Aber Landwirtschaft und Medizin, wie sie heute überall auf der Welt praktiziert werden, könnten ohne Antibiotika nicht funktionieren. Wie die Kernenergie, eine gleichermaßen beeindruckende wie auch problematische technische Entwicklung, so wird es auch die Antibiotika immer geben, ungeachtet unserer Befürchtungen. Sie werden ein unausweichlicher Bestandteil unseres Lebens sein, wenn das neue Jahrtausend anbricht, und uns bleibt nichts anderes übrig, als so gut wie möglich mit ihnen umzugehen.

Der Vergleich mit der Kernenergie trifft recht gut zu. In beiden Fällen handelt es sich um großangelegte Versuche, die Kräfte der Natur zum Nutzen der Menschen zu gestalten und zu kontrollieren, und nachdem sie Fuß gefaßt hatten, entstand eine gewaltige Industrie, die zu einem wichtigen Faktor für Arbeitsplätze und Kapital wurde. Beide können unermeßlichen Nutzen bringen, wenn alles nach Plan verläuft; aber gleichzeitig sind sie eine Herausforderung für Wissen und Klugheit der Menschen, und ihre Auswirkungen auf die Umwelt sind wirklich unberechenbar. Wissenschaftler sind nicht allwissend; sie können nie alle Folgen ihrer Erfindungen voraussehen, und wenn Gesetzgeber diese Erfindungen aus überzeugenden politischen oder wirtschaftlichen Gründen zu Bestandteilen nationaler und internationaler Politik gemacht haben, können sie zu Ungeheuern werden. Außerdem gibt es keinerlei Garantie, daß die folgenschwersten wissenschaftlichen und technischen Entwicklungen in sicheren Händen bleiben. Wessen Hände sind denn überhaupt völlig sicher?

In einem Punkt aber hinkt der Vergleich: Wir alle wissen, daß Kernenergie beängstigend ist. Regierungen gestehen ihre Gefahren ein, und die Maßnahmen zu ihrer Kontrolle stehen überall auf der Erde auf der Tagesordnung, was sich in Fernsehen, Rundfunk und Presse widerspiegelt. Sie wurden und werden öffentlich diskutiert, denn es sind Fragen, über die wir als Verbraucher und mündige Bürger nachdenken müssen.
Aber obwohl wir uns um unsere eigene Gesundheit und um die unserer Angehörigen mehr Sorgen machen als um jedes andere Thema[2)], überlassen wir das Nachdenken bei den Medikamenten einschließlich der Antibiotika nur allzuoft den Fachleuten, also den Medizinern und der Pharmaindustrie. Solange wir jedoch über die Auswirkungen der Antibiotika nicht hinreichend Bescheid wissen oder uns nicht darum kümmern, kann der gesundheitliche Schaden, den sie durch übermäßige und mißbräuchliche Verwendung anrichten, nur noch schlimmer werden.
Wenn Antibiotika andererseits richtig, vorsichtig, überlegt und sparsam angewandt werden, wobei man nicht nur die Wirkung auf den einzelnen, sondern auch die Folgen für Allgemeinheit und Umwelt in Betracht zieht, kann und muß der Nutzen größer sein als die Gefahren. Und die Chance, daß Medikamente einschließlich der Antibiotika vernünftig eingesetzt werden, wird größer, wenn Ärzte und Verbraucher sich auskennen und bereit sind, in einen Dialog einzutreten, statt es beim blinden Vertrauen zu belassen.
Was muß geschehen, damit die Antibiotika ihren Nutzen als kostbares Hilfsmittel wiedergewinnen, das nur bei einer echten Notwendigkeit eingesetzt wird? Dazu kann jeder einzelne eine Menge beitragen – später mehr darüber. Auf nationaler und internationaler Ebene gibt es vielleicht nicht viele Möglichkeiten; der einzige Weg zur Beschränkung des Medikamentenkonsums sind nämlich strenge Vorschriften, und in den neunziger

Jahren haben wir uns alle die nicht immer glückliche Ideologie der freien Märkte zu eigen gemacht, einschließlich der Abschaffung von Beschränkungen für Industrie und Handel. Und damit verringern sich auch die Möglichkeiten einzelner Regierungen, im Interesse ihrer Bürger zu handeln.
Dennoch möchte ich hier 15 Vorschläge machen, die das Ziel haben, im Interesse der Allgemeinheit die Gefahren der Antibiotika zu verringern und ihren Nutzen zu steigern. Es geht mir nicht darum, alle oder die meisten Antibiotika einfach zu verbieten oder mit schweren Beschränkungen zu belegen. Eine Veränderung zum Besseren kann sich zu großen Teilen schon ergeben, wenn man sich der hohen Wirksamkeit und damit der Gefahren der Antibiotika bewußt ist. Manche dieser Vorschläge lassen sich ganz allgemein auf Medikamente anwenden, aber auch gezielt auf Antibiotika. Sie sind so angelegt, daß sie weltweit gelten; einige sind auf die Mitgliedstaaten der Europäischen Gemeinschaft bezogen, wobei es sicherlich von Land zu Land Unterschiede gibt. Die Vorschläge gliedern sich in fünf Gruppen mit unterschiedlicher Zielrichtung: für Regierungen und internationale Gremien wie die Weltgesundheitsorganisation, für die Industrie und ihre Verbindungsstellen zu den Behörden, für Mediziner von den Wissenschaftlern bis zu niedergelassenen Ärzten, für Verbraucherorganisationen und andere gemeinnützige Gruppen, und schließlich für jeden einzelnen als mündigen Bürger und Verbraucher.

### *Regierungen: Überwachung*

Regierungen üben ihre Aufgabe, die Interessen ihrer Bürger zu schützen, traditionell mit Hilfe von Gesetzen aus. In jüngerer Zeit ist die Gesetzgebung zunehmend zu einer internationalen Angelegenheit geworden, und die »Harmonisierung« der Bestimmungen über Gesundheitsschutz und Sicherheit in der Europäischen Union ist für nationale Initiativen ein Hindernis. Soweit die hier gemachten Vorschläge nur in Gesetzesform wirksam werden können, müssen sie in das europäische Recht aufgenommen werden. Vorerst können die einzelnen Mitgliedstaaten der EG mit gutem Beispiel vorangehen, indem sie jeweils Industrie, Ärzte und Verbraucher auffordern, Antibiotika überlegter einzusetzen.

### *1. Jährliche Herausgabe einer Liste lebensnotwendiger Antibiotika*

Die Weltgesundheitsorganisation veröffentlichte 1977 erstmalig eine Liste der lebensnotwendigen Medikamente[3)]. Der Vorsitzende der Kommission, die für die Liste verantwortlich zeichnete, war Dr. Hiroshi Nakajima, der in den neunziger Jahren Generaldirektor der WHO wurde. Die Liste hatte und hat unter anderem den Zweck, in das wachsende Durcheinander der Medikamentenversorgung und -verwendung eine gewisse Ordnung zu bringen. »In den letzten Jahren hat die Zahl der pharmazeutischen Produkte auf dem Markt erheblich zugenommen; eine entsprechende Verbesserung der Gesundheit gab es jedoch nicht.« Ein weiteres Ziel bestand darin, den Ärzten Leitlinien an die Hand zu geben und die Allgemeinheit zu schützen: »Die Übernahme einer Liste lebenswichtiger Medikamente ist Teil einer nationalen Gesundheitspolitik. Dazu gehört auch, daß die Bevölkerung in größtmöglichem Umfang mit Medikamenten versorgt wird, deren Wirksamkeit und Ungefährlichkeit nachgewiesen sind.« Lebenswichtige Medikamente sollten den Bedürfnissen der großen Mehrheit entsprechen, aber jedes Land sollte die Liste nach seinen besonderen Verhältnissen abwandeln: »Jedes Land sollte eine Kommission einsetzen, die eine Liste unentbehrlicher Medikamente zusammenstellt. Ihre Mitglieder sollten Fachleute aus klinischer Medizin, Pharmakologie und Pharmazie sowie Gesundheitsbedienstete aus Randbereichen sein.« Die WHO-Liste von 1977 bezeichnet zwölf Wirkstoffe zur Behandlung von Bakterieninfektionen als »unentbehrlich« und vier weitere als »ergänzend« und nützlich zur Behandlung resistenter oder seltener Infektionen[4].

Die Regierungen sollten diese Initiative der WHO aufgreifen und eine Liste unentbehrlicher Antibiotika veröffentlichen, die je nach den sich wandelnden Verhältnissen in Europa jedes Jahr auf den neuesten Stand gebracht wird. In eine solche Liste gehören vorrangig nur relativ ungefährliche, wirksame und billige Medikamente. Im Anhang sind Einzelheiten über Toxizität, Resistenzen und Preise aufzuführen. Zusammenstellung und Genehmigung der Liste obliegt einer Beraterkommission des jeweiligen Gesundheitsministeriums, deren Mitglieder unabhängig von der Industrie sind. Unter ihnen sollten medizinische Mikrobiologen sein, die bereits jetzt für die Richtlinien der Antibiotikaverwendung in Krankenhäusern zuständig sind[5]. Die Liste ist mit einer PR-Kampagne bekanntzumachen, an alle Ärzte zu verteilen und in Form von Plakaten in Wartezimmern und öffentlichen Einrichtungen des Gesundheitswesens auszuhängen. Im weiteren Verlauf sollten die Listen aus verschiedenen europäischen Ländern zusammengefaßt werden.

Der Vorschlag bedeutet nicht, daß die Ärzte nur noch Medikamente aus einer solchen Liste verschreiben dürfen. Sie haben die Freiheit, jedes auf dem Markt befindliche Antibiotikum zu verordnen, das nach ihrer Einschätzung dem Interesse des Patienten am besten dient. Aber die Richtlinien geben Hinweise auf die Antibiotika, die im allgemeinen die beste Wahl sind, und das Bewußtsein der Öffentlichkeit für Nutzen und Gefahren der Antibiotika wird steigen.

### *2. Meldepflicht für medikamentenresistente Bakterieninfektionen*

Seit über einem Jahrhundert sind die Ärzte verpflichtet, bestimmte Infektionskrankheiten den Behörden zu melden. Dabei handelt es sich um Krankheiten, die zu einer Gefahr für die Allgemeinheit werden können und deshalb beobachtet werden müssen. Patienten mit einer solchen Infektion werden im Bedarfsfall besonders sorgfältig untersucht und gebeten, Kontaktpersonen anzugeben. Meldepflichtige Krankheiten sind unter anderem Cholera, Ruhr, Tuberkulose und Typhus. Die Meldepflicht war ein wichtiger Beitrag zur Seuchenbekämpfung.

Bei dem heutigen Umfang der Medikamentenresistenz und angesichts der Tatsache, daß sie ansteckend ist und zwischen den Bakterienarten übertragen wird, sowie vor dem Hintergrund der mehrfachresistenten Supererreger und der umfassend resistenten Enterokokken sollte eine Meldepflicht für alle medikamentenresistenten Bakterieninfektionen eingeführt werden. Denn solche Infektionen sind als eine Bedrohung der Volksgesundheit zu sehen. Die Gesundheitsbehörden müssen Erkenntnisse über Resistenzen sammeln, auf örtlicher, regionaler und nationaler Ebene verbreiten und bei Ärzten, Ministerien und Medien bekanntmachen. Außerdem sollte eine aus Steuermitteln finanzierte Stelle an einem hervorragenden wissenschaftlichen Zentrum eingerichtet werden, die mit der WHO zusammenarbeitet und Beiträge zu deren weltweitem WHONET-Programm zur Überwachung der Medikamentenresistenz liefert[6)].

Damit verläßliche Informationen über medikamentenresistente Bakterieninfektionen zusammengetragen werden können, sind erhebliche Geldmittel erforderlich. Hier sind staatliche Forschungs- und Gesundheitsministerien aufgerufen, die Forschungsmittel zu verteilen. Das Geld könnte aber auch als Abgabe von der Pharmaindustrie erhoben werden, und zwar abgestuft nach der Menge der produzierten Antibiotika. Das Ergebnis dieser Datensammlung könnte eine Landkarte der Medikamentenresistenz sein, und der wichtigste Nutzen einer solchen Karte wäre der Nachweis von Orten, an denen sich die Resistenz konzentriert, so daß man Antibiotika dort besonders vorsichtig einsetzen kann.

*3. Antibiotika nur auf Rezept*

Anfangs glaubte man fälschlicherweise, alle Antibiotika hätten nur geringfügige Nebenwirkungen, und deshalb sind die Präparate zu leicht erhältlich. In Großbritannien gibt es Vorschläge, manche mikrobenhemmenden Medikamente rezeptfrei zu verkaufen. Landwirte können Antibiotika unbeschränkt anwenden, nicht nur unter tierärztlicher Aufsicht und zur Infektionsbekämpfung, sondern auch ohne Überwachung zur Wachstumsförderung in der Intensivtierhaltung. In manchen Ländern der Dritten Welt unterliegt die Antibiotikaversorgung so gut wie keiner Kontrolle, so daß relativ stark toxische Wirkstoffe nicht nur in Apotheken, sondern sogar bei Straßenverkäufern erhältlich sind.

Die Regierungen müssen sicherstellen, daß Antibiotika als hochwirksame Medikamente ausschließlich zu medizinischen Zwecken und nur auf Verschreibung benutzt werden. Dazu sind entsprechende Gesetze erforderlich. Antibiotika dürfen weder als solche noch als Bestandteile anderer Medikamente oder Reinigungsmittel frei verkauft werden, sondern müssen immer der Rezeptpflicht unterliegen. Auch ihr Einsatz als Wachstumsförderer bei Tieren muß verboten werden, und ihre Verwendung in der Landwirtschaft darf ebenfalls nur auf tierärztliche Verschreibung oder zumindest unter tierärztlicher Aufsicht erfolgen. Um kurzfristig die Wettbewerbschancen nicht zu schmälern, muß man an die Landwirte unter Umständen Ausgleichszahlungen leisten, die den Preisunterschied zwischen importiertem und einheimischem Fleisch wettmachen. Man sollte Importfleisch kennzeichnen und/oder besteuern, wenn es von Tieren stammt, die Wachstumsförderungsmittel erhalten haben. Langfristig sollte man weltweit darauf hinarbeiten, daß Antibiotika zur Wachstumsförderung bei Tieren nicht mehr eingesetzt werden.

### *Industrie: Verantwortung*

Die Pharmaindustrie unterliegt in den Industrieländern schon seit vielen Jahren einer strikten Kontrolle. Gleichzeitig müssen sich die Behörden aber fast völlig auf die Forschungsergebnisse der Industrie verlassen, und aus den Firmen stammen auch die entscheidenden Informationen, die den Ärzten über die Medikamente zur Verfügung stehen. Das Gleichgewicht zwischen wirtschaftlichem und öffentlichem Interesse ist nicht ganz ausgeglichen, und man kann vernünftigerweise nicht immer damit rechnen, daß die Industrie objektive Informationen liefert. Ein Teil der Verantwortung für die Genehmigung von Medikamenten und für die Information sollte von den Firmen auf unabhängige Institutionen verlagert werden, die entweder aus Steuergeldern oder durch eine Abgabe der Industrie finanziert werden.

#### *4. Einrichtung einer staatlichen, unabhängigen Medikamentenbehörde*

Die Verantwortung für Zulassung und Verbot von Medikamenten sowie für ihre Gebrauchssicherheit sollten einer (neuen) Genehmigungsbehörde nach dem Vorbild der US-amerikanischen Food and Drug Administration (FDA) übertragen werden. Diese Behörde müßte befugt sein, Anordnungen mit Gesetzeskraft zu erlassen. Ihr Personal muß von der Industrie unabhängig sein, und ihre Berater müßten alle Industriekontakte offenlegen. Eine der ersten Aufgaben einer solchen Behörde würde darin bestehen, die Gebrauchssicherheit der Antibiotika zu überprüfen und Zulassungen zurückzuziehen, wenn einzelne Wirkstoffe zu stark toxisch sind oder nicht mehr gebraucht werden; bei anderen wäre die Anwendung einzuschränken, entweder wegen der Toxizität oder wegen der Gefahr, daß mehrfachresistente Bakterien entstehen. Eine solche Behörde muß öffentlich Rechenschaft ablegen: Tagesordnung und Einzelheiten der Sitzungen sind von den Medien zu verbreiten, und manche Sitzungen wären öffentlich abzuhalten.

Kritiker bezeichnen die FDA oft als bürokratisches Monstrum. Im großen und ganzen erfüllt sie jedoch ihre Aufgabe, die amerikanische Bevölkerung zu schützen, recht gut. Die Industrie wird sich der Einsetzung einer derart starken Genehmigungsbehörde wahrscheinlich entgegenstellen, aber sie sollte den Nutzen sehen, daß eine solche Institution auch einen besseren Schutz gegen Medikamentenskandale liefert.

### *5. Datensammlung durch eine unabhängige Instanz und Verteilung der Daten an alle Ärzte*

Neben Informationen über Medikamente wie das »ABPI Data Sheet Compendium« für britische Ärzte, das von der Industrie zusammengestellt und veröffentlicht wird, sind Datensammlungen unabhängiger Träger erforderlich. Man kann nämlich nicht damit rechnen, daß die Industrie ohne weiteres alle Einzelheiten über die Nachteile ihrer Produkte mitteilt. Die Daten ihrer Nachschlagewerke sind eher eine unbefriedigende Mischung aus Information und Werbung. Problematisch ist auch die Medikamentenreklame in der medizinischen Fachpresse: Sie ist zwar reglementiert und muß nachteilige Nebenwirkungen nennen, aber oft sind solche Einzelheiten zu allgemein dargestellt und so gedruckt, daß man sie kaum lesen kann.

Natürlich hat die Pharmaindustrie das Recht, Informationen

über ihre Produkte zu verbreiten und dafür zu werben, solange sie sich dabei an die Regeln hält, die dem Schutz der Ärzte und der Allgemeinheit dienen. Diese Regeln sind zu verschärfen; so sollten Warnungen vor Nebenwirkungen in deutlich lesbarer Schrift und in eindeutigen Formulierungen gedruckt werden. Vor allem aber müssen die regelmäßig aktualisierten Daten über Medikamente, ihre Anwendungsgebiete und Wirkungen, die den Ärzten als Richtschnur dienen, von der Industrie zur Veröffentlichung an eine unabhängige Stelle weitergereicht werden. Diese könnte von der unabhängigen Genehmigungsbehörde eingerichtet werden. Übergangsweise hat eine andere geeignete Institution diese Aufgabe zu erfüllen.

*6. Aufforderung an die Industrie, Medikamente weltweit nach den gleichen Prinzipien zu vermarkten*

Die Industrie stellt in Verkauf und Werbung in einzelnen Ländern unterschiedliche Behauptungen über ihre Produkte auf. Wo solche Informationen genauen Bestimmungen unterliegen, sind die Formulierungen entsprechend vorsichtig. In Staaten ohne wirksame Kontrolle werden dagegen übertriebene Behauptungen aufgestellt, und das kann den Verbraucher gefährlich in die Irre führen[7)]. Das trifft besonders auf Antibiotika zu. In Großbritannien und Deutschland werden relativ toxische Wirkstoffe wie Chloramphenicol und die Tetracycline mit deutlichen Warnungen vor den Nebenwirkungen versehen. In Entwicklungsländern dagegen werden die gleichen Substanzen unter Umständen als Arznei gegen alles mögliche verkauft: Wegen der Medikamentenresistenz ist die unvorsichtige Anwendung von Antibiotika in einem Land zugleich eine Gesundheitsbedrohung für die ganze Welt.

Es gibt keine Möglichkeit, die Industrie dazu zu zwingen, daß sie ihre Produkte in verschiedenen Ländern nach den gleichen Prinzipien vermarktet. Erheblichen Druck können aber nicht

nur gemeinnützige Institutionen wie Health Action International ausüben, sondern auch internationale Gremien wie die Weltgesundheitsorganisation. Verantwortungsvolle Regierungen sollten die WHO drängen, einen genauen Kodex für die Vermarktung der Antibiotika und anderer Medikamente aufzustellen, und die Industrie sollte aufgefordert werden, diesen Kodex zu respektieren. Derartige Initiativen benötigen positive Anreize; man könnte der Industrie zum Beispiel gestatten, mit der Einhaltung des WHO-Kodex zu werben.
Bis solche internationalen Initiativen Wirklichkeit werden, wird noch viel Zeit vergehen, aber ein Anfang ließe sich leicht machen, wenn die britische oder deutsche Regierung die Führung übernimmt, anfangs vielleicht in Europa und in Zusammenarbeit mit dem WHO-Büro für unseren Kontinent, später in allen Ländern. Man sollte nicht unterstellen, daß die Industrie ein solches Programm grundsätzlich ablehnt; vernünftige Reglementierung und die Beachtung eines Verhaltenskodex sind ebenso im Sinne verantwortungsbewußter Medikamentenhersteller wie im Interesse der Allgemeinheit.

### *Mediziner: Wissen*

Allgemein interessieren sich Chirurgen und andere Ärzte nicht sehr für die Nebenwirkungen der Antibiotika, solange sie nicht sofort und offenkundig einsetzen. Das ist verständlich: In der Praxis des niedergelassenen Arztes und im Krankenhaus haben die Mediziner hier und jetzt mit dem Patienten und seinen Symptomen zu tun, und oft haben sie weder die Zeit noch die Möglichkeiten, sich um versteckte Schäden zu kümmern. Nur allzuoft werden Toxizität der Antibiotika, Superinfektionen und mehrfachresistente Supererreger als »irgend so etwas« abgetan und nicht als Folge der Medikamentenbehandlung erkannt.

Mikrobiologie ist im Medizinstudium kein besonders wichtiges Fach, und die Erforschung der Nebenwirkungen von Antibiotika steht auf der Prioritätenliste der Wissenschaft nicht gerade obenan.

### *7. Untersuchungen zu möglichen Zusammenhängen zwischen Antibiotika und Krankheiten*

Eine beträchtliche Zahl von Krankheiten wird in Lehrbüchern mit »Ätiologie unbekannt« beschrieben, das heißt, man kennt ihre Ursache nicht. Andere sind nachweislich ein Teil der Nebenwirkungen mikrobenhemmender Medikamente. In diese Gruppe gehören mehrere Erkrankungen der Haut und des Darms, aber auch andere, die das Nerven- oder Immunsystem betreffen. Manche sind in den letzten 50 Jahren recht häufig und zum Teil auch sehr gefährlich geworden. Bei einigen ähneln die Symptome den bekannten Nebenwirkungen mikrobenhemmender Wirkstoffe. Und wieder andere, darunter Superinfektionen und Infektionen mit resistenten Erregern, werden bekanntermaßen von Antibiotika hervorgerufen, aber wie häufig sie sind, weiß man nicht.

Das zuständige Ministerium sollte deshalb epidemiologische und klinische Studien finanzieren, in denen festgestellt wird, in welchem Ausmaß mikrobenhemmende Medikamente selbst Krankheiten hervorrufen. In nationalen und vergleichenden internationalen Untersuchungen sind Krankheiten zu identifizieren, deren Häufigkeit mit der Anwendung solcher Wirkstoffe übereinstimmt. In Tierversuchen ist herauszufinden, welche Krankheiten bei Tieren eindeutig durch den Einsatz mikrobenhemmender Medikamente entstehen, und dabei sind einzelne Antibiotika und andere mikrobenhemmende Wirkstoffe besonders in Betracht zu ziehen. Wenn sich in epidemiologischen Studien und Tierversuchen Zusammenhänge zwischen mikrobenhemmenden Medikamenten und Krankheiten zeigen, müßten klinische Versuche folgen. Weitere Untersuchungen hätten den biologischen Mechanismen zu gelten, durch die solche Wirkstoffe zur Krankheitsentstehung führen. Die Ergebnisse dieser Studien sind bei der Medikamentenpolitik zu berücksichtigen; die entsprechenden Präparate müßten dann mit neuen Warnungen vor Nebenwirkungen versehen oder sogar aus dem Verkehr gezogen werden.

Solche Untersuchungen sind sehr teuer. Die Pharmaindustrie wird sich ihnen vermutlich entgegenstellen und behaupten, die Gebrauchssicherheit der Medikamente sei durch ihre eigenen Erprobungen nachgewiesen worden, bevor die Zulassung erteilt wurde. Aber das stimmt nicht immer. Es besteht ein dringender Bedarf an unabhängigen Erprobungen, die darauf abzielen, mögliche Zusammenhänge zwischen mikrobenhemmenden Wirkstoffen und Krankheiten nachzuweisen, insbesondere wenn es bei einer Krankheit bereits Hinweise auf eine solche Verbindung gibt, ohne daß man sich aber über die ursächliche Bedeutung der Medikamente einig wäre.

### 8. *Öffentliche Bekanntmachungen von Informationen über medikamentenresistente Infektionen*

Über die Supererreger, insbesondere solche in den Krankenhäusern, ist allgemein so wenig bekannt, weil man über die Ausbrüche mehrfachresistenter Krankheiten Stillschweigen bewahrt. Krankenhausverwaltungen geben halt ungern zu, daß die Superstaphylokokken oder der gegen alles resistente *Enterococcus faecalis* in ihren Stationen lauern.

Die Öffentlichkeit hat ein Recht auf umfassende Information über Ausbrüche medikamentenresistenter Bakterieninfektionen in Krankenhäusern und in der allgemeinen Bevölkerung. Diesem Zweck dient eine Meldepflicht für solche Infektionen (siehe Vorschlag 2). Das Gesundheitsministerium sollte alle Krankenhäuser und niedergelassenen Ärzte verpflichten, nicht

nur die Gesundheitsbehörden über das Auftauchen meldepflichtiger Krankheiten in Kenntnis zu setzen, sondern diese Information auch – beispielsweise in Wartezimmern – öffentlich bekanntzumachen und die örtliche Presse zu unterrichten. Entsprechend sollte beispielsweise das Statistische Bundesamt hierzu regelmäßig (zum Beispiel alle drei Monate) landesweite Zahlen mit regionalen und lokalen Besonderheiten herausgeben, zusammen mit Vergleichen verschiedener Zeitpunkte und einem leicht verständlichen Kommentar. Auch diese Information ist an die Presse weiterzuleiten.
Eine solche Initiative wird zunächst auf den Widerstand der Krankenhausverwaltungen stoßen. Aber wenn man die Öffentlichkeit über medikamentenresistente Infektionen in Kenntnis setzt, ist das im Sinne des internationalen Wettbewerbs im Gesundheitswesen, und es wird auch dazu führen, daß die Krankenhäuser »klar Schiff machen«: Insbesondere Ausbrüche von Supererregern werden wahrscheinlich sehr viel seltener werden, wenn man bekanntgemacht hat, daß es sie gibt, einfach weil die Krankenhausverwaltungen dann einen zusätzlichen Anreiz haben, ihre Richtlinien für die Antibiotikaverwendung so zu gestalten, daß die Resistenz zurückgeht.

### *9. Höherer Stellenwert der Mikrobiologie in der Medizinerausbildung*

Angehende Ärzte lernen heute mehr über Krankheiten als über Gesundheit. Zu diesem Ungleichgewicht gehört auch, daß die Medizinstudenten sich vorwiegend mit denjenigen Mikroorganismen beschäftigen, die Krankheiten erzeugen, so daß sie meist nicht viel über mikrobiologische Ökologie wissen. Insbesondere sind sich die meisten Ärzte nicht bewußt, welche entscheidende Rolle Bakterien für den Schutz unserer Gesundheit spielen, es sei denn, sie interessieren sich zufällig besonders für dieses Thema. Die medizinische und chirurgische Praxis läuft

immer noch so ab, als gelte die Keimtheorie der Krankheit, und das obwohl die meisten Krankheiten in den Industrieländern heute keine Infektionskrankheiten sind.
Mikrobiologie muß im Lehrplan der Medizinstudenten einen wesentlich höheren Stellenwert bekommen, und die angehenden Ärzte sollten lernen, wie wichtig es ist, die mikrobiologische Ökologie des Organismus aufrechtzuerhalten. In jedem größeren Krankenhaus sollte es eine gut ausgestattete Abteilung für medizinische Mikrobiologie geben, die den Gebrauch von Antibiotika durch entsprechende Richtlinien auf ein Minimum begrenzt. Die niedergelassenen Ärzte müssen in Fortbildungsveranstaltungen mit dem heutigen Stand der Mikrobiologie vertraut gemacht werden. Solche Maßnahmen würden die Ärzte in den Krankenhäusern und Praxen dazu veranlassen, Antibiotika wohlüberlegt einzusetzen, und Chirurgen würden sich nur noch in Ausnahmefällen der Antibiotikaprophylaxe bedienen. Insbesondere muß man die niedergelassenen Ärzte auffordern, bei geringfügigen Infektionen die Verschreibung von Antibiotika zu vermeiden, vor allem wenn Bakterien nicht eindeutig als Erreger identifiziert sind.
Gegen diesen Vorschlag werden die medizinischen Fakultäten möglicherweise Einspruch erheben, denn der Lehrplan für Medizinstudenten ist bereits stark gefüllt. Aber die Verhütung von Infektionskrankheiten ist ebenso wichtig wie die Vorbeugung gegen andere Leiden wie zum Beispiel Herzkrankheiten oder Krebs. Das Ansehen des Medizinerberufes und der Erfolg der niedergelassenen Ärzte werden wachsen, wenn der Schutz der natürlichen körpereigenen Infektionsabwehr zu ihrem Betätigungsfeld gehört.

Die gemeinnützigen Organisationen sind beim Schutz der Verbraucher vor den Nebenwirkungen gefährlicher Medikamente oder beispielsweise vor der übermäßigen und mißbräuchlichen Verwendung von Antibiotika noch lange nicht aktiv genug. Regierung und Industrie scheuen die Öffentlichkeit, und Medikamente sind ein großes Geschäft. Ausnahmen in Großbritannien sind die Consumer's Association, die seit Jahren das Mitteilungsblatt *Drugs and Therapeutics Bulletin* finanziert, und die kleine Interessengruppe Social Audit[8)]. Kleine Selbsthilfegruppen von Betroffenen haben sich mit einem gewissen Erfolg gegen die falsche Verwendung von Barbituraten und Tranquilizern gewandt, aber eine Organisation, die sich kritisch mit der Verwendung der Antibiotika beschäftigt, ist nicht bekannt.

### *10. Aufbau einer Verbraucherorganisation für den vernünftigen Umgang mit Antibiotika*

Wenn Verbraucher sich zusammenschließen, können sie Wunder wirken. In den hochentwickelten Demokratien wird die staatliche Politik immer stärker von Interessengruppen außerhalb der Regierung mitbestimmt. Wenn die Verbraucher wollen, daß ihre Stimme gehört wird, müssen sie ebenso effektiv arbeiten wie die Industrie. Große gemeinnützige Organisationen sind starke Machtfaktoren, und auch kleine Gruppen von Fachleuten, die sich einem bestimmten Ziel verschrieben haben, finden bei Gesetzgeber und Beamten durchaus Gehör.

Deshalb ist es an der Zeit, daß im Interesse der Allgemeinheit eine neue landesweite Organisation gegründet wird, die sich mit der vernünftigen Verwendung von Antibiotika beschäftigt. Ein solches Gremium kann klein anfangen, wenn die Gründungsmitglieder nur aktiv genug sind und wenn es ihnen gelingt, genügend Geld für ein Büro aufzutreiben. Es sollte keine »Anti-

Medikamenten-Gruppe« sein; ihre Arbeit müßte vielmehr zum größten Teil darin bestehen, verläßliche Informationen über Nutzen und Risiken der Antibiotika zu sammeln und an Mitglieder, Presse und Politiker zu verteilen. Zur Verstärkung sollte sie wissenschaftliche Berater haben, aber die Richtung müssen Laien vorgeben. Verbindungen zu Gruppen, die sich mit anderen Medikamenten befassen, müssen geknüpft werden, und man sollte den Dialog mit der Industrie suchen, bei öffentlichen Anhörungen auftreten und beherzt die eigenen Interessen vertreten.

Aber woher soll das Geld für eine solche Organisation kommen? Wo ein Wille ist, da ist auch ein Weg. Anfangs reicht vielleicht ein Mitgliederbestand von etwa 1000 Personen, die überzeugt sind, daß die vernünftige Anwendung von Antibiotika zum Schutz der Volksgesundheit beiträgt. Manche davon werden Geld beisteuern, andere haben vielleicht wichtige Qualifikationen, beispielsweise in Öffentlichkeitsarbeit, juristischen oder medizinischen Fragen. Von allen hier aufgeführten Vorschlägen ist dieser vielleicht am einfachsten umzusetzen und gleichzeitig am wirksamsten. Die staatliche Politik in Sachen Antibiotika wird sich mit Sicherheit nur ändern, wenn es eine wirksame Interessengruppe gibt, die das fordert.

### *11. Internationale und weltweite Weiterentwicklung der Gruppe*

Jede Gruppe, die sich in einem Staat für die vernünftige Verwendung von Antibiotika einsetzt, ist nur von begrenztem Wert. Wissenschaft ist von ihrem Wesen her international, und Bakterieninfektionen sind es ebenfalls. Um ein vollständiges Bild von den Wirkungen und Nebenwirkungen der Antibiotika sowie von der Ausbreitung der Resistenzen zu zeichnen, müssen Informationen international und weltweit zusammengetragen werden. Sobald sich eine nationale Gruppe konstituiert hat, sollte sie deshalb Kontakte zu ähnlichen Gruppen in anderen Ländern suchen. In manchen Fällen handelt es sich dabei vielleicht um Verbraucherorganisationen; so kämpft beispielsweise der Verbraucherverband von Penang in Malaysia heftig für eine ganze Reihe von Zielen, auch im Zusammenhang mit Medikamenten. In anderen Fällen ist wahrscheinlich Wissenschaft der Ausgangspunkt, so wie bei der Alliance for the Prudent Use of Antibiotics, die ihren Sitz in Boston hat und ursprünglich von Professor Stuart Levy gegründet wurde[9)]. Ein weltweiter Verband würde sich möglicherweise nicht nur mit Antibiotika, sondern ganz allgemein mit Medikamenten beschäftigen und sich dann »DrugNet« nennen. Und wie die nationalen Organisationen, so sollte auch der Dachverband sich wissenschaftlich und technisch gut beraten lassen, aber die Kontrolle sollte stets bei Laien liegen.

Der Aufbau internationaler Verbindungen ist heute weit weniger beschwerlich als früher. Computer und Faxgeräte vereinfachen die Kommunikation. Eine internationale Organisation muß über ausreichende Geldmittel verfügen, um sich Zugang zu den entsprechenden wissenschaftlichen und medizinischen Computer-Datenbanken zu verschaffen. Außerdem könnte sie mit anderen, verwandten weltweiten Verbänden zusammenarbeiten, zum Beispiel mit der Internationalen Organisation der Verbraucherverbände[10)].

*12. Herausgabe eines Antibiotika-Mitteilungsblattes*

Wer keine Erfahrung mit Medien hat, nimmt meist an, die Journalisten suchten und fänden ihre Storys »da draußen«, indem sie Kontakte, Fähigkeiten und besondere Kenntnisse einsetzen. In Wirklichkeit gibt es gar nicht so viele furchtlose Neuigkeitenjäger, und wahrscheinlich gab es sie nie. Das meiste, was man in der Zeitung liest oder im Fernsehen sieht, hat irgend jemand für die Journalisten zu einem Paket zusammen-

gestellt. Viele, ja vielleicht die meisten Berichte in den Zeitungen sind neu formulierte Pressemitteilungen, die irgendeine interessierte Stelle herausgegeben hat. Medikamente im allgemeinen und Antibiotika im besonderen stehen schon deshalb so selten auf dem Themenplan der Nachrichtenredaktionen, weil diese nicht mit interessanten Informationen versorgt werden.
Eine der ersten Aufgaben einer nationalen und später weltweiten Antibiotika-Organisation müßte deshalb darin bestehen, ein Mitteilungsblatt herauszugeben. Es sollte alle Daten heranziehen, die an Ärzte verteilt werden (siehe Vorschlag 5), ohne sich aber auf medizinische Informationen zu beschränken. Es müßte ein Gespür für Neuigkeiten haben und beispielsweise Interviews mit führenden Wissenschaftlern in den Zusammenhang wichtiger neuer Entwicklungen stellen, wie die Ausbreitung der medikamentenresistenten Tuberkulose in London, die Durchsetzung neuer Richtlinien zur Antibiotikaverwendung in bestimmten Krankenhäusern, Hinweise auf die Verminderung des Ansteckungsrisikos durch gute Ernährung oder die Ergebnisse wissenschaftlicher Studien über Antibiotika. Es sollte auch die Informationen staatlicher und anderer verläßlicher Quellen heranziehen und die Bedeutung solcher Daten erläutern. Anfangs erscheint ein solches Mitteilungsblatt vielleicht nur vierteljährlich, aber sobald die finanziellen Mittel es erlauben, sollte es monatlich oder in noch kürzeren Abständen herausgegeben werden. Es muß bei der Presse bekannt gemacht und natürlich an die Mitglieder der Organisation verteilt werden.
Ein solches regelmäßig erscheinendes Mitteilungsblatt ist vielleicht das wichtigste Hilfsmittel einer gemeinnützigen Organisation. Es schafft ein Zusammengehörigkeitsgefühl bei den Mitgliedern, sorgt für öffentliche Aufmerksamkeit und ist das wichtigste Mittel der Kommunikation mit Politikern und Medien. Es sollte ebenfalls kein »Anti-Medikamenten-Blatt« sein, sondern sich für die vernünftige Verwendung von Antibiotika einsetzen.

Damit sind Sie gemeint! Antibiotika sind eine kostbare Ressource. Irgendwann retten diese Medikamente vielleicht Ihr Leben oder das eines Angehörigen. Sie sind nicht die Medikamente der ersten Wahl, sondern das letzte Mittel, das vorsichtig gegen gefährliche Bakterieninfektionen eingesetzt wird. Ansonsten sollte man sie meiden; die häufigen, einfachen Bakterieninfektionen läßt man am besten einfach ablaufen: Man pflegt den Kranken, wenn nötig im Bett mit Schmerzlinderung und Fiebersenkung. Der beste Schutz gegen Infektionskrankheiten ist die körpereigene Immunabwehr, und die kann man stärken. Wenn man überlegt, ob man Antibiotika nehmen soll, ist ein einfühlsamer Arzt der beste Ratgeber.

*13. Selbstschutz gegen Infektionen*

Wir sind für unsere Gesundheit selbst verantwortlich, und nicht die Pharmaindustrie und die Ärzte, die noch immer der Keimtheorie der Krankheiten anhängen. Krankheiten kommen nicht aus »heiterem Himmel«, sondern kündigen sich meist langsam an. Insbesondere sind Infektionskrankheiten ein Zeichen, daß der Organismus nur über schwache Abwehrkräfte verfügt; das ist natürlich auch der Grund, warum anfällige Menschen wie Babys oder ältere Personen leichter eine Infektion bekommen.

Die körpereigene Infektionsabwehr gegen Bakterien und Viren kann man auf vielerlei Weise stärken. Als erstes und vielleicht wichtigstes sollte man sich mit Vollwertkost ernähren. Die Ernährungsforschung hat in den letzten Jahren erhebliche Fortschritte gemacht, und dabei hat sich gezeigt, daß Vollwerternährung – insbesondere frisches Gemüse und Obst, Vollkornbrot und Vollkorngetreideprodukte – viele infektionshemmende Wirkstoffe enthält, die eigentlich der Selbstverteidigung der Pflanzen dienen, die aber auch uns schützen[11]. Außerdem schützt Vollwerternährung gegen andere, nichtinfektiöse Krankheiten. Manchen Hinweisen zufolge sind auch vergorene Lebensmittel wie zum Beispiel Joghurt, die viele *Lactobacillus*-Bakterien enthalten, bei regelmäßigem Verzehr nützlich. Mehrere Gewürzpflanzen haben stark infektionshemmende Eigenschaften – am besten ist das beim Knoblauch belegt.

Zweitens sollte man auf gute Hygiene achten. In den Industrieländern ist das meist einfach, aber besonders aufmerksam sollte man bei Auslandsreisen sein: In vielen Urlaubsgebieten ist das Meer heute stark verschmutzt, und wenn man sich in heiße Klimazonen begibt, ist es klug, tierische Nahrungsmittel zu meiden, gut durchgegarte Speisen zu bevorzugen und nur abgefülltes Wasser aus Flaschen zu trinken.

Drittens sollte man sich bewußt sein, daß Menschenansammlungen Infektionen begünstigen. Wenn ein Kind in der Schule oder ein Berufstätiger in einem engen Büro sich ansteckt oder wenn die Infektion durch den Genuß von Fleisch aus der Intensivtierhaltung erfolgt, handelt es sich meist um relativ geringfügige Erkrankungen. Besondere Vorsicht sollten aber die Mütter von Säuglingen und Kleinkindern sowie die Pflegekräfte in Krankenhäusern walten lassen – was natürlich manchmal einfacher gesagt als getan ist.

Viertens sollte man sich damit abfinden, daß Leiden und Genesung bei Infektionen natürliche Vorgänge sind, die unter anderem zur Folge haben, daß die körpereigene Immunabwehr zukünftig gestärkt ist. Man sollte so lange wie möglich ohne Medikamente aushalten und die Infektion ihren Gang gehen lassen, dann ist die Widerstandskraft gegen die Krankheit in Zukunft gestärkt. Das bedeutet nicht, daß man keinen Arzt aufsuchen sollte, wenn man selbst oder ein Angehöriger krank ist, insbesondere wenn es sich um ein Kind oder einen älteren

Menschen handelt. Man sollte dem Arzt aber mitteilen, daß man Antibiotika möglichst vermeiden möchte.

*14. Einen einfühlsamen Arzt finden*

Die Ärzte in Praxen und Krankenhäusern haben den Antibiotika gegenüber unterschiedliche Einstellungen. Medizin ist keine exakte Wissenschaft; niedergelassene Ärzte verschreiben Antibiotika oft, »nur um sicherzugehen«. Es liegt an jedem selbst, ob man einen Arzt findet, der Antibiotika lieber nur für schwere Infektionen aufspart.

Wenn man den Arzt konsultiert, sollte man ihn unterstützen. Dazu gehört der deutliche Hinweis, daß man lieber keine Antibiotika nehmen würde, solange es sich nicht um eine schwere Erkrankung handelt. Schlägt der Arzt dennoch die Verschreibung von Antibiotika vor, sollte man fragen, ob es sich mit Sicherheit um eine Bakterieninfektion handelt. Falls in dieser Frage Zweifel bestehen, sollte man auf einer Laboruntersuchung bestehen. Ist der Arzt davon überzeugt, daß eine schwerwiegende Bakterieninfektion vorliegt oder daß zumindest diese Gefahr besteht, kann man als nächstes nach chemischem Namen und Handelsbezeichnung des Antibiotikums fragen und es in das persönliche Medikamentenbuch (siehe unten) eintragen. Außerdem sollte man sich nach der geringstmöglichen Dosierung und nach Nebenwirkungen erkundigen, damit man weiß, womit man rechnen muß.

Diese Fragen gelten natürlich auch für jeden, der einem anvertraut ist, beispielsweise für Kinder, Angehörige oder Freunde. Weigert sich ein Mediziner, solche höflich erbetenen Auskünfte zu erteilen, sollte man den Arzt wechseln: Jeder hat das Recht dazu.

*15. Ein Medikamentenbuch führen*

Wenn man Antibiotika oder andere Medikamente nehmen muß, empfiehlt es sich zu notieren, was dabei geschieht. Je mehr Beobachtungen, desto mehr Anhaltspunkte hat der Arzt. Man darf nicht vergessen, daß Antibiotika sehr starke Medikamente sind und daß jeder Mensch anders darauf reagiert. Der Arzt weiß vielleicht nicht, daß ein Antibiotikum für einen Patienten eine Gesundheitsgefahr darstellt, wenn dieser ihm die Nebenwirkungen nicht genau schildert.

Neben anderen Arzneimitteln wären im Medikamentenbuch alle Antibiotika aufzuführen, die verschrieben wurden und die man genommen hat, einschließlich der chemischen Bezeichnung, des Handelsnamens, der Dosierung und der Behandlungsdauer. Auch Einzelheiten über rezeptfreie Medikamente (Aspirin, Hustensaft usw.) sollte man festhalten, ebenso wie andere Substanzen, die mit Medikamenten in Wechselwirkung treten können (z. B. Alkohol). Symptome und eventuelle Nebenwirkungen sollte man notieren und mit einer Skala von 1 bis 10 bewerten: 1 steht für kaum merkliche Krankheitszeichen, 5 bis 6 für Arbeitsunfähigkeit und 10 für unerträglich (dann wird ein anderer die Notizen machen ... ). Dabei sollte man auch Einzelheiten über Medikamente notieren, die nicht vom Hausarzt verschrieben wurden, sondern zum Beispiel vom Zahnarzt, bei einem Krankenhausaufenthalt oder von anderen Ärzten während einer Reise. Eine wirklich exakte Beurteilung ist für Patient und Arzt nur möglich, wenn die Medikamenten-Vorgeschichte vollständig erfaßt wurde. Das kann einem niemand abnehmen. Das Medikamentenbuch sollte man zu jedem Arztbesuch mitnehmen.

Antibiotika sind kostbare Medikamente, daran gibt es keinen Zweifel. Betrachtet man aber alle Hinweise aus Lehrbüchern, Fachzeitschriften und medizinischer Forschung sowie die Aussagen von Wissenschaftlern und Gesundheitsbediensteten über

Nutzen und Gefahren der Antibiotika sowie über die kurz- und langfristigen Auswirkungen ihrer vielfach übermäßigen und mißbräuchlichen Anwendung, dann, so scheint mir, geht es uns mit den Antibiotika wie mit manch anderem zweischneidigen Schwert: Sie stiften mehr Schaden als Nutzen; mit anderen Worten: So, wie sie heute verwendet werden, erzeugen sie mehr Krankheiten, als sie heilen. Jeder, der seine Gesundheit selbst in die Hand nimmt und Antibiotika überlegt anwendet, trägt zu einer ungefährlicheren Welt bei, in der die Antibiotika der Allgemeinheit und dem einzelnen mehr nützen als schaden.

## *Anmerkungen*

1 DuPont, H., Ericsson, C .: Prevention and Treatment of Traveler's Diarrhea. In: *New Eng J Med* 1993; 328, (25): 1821–1827.

2 Umfragen in den USA und Europa zeigen immer wieder, daß die eigene Gesundheit (und die der Familie) uns besonders am Herzen liegen – mehr als Arbeit und drohende Arbeitslosigkeit, mehr als Liebe, und auch mehr als Kriegsgefahr. Es stimmt ja auch: Was nützt aller Reichtum ohne Gesundheit?

3 Weltgesundheitsorganisation: The Selection of Essential Drugs. Technical Report Series 615, Genf, 1977.

4 Die von der Weltgesundheitsorganisation 1977 veröffentlichte Liste der notwendigen Antibiotika führte auf: 5 Penicilline (Benzylpenicillin, Benzylpenicillin-Benzathin, Phenoxymethylpenicillin, Cloxacillin, Ampicillin), 3 Sulfonamide (Salazosulphapyridin, Sulphadimidin und Cotrimoxazol), zusammen mit einem Aminoglykosid (Gentamicin), Chloramphenicol, dem Makrolid Erythromycin sowie Tetracyclin. Auf die Toxizität von Chloramphenicol wurde hingewiesen. Die Ergänzungsliste enthielt ein Aminoglykosid (Amikacin) für medikamentenresistente Infektionen, ein weiteres Penicillin (Benzylpenicillin-Procain), ein Sulfonamid (Sulfadiazin) und ein Tetracyclin (Doxycyclin). Eine Neufassung oder eine landestypische Liste würde bestimmt anders aussehen.

5 Ein Beispiel aus England sind die »Antibiotics Guidelines«, herausgegeben von der Leeds Western Health Authority, in der nur 16

Antibiotika als Medikamente der ersten Wahl für den Standardeinsatz in Krankenhäusern empfohlen werden. Bei zweien wird deutlich auf die Toxizität hingewiesen.

6 WHONET wurde von Professor Thomas O'Brien in Boston ins Leben gerufen. Seine Adresse: Laboratory of Microbiology, Brigham and Women's Hospital, 75 Francis Street, Mass 02115, USA.

7 Siehe dazu: Milton Silverman, Mia Lydecker, Philipp Loe: Bad Medicine, Standford University Press, 1982.

8 Der Herausgeber des *Drugs and Therapeutics Bulletin* ist Dr. Joe Collier, Department of Pharmacology, St George's Hospital Medical School, Tooting, London SW17 ORE. Die Adresse von Social Audit lautet. PO Box 111, London NW1 8XG.

9 Die Anschrift der Alliance for the Prudent Use of Antibiotics lautet: PO Box 1372, Boston, Mass 02117, USA.

10 International Organisation of Consumer Unions, Emmastraat 9, 2595 Den Haag, Niederlande.

11 Siehe Kap. 3, Anm. 24.

# A–Z der Antibiotika

Die folgende Übersicht der auf dem deutschen Medikamentenmarkt vertretenen Antibiotika wurde in enger Anlehnung an die englische Originalausgabe dieses Buches erstellt.
Die Antibiotika-Liste umfaßt alle gebräuchlichen Wirkstoffe (z. B. Doxycyclin), die jeweils einer Wirkstoffgruppe (z. B. Tetracyclin) zugeordnet sind*. Kombinationspräparate (das sind Medikamente, in denen verschiedene Wirkstoffe kombiniert werden) finden dabei – mit Ausnahme des weithin gebräuchlichen Cotrimoxazols in der Gruppe der Sulfonamide – keine Berücksichtigung**. Ansonsten haben wir uns um Vollständigkeit bemüht.
Unter dem jeweiligen Wirkstoffnamen sind alle ermittelbaren Handelsnamen (z. B. Azudoxat, ein Doxycyclin aus der Gruppe der Tetracycline), deren Darreichungsform, Herstellerfirma und auf DM-Beträge gerundeter Preis angeführt.
Zwar können aufgrund unterschiedlicher Wirkungsstärke (z. B. Bioverfügbarkeit des Wirkstoffes, der vom Preßdruck der Tablette abhängig ist) und individueller Medikation die Preise nur eingeschränkt verglichen werden. Doch bietet die Übersicht zumindest eine Orientierungsgrundlage. Grundsätzlich gilt, daß Generika (Präparate, die unter dem Wirkstoffnamen verkauft werden) günstiger sind als die Originalpräparate der Firma, die den Wirkstoff entwickelt hat und deren Patentschutz abgelaufen ist.
Die Zusammenstellung der Handelspräparate basiert auf dem Stand von November 1993.
Der deutsche Arzneimittelmarkt ist derart umfangreich und zudem ständigen Wandlungen unterworfen, daß eine kommentierende Auflistung sämtlicher Handelsnamen den Umfang eines eigenen Buches beanspruchen würde. Wir beschränken uns daher auf die neutrale Zusammenstellung von Fakten und ergänzen diese nur um die in jedem ausführlichen Medikamenten-Fachbuch nachlesbaren Bemerkungen zu Neben-, Wechsel- und sonstigen wichtigen Wirkungen. Folgewirkungen **können,** müssen aber nicht, nach der Einnahme eines Antibiotikums auftreten.
Die Gliederung nach Wirkstoffnamen ermöglicht es Ihnen, **jedes** Anti-

biotikum zuordnen zu können. Das gilt auch für Kombinationspräparate**.

Das deutsche Arzneimittelgesetz schreibt vor, daß jedem handelsüblichen Medikament ein Beipackzettel angefügt wird. Diese Beipackzettel sind sehr ähnlich aufgebaut und enthalten Informationen über Wirkstoff, Zusammensetzung, Anwendungsgebiete, Gegenanzeigen, Nebenwirkungen, Wechselwirkungen mit anderen Mitteln, eine Dosierungsanleitung, Hersteller und sonstige Hinweise. Zur Veranschaulichung haben wir auf Seite 426 ff. einen Antibiotika-Beipackzettel abgebildet.

Der Wirkstoffname steht auf dem Beipackzettel oben, unter dem Handelsnamen. Kontrollieren Sie bereits vorhandene Antibiotika Ihrer Hausapotheke, und informieren Sie sich auf den folgenden Seiten, bevor Sie Antibiotika einnehmen. Die Verantwortung für Ihre Gesundheit trägt nämlich nicht nur der Arzt.

* Der Aufbau nach international einheitlichen Wirkstoffnamen läßt eine Nutzung des Nachschlageteils auch für andere Länder zu. Dies gilt insbesondere für Österreich und die Schweiz.

** Die Zahl der Kombinationspräparate steigt an, was u. a. auf die zunehmende Resistenzentwicklung von Bakterien auf Monosubstanzen zurückzuführen ist. Da das Wirkungsspektrum i. d. R. breiter ist, wird auch die »Heilungsquote« höher sein, was dem Arzt die Diagnose »erleichtert«. Die Nebenwirkungen können sowohl geringer (da die einzelnen Substanzen schwächer dosiert sind) als auch stärker (da nun Kombinationseffekte hinzutreten) sein. Im übrigen gelten hier selbstverständlich alle Aussagen des Buches.

# Überblick zum A–Z der Antibiotika

# Gebrauchsinformation

Wichtige Information, bitte aufmerksam lesen!

ratiopharm GmbH & Co. 7900 Ulm

## Penicillin V-ratiopharm®

Wirkstoff: Phenoxymethylpenicillin-Kalium

*Wirksamer Bestandteil*

1 Lacktablette enthält:
Phenoxymethylpenicillin-Kalium 675 mg
entsprechend 1 Mio. I.E. Penicillin V
Weitere Bestandteile:
Magnesiumstearat, Maisstärke, Talkum, Croscarmellose-Natrium, Povidon, Farbstoffe E 172, E 171, Macrogol, Hypromellose.

*Anwendungsgebiete*

Leichte bis mittelschwere Infektionen mit Penicillin V-empfindlichen Keimen, wie z.B.

- Infektionen des Hals-Nasen-Ohren-Bereichs (Pharyngitis, Tonsillitis, Sinusitis, Otitis media)
- Infektionen der Atemwege (Bronchitis, Bronchopneumonie, Pneumonie)
- von den Zähnen ausgehende Infektionen im Mund-Gesichts-Bereich
- Infektionen der Haut (wie Erysipel, Erysipeloid und Erythema migrans)
- Entzündungen von Lymphknoten und Lymphgefäßen (Lymphadenitis, Lymphangitis)
- Scharlach (auch zur Vorbeugung)
- Vorbeugung gegen ein Wiederauftreten (Rezidivprophylaxe) nach akutem rheumatischem Fieber
- Vorbeugung gegen eine Entzündung der Herzinnenhaut (Endokarditisprophylaxe) bei Eingriffen im Zahn-, Mund- und Kieferbereich oder an oberen Atemwegen.

Gegebenenfalls ist eine Kombination mit einem weiteren geeigneten Antibiotikum möglich.

*Gegenanzeigen*

Gegenanzeigen sind Krankheiten und Umstände, bei denen bestimmte Arzneimittel nicht oder nur nach sorgfältiger Prüfung durch den Arzt angewendet werden dürfen, da hier im allgemeinen der zu erwartende Nutzen in keinem günstigen Verhältnis zu einem möglichen Schaden steht.
Damit der Arzt sorgfältig prüfen kann, ob Gegenanzeigen bestehen, muß er über Vorerkrankungen, Begleiterkrankungen, eine gleichzeitige andere Behandlung sowie über Ihre besonderen Lebensumstände und Gewohnheiten unterrichtet werden.
Gegenanzeigen können auch erst nach Beginn der Behandlung mit diesem Arzneimittel auftreten oder bekannt werden. Auch in solchen Fällen sollten Sie Ihren Arzt informieren.
Penicillin V-ratiopharm® darf nicht angewendet werden bei Penicillinüberempfindlichkeit.
Eine mögliche Kreuzallergie mit anderen β-Lactamantibiotika (außer den Monobactamen) ist zu

beachten.

Schwangerschaft/Stillzeit

Penicillin V ist plazentagängig. Da bislang keinerlei fruchtschädigende Wirkungen von Penicillin V bekannt geworden sind, ist eine Anwendung während der gesamten Schwangerschaft bei entsprechender Indikation möglich.

Penicillin V geht in die Muttermilch über. Daher ist beim gestillten Säugling die Möglichkeit einer Beeinflussung der physiologischen Darmflora mit Durchfall oder Sproßpilzbesiedlung zu beachten.

*Nebenwirkungen*

Arzneimittel können neben den erwünschten Hauptwirkungen auch unerwünschte Wirkungen, sogenannte Nebenwirkungen, haben.

Nebenwirkungen, die im Zusammenhang mit der Anwendung von Penicillin V beobachtet wurden, jedoch nicht bei jedem Patienten auftreten müssen, werden im folgenden genannt.

Gelegentlich treten Magen-Darm-Störungen in Form von Übelkeit, Erbrechen, Oberbauchschmerzen, weichen Stühlen oder Durchfall auf, die meist leichter Natur sind und häufig noch während, sonst nach Absetzen der Behandlung abklingen.

Bei Auftreten von schweren, anhaltenden Durchfällen während oder nach der Behandlung ist der Arzt zu informieren, weil sich dahinter eine bestimmte Form einer Darmentzündung (pseudomembranöse Enterocolitis) verbergen kann, die sofort behandelt werden muß.

Gelegentlich kommt es zu Hautausschlägen (Exanthemen) und Schleimhautentzündungen, besonders im Bereich des Mundes, selten vorübergehend zu trockenem Mund und Geschmacksveränderungen.

Gelegentlich sind allergische Reaktionen zu erwarten, meist in Form von Hautreaktionen (z.B. Exantheme, Juckreiz).

Eine nesselnde (urtikarielle) Sofortreaktion deutet meist auf eine echte Penicillin-Allergie hin und zwingt zum Behandlungsabbruch.

Sehr selten werden allergische Reaktionen als Folge einer Sensibilisierung gegen einen bestimmten Bestandteil des Wirkstoffs Penicillin V (die 6-Amino-Penicillansäure-Gruppe) z.B. in Form von Arzneimittelfieber, Serumkrankheit, Veränderung des Blutbildes wie Eosinophilie und hämolytische Anämie, erhöhter Gefäßwanddurchlässigkeit (angioneurotisches Ödem), Kehlkopfschwellung (Larynxödem), allergischer Gefäßentzündung (Vaskulitis) und akuter Nierenentzündung (Nephritis) beobachtet.

In Einzelfällen kann es zum lebensbedrohlichen anaphylaktischen Schock kommen.

Bei Patienten mit Neigung zu Allergien ist eher mit allergischen Reaktionen zu rechnen.

Langfristige und wiederholte Anwendung kann zu Superinfektionen mit resistenten Bakterien oder Sproßpilzen führen.

Besonderer Hinweis:

Schwere Überempfindlichkeitsreaktionen (anaphylaktischer Schock) müssen schnellstmöglich durch den Arzt behandelt werden.

Sofortmaßnahmen bei schweren anaphylaktischen Reaktionen (Schock):

Bei den ersten Anzeichen (Schweißausbruch, Übelkeit, Zyanose):

– venösen Zugang schaffen.

Neben anderen gebräuchlichen Notfallmaßnahmen:

– Kopf-Oberkörper-Tieflage
– Atemwege freihalten.

Medikamentöse Sofortmaßnahmen:
- sofort Epinephrin (Adrenalin) i.v.
  Nach Verdünnen von 1 ml der handelsüblichen Epinephrin-Lösung (1:1000) auf 10 ml wird zunächst davon 1 ml (= 0,1 mg Epinephrin) unter Puls- und Blutdruckkontrolle langsam injiziert (cave Herzrhythmusstörungen!). Die Epinephrin-Gabe kann wiederholt werden.
- danach Glukokortikoide i.v.
  z.B. 250-1000 mg Prednisolon (oder äquivalente Menge eines Derivats). Die Glukokortikoid-Gabe kann wiederholt werden.
- anschließend Volumensubstitution i.v.
  z.B. Plasmaexpander, Humanalbumin, Vollelektrolytlösung.

Weitere Behandlungsmaßnahmen erwägen: z.B. künstliche Beatmung, Sauerstoffinhalation, Kalzium, Antihistaminika.

*Wechselwirkungen mit anderen Mitteln*

Die Wirkungen mancher Arzneimittel können durch gleichzeitige Anwendung anderer Mittel beeinflußt werden.
Fragen Sie daher Ihren Arzt, wenn Sie andere Mittel ständig anwenden, bis vor kurzem angewendet haben oder gleichzeitig mit dem hier vorliegenden Arzneimittel anwenden wollen. Ihr Arzt kann Ihnen sagen, ob unter diesen Umständen mit Unverträglichkeiten zu rechnen ist, oder ob besondere Maßnahmen, wie z.B. eine neue Dosisfestsetzung, erforderlich sind, wenn Sie dieses Arzneimittel anwenden.
Die Kombinationstherapie mit geeigneten Antibiotika kann zu einem gleichgerichteten (synergistischen) Effekt führen. Penicillin V sollte nicht mit bestimmten (bakteriostatisch) wirkenden Chemotherapeutika/Antibiotika (wie z.B. Tetrazykline, Sulfonamide, Chloramphenicol) zusammen verabreicht werden, da es sonst zu einer Herabsetzung der antibakteriellen Wirkung kommt.
Die gleichzeitige Anwendung von Probenecid führt durch Hemmung der Ausscheidung über die Nieren zu einer Steigerung und Verlängerung der Penicillin V-Konzentrationen im Serum und in der Galle. Auch Indometacin, Phenylbutazon, Salicylate und Sulfinpyrazon führen zu erhöhten und verlängerten Serumspiegeln.
Die Anwendung von Penicillin V kann vorübergehend den Plasmaspiegel von Östrogenen senken. Bei gleichzeitiger Anwendung von Penicillin V und oralen Kontrazeptiva („Pille") kann eine Wirksamkeitsminderung der hormonellen Empfängnisverhütung daher nicht ausgeschlossen werden.
Die nichtenzymatischen Harnzuckerreaktionen und der Urobilinogennachweis im Harn können unter Penicillin V-Behandlung falsch positiv ausfallen.

*Dosierungsanleitung*

Soweit nicht anders verordnet, gelten als allgemeine Dosierungsempfehlungen:
Erwachsene und Kinder über 12 Jahre:
3 x täglich ½–1½ Lacktabletten Penicillin V-ratiopharm®.
Kinder von 6–12 Jahren:
3 x täglich ½–1 Lacktablette Penicillin V-ratiopharm®.
Je nach Empfindlichkeit der Erreger und der Art der Erkrankung kann der Arzt die Dosis erhöhen.
Hinweis:
Bei stark eingeschränkter Nierenfunktion (Anurie) wird eine Verlängerung des Dosierungsintervalls auf 12 Stunden empfohlen.

| | |
|---|---|
| *Art der Anwendung* | Lacktabletten unzerkaut mit ausreichend Flüssigkeit vorzugsweise 1 Stunde vor einer Mahlzeit einnehmen. Die Einnahme nach den Mahlzeiten kann die Aufnahme des Wirkstoffs in die Blutbahn verzögern und vermindern.<br>Hinweise:<br>Bei schweren Magen-Darm-Störungen ist eine ausreichende Aufnahme des Penicillins nicht gewährleistet. In diesem Fall ist die Notwendigkeit einer Fortführung der Behandlung bzw. einer Änderung der Darreichungsform (parenterale Gabe) zu überprüfen.<br>Bei Patienten mit Herzerkrankungen oder schweren Elektrolytstörungen anderer Genese sollte auf die durch das Medikament bedingte Kaliumzufuhr geachtet werden. |
| *Dauer der Anwendung* | Über die Dauer der Anwendung entscheidet der behandelnde Arzt.<br>Bei Infektionen mit β-hämolysierenden Streptokokken sollte die Behandlungsdauer 10 Tage nicht unterschreiten, um Rezidiven oder Spätkomplikationen vorzubeugen (rheumatisches Fieber, Glomerulonephritis).<br><br>Das Arzneimittel soll nach Ablauf des Verfalldatums nicht mehr angewendet werden. |

**Arzneimittel! Für Kinder unzugänglich aufbewahren!**

| | |
|---|---|
| *Besondere Hinweise* | Ärzte und Apotheker erhalten auf Wunsch die „Fachinformation". Krankenhausapotheker erhalten auf Wunsch die „Standardinformation für Krankenhausapotheker". |
| *Darreichungsform und Packungsgrößen* | OP mit 10 Lacktabletten = N 1<br>OP mit 20 Lacktabletten = N 2 |

**Liebe Patientin, lieber Patient,**

dieses ratiopharm-Medikament soll Ihnen helfen, schneller beschwerdefrei zu werden.
Bitte halten Sie sich genau an die Anwendungsvorschrift, damit das ratiopharm-Präparat seine ganze Wirksamkeit entfalten kann.
Die Informationen auf dem Beipackzettel sind bewußt ausführlich und deutlich formuliert und dienen damit Ihrer Sicherheit. Wenn Sie im Zusammenhang mit der Anwendung Fragen haben, wenden Sie sich bitte an Ihren Arzt oder Apotheker.

Ihre
**ratiopharm GmbH & Co**

1092 P 1123 250/1 VP 206 B1 16536 8T1

## Hinweise zur Benutzung des Anhangs

Wenn Sie mehr über das Antibiotikum wissen möchten, das Ihnen verschrieben wurde, suchen Sie den Namen in dem Register (ab Seite 483). Manche Namen sind hier klein geschrieben, andere dagegen in GROSSBUCHSTABEN. Die kleingeschriebenen Bezeichnungen sind die Namen, welche die Herstellerfirmen ihren Präparaten geben (Handelsnamen). Oft stellen (bzw. verarbeiten) mehrere Firmen den gleichen Wirkstoff her, jeweils unter anderem Namen und zu einem anderen Preis. Um Verwirrung zu vermeiden, geht man heute in der Medizin immer mehr dazu über, Medikamente nur mit dem generischen Namen (d. h. den chemischen Namen, der den Wirkstoff benennt) zu bezeichnen. Diese generischen Namen sind in GROSSBUCHSTABEN aufgeführt. Wenn Sie im Register die Seite gefunden haben, auf der das betreffende Präparat beschrieben ist, sollten Sie sich kurz die Übersicht über die jeweilige Wirkstoffgruppe ansehen. Sie verschafft Ihnen einen Eindruck, wie Medikamente dieses Typs allgemein eingesetzt werden, weist auf Wechselwirkungen hin und warnt vor möglichen Nebenwirkungen. Anschließend sollten Sie den gewünschten Wirkstoff nachschlagen, der in Handelsname, Darreichungsform, Hersteller, Preis und spezifische Bemerkungen untergliedert ist.

## Anmerkungen

**Preis:** Der angegebene Preis ist auf- bzw. abgerundet. Er bezieht sich auf die kleinste im Handel befindliche Packung sowie die schwächste dargebotene Dosierung. Bei Herstellern von Generika kann dies auch ein »forte«-Präparat, also ein stärker konzentrierter Wirkstoff sein. Da die Arzneimittelpreise ständigen Schwankungen unterlegen sind, sind die Zahlen dieser Rubrik nur als ungefähre Vergleichswerte zu betrachten.

**Resistenzen:** Der Einsatz von Antibiotika hat bei vielen Bakterienarten zur Entwicklung resistenter Stämme geführt, die man oft auch als »Superbakterien« (oder synonym »Supererreger«) bezeichnet. Ist ein Erreger gegen ein bestimmtes Antibiotikum resistent, hat es keinen Sinn, diesen Wirkstoff bei einer Infektion mit dem entsprechenden Keim einzusetzen. Um dieses Problem zu umgehen, sollte der Arzt eine Laborprobe entnehmen und untersuchen lassen, *bevor* er ein Antibiotikum verschreibt, aber Zeitmangel, Kosten und (manchmal) die Dringlichkeit der Krankheitssituation führen unter Umständen dazu, daß dies unterlassen wird. Wenn eine Infektionskrankheit nicht auf die Antibiotikabehandlung anspricht, ist es immer ratsam, die Möglichkeit der Resistenz in Betracht zu ziehen.

**Wechselwirkungen:** Antibiotika sind hochwirksame chemische Verbindungen, und wenn man sie einnimmt, ist es sehr wichtig, mit dem Arzt über mögliche Wechselwirkungen mit anderen (auch rezeptfreien) Medikamenten zu sprechen, die ebenfalls genommen werden. Solche Wechselwirkungen der Antibiotika mit anderen Medikamenten sind im folgenden ebenfalls aufgeführt.

**Vorsichtsmaßnahmen:** Unter dieser Überschrift sind Risikobereiche aufgeführt, vor denen man sich hüten sollte, wenn man das betreffende Medikament einnimmt. Antibiotika aus vielen Wirkstoffgruppen gefährden beispielsweise den Fetus, wenn sie während einer Schwangerschaft eingenommen werden.

**Fachausdrücke:** Das A–Z der Antibiotika enthält eine Reihe von Fachausdrücken. Soweit sie in den vorherigen Teilen des Buches nicht erklärt wurden, finden sich Erläuterungen in dem Glossar ab Seite 479.

**Darreichungsformen:** Antibiotika zur inneren und äußeren Anwendung können auf verschiedenste Weise verabreicht werden. Die im Handel befindlichen Darreichungsformen sind wie folgt abgekürzt:

Amp. = Ampulle (incl. Infusion o. Injektion o. Trockensubstanz)
AS = Augensalbe
AT = Augentropfen
Drg.= Dragee
Gran. = Granulat
Kps. = Kapsel
Lsg. = Lösung
Ovula = Vaginalkapseln o. Vaginalsuppositorien o. Vaginaltabletten
Saft = Trockensaft + Suspension
Tbl. = Tablette (incl. Filmtablette o. Manteltablette)

Andere, wie z. B. Salbe, werden ganz ausgeschrieben.

Deutsche Quellen:
ABDA: Pharmazeutische Stoffliste
Bundesverband der Pharmazeutischen Industrie e.V.: Rote Liste 1993
Mutschler, E.: Arzneimittelwirkungen, 1991 (6. Auflage)
Neuman, M.: Antibiotika-Kompendium, 1981
Pharma Daig und Lauer: Preisliste, Stand November '93
Schwabe, U., Paffrath, D. (Hrsg.): Arzneiverordnungsreport '93

## Aminoglykoside

**Geschichtliches:** Streptomycin war nach dem Penicillin das zweite wichtige Antibiotikum, das man entdeckte (Waksman, 1944). In der Folgezeit entwickelte man mehrere weitere Aminoglykoside, die sich in therapeutischer Wirksamkeit und Toxizität alle ähnlich sind. Die Unterschiede in den Anwendungsgebieten sind Ausdruck ihrer unterschiedlichen antibakteriellen Wirkung.

**Anwendungsgebiete:** Das Hauptanwendungsgebiet dieser Wirkstoffgruppe ist die Krankenhausbehandlung schwerer, akuter Bakterieninfektionen. Aminoglykoside werden vom Darm nicht aufgenommen und müssen deshalb bei der Bekämpfung systemischer Infektionen durch Injektionen verabreicht werden. Sie wirken bakterizid (d. h. sie töten die Bakterien ab) gegen Staphylokokken und ein breites Spektrum gramnegativer Erreger. Streptomycin wird vor allem in der Tuberkulosebehandlung verwendet. Spectinomycin ist für die Therapie penicillinresistenter Gonorrhöe reserviert.

**Wirkungsmechanismus:** Störung der Proteinsynthese in den Bakterienzellen.

**Nebenwirkungen:** Aminoglykoside zeigen dosisabhängige Nebenwirkungen, unter anderem die folgenden: a) Gehörschäden durch Schädigung des achten Hirnnerven, der für Hören und Gleichgewichtssinn verantwortlich ist; der Schaden ist oft irreversibel und verschlimmert sich, wenn das Antibiotikum zusammen mit starken harntreibenden Mitteln (Diuretika) eingenommen wird; b) Nierenschäden, meist reversibel, am häufigsten nach der ersten Behandlungswoche; das Risiko dieser Nebenwirkung wird größer bei bereits vorhandenen Nierenschäden, bei älteren Menschen und bei gleichzeitiger Einnahme von Cephalosporinen und starken harntreibenden Mitteln; c) Nervenschäden (neuromuskuläre Blockade), die zu Muskelschwäche und sogar zu Lähmungen führen; d) Allergische Reaktionen.

**Vorsichtsmaßnahmen:** Streptomycin und andere Aminoglykoside können, wenn sie während der Schwangerschaft genommen werden, den achten Hirnnerven des heranwachsenden Fetus schädigen und Taubheit verursachen. Deshalb muß man sie in der Schwangerschaft und während der Stillzeit meiden. Spectinomycin soll während der Schwangerschaft keine Probleme verursachen; Streptomycin und Tobramycin sind dagegen kontraindiziert (d. h. sie dürfen unter keinen Umständen angewandt werden); bei allen anderen Wirkstoffen ist die Ungefährlichkeit in der Schwangerschaft und Stillzeit von seiten der

Hersteller nicht nachgewiesen, und ihr Einsatz wird nicht empfohlen, es sei denn, die Verwendung wäre unbedingt erforderlich und der Nutzen für die Mutter wiege schwerer als das Risiko für den Fetus. Wegen der Gefahr einer Schädigung von Nerven und Muskeln sollten Personen, die an Myasthenia gravis (Muskelschwäche) leiden, diese Wirkstoffgruppe meiden.

**Resistenz:** Unterschiedlich; »Kreuzresistenz« innerhalb der Gruppe wird zunehmend zum Problem. Bakterien können schnell Resistenzen entwickeln und von einer Spezies auf die andere übertragen. Deshalb gibt es innerhalb der Krankenhäuser und zwischen verschiedenen Kliniken unterschiedliche Resistenzverteilungen.

**Wechselwirkungen:** Mit anderen Antibiotika, Anästhetika, Antikoagulantien, Antimykotika, Cholinergika, Cyclosporinen, Zytostatika, Diuretika und Muskelrelaxantien.

| *Generischer Name* Handelsname | Darreichungsform | Hersteller | Preis ca. DM | Bemerkung |
|---|---|---|---|---|
| **AMIKACIN** | | | | |
| Biklin | Amp. | Bristol Meyers Squib | 185 | Halbsynthetisches Breitbbandantibiotikum zur Kurzzeitbehandlung schwerer Infektionen. |
| **FRAMYCETIN** | | | | |
| Sofra-Tüll | Wundgaze | Albert Roussel | 16 | |
| Tuttomycin | Salbe | Mago | 27 | |
| **GENTAMYCIN** | | | | |
| Dispagent | AS, AT | Dispersa | 7,7 | Sollte nicht Antibiotikum erster Wahl bei leichten Infektionen sein. Bei schweren Infektionen, Sepsis und bakterieller Endocarditis. |
| Duragentam | AT | Durachemie | 6 | |
| Duragentamicin | Amp. | Durachemie | 35 | |
| Gentophtal | AT | Winzer | 6 | |
| Genta von ct | Amp. | ct-Arzneimittel | 29 | |
| Gentanit | AS, AT | Optima | 7, 9 | |
| Gentamicin | Amp. | Hexal | 29 | |
| Gentamicin Hameln | Amp. | Hameln | 34 | |
| Gentamicin POS | AS, AT | Ursapharm | 4, 6 | |
| Gentamicin ratiopharm | Amp. | Ratiopharm | 35 | |
| Gentamycin | Creme, Salbe, Amp. | Med Pharm | 11, 11, 65 | |
| Gentamytrex | AS, AT | Mann | 5,7 | |
| Refobacin | AS, AT, Creme, | Merck | 3, 7, 5,5, 15 | |

| *Generischer Name* Handelsname | Darreichungsform | Hersteller | Preis ca. DM | Bemerkung |
|---|---|---|---|---|
| | Puder, Amp. | | | |
| Sulmycin | Creme, Salbe | Essex Pharma | 13,13 | |
| **KANAMYCIN** | | | | |
| Kanamycin POS | AS, AT | Ursapharm | 5, 6 | Bei schweren Infektionen, und nur wenn Resistenz gegen andere Antibiotika vorliegt. Sehr toxisch. Muskellähmung möglich. |
| Kanamytrex | AS, AT | Basotherm | 7, 8 | |
| **NEOMYCIN** | | | | |
| Bykomycin | Kps., Saft | Byk Gulden | 153, 394 | Vorwiegend zur Darmsterilisierung, keine systemische Anwendung, als Injektion zu toxisch. Es stehen verschiedene örtliche Darreichungsformen zur Verfügung. Magenverstimmung möglich. |
| Myacyne | Puder, Salbe | Schur Pharmazeutika | 9, 10 | |
| Nebacetin | Sprühverband | Brocades Pharma | 18 | |
| Neomycin | Tbl. | Fournier | 112 | |
| Neomycin | Lsg., Tbl. | Upjohn | 242, 465 | |
| **NETILMICIN** | | | | |
| Certomycin | Amp. | Essex Pharma | 25 | Gilt wegen geringer Toxizität als Alternative zu Gentamycin bei schweren Infektionen. |
| **SPECTINOMYCIN** | | | | |
| Stanilo | Amp. | Upjohn | 53 | Für Kinder nicht zu empfehlen, verursacht Schwindel, Übelkeit, Fieber, und Hautausschlag. Verwendung bei penicillinresistenter Gonorrhöe. |
| **STREPTOMYCIN** | | | | |
| Strepto Fatol | Amp. | Fatol | 6 | Rasche Resistenzentwicklung, häufig Allergien. Ohrklingen als erstes Zeichen bei Vergiftung. Anwendung bei Tuberkulose, Brucellose, infektiöser |
| Streptomycin | Amp. | Grünenthal | 6 | |
| Streptomycin | Amp. | Heyl | 8 | |

| *Generischer Name* Handelsname | Darreichungsform | Hersteller | Preis ca. DM | Bemerkung |
|---|---|---|---|---|
| | | | | Endokarditis. Wird sonst selten und nur bei anderweitig resistenten Erregern angewandt. Intensive Nutzung bei Obst, Gemüse, und Tabak. |

## Beta-Lactam-Antibiotika

**Geschichtliches:** Größte Antibiotikagruppe; man unterscheidet mehrere Untergruppen: die **Penicilline** (deren Namen meist auf -cillin enden), die **Cephalosporine** und Cephamycine (erkennbar an den Namensbestandteilen »-ceph-« oder »-cef-«) und die neueren **Monobactame.**
**Anwendungsgebiete:** Werden jeweils bei den einzelnen Gruppen aufgeführt.
**Wirkungsmechanismus:** Alle Beta-Lactame stören die Synthese der Bakterienzellwand. Sie sind bakterizid (d. h. sie töten die Bakterien ab).
**Vorsichtsmaßnahmen:** Manchmal kommt es zur »Superinfektion« durch resistente Erreger, insbesondere bei längerer Anwendung.
Vorsichtsmaßnahmen während der Schwangerschaft sind bei den einzelnen Gruppen erwähnt. Beta-Lactame sind (neben dem Erythromycin) die einzigen Antibiotika, die während der Schwangerschaft als »ungefährlich« bezeichnet werden.
Cephalosporine lösen bei etwa zehn Prozent der penicillinempfindlichen Patienten eine sogenannte »Kreuzreaktion« aus.
**Resistenz:** Bakterien werden gegen Beta-Lactame resistent, weil sie die »Betalactamasen« (auch »Penicillinasen« genannt) entwickeln, Enzyme, die den bakterientötenden Effekt der Beta-Lactame aufheben.
Manche Penicilline (und viele neuere Cephalosporine) werden von den Betalactamasen nicht angegriffen.

## Penicilline

**Geschichtliches:** Penicillin wird von dem Pilz *Penicillium notatum* produziert und wurde erstmals 1929 von Fleming beschrieben. Florey und Chain reinigten es 1941 und bereiteten es für den therapeutischen Einsatz auf. Die ersten halbsynthetischen Penicilline wurden 1957 hergestellt.

Man kann die Penicilline in folgende Gruppen einteilen:

**Natürliche Penicilline:** Betalactamase empfindlich. (Betalactamase ist ein Enzym, das manche Bakterien produzieren und das sie resistent gegen Beta-Lactam-Antibiotika macht.) Natürliche Penicilline werden angewandt bei Infektionen der Haut, des Bindegewebes, der Atemwege, Ohren, Nase und Rachen. Auch bei Gonorrhöe, Syphilis, Endocarditis, Meningitis, Milzbrand, Gasbrand, Tetanus, Infektionen durch Leptospiren und Actinomyceten. Gelegentlich bei Babys mit angeborener Syphilis.

**Halbsynthetische Penicilline:** 1. Betalactamase resistent: Betalactamase resistente Penicilline dienen der Behandlung schwerer Infektionskrankheiten (Lungenabszesse, akute Knochenmarkentzündung usw.), die von Penicillinase produzierenden Staphylokokken hervorgerufen werden. Staphylokokken-Infektionen, die Patienten sich im Krankenhaus zuziehen, gehen in 90% der Fälle auf solche resistenten Bakterienstämme zurück. Betalactamase resistente Penicilline helfen gegen derartige Betalactamase produzierenden Staphylokokken, aber es muß darauf hingewiesen werden, daß sie gegen andere Bakterienarten weit weniger gut wirken als das Benzylpenicillin der Betalactamase empfindlichen Penicilline.

2. Breitband-Penicilline: Diese unterteilt man in *Aminopenicilline, Ureidopenicilline* und *Anti-Pseudomonas-Penicilline** *(auch Carboxypenicilline* genannt).

**Wirkungsmechanismus:** Penicilline sind bakterizid, weil sie die Zellwandsynthese der Bakterien hemmen. Sie werden mit dem Urin ausge-

* *Pseudomonas* ist eine Familie gramnegativer Bakterien, die vor allem im Boden und in verwesendem organischen Material leben. Die Art *P. aeruginosa* findet sich manchmal auch in infizierten Wunden; außerdem verursacht sie gelegentlich schwere Harnwegsinfektionen und in seltenen Fällen Hirnhautentzündung. Infektionen mit *Pseudomonas* sind in Krankenhäusern ein bedeutendes Problem.

schieden. Gleichzeitig kann das Medikament Probenecid eingenommen werden, damit im Organismus eine hohe Penicillinkonzentration erhalten bleibt.

**Anwendung außerhalb der Humanmedizin:** Penicilline werden in großem Umfang bei Nutztieren eingesetzt, und zwar sowohl zur Krankheitsbekämpfung als auch zur Beschleunigung des Wachstums.

**Nebenwirkungen:** Penicilline lösen bei bis zu 10% der Patienten allergische Reaktionen aus. Zum anaphylaktischen Schock kommt es nur selten, aber er kann tödlich sein. Wer gegen eine Form des Penicillins allergisch ist, reagiert auch auf alle anderen überempfindlich. Als verbreitete Nebenwirkung tritt Durchfall auf. Ampicillin kann eine Colitis pseudomembranacea hervorrufen. Eine seltene, dafür aber schwerwiegende Nebenwirkung sind Gehirnreizungen. Ein hoher Penicillinspiegel im Blut kann auch zu verringerter Salzausscheidung und Bluthochdruck führen.

**Vorsichtsmaßnahmen:** Bei früheren allergischen Reaktionen auf Penicillin, bei Nieren- oder Herzerkrankungen. Penicillin kann mit Antacida, Gerinnungshemmern und Probenecid in Wechselwirkung treten. In der Schwangerschaft werden Penicilline vorsichtig (und nur bei zwingendem Grund) angewandt. Einige Wirkstoffe werden seit Jahren ohne Probleme bei Schwangeren eingesetzt. Penicillin wird mit der Muttermilch ausgeschieden.

**Resistenz:** Heute sind viele Staphylokokken-Stämme gegen Benzylpenicillin resistent. Stämme von *Staphylococcus aureus,* die gegen Flucloxacillin resistent sind, werden in vielen Krankenhäusern zum Problem. Glücklicherweise sind die meisten derartigen Erreger empfindlich gegen Vancomycin. Alle Breitband-Penicilline werden von Betalactamase produzierenden Bakterien inaktiviert. Flucloxacillin ist gegen die Betalactamasen der Staphylokokken nicht völlig resistent und wird deshalb bei schweren Infektionen in Kombination mit anderen Antibiotika eingesetzt, z. B. mit Gentamycin, Fusidinsäure oder Erythromycin.

**Betalactamase empfindliche Penicilline**

**Wechselwirkungen:** Mit Antacida, Antikoagulantien, Probenecid, Oralkontrazeptiva. Das Penicillin V auch mit Akaziengummi.

**Nebenwirkungen:** s. Bemerkungen.

| *Generischer Name* Handelsname | Darreichungsform | Hersteller | Preis ca. DM | Bemerkung |
|---|---|---|---|---|
| **BENZYLPENICILLIN PENICILLIN G** | | | | |
| Clemizol-Penicillin | Amp. | Grünenthal | 8 | Hohe Blutwerte können Krämpfe, Koma, Hirnschäden und Tod verursachen. Durchfall, Hautausschlag, Fieber und Gliederschmerzen sind häufig. |
| Penicillin »Grünenthal« (Na-Salz) | Amp. | Grünenthal | 35 | |
| Penicillin G (Na-Salz) | Amp. | Jenapharm | 24 | |
| Penicillin G (Na-Salz) | Amp. | Hoechst | auf Anfr. | |
| Penicillin Heyl (Na-Salz) | Amp. | Heyl | 6 | |
| Pendysin (Benzathin) | Amp. | Jenapharm | 16 | |
| **PHENOXYMETHYLPENICILLIN PENICILLIN V*** | | | | |
| Antibiocin | Tbl., Saft | Dorsch | 9, 13 | Anwendungsgebiete wie bei Penicillin G, jedoch schwächere Wirkung. Vorrangig bei Infektionen der Atemwege von Kindern, Wundrose, Mittelohr- und Mandelentzündung sowie vorbeugend gegen Infektionen, die einem rheumatischen Fieberschub folgen können. Nicht bei Gonorrhöe und Syphilis. |
| Arcasin | Tbl., Saft | Engelhard | 10, 12 | |
| Dura Penicillin | Tbl. | Durachemie | 7 | |
| Infectobicillin (Benzathin) | Saft | Infectopharm | 24 | |
| Infectocillin | Tbl., Saft, Trinktbl. | Infectopharm | 15, 14, 15 | |
| Isocillin | Tbl., Saft | Hoechst | 14, 12 | |
| Ispenoral | Tbl. | Chephasaar | 10 | |
| Jenacillin V | Tbl. | Jenapharm | 13 | |
| Megacillin | Tbl., Saft, Trinktbl. | Grünenthal | 12, 16, 11 | |
| P-Mega Tablinen | Tbl. | Sanorania | 11 | |
| Pen-V-basan | Tbl. | Sagitta | 9 | |
| Pen-V-KL.U.T. | Tbl. | Pharmafrid | 10 | |
| PenHexal | Tbl., Saft, Trinktbl. | Hexal | 9, 14, 9 | |
| Penicillat | Tbl. | Azupharma | 8 | |
| Penicillin BC | Saft | Berlin Chemie | 11 | |
| Penicillin V Stada | Tbl., Saft | Stadapharm | 13, 16 | |
| Penicillin V von ct | Tbl. | ct-Arzneimittel | 8 | |
| Penicillin V AL | Tbl. | Aliud | 7 | |
| Penicillin VK | Tbl. | Sanorania | 20 | |
| Penicillin v ratiopharm | Tbl., Saft | Ratiopharm | 8, 15 | |
| Penicillin V Wolff | Tbl., Saft | Wolff Bielefeld | 11, 12 | |
| Penicillin Heyl | Tbl. | Heyl | 8 | * Falls nicht anders angegeben, handelt es sich bei den angegebenen Wirkstoffen um das K-Salz. |
| Pen-Toxinal | Saft, Kps. | Pharma Selz | 13, 10 | |
| V-Tablopen | Tbl. | Arzneimittelwerk Dresden | 12 | |

**Betalactamase resistente Penicilline**
**Anwendungsgebiete:** Bei Infektionen hervorgerufen durch Betalactamase produzierende Staphylokokken.
**Wechselwirkungen:** Mit Antikoagulantien, Probenecid und oralen Kontrazeptiva.
**Nebenwirkungen:** Wie bei Penicillin G (Benzylpenicillin). Kontraindiziert bei Patienten mit Porphyrie.

| *Generischer Name* Handelsname | Darreichungsform | Hersteller | Preis ca. DM | Bemerkung |
|---|---|---|---|---|
| **FLUCLOXACILLIN** | | | | |
| Staphylex | Saft, Kps., Amp. | Smith Kline Beecham Pharma | 36, 40, 25 | |

**Aminopenicilline**
**Anwendungsgebiete:** s. Bemerkungen
**Wechselwirkungen:** Antacida, Antikoagulantien, Probenecid, oralen Kontraceptiva.

| Generischer Name Handelsname | Darreichungsform | Hersteller | Preis ca. DM | Bemerkung |
|---|---|---|---|---|
| **AMOXICILLIN** | | | | |
| Aloxyn | Tbl., Saft | List Pharma | 29, 18 | Anwendungsgebiete: Schwere Infektionen der Atem- und Harnwege, von Nase, Rachen und Ohren, des Bindegewebes sowie bei Gonorrhöe. Nebenwirkungen sind insbesondere Übelkeit, Durchfall und Hautausschläge. Selten auch Kolitis. |
| Amagesam | Tbl., Saft, Trinktbl. | Jossa | 13, 27, 15 | |
| Amoxi von ct | Tbl., Saft | ct-Arzneimittel | 14, 18 | |
| Amoxi L.U.T | Tbl. | Pharmafrid | 17 | |
| Amoxi-basan | Tbl., Saft | Sagitta | 16, 19 | |
| Amoxi Hexal | Tbl., Saft, Trinktbl. | Hexal | 14, 18, 22 | |
| Amoxi Tablinen | Tbl. | Sanorania | 20 | |
| Amoxi Wolff | Tbl., Saft | Wolff Bielefeld | 14, 18 | |
| Amoxibiocin | Tbl., Saft, Trinktbl. | Dorsch | 17, 20, 16 | |
| Amoxicillin Stada | Tbl., Saft | Stadapharm | 27, 16 | |
| Amoxicillin Riker | Tbl. | 3M Medica | 29 | |
| Amoxicillin ratiopharm | Tbl., Saft, Gran. | Ratiopharm | 16, 15 ,27 | |
| Amoxicillin Heumann | Tbl., Saft, Trinktbl. | Heumann Pharma | 18, 14, 24 | |

| Generischer Name Handelsname | Darreichungs- form | Hersteller | Preis ca. DM | Bemerkung |
|---|---|---|---|---|
| Amoxillat | Tbl., Saft | Azuchemie | 21, 17 | |
| Amoxy-Diolan | Tbl., Saft | Engelhard | 21, 18 | |
| Amoxypen | Tbl., Saft, Trinktbl. | Grünenthal | 16, 18, 16 | |
| Clamoxyl | Tbl., Saft, Amp. | Smith Kline Beecham Pharma | 24, 18, 72 | |
| Cuxacillin | Tbl. | TAD | 22 | |
| Dura AX | Saft, Kps., Tbl. | Durachemie | 18, 16, 18 | |
| Infectomox | Saft | Infectopharm | 20 | |
| Sigamopen | Saft, Trinktbl. | Siegfried | 17, 22 | |
| Silamox | Saft | Linden | 20 | |
| **AMPICILLIN** | | | | |
| Amblosin | Amp. | Hoechst | 19 | Verursacht masernähnliche Hautausschläge, besonders bei Patienten, die an Drüsenfieber und Leukämie leiden. Häufige Nebenwirkung: Durchfall. |
| Ampicillin | Saft | Berlin Chemie | 19 | |
| Ampicillin | Kps. | Jenapharm | 13 | |
| Ampicillin »Stada« | Tbl., Saft | Stadapharm | 20, 19 | |
| Ampicillin Wolff | Tbl. | Wolff/Bielefeld | 20 | |
| Ampicillin-ratiopharm | Tbl., Saft, Amp. | Ratiopharm | 18, 10, 108 | |
| Ampicillin Hexal | Amp. | Hexal | 44 | |
| Binotal | Tbl., Amp. | Bayer | 33, 20 | |
| DuraAmpicillin | Tbl. | Durachemie | 20 | |
| Pen-Bristol | Amp. | Grünenthal | 44 | |
| Penstabil | Tbl. | Med Pharm | 20 | |
| **BACAMPICILLIN** | | | | |
| Ambacamp | Tbl. | Upjohn | 50 | Wird gut vom Körper aufgenommen; verursacht weniger Durchfälle als andere Penicilline. Wie Ampicillin und Amoxicillin hauptsächlich zur Behandlung von Gonorrhöe. |
| Penglobe | Tbl. | Astra Chemicals | 54 | |
| **PIVAMPICILLIN mit PIVMECILLIN** | | | | |
| Miraxid | Tbl. | Rorer | 49 | Anwendungsgebiete: Infektionen der Atemwege, der Ohren, der Nase, des Rachens, der Haut, des Bindegewebes, der Harnwege, sowie bei Gonorrhöe. Wirkt gegen ampicillin-resistente Erreger. Darmstörungen sind seltener als bei Ampicillin. Nicht anwenden bei Nierenschäden, |

| Generischer Name Handelsname | Darreichungsform | Hersteller | Preis ca. DM | Bemerkung |
|---|---|---|---|---|
| | | | | Porphyrie, Drüsenfieber und lymphatischer Leukämie. Nebenwirkungen: Bei Langzeitanwendung kann es Leber- und Nierenschäden verursachen. |

**Breitband-Penicilline und Kombinationen mit Betalactamase-Inhibitoren**

**Anwendungsgebiete:** Bei Infektionen, die u. a. durch Betalactamase produzierende Keime hervorgerufen werden. Vor Operationen.

**Wechselwirkungen:** Wie bei den Ampicillinen.

| Generischer Name Handelsname | Darreichungsform | Hersteller | Preis ca. DM | Bemerkung |
|---|---|---|---|---|
| **SULTAMICILLIN (= Ampicillin mit Sulbactam)** | | | | |
| Unacid PD | Saft, Tbl. | Pfizer | 42 | |
| **MEZLOCILLIN (Ureidopenicillin)** | | | | |
| Baypen | Amp. | Bayer | 43 | Wirkt gegen Pseudomonas und einige ampicillinresistente Erreger. Bei Nierenerkrankungen Anwendung vermeiden. Wird gewöhnlich bei Infektionen infolge Abdominal- oder gynäkologischer Operationen eingesetzt. Wechselwirkungen: Mit Aminoglykosiden und Antikoagulantien. |
| **AZLOCILLIN (Carboxypenicillin)** | | | | |
| Securopen | Amp. | Bayer | 57 | Anwendungsgebiete: Bei systemischen und lokalen Infektionen, besonders der Atem- und Harnwege. Nach operationsbedingten Infektionen, infizierten Wunden und Brandwunden. Nicht bei |

| Generischer Name Handelsname | Darreichungsform | Hersteller | Preis ca. DM | Bemerkung |
|---|---|---|---|---|
| | | | | Nierenerkrankungen. Nebenwirkungen wie bei Benzylpenicillin. Wechselwirkungen: Mit Antikoagulantien und Vecuroniumbromid. |
| **PIPERACILLIN (Carboxypenicillin)** | | | | |
| Pipril | Amp. | Lederle | 99 | Anwendungsgebiete, Neben- und Wechselwirkungen wie bei Azlocillin. |
| **TICARCILLIN (Carboxypenicillin mit Clavulansäure)** | | | | |
| Betabactyl | Amp. | Smith Kline Beecham | 127 | Wird vorrangig bei schweren Infektionen von stationär behandelten Personen mit geschwächtem Immunsystem eingesetzt. Die Anwendung ist bei Leber- oder Nierenerkrankungen zu vermeiden. Clavulansäure ist ein Betalactamase-Inhibitor. |

## Cephalosporine

**Geschichtliches:** Der erste Wirkstoff dieser Gruppe wurde aus einem Pilz gewonnen, den man 1945 im Meer bei Sardinien in der Nähe eines Abwasserkanals gefunden hatte. Bis vor kurzem galten sie kaum als Antibiotika der ersten Wahl, doch werden sie heute in größerem Umfang eingesetzt. Man unterteilt sie in oral einzunehmende Präparate und Wirkstoffe der ersten, zweiten und dritten Generation. Die älteren Präparate (erste Generation) wurden weitgehend von anderen Antibiotika abgelöst, die preiswerter und leichter zu verabreichen sind. Die Cephalosporine der zweiten Generation werden weniger von Betalactamasen angegriffen und sind wirksamer als die der ersten Generation. Noch neuere Präparate (dritte Generation) sind weniger toxisch, noch

weniger empfindlich gegen Betalactamasen und haben ein breiteres Wirkungsspektrum; sie sind aber im allgemeinen sehr teuer.
**Anwendungsgebiete:** Eng verwandt mit Penicillin. Bakterizid (bakterientötend). Breites Wirkungsspektrum bei geringer Toxizität. Verwendung vor allem bei Infektionen im Bereich von Gallenblase und Gallengänge, vor Operationen, bei Harnwegsinfektionen mit mehrfach resistenten Bakterien und zur Behandlung der penicillinresistenten Gonorrhöe.
**Erste Generation:** Im wesentlichen abgelöst durch neuere Cephalosporine und andere Antibiotika, die preiswerter und leichter zu verabreichen sind.
**Zweite Generation:** Weniger empfindlich gegen Inaktivierung durch Betalactamasen als die erste Generation.
**Dritte Generation:** Können »Superinfektion« mit resistenten Bakterien oder Pilzen verursachen.
**Nebenwirkungen:** Im Vergleich mit anderen Antibiotika geringes Nebenwirkungsrisiko. Am häufigsten sind allergische Reaktionen, z. B. Nesselsucht, Hautausschlag sowie in seltenen Fällen Ödeme, anaphylaktischer Schock und Fieber. Blutungen durch Gerinnungsstörungen wurden im Zusammenhang mit mehreren Cephalosporinen beobachtet. Weitere allgemeine Nebenwirkungen sind Durchfall, Übelkeit, Erbrechen, Fieber, Gelenkschmerzen, Überaktivität, Nervosität, Schlafstörungen, Verwirrungszustände, Muskelanspannung und Schwindelgefühl.
**Vorsichtsmaßnahmen:** Bei bekannter Penicillin- oder Cephalosporinempfindlichkeit, Nierenerkrankungen und Porphyrie. Etwa zehn Prozent der Patienten mit Penicillinallergie reagieren auch auf Cephalosporine der ersten Generation.
**Resistenz:** siehe Beta-Lactam-Antibiotika.
**Wechselwirkungen:** Mit anderen Antibiotika, Alkohol, Antikoagulantien, Antimykotika, Diuretika und Probenecid.

| Generischer Name Handelsname | Darreichungsform | Hersteller | Preis ca. DM | Bemerkung |
|---|---|---|---|---|
| **oral** | | | | |
| **CEFACLOR** | | | | |
| Panoral | Kps., Saft, Brausetabl. | Lilly | 37, 42, 70 | Anwendung ist häufig begleitet von langandauernden Hautirritationen, besonders bei Kindern. |

| Generischer Name Handelsname | Darreichungsform | Hersteller | Preis ca. DM | Bemerkung |
|---|---|---|---|---|
| **CEFADROXIL** | | | | |
| Bidocef | Tbl., Kps., Saft | Bristol Meyers Squibb | 83, 45, 30 | |
| **CEFIXIM** | | | | |
| Cephoral | Saft, Tbl. | Merck | 56, 70 | Anwendung nur bei akuten Infektionen. Oral-Cephalosporin der 3. Generation. |
| **PIVOXETIL (= CEFUROXIM)** | | | | |
| Elobact | Tbl., Saft | Cascan | 43, 42 | Verursacht häufig gastrointestinale Störungen, kann Blutungen hervorrufen. |
| Zinnat | Tbl., Saft | Glaxo | 43, 42 | |
| **CEFALEXIN** | | | | |
| Cefalexin | Kps. | Jenapharm | 32 | |
| Cephalex von ct | Tbl., Saft | ct-Arnzeimittel | 28, 32 | |
| Cephalexin ratiopharm | Tbl., Saft | Ratiopharm | 28, 33 | |
| Ceporexin | Saft, Tbl. | Hoechst, Glaxo | 26, 45 | |
| Kefexin | Saft | Orion Pharma | 24 | |
| Oracef | Tropfen, Saft, Tbl. | Lilly | 12, 27, 42 | |
| **Erste Generation (injizierbar)** | | | | |
| **CEFALOTIN** | | | | |
| Cepovenin | Amp. | Glaxo, Hoechst | 115 | Selten angewandt, meist vor chirurgischen Eingriffen. |
| **CEFAZOLIN** | | | | |
| Gramaxin | Amp. | Boehringer Mannheim | 50 | Einsatz vor chirurgischen Eingriffen, gewöhnlich bei Gallenblasenoperationen. |
| **Zweite Generation (injizierbar)** | | | | |
| **CEFAMANDOL** | | | | |
| Mandokef | Amp. | Lilly | 12 | Vor chirurgischen Eingriffen, bei lebensbedrohlichen Infektionen. |

| Generischer Name Handelsname | Darreichungsform | Hersteller | Preis ca. DM | Bemerkung |
|---|---|---|---|---|
| **CEFOXITIN** | | | | |
| Mefoxitin | Amp. | MSD Sharpe & Dohme | 103 | Bei Infektionen des Bauchraums, z. B. Peritonitis. Injektionsstelle schmerzhaft. |
| **CEFUROXIM** | | | | |
| Zinacef | Amp. | Hoechst | 40 | Wird wahrscheinlich weniger durch Betalactamasen inaktiviert als andere Cephalosporine. Einsatz vor chirurgischen Eingriffen, bei Meningitis, Gonorrhöe und penicillinresistenten Infektionen. |
| **Dritte Generation (injizierbar)** | | | | |
| **CEFOTAXIM** | | | | |
| Claforan | Amp. | Glaxo, Hoechst | 81 | Breites Wirkungsspektrum, kann Superinfektionen durch resistente Bakterien oder Pilze fördern. Einsatz vor chirurgischen Eingriffen. |
| **CEFSULODIN** | | | | |
| Pseudocef | Amp. | Takeda | 41 | Vor chirurgischen Eingriffen, bei Infektionen der Atemwege und der Harnwege, des Bindegewebes und der Knochen. |
| **CEFTAXIDIM** | | | | |
| Fortum | Amp. | Cascan, Glaxo | 135 | Breites Wirkungsspektrum, kann Superinfektionen durch resistente Bakterien oder Pilze fördern. Einsatz vor chirurgischen Eingriffen. |
| **CEFTIZOXIM** | | | | |
| Ceftix | Amp. | Boehringer | | Breites Wirkungsspektrum, kann Super- |

| Generischer Name Handelsname | Darreichungsform | Hersteller | Preis ca. DM | Bemerkung |
|---|---|---|---|---|
| | | | | infektionen durch resistente Bakterien oder Pilze fördern. Einsatz vor chirurgischen Eingriffen. |

## Monobactame

**Geschichtliches:** Eine neue Antibiotikaklasse. Völlig synthetisch.
**Anwendungsgebiete:** Bei Infektionen der Atem- und Harnwege, Gonorrhöe, Infektionen der Knochen und Gelenke, des Bindegewebes, Entzündungen der Bauchhöhle und der weiblichen Geschlechtsorgane, Wundfieber und Meningitis. Resistent gegenüber Betalactamasen. Bei Nieren- oder Leberkrankheiten sowie bei Penicillin- oder Cephalosporin-Empfindlichkeit ist Anwendung zu vermeiden.
**Nebenwirkungen:** Es können Hautveränderungen, Durchfall, Erbrechen und Hautausschläge an der Injektionsstelle auftreten. Selten Blutbildveränderungen und Leberfunktionsstörungen. Unbedenklichkeit während der Schwangerschaft ist nicht gesichert. Die Placentaschranke kann überwunden und der Wirkstoff in den Kreislauf des Fetus eindringen. Doch ist die Schädigung des Fetus nicht bewiesen.
**Wechselwirkungen:** Mit Antikoagulantien.

| Generischer Name Handelsname | Darreichungsform | Hersteller | Preis ca. DM | Bemerkung |
|---|---|---|---|---|
| **AZTREONAM** | | | | |
| Azactam | Amp. | Grünenthal | 164 | |

## Chinolone

**Geschichtliches:** Das erste Chinolon, das man synthetisierte, war die 1962 entdeckte Nalidixinsäure. Sie ist klinisch wegen des engen Wirkungsspektrums und der schlechten Verteilung im Organismus (mit Ausnahme des Urins) nur begrenzt einsetzbar. Bald darauf kamen die sogenannten 4-Chinolone zum Einsatz. Ganz aktuell sind heute die fluorierten Chinolone. In einigen Lehrbüchern werden Chinolone auch als **Gyrasehemmer** klassifiziert.

**Anwendungsgebiete:** Synthetisch. Bakterizid. Verwendung zur Behandlung von Harnwegs- und Darminfektionen, insbesondere bei Ruhr. Sollten nur bei Infektionen eingesetzt werden, deren Erreger gegen die üblichen Wirkstoffe resistent sind. Die Chinolone brauchen Sauerstoff, um die Bakterien abzutöten. Fehlt er, unterbinden sie nur die Vermehrung der Bakterienkolonien.
**Wirkungsmechanismus:** Chinolone wirken auf die Bakterien-DNA und können deshalb theoretisch auch die DNA der menschlichen Zellen schädigen.
**Nebenwirkungen:** Die Chinolone sind relativ neue Wirkstoffe und galten anfangs als schwach toxisch. Mit zunehmendem Einsatz zeigen sich aber auch häufiger Nebenwirkungen. Klare Gesetzmäßigkeiten werden sich erst aus weiteren Befunden ableiten lassen. Zu den Nebenwirkungen zählen Übelkeit, Erbrechen, Durchfall, Verdauungsstörungen, Bauchschmerzen, Schwindelgefühl, Kopfschmerzen, Abgeschlagenheit, Verwirrungszustände, Krämpfe, Ausschlag, Juckreiz, Gelenkschmerzen, Lichtempfindlichkeit und Leberfunktionsstörungen. In seltenen Fällen Dickdarmentzündung. Am häufigsten sind die Wirkungen auf den Verdauungstrakt, die gewöhnlich bei Absetzen des Medikaments wieder verschwinden.
**Vorsichtsmaßnahmen:** Nicht empfohlen während Schwangerschaft und Stillzeit sowie bei Kindern und Jugendlichen. Können Gelenkfehlbildungen hervorrufen. Auch Patienten mit Epilepsie oder cerebralen Durchblutungsstörungen sollten diese Wirkstoffe meiden. Chinolone verstärken die berauschende Wirkung von Alkohol, und da sie manchmal auch Schwindelgefühl, Benommenheit und Verwirrungszustände hervorrufen, ist es nach der Einnahme nicht ratsam, Auto zu fahren oder Maschinen zu bedienen.
**Resistenz:** Die Chinolone sind zwar relativ neu, aber sie wurden bereits im großen Umfang eingesetzt, und Resistenz wird zunehmend zum Problem. Sie entwickelte sich schnell bei Patienten mit *Pseudomonas-*, *Citrobacter-* und *Campylobacter*-Infektionen (die Wunden, Darm und Knochen befallen). Unempfindlichkeit gegen ein 4-Chinolon verleiht anscheinend auch eine gewisse Resistenz gegen andere Wirkstoffe dieser Gruppe.
**Wechselwirkungen:** Mit Antacida, Antikoagulantien, Cyclosporinen, Eisen, Probenecid, Zytostatika und Zinksalzen.

| Generischer Name Handelsname | Darreichungsform | Hersteller | Preis ca. DM | Bemerkung |
|---|---|---|---|---|
| **CINOXACIN** | | | | |
| Cnobactin | Kps. | Lilly | 33 | Bei Leber- und Nierenfunktionsstörungen möglichst vermeiden. Es können Ödeme, Ohrklingen, Brennen im Genitalbereich und Störungen bei der Thrombozytenbildung auftreten. |
| **CIPROFLOXACIN** | | | | |
| Cipobay | Tbl., Amp. | Bayer | 48, auf Anfr. | Nicht bei Epilepsie, Nervenstörungen, Nierenkrankheiten und AIDS. Weitere Anwendungsgebiete: Infektionen der Atemwege und des Verdauungstrakts, Gonorrhöe und Blutvergiftung. Wechselwirkung zudem mit Theophyllin. |
| **CLIOQUINOL (Chinolinderivat)** | | | | |
| Linola-Sept | Creme | Wolff/Bielefeld | 5 | |
| Clioquinol | Binde, Gaze | Lohmann/ Neuwied | 20, 28 | |
| **Enoxacin** | | | | |
| Gyramid | Tbl. | Parke Davis Adenylchemie | 28 | Kann Mund- und Rachentrockenheit, Geschmacksstörungen, Entzündungen im Mund, Herzklopfen, Ödeme, Zittern, Nervosität, Sehstörungen und Ohrklingen hervorrufen. Wird angewandt bei Hautinfektionen, Gonorrhöe und Ruhr. |
| **NALIDIXINSÄURE** | | | | |
| Nogram | Tbl. | Sanofi Winthrop | 121 | Blutbildveränderungen, Muskelschmerzen, Gelbsucht und Sehstörungen wurden beobachtet. Nicht anwenden bei Epilepsie, |

| Generischer Name Handelsname | Darreichungsform | Hersteller | Preis ca. DM | Bemerkung |
|---|---|---|---|---|
| | | | | Leberschäden und Porphyrie. |
| **NORFLOXACIN (Chinolinsäurederivat)** | | | | |
| Barazan | Tbl. | Dieckmann | 36 | Appetitlosigkeit, Schlafstörungen, Depressionen, Angstzustände, Halluzinationen, tränende Augen, Ohrklingen und Hautreizungen sind möglich. |
| Chibroxin | AT | Chibret | 11 | |
| **OFLOXACIN (Chinolinsäurederivat)** | | | | |
| Tarivid | Tbl. | Hoechst | 48 | Sollte nicht bei psychischen Erkrankungen angewendet werden. Schlafstörungen, Stimmungsschwankungen, Zittern, Hautkribbeln, Wahrnehmungs- und Geschmacksbeeinträchtigungen, auch Halluzinationen und psychische Störungen sind möglich. |
| Floxal | AT, AS | Mann | 10, 10 | |

## Chloramphenicol

**Geschichtliches:** Chloramphenicol war eines der ersten Breitband-Antibiotika, das man entdeckte, und wird heute auf der ganzen Welt verbreitet eingesetzt. Ursprünglich wurde es aus Kulturen des im Boden lebenden Mikroorganismus *Streptomyces venezuelae* gewonnen; heute stellt man es synthetisch her.

**Anwendungsgebiete:** Breites antibakterielles Wirkungsspektrum. Chloramphenicol sollte nur bei schweren Erkrankungen eingesetzt werden, wenn andere Medikamente versagt haben. Besonders nützlich ist es bei fiebrigen Darmerkrankungen (Typhus, Paratyphus, Salmonelleninfektion und Cholera). Weitere Anwendungsgebiete sind Hirnhaut- und Kehlkopfentzündung bei Kindern; außerdem wird es in Form von Salben oder Tropfen verbreitet bei Augeninfektionen eingesetzt.

**Wirkungsmechanismus:** Bakteriostatisch und bakterizid. Hemmt die Proteinsynthese in den Bakterienzellen.
**Nebenwirkungen:** Es kommen mehrere Arten schwerer Nebenwirkungen vor, unter anderem Erkrankungen der Mundschleimhaut, Übelkeit, Durchfall und Knochenmarkschäden, die eine tödliche Anämie nach sich ziehen können. Solche Knochenmarkschäden entwickeln sich oft erst nach einem Jahr und können schon durch sehr kleine Chloramphenicolmengen ausgelöst werden. Weiterhin können Blutkrankheiten, Nervenentzündungen und Hautreizungen auftreten. Längerfristige und wiederholte Einnahmen sind zu vermeiden.
**Vorsichtsmaßnahmen:** Chloramphenicol sollte nicht während der Schwangerschaft und Stillzeit angewandt werden; außerdem eignet es sich nicht für Säuglinge und für Patienten mit Porphyrie.
**Resistenz:** Einige wichtige, höchst ansteckende Erreger sind gegen Chloramphenicol resistent. Unempfindliche Stämme von *Salmonella typhi* wurden in Südamerika und Asien gefunden.
**Wechselwirkungen:** Mit anderen Antibiotika, Antikoagulatien, Antidiabetika, Antiepileptika und Barbituraten.

| Generischer Name Handelsname | Darreichungsform | Hersteller | Preis ca. DM | Bemerkung |
|---|---|---|---|---|
| **CHLORAMPHENICOL** | | | | |
| Aquamycetin | OT, AT | Winzer | 4, 4 | |
| Berlicetin | Tbl., Amp., Saft | Berlin Chemie | 14, 15, 12 | |
| Chloramsaar | Kps. | Chephasaar | 16 | |
| Oleomycetin | AT | Winzer | 4 | |
| Paraxin | Amp. | Boehringer Mannheim | 12 | |
| Thilocanfol | AT, AS | Alcon, Thilo | 6,4 | |

## Glykopeptide

**Geschichtliches:** Zu den Glykopeptiden gehören Vancomycin und Teicoplanin. Vancomycin ist schon seit vielen Jahren im Handel, Teicoplanin ist dagegen ein neuerer Wirkstoff.
**Anwendungsgebiete:** Glykopeptide sind natürliche Antibiotika. Sie sind sich sehr ähnlich, aber die Wirkung von Teicoplanin hält länger an als die von Vancomycin. Näheres siehe unter dem jeweiligen Wirkstoff.
**Wirkungsmechanismus:** Dringen in die Zellwand grampositiver Bakterien ein. Bakterizid. Werden durch die Darmschleimhaut resorbiert,

so daß Injektionen erforderlich sind. Vancomycin wird oral zur Behandlung der von Antibiotika ausgelösten Colitis pseudomembranacea verabreicht.
**Nebenwirkungen:** Ähnlich wie bei Aminoglykosiden, siehe Bemerkungen.
**Vorsichtsmaßnahmen:** Sollte bei Patienten mit Nierenerkrankungen oder Hörbeschwerden nicht als Injektion gegeben werden. Bei Personen über 60 Jahren sind Gehör und Nierenfunktion während der Anwendung zu überwachen. In der Schwangerschaft und Stillzeit sollten Glykopeptide vorsichtig angewandt werden, und zwar nur dann, wenn der Nutzen für die Mutter eindeutig schwerer wiegt als das Risiko für den Fetus. Siehe auch Aminoglykoside.
**Resistenz:** Die Resistenzverteilung hat sich seit der Einführung von Vancomycin vor über 30 Jahren kaum verändert. Einige Streptokokken sind gegen Vancomycin resistent. Kreuzresistenz mit anderen Wirkstoffen kommt nicht vor.
**Anwendungsgebiete:** siehe Bemerkungen
**Wechselwirkungen:** Mit anderen Antibiotika, Anästhetika, Antikoagulantien, Antimykotika, Bronchodilatatoren, Cholinergika, Cyclosporinen, Zytostatika, Diuretika, Muskelrelaxantien und Steroiden.

| Generischer Name Handelsname | Darreichungsform | Hersteller | Preis ca. DM | Bemerkung |
|---|---|---|---|---|
| **TEICOPLANIN** | | | | |
| Targocid | Amp. | Merell Dow | 359 | Bei schweren Infektionen (z. B. Endokarditis), Bauchfellentzündung sowie Infektionen mit Staphylococcus aureus. Nebenwirkungen: Übelkeit, Erbrechen, Durchfall, Ausschlag, Fieber, Atemnot, anaphylaktischer Schock, Schwindel, Kopfschmerzen, Blutbildveränderungen, Leberschäden, Ohrklingen, Hörverlust. An der Injektionstelle können Rötungen, Schmerzen und Venenentzündungen auftreten. |

| Generischer Name Handelsname | Darreichungsform | Hersteller | Preis ca. DM | Bemerkung |
|---|---|---|---|---|
| **VANCOMYCIN** | | | | |
| Vancomycin CP | Amp. | Lilly | 87 | Bei lebensbedrohlichen Infektionen, oft in Kombination mit Aminoglykosiden. Zur Behandlung methicillinresistenter Infektionen mit Staphylococcus aureus (MRSA). Colitis pseudomembranacea in Verbindung mit anderen Antibiotika. Auch zur Vorbeugung gegen Endocarditis bei chirurgischen und zahnmedizinischen Eingriffen. Nebenwirkungen: Übelkeit, Schüttelfrost, Fieber, Ausschlag, Nierenschäden, Hörverlust. Bei Ohrklingen sofort absetzen. Kann Blutgerinnsel erzeugen. Risiko des Blutdruckabfalles und (selten) Herzversagen. Schmerzhafte intramuskuläre Injektion. |

## Imidazole

**Geschichtliches:** Metronidazol und Tinidazol gehören zu einer Gruppe mikrobentötender Wirkstoffe namens »Imidazole«. Sie wirken gegen ein sehr begrenztes Spektrum anaerober Bakterien und Einzeller (anaerobe Organismen bevorzugen Lebensräume ohne Sauerstoff). Anaerob leben mehrere sehr gefährliche Krankheitserreger. Daß Imidazole gegen anaerobe Keime wirken, wurde erstmals von einem Zahnarzt entdeckt: Ein Patient, der wegen einer Ruhrinfektion mit Metronidazol behandelt wurde, erholte sich unerwartet schnell von einer Zahnfleischinfektion.

**Anwendungsgebiete:** Metronidazol und Tinidazol wirken auf sehr ähnliche Weise durch Störung der Bakterien-DNA. Metronidazol wird

häufiger eingesetzt, aber bei Tinidazol hält die Wirkung länger an. Hauptanwendungsgebiet ist die Behandlung tiefsitzender Infektionen (z. B. Abszesse). Weiterhin: Scheiden- und Unterleibsinfektionen, Bauchfellentzündung, Blutvergiftung, Wundinfektionen, Knochenmarkentzündung. Außerdem Zahnfleischentzündungen, Dickdarmentzündung, Ruhr und Guineawurm-Infektionen.
**Nebenwirkungen:** Manchmal Rot- oder Braunfärbung des Urins. Ansonsten relativ »ungefährlich«. Nebenwirkungen unter anderem metallischer Geschmack, pelziges Gefühl auf der Zunge, Übelkeit, Erbrechen, Durchfall, Schläfrigkeit, Schwindelgefühl, Gleichgewichtsstörungen und (selten) epileptische Anfälle.
**Vorsichtsmaßnahmen:** Manchmal unangenehme Reaktionen bei gleichzeitigem Genuß von Alkohol (bei Metronidazol häufiger als bei Tinidazol). Der Einsatz der Imidazole ist in den USA wegen des theoretischen Risikos von DNA-Schäden eingeschränkt. Während der Schwangerschaft und Stillzeit sind die Wirkstoffe zu meiden.
**Resistenz:** selten.
**Wechselwirkungen:** Mit Alkohol, Antikoagulantien, Antiepileptika, Disulfiram, Medikamenten gegen Darmgeschwüre und Barbituraten.

| Generischer Name<br>Handelsname | Darreichungs-<br>form | Hersteller | Preis<br>ca. DM | Bemerkung |
|---|---|---|---|---|
| **METRONIDAZOL** | | | | |
| Arilin | Ovula, Tbl. | Wolff Bielefeld | 7, 14 | Hohe Dosen lösten im Tierexperiment Krebs aus. |
| Clont | Tbl., Ovula, Amp. | Bayer | 14, 7, auf Anfr. | |
| Flagyl | Tbl. | Rhône Poulenc | 18 | |
| Fossyol | Kps., Ovula | Merckle | 10, 6 | |
| Metronidazol | Amp. | Serag-Wiessner | 25 | |
| Metronidazol Artesan | Tbl. | Klosterfrau | 10 | |
| Metronidazol Fresenius | Amp. | Fresenius | 25 | |
| Metronidazol | Amp. | Braun Melsungen | 30 | |
| Vagimid | Tbl., Ovula, Amp. | Apogepha | 15, 7, auf Anfr. | |
| **TINIDAZOL** | | | | |
| Simplotan | Tbl. | Pfizer | 19 | Anwendung wie bei Metronidazol, jedoch länger anhaltende Wirkung. |
| Sorquetan | Tbl. | Basotherm | 19 | |

## Lincomycine

**Geschichtliches:** Lincomycin ist ein natürliches Antibiotikum aus einem im Boden lebenden Mikroorganismus. Clindamycin wird durch chemische Abwandlung von Lincomycin hergestellt.
**Wirkungsmechanismus:** Lincomycine hemmen die Proteinsynthese in Bakterienzellen, aber offensichtlich nicht in den Zellen des Menschen. Sie sind in niedriger Konzentration bakteriostatisch (d. h. sie hemmen das Bakterienwachstum), in größerer Menge wirken sie jedoch auch bakterizid (d. h. sie töten die Bakterien ab).
**Anwendungsgebiete:** Staphylokokkeninfektionen der Knochen und der Gelenke, Bauchfellentzündung, Infektionen der weiblichen Geschlechtsorgane. Manchmal auch zur Bekämpfung empfindlicher Stämme von *Staphylococcus aureus* bei Patienten, die gegen Penicillin und/ oder Cephalosporine allergisch sind.
**Nebenwirkungen:** Die gefährlichste Nebenwirkung ist die Colitis pseudomembranacea. Sie kommt am häufigsten bei Frauen in mittlerem und höherem Alter vor, insbesondere nach Operationen, und kann tödlich verlaufen. Der Zusammenhang zwischen Colitis pseudomembranacea und Lincomycin wurde 1970 erstmals beschrieben; drei Jahre später stellte sich heraus, daß Clindamycin ähnliche Probleme verursacht.
**Resistenz:** Kreuzresistenz mit Makroliden kommt vor. Staphylokokken können während der Behandlung resistent werden.
**Wechselwirkungen:** Mit Cholinergika und Muskelrelaxantien. Siehe auch Wirkstoffe.

| Generischer Name Handelsname | Darreichungsform | Hersteller | Preis ca. DM | Bemerkung |
|---|---|---|---|---|
| **CLINDAMYCLIN** | | | | |
| Sobelin | Akne Lsg., Amp., Kps., Gran. | Upjohn | 28, 32, 29, 38 | Die Einnahme ist sofort zu beenden, wenn Durchfall oder Darmentzündung auftreten. Zu meiden bei Leber- und Nierenschäden sowie Durchfall. Kann Gelbsucht und Blutbildveränderungen hervorrufen. Ungefährlichkeit während der Schwangerschaft ist nicht nachgewiesen. |

| Generischer Name Handelsname | Darreichungsform | Hersteller | Preis ca. DM | Bemerkung |
|---|---|---|---|---|
| **LINCOMYCLIN** | | | | |
| Albiotic | Amp., Kps., Sirup | Upjohn | 23, 58, 39 | Clindamycin hat das Lincomycin weitgehend verdrängt, denn es ist wirksamer und wird besser aufgenommen. Bisher keine Hinweise auf schädliche Wirkungen während der Schwangerschaft, dennoch ist Vorsicht geboten. Langzeitanwendung kann zur Vermehrung resistenter Erreger (besonders Pilze) führen. Wechselwirkung mit Antacida. |

## Makrolide

**Geschichtliches:** Zu dieser Gruppe gehören Erythromycin, Oleandomycin und Spiramycin. Der deutschsprachige Markt wird von Erythromycin dominiert. Man hoffte, mit diesem Wirkstoff das Problem der resistenten Bakterien, die Betalactamasen produzieren, zu lösen. Wie sich jedoch bald herausstellte, können viele Erreger (insbesondere *Staphylococcus aureus)* bei längerer Behandlung auch gegen diese Wirkstoffe resistent werden.
**Anwendungsgebiete:** Ähnlich den Tetracyclinen. In niedriger Dosierung bakteriostatisch, in größeren Mengen auch bakterizid. Alternative zu Penicillin, vor allem bei Penicillinallergie. Antibiotikum der ersten Wahl bei Infektionen der Atemwege bei Kindern, bei Legionärskrankheit, Darmentzündung und chronischer Prostataentzündung.
**Wirkungsmechanismus:** Erythromycin hemmt die Proteinsynthese in Bakterienzellen, aber offensichtlich nicht in menschlichen Zellen. Ähnliches Wirkungsspektrum wie Benzylpenicillin.
**Nebenwirkungen:** Erythromycin gehört zu den weniger gefährlichen Antibiotika. Die häufigsten Nebenwirkungen sind Übelkeit, Erbrechen, Durchfall und allergische Reaktionen (Fieber, Ausschlag usw.). Besorgniserregend kann der Durchfall werden. Gelegentlich kommt es zur

Hepatitis; wenn das geschieht, wird die Behandlung abgebrochen, und man rät von zukünftigen Erythromycin-Einnahmen dringend ab.
**Resistenz:** Bei kurzfristiger Behandlung ist Resistenz selten, bei längerer Einnahme kann sie sich jedoch entwickeln.
**Wechselwirkungen:** Mit Analgetika, Antiarrhythmika, Antikoagulantien, Antiepileptika, Tranquilizer, Hypnotika, Herzglykosiden, Cyclosporinen, Ergotamin und Theophyllin.

| Generischer Name Handelsname | Darreichungsform | Hersteller | Preis ca. DM | Bemerkung |
|---|---|---|---|---|
| **ERYTHROMYCIN** | | | | |
| Akne Cordes | Gel | Ichthyol | 17 | Die Anwendung ist |
| Aknefug EL | Lsg. | Wolff/Bielefeld | 17 | bei Leberschäden und |
| Aknemago | Gel | Mago | 15 | Porphyrie zu vermei- |
| Aknemycin | Lsg., Salbe | Hermal | 14, 14 | den. Die intramusku- |
| Aknin Winthrop | Lsg. | Sanofi Winthrop | 13 | läre Injektion ist |
| Clinofug | Gel | Wolff/Bielefeld | 17 | schmerzhaft und ver- |
| Duraerythrornycin | Gran., Tbl. | Durachemie | 30, 20 | ursacht erhebliche |
| Durapaediat | Saft | Durachemie | 17 | lokale Entzündungen. |
| Etromycin | Drg., Saft | Orion Pharma | 29, 21 | |
| Ery Diolan | Saft, Tbl. | Engelhard | 17, 15 | |
| Eryaknen | Gel | Galderma | 14 | |
| Erycinum | Amp. | Cyto Chemia | 33 | |
| Erydermec | Gel | Salutas Fahlberg List | 13 | |
| Eryhexal | Kps., Saft, Gran., Tbl. | Hexal | 18, 16, 17, 15 | |
| Eryliquid | Saft | Linden | 20 | |
| Erythro-basan | Saft | Sagitta | 20 | |
| Erythro von ct | Saft | ct-Arzneimittel | 13 | |
| Erythrocin | Gran., Tbl., Amp. | Abbott | 21, 29, 17 | |
| Erythrogenat | Tbl. | Azuchemie | 14 | |
| Erythromycin Ratiopharm | Saft, Gran. | Ratiopharm | 13, 18 | |
| ErythromycinTBS | Saft | Dr. Grae Pharma | 21 | |
| Erythromycin Wolff | Gran., Saft, Tbl. | Wolff Bielefeld | 19, 17, 16 | |
| Erythromycin Heumann | Tbl. | Heumann | 14 | |
| Ery-Toxinal | Saft | Pharma Selz | 14 | |
| Eupragin | AS | Alcon/Thilo | 10 | |
| Inderm | Lsg. | Luitpold | 21 | |
| Infectomycin | Saft | Infectopharm | 16 | |
| Monomycin | Kps., Saft | Grünenthal | 19, 13 | |
| Paediathrocin | Saft, Tropfen | Abbott | 21, 14 | |
| Pharyngocin | Tbl. | Upjohn | 25 | |
| Praecimycin | Saft, Tbl. | Pfleger | 21, 21 | |
| Sanasepton | Gel, Saft | Jossa | 11, 15 | |
| Semibiocin | Saft, Tropfen | Dorsch | 19, 14 | |

| Generischer Name Handelsname | Darreichungsform | Hersteller | Preis ca. DM | Bemerkung |
|---|---|---|---|---|
| Stiemycine | Lsg. | Stiefel | 14 | |
| Udima Ery | Gel | Dermapharm | 18 | |
| **SPIRAMYCIN** | | | | |
| Novamycin | Tbl. | Rhône Poulenc | 54 | |
| Seletomycin | Tbl. | Grünenthal | 54 | |

## Polymyxine

**Geschichtliches:** Eine Familie von Antibiotika, die von dem Bakterium *Bacillus polymyxa* produziert werden.
**Anwendungsgebiete:** Polymyxine sind sehr toxisch und wurden weitgehend von anderen Antibiotika verdrängt, z. B. von Aminoglykosiden und Chinolonen. Sie werden vom Darm nicht resorbiert und finden sich deshalb vor allem in Präparaten zur Blasenspülung und Darmdesinfektion. Zur Behandlung systemischer Infektionen werden sie nur selten eingesetzt.
**Wirkungsmechanismus:** Zerstörung der Zellmembran.
**Nebenwirkungen:** Stechen und Jucken im Mundbereich, Schwindelgefühl, Muskelschwäche und Nierenschäden. Seltener Sehstörungen, undeutliche Sprechweise, Verwirrungszustände und Psychosen. Überdosierung kann zu Nervenschäden und Nierenversagen führen, aber auch zu Muskelschwäche bis hin zur tödlichen Atemlähmung. Spezifische Gegenmittel gibt es nicht.
**Vorsichtsmaßnahmen:** Zu meiden während der Schwangerschaft und Stillzeit. Personen, die an Myasthenia gravis leiden, sollten keine Polymyxine verwenden.
**Wechselwirkungen:** Mit Muskelrelaxantien, anderen Antibiotika, Antikoagulantien, Antimykotika, Cholinergika, Cyclosporinen, Zytostatika und Diuretika.

| Generischer Name Handelsname | Darreichungsform | Hersteller | Preis ca. DM | Bemerkung |
|---|---|---|---|---|
| **POLYMYXINE** | | | | |
| Colistin | Amp., Tbl. | Grünenthal | 13,64 | |
| **POLYMYXIN B** | | | | |
| Polymyxin »Pfizer« | Amp., Tbl. | Pfizer | 17,68 | |

## Sulfonamide

**Geschichtliches:** 1935 von Gerhard Domagk eingeführt. Die ersten Präparate wurden aus Farbstoffen entwickelt, aber wie man schon bald erkannte, hängt die antibakterielle Wirkung der Sulfonamide nicht von den farbgebenden Molekülen ab. Ihr Einsatz hatte tiefgreifende Auswirkungen auf die Krankenhausbehandlung von Infektionskrankheiten. Nach ihrer Einführung sank die Sterblichkeit bei Streptokokkeninfektionen von 23% im Januar 1938 auf 4,7% acht Monate später. Im Jahr 1938 kam Sulfapyridin (M & B 693) auf den Markt, und später folgte eine breite Palette weiterer Präparate.

**Anwendungsgebiete:** Breites Wirkungsspektrum. Synthetisch. Als Monopräparat veraltet. Sehr toxisch. Wirkungsspektrum ist bei allen Präparaten ähnlich. Werden aus dem Darm gut aufgenommen und über die Nieren in den Urin ausgeschieden.

Das Hauptanwendungsgebiet ist heute die Behandlung unkomplizierter Harnweginfektionen und die Verhütung ihres erneuten Auftretens.

Sulfonamide dienen zur Behandlung der Meningokokken-Meningitis (u. a. mit Sulfadiazin, das leichter als andere Wirkstoffe in den Liquor gelangt).

**Wirkungsmechanismus:** Bakterien brauchen Folsäure, um wachsen zu können. Sulfonamide »ähneln« der Folsäure und werden an ihrer Stelle von den Bakterien aufgenommen. Wegen des so entstehenden Folsäuremangels stellen die Bakterien die Vermehrung ein. Sulfonamide wirken also bakteriostatisch.

**Nebenwirkungen:** Häufig Hautausschläge. Unwohlsein, Kopfschmerzen, Übelkeit, Erbrechen, Durchfall und depressive Verstimmungen kommen ebenfalls vor, gewöhnlich aber nur vorübergehend; sie gelten nicht als Grund, das Medikament abzusetzen. Seltene, aber lebensbedrohliche Nebenwirkungen der Sulfonamide sind das Stevens-Johnson-Syndrom, Anämie, Nierenschäden, Blutkrankheiten, Nervenentzündung, Entzündung der Arterienwände (Periarteriitis nodosa) und Serumkrankheit.

**Vorsichtsmaßnahmen:** Sulfonamide sollten möglichst nicht während der Schwangerschaft und bei Babys in den ersten sechs Wochen angewandt werden, da sie möglicherweise Mißbildungen hervorrufen. Besondere Vorsicht ist geboten bei Patienten mit Folsäuremangel sowie bei älteren und chronisch kranken Personen.

Kontraindikationen sind Leberschäden, Blutkrankheiten, Nierenschä-

den oder bekannte Allergien. Sulfonamide mit Langzeitwirkung verursachen häufiger toxische Wirkungen.
**Resistenz:** Inzwischen sehr verbreitet. Sulfonamide wurden, abgesehen von Cotrimoxazol, zunehmend durch wirksamere und weniger toxische Antibiotika verdrängt.
**Wechselwirkungen:** Mit Anästhetika, Zytostatika, Antikoagulantien, Antikonvulsiva, Antidiabetika, Malariamitteln, Diuretika, Folsäureantagonisten, anderen Antibiotika und Immunsupressiva.

| Generischer Name<br>Handelsname | Darreichungs-<br>form | Hersteller | Preis<br>ca. DM | Bemerkung |
|---|---|---|---|---|
| **COTRIMOXAZOL** | | | | |
| Bactoreduct | Tbl., Sirup | Azuchemie | 7, 9 | Cotrimoxazol, eine Mischung aus Trimethoprim und Sulfamethoxazol, ist weit verbreitet. Anwendungsgebiete: Infektionen der Harnwege und der Atemwege; auch bei Mittelohrentzündung, Sinusitis, Typhus, Paratyphus, Cholera, Shigellosen, Haut- und Wundinfektionen, akuter und chronischer Osteomyelitis, Brucellosen sowie Gonorrhöe bei Patienten, die auf Penicillin empfindlich reagieren. Nebenwirkungen: Störungen im Verdauungstrakt und allergische Hautreaktionen. Cotrimoxazol wird nun öfter bei Harnweginfektionen und Entzündungen der Atemwege durch Trimethoprim ersetzt. Über Jahre stand Trimethoprim nur in Cotrimoxazol zur Verfügung. |
| Bactrim | Tbl. (50 St.), Amp., Sirup | La Roche | 14, 56, 10 | |
| Berlocid | Saft, Tbl. | Berlin Chemie | 10, 5 | |
| Cotrim-basan forte | Tbl. | Sagitta | 6 | |
| Cotrim-Diolan | Saft, Tbl. (forte) | Engelhard | 10, 7 | |
| Cotrim ratiopharm | Saft, Tbl., Amp. | Ratiopharm | 9, 4, 15 | |
| Cotrim L.U.T. | Tbl. | Pharmafried | 6 | |
| Cotrim forte »Riker« | Tbl. | 3M Medica | 15 | |
| CoTrim | Tbl. | Sanorania | 7 | |
| Cotrim forte von ct | Tbl. | ct-Arzneimittel | 6 | |
| Cotrim Hexal | Tbl. | Hexal | 6 | |
| Cotrim Puren | Tbl. | Klinge-Nattermann Puren | 9 | |
| Cotrimox Wolff | Saft, Tbl. | Wolff/Bielefeld | 10, 4 | |
| Co-trimoxazol | Tbl. | Fatol | 5 | |
| Cotrimoxazol AL forte | Tbl. | Aliud | 5 | |
| Cotrimstada | Saft, Tbl. | Stadapharm | 9, 9 | |
| Drylin | Tbl. | Merckle | 5 | |
| Duobiocin | Tbl., Saft | Dorsch | 8, 10 | |
| Eusaprim | Amp. (20x5 ml), Saft, Tbl. | Wellcome | 90, 8, 6 | |
| Jenamoxasol forte | Tbl. | Jenapharm | 6 | |
| Kepinol | Tbl., Saft | Pfleger | 3, 10 | |
| Linaris forte | Tbl. | RAN/Novesia | 7 | |
| Microtrim forte | Tbl. | Chephasaar | 7 | |
| Nymix-amid | Tbl., Saft | Dolorgiet | 8, 9 | |
| Sigaprim | Tbl., Saft | Siegfried | 8, 9 | |
| Sulfotrimin | Saft, Tbl. | Combustin | 9, 7 | |
| Supracombin | Saft, Tbl. (forte) | Grünenthal | 10, 9 | |
| TMS | Saft, Tbl. | TAD | | |

| Generischer Name Handelsname | Darreichungsform | Hersteller | Preis ca. DM | Bemerkung |
|---|---|---|---|---|
| **SULFALEN** | | | | |
| Longum | Tbl. | Farmitalia | 19 | Bei Infektionen der Harnwege und chronischer Bronchitis. |
| **SULFADIAZIN** | | | | |
| Flammazine | Creme | Duphar | 27 | Bei Infektionen der Atemwege. Auch bei Meningitis. |
| Sulfadiazin Heyl | Tbl. | Heyl | 25 | |
| **DAPSON** | | | | |
| Dapson-Fatol | Tbl. | Fatol | 11 | Bei Lepra, durch Herpesviren hervorgerufene Hauterkrankungen sowie bei Malaria. Wechselwirkung auch mit Probenecid. |

## Tetracycline

**Geschichtliches:** Wurden 1948 als erstes bakteriostatisches Breitband-Antibiotikum entdeckt. Alle Tetracycline sind sich in chemischer Struktur und Wirkungsspektrum ähnlich.
**Anwendungsgebiete:** Zur Behandlung von Akne, Bronchitis, unspezifischer Harnwegentzündung, atypischer Lungenentzündung, Typhus, Brucellose, Granuloma venereum, Q-Fieber, Bindehautentzündung, Cholera, Chlamydieninfektionen und tropischer Sprue. Die Resistenz der Bakterien nimmt aber in nicht vorhersagbarer Weise zu, und deshalb sind Tetracycline bei der Behandlung von Krankenhausinfektionen nur selten das Mittel der ersten Wahl.
**Wirkungsmechanismus:** Tetracycline hemmen die Proteinsynthese in den Bakterienzellen und beeinflussen auch den Stoffwechsel menschlicher Zellen.
**Verwendung außerhalb der Humanmedizin:** Oxytetracyclin wird bei Nutztieren in großem Umfang zur Krankheitsbekämpfung und Wachstumssteigerung eingesetzt. Rinder, Schweine und Geflügel werden generell mit Tetracyclin behandelt. Außerdem dienen sie als Antibiotika im Gartenbau, vor allem bei Obstbäumen.
**Nebenwirkungen:** Allergien, Sodbrennen, Übelkeit, Erbrechen,

Durchfall, Hautrötungen, Kopfschmerzen, Sehstörungen und in seltenen Fällen Colitis pseudomembranacea.
**Vorsichtsmaßnahmen:** Die Darmreizung kann ein wundes Gefühl in Mund, Rachen und After sowie schwarze Haarzunge und Schluckbeschwerden verursachen. Tetracycline werden von wachsenden Zähnen und Knochen aufgenommen; sie können zu einer Gelb- oder Braunfärbung der Zähne sowie zu dünnerem Zahnschmelz führen, wenn sie von der Mutter während der Schwangerschaft oder von einem Kind unter zwölf Jahren eingenommen werden. Tetracycline gelangen in die Muttermilch und sollten deshalb nicht während der Stillzeit angewandt werden. Bei langfristiger Einnahme kann es in allen Altersgruppen zu einer Verfärbung der Fingernägel kommen. Bei Patienten mit SLE (systemischer Lupus erythematodes) ist von der Anwendung abzuraten. Bei hoher Dosierung sind Nierenschäden und Blutkrankheiten möglich. Injektionen können Venenentzündungen hervorrufen. Tetracycline verursachen manchmal Lichtempfindlichkeit, Hautausschlag und Schäden der Leber oder Bauchspeicheldrüse, wenn sie während der Schwangerschaft oder von Patienten mit Nierenleiden eingenommen werden.
**Resistenz:** Da Tetracycline zur Behandlung verbreiteter Infektionen weiterhin sehr häufig eingesetzt werden, ist die unvorhersagbare, zunehmende Resistenz ein wichtiges Problem. Die Resistenz betrifft immer alle Wirkstoffe der Gruppe.
**Wechselwirkungen:** Mit Antacida, Antikoagulantien, Antiepileptika, Wismutsalzen, Blutprodukten, Calcium, Herzglykosiden, Eisen, Magnesium, Milchprodukten, oralen Kontrazeptiva, anderen Antibiotika, Zink und Arzneimitteln, die den Harnsäurewert regulieren.

| Generischer Name Handelsname | Darreichungsform | Hersteller | Preis ca. DM | Bemerkung |
|---|---|---|---|---|
| **TETRACYCLIN** | | | | |
| Achromycin | Tbl., Salbe | Lederle | 9, 13 | |
| Dispatetrin | AS, AT | Dispersa | 6, 7 | |
| Hostacyclin | Tbl. | Hoechst | 20 | |
| Imex | Salbe | Merz Pharma | 20 | |
| Quimocyclin | Tbl. | Rhône Poulenc | 10 | |
| Sagittacin | Kps. | Sagitta | 9 | |
| Tefilin | Kps. | Hermal | 14 | |
| Tetrabakat | Kps. | Dorsch | 15 | |
| Tetracorm | Kps. | Funke | 9 | |
| Tetracyclin »Ankermann« | Kps. | Woerwag | 4 | |

| Generischer Name Handelsname | Darreichungsform | Hersteller | Preis ca. DM | Bemerkung |
|---|---|---|---|---|
| Tetracyclin Heyl | Tbl. | Heyl | 8 | |
| Tetracyclin ratiopharm | Kps. | Ratiopharm | 14 | |
| Tetracyclin Wolff | Kps. | Wolff/Bielefeld | 14 | |
| Tetralution | Kps. | Merckle | 7 | |
| **CHLORTETRACYCLIN** | | | | |
| Aureomycin | AS, Salbe, Dentalpaste | Lederle | 6, 9, 15 | |
| **DOXYCYCLIN** | | | | |
| Azudoxat | Tbl. | Azuchemie | 10 | |
| Clinofug | Tbl. | Wolff/Bielefeld | 24 | |
| Doxakne | Tbl. | Salutas Fahlberg List | 24 | |
| Doxy 200 | Kps. | Engelhard | 16 | |
| Doxy-Diolan | Tbl. | Engelhard | 11 | |
| Doxy Komb | Tbl. | Engelhard | 10 | |
| Doxy-Puren | Tbl. | Klinge Nattermann Puren | 7 | |
| Doxy Recip | Tbl. | Recip | 11 | |
| Doxy S+K | Kps. | S+K Pharma | 16 | |
| Doxy von ct | M Kps., Kps. | ct-Arzneimittel | 8, 8 | |
| Doxybiocin | Tbl. | Dorsch | 7 | |
| Doxycyclin Efeka | Tbl. | Brenner/Efeka | 11 | |
| Doxycyclin Heumann | Tbl. | Heumann | 6 | |
| Doxycyclin Stada | Tbl. | Stadapharm | 10 | |
| Doxycyclin AL | Tbl., Kps. | Aliud | 6, 7 | |
| Doxycyclin | OS Amp. (10x5 ml), Kps. | Jenapharm | 133, 13 | |
| Doxycyclin »Riker« | Kps. | 3M Medica | 12 | |
| Doxycyclin TBS | Kps. | Dr. Grae Pharma | 12 | |
| DoxyHexal | Amp., Tbl., Kps. | Hexal | 21, 10, 8 | |
| Doxymono | Tbl. | Betapharm Arzneimittel | 6 | |
| Doxy ratiopharm | M Kps., P Kps., Kps., SF Amp. | Ratiopharm | 10, 19, 10, 21 | |
| Doxy N Tablinen | Tbl. | Sanorania | 11 | |
| Doxy Wolff | Tbl. | Wolff/Bielefeld | 10 | |
| Doxy L.U.T. | Tbl. | Pharmafrid | 8 | |
| Doxy-basan | Kps., Tbl. | Sagitta | 10, 10 | |
| Doxyremed | Kps. | Lichtenstein | 8 | |
| Doxy Tablinen | Tbl. | Sanorania | 9 | |
| Doxytem | Kps. | Tremmler | 12 | |
| Duradoxal | Kps., Tbl. | Durachemie | 8, 8 | |
| Eftapan-Doxy | Tbl. (60 St.) | Merckle | 51 | |
| Godadox | Tbl. | Pfleger | 12 | |
| Ichtraletten DN | Tbl. | Ichthyol | 12 | |
| Mespafin | Kps. | Merckle | 6 | |
| Nymix-cyclin | Tbl. | Dolorgiet | 10 | |
| Sigacyclat | Drg., Gran. | Siegfried | 10, 10 | |

| Generischer Name Handelsname | Darreichungsform | Hersteller | Preis ca. DM | Bemerkung |
|---|---|---|---|---|
| Sigadoxin | Tbl., Kps. | Siegfried | 10, 9 | |
| Supracyclin | Tbl. | Grünenthal | 11 | |
| Vibramycin | Kps., Tbl., Saft | Pfizer | 30, 30, 19 | |
| Vibravenös SF | Amp. | Prizer | 33 | |
| **MINOCYCLIN** | | | | |
| Akne-Puren | Kps. (50 St.) | Klinge-Nattermann-Puren | 53 | Kann Benommenheit, Schwindel, schwere Hautausschläge und Leberschäden hervorrufen. |
| Aknereduct | Kps. (50 St.) | Azupharma | 53 | |
| Aknosan | Tbl. (50 St.) | Hermal | 49 | |
| Durakne | Tbl. (20 St.) | Durachemie | 24 | |
| Icht-Oral | Tbl. (50 St.) | Ichthyol | 45 | |
| Klinomycin | Tbl. (50 St.), Saft, Amp. (25 St.) | Lederle | 61, 19, 257 | |
| Lederderm | Tbl. (30 St.) | Lederle | 30 | |
| Minakne | Tbl. | Salutas Fahlberg List | 20 | |
| Minocyclin Stada | Kps. (50 St.) | Stadapharm | 53 | |
| Minocyclin von ct | Kps. (50 St.) | ct-Arzneimittel | 53 | |
| Minocyclin-ratiopharm | Kps. (50 St.) | Ratiopharm | 55 | |
| Skid | Tbl. (20 St.) | Lichtenstein | 20 | |
| Udima | Kps. (20 St.) | Dermapharm | 24 | |
| **OXYTETRACYCLIN** | | | | |
| Aknin Winthrop | Kps. (50 St.) | Sanofi Winthrop | 23 | Wird in größerem Umfang auch in der Intensivtierhaltung eingesetzt. |
| BTH-S Broncho-Tetra-Holz | Kps. (20 St.) | Fournier | 11 | |
| Dura-Tetracyclin | Kps. (20 St.) | Durachemie | 9 | |
| Macocyn | Kps. (20 St.) | Heinrich Mack Nachf. | 11 | |
| OTC | Ovula | Jenapharm | 12 | |
| Oxy-Selz | Kps. | Pharma Selz | 15 | |
| Oxytetracyclin | Kps. | Jenapharm | 4 | |
| Oxytetracyclin Jenapharm | AS | Basotherm | 5 | |
| Tetra-Tablinen | Tbl. | Sanorania | 10 | |
| Toxinal | Kps. | Pharma Selz | 15 | |

## Trimethoprim

**Geschichtliches:** Viele Jahre lang war Trimethoprim nur in Kombination mit dem Sulfonamid Sulfamethoxazol unter dem Namen Cotrimoxazol im Handel (siehe Sulfonamide). Diese Kombination verursacht mehr Nebenwirkungen als Trimethoprim allein.

**Anwendungsgebiete:** Trimethoprim ist ein synthetisches Antibioti-

kum. Es wirkt bakteriostatisch (d. h. es hemmt das Bakterienwachstum) bei einem breiten Spektrum von Erregern.
Gegen die meisten Stämme wirkt es stärker als die Sulfonamide. Angewandt wird es vor allem bei Harnweginfektionen sowie bei Infektionen der Atemwege und bei Malaria.
**Nebenwirkungen:** Nicht häufig; manchmal Übelkeit, Erbrechen, Durchfall, Juckreiz und Ausschlag. Gefahr einer Anämie.
**Vorsichtsmaßnahmen:** Meiden bei Nierenerkrankungen, Schwangerschaft, Stillzeit und bei Säuglingen. Auch Personen mit Neigung zu Folsäuremangel sollten den Wirkstoff nicht einnehmen.
**Resistenz:** Selten.
**Wechselwirkungen:** Mit Zytostatika.

| Generischer Name Handelsname | Darreichungsform | Hersteller | Preis ca. DM | Bemerkung |
|---|---|---|---|---|
| **TRIMETHOPRIM** | | | | |
| TMP-ratiopharm | Tbl. | Ratiopharm | 2 | |
| Trimanyl forte | Tbl. | Tosse | 13 | |
| Trimono | Tbl., RP Tbl. | Röhm Pharma | 5, 7 | |
| Uretrim | Tbl. | TAD | 16 | |

## Antibiotika gegen spezielle Infektionen

**Geschichtliches:** Manche Antibiotika sind für die Behandlung ganz bestimmter Infektionskrankheiten reserviert, und zwar aus zwei Gründen: Erstens sind einige Wirkstoffe sehr toxisch, so daß ihre Verwendung nur bei lebensbedrohlichen Erkrankungen gerechtfertigt ist. Und zweitens steigt mit dem Einsatz der Antibiotika auch die Gefahr, daß sich Resistenzen entwickeln.

**Lepra**

Lepra ist auf der Welt noch sehr verbreitet, insbesondere in den Tropen, Subtropen und im Mittleren Osten. Es gibt drei Haupttypen der Krankheit, die jeweils ein eigenes Behandlungsverfahren erfordern. Jahrelang war Dapson das Medikament erster Wahl, aber inzwischen wird Resistenz zunehmend zum Problem. Deshalb empfiehlt die Weltgesundheitsorganisation eine breiter gefächerte Behandlung. Die Therapie ist immer langwierig: Sie dauert fünf Jahre oder länger.

**Penicillinresistente Staphylokokken**
Fusidinsäure ist ein Steroid-Antibiotikum mit engem Wirkungsspektrum, das für schwere Infektionen mit penicillinresistenten Staphylokokken reserviert wurde. Man verwendet es auch als Alternative für Patienten, die gegen Penicillin allergisch sind, sowie bei Knochenmarkentzündung. Da sich schnell Resistenzen einstellen, wird Fusidinsäure meist in Kombination mit einem anderen Antibiotikum verschrieben.

**Tuberkulose**
Einige Wirkstoffe dienen ausschließlich der Tuberkulosebehandlung. Die Therapie läuft in zwei Phasen ab. In der Initialphase, die etwa acht Wochen dauert, versucht man, die Besiedelung mit Tb-Bakterien so schnell wie möglich zu vermindern. Dazu verwendet man mindestens drei Wirkstoffe gleichzeitig, z. B. Isoniazid, Rifampicin und Pyrazinamid (und bei Resistenz zusätzlich Ethambutol oder Streptomycin). In der Stabilisierungsphase, die bis zu neun Monaten dauert, erfolgt die Behandlung mit Isoniazid, Rifampicin, Pyrazinamid oder Ethambutol.

**Harnweginfektionen**
Zur Behandlung von Harnweginfektionen dienen zahlreiche Antibiotika, die in anderen Abschnitten dieses Anhangs aufgeführt sind. Die im folgenden genannten Wirkstoffe gehören zu keiner der bisher beschriebenen Gruppen und sind ausschließlich für die Behandlung von Erkrankungen der Harnwege reserviert.
Harnweginfektionen kommen bei Frauen häufiger vor als bei Männern. Sie sind oft chronisch und kehren immer wieder, und dabei besteht immer das Risiko einer Ausweitung auf die Nieren mit der Folge eines dauerhaften Nierenschadens. Vor der Antibiotikabehandlung sollte eine Urinprobe entnommen und untersucht werden.
Resistente Bakterien werden bei der Behandlung von Harnwegerkrankungen zunehmend zum Problem.

| Generischer Name<br>Handelsname | Darreichungs-<br>form | Hersteller | Preis<br>ca. DM | Bemerkung |
|---|---|---|---|---|
| **Lepra** | | | | |
| **DAPSON** | | | | |
| Dapson-Fatol | Tbl. | Fatol | 11 | Sollte nicht angewendet werden bei: Herz- und Lungenkrankheiten, Anämie, Porphyrie und während der |

| Generischer Name Handelsname | Darreichungsform | Hersteller | Preis ca. DM | Bemerkung |
|---|---|---|---|---|
| | | | | Schwangerschaft und Stillzeit. Nebenwirkungen: sind dosisabhängig und schließen allergische Reaktionen (z. B. Hautausschläge) Hepatitis, Appetitlosigkeit, Übelkeit, Kopfschmerzen, Schwindel, Herzklopfen, Schlafstörungen und Anämie ein. Wechselwirkungen: Mit Probenecid. Siehe auch unter den Sulfonamiden. |

**RIFAMPICIN**
siehe bei Tuberkulose

**Penicillinresistente Staphylokokken**

**FUSIDINSÄURE**

| Generischer Name Handelsname | Darreichungsform | Hersteller | Preis ca. DM | Bemerkung |
|---|---|---|---|---|
| Fucidine | Gel, Puder, Creme, Salbe, Amp., Tbl. | Thomae | 7, 10, 8, 8, 36, 36 | Die häufigsten Nebenwirkungen sind Darmstörungen (Übelkeit, Erbrechen) und Hautausschläge. Gelbsucht ist möglich, daher ist vor der Anwendung ein Leberfunktionstest durchzuführen. Während der Schwangerschaft und Stillzeit zu vermeiden. |

**Tuberkulose**

**ETHAMBUTOL**

| Generischer Name Handelsname | Darreichungsform | Hersteller | Preis ca. DM | Bemerkung |
|---|---|---|---|---|
| EMB Fatol | Amp. (10x10 ml), Tbl. | Fatol | 75, 20 | Wird in Kombination mit anderen Wirkstoffen verwendet. Sollte nicht bei Nierenerkrankungen und Störungen des Sehvermögens angewandt werden. Nicht empfehlenswert bei Kindern unter 6 Jahren und bei älteren Menschen. Nebenwirkungen: Seh- |
| Myambutol | Amp., Tbl. | Lederle | 50, 23 | |

| Generischer Name Handelsname | Darreichungsform | Hersteller | Preis ca. DM | Bemerkung |
|---|---|---|---|---|
| | | | | störungen wie Schleiersehen, Farbenblindheit oder Einschränkungen des Gesichtsfelds. Diese Störungen können irreversibel sein. Außerdem sind Nervenentzündungen möglich. Behandlung während der Schwangerschaft und Stillzeit nur mit großer Vorsicht. Wechselwirkungen: Mit Alkohol. |
| **ISONIAZID** | | | | |
| INH-Burgthal | Tbl. (100 St.) | Conzen/Haan | 5 | Wird in Kombination mit anderen Wirkstoffen verwendet. Vorsicht bei Porphyrie, Leber- und Nierenerkrankungen, Epilepsie, Psychosen oder Alkoholismus. Nicht in der Schwangerschaft und Stillzeit. Nebenwirkungen: Übelkeit, Erbrechen, Hautausschlag, Krämpfe, Psychosen, Schädigungen des Knochenmarks, Nervenentzündungen, Hepatitis und systemischer Lupus erythematodes (SLE). Entzündung der Nervenbahnen relativ häufig. Wechselwirkungen: Mit Antileptika. |
| Isocid | Tbl., Amp. | Fatol | 6, 77 | |
| Tebesium | Amp. | Hefa Frenon | 36 | |
| **PYRAZINAMID** | | | | |
| Pyrafat | Tbl. | Fatol | 50 | Wird in Kombination mit anderen Wirkstoffen verwendet. Auch bei tuberkulöser Meningitis. Keine Anwendung bei eingeschränkter Nieren- |
| Pyrazinamid | Tbl. | Jenapharm | 89 | |
| Pyrazinamid Hefa | Tbl. | Hefa Pharma | 59 | |
| Pyrazinamid »Lederle« | Tbl. | Lederle Arzneimittel | 89 | |

| Generischer Name Handelsname | Darreichungsform | Hersteller | Preis ca. DM | Bemerkung |
|---|---|---|---|---|
| | | | | funktion, Alkoholismus, Diabetes, Gicht, Lebererkrankungen und Porphyrie. Nicht länger als zwei Monate anwenden. Nebenwirkungen: leberschädigend, dadurch kann es zu Fieber, Übelkeit, Erbrechen, Appetitlosigkeit, einer vergrößerten Leber, Gelbsucht und u. U. Leberzirrhose kommen. Möglich sind auch Gelenkerkrankungen, Anämie, Hautausschläge und Auslösen eines akuten Gichtanfalls. Vorsicht ist in der Schwangerschaft geboten. Wechselwirkungen: Mit Probenecid. |
| **RIFAMPICIN** | | | | |
| Eremfat | Tbl., Saft, Amp. | Fatol | 97, 23, 17 | Wird in Kombination mit anderen Wirkstoffen verwendet. Auch bei Lepra und Legionärskrankheit. Die Anwendung kann zur Entwicklung resistenter Stämme führen. Verfärbt Urin und Tränen rosa (Entfärbung weicher Kontaktlinsen). Nicht in der Schwangerschaft, bei Alkoholismus, bestehenden Leberschäden, Gelbsucht und Porphyrie anwenden. Nebenwirkungen: Grippeähnliche Symptome, Hautausschläge, Übelkeit, Erbrechen, Durchfall, Schock, Nierenversagen, Hepatitis und Leberschäden. |
| Rifa | Drg., Amp. | Grünenthal | 97 | |
| Rifapicin Hefa | Kps., Drg., Amp. | Hefa Pharma | 22, 153, 28 | |
| Rimactan | Kps., Drg., Saft, Amp. | Ciba Pharma | 105, 168, 36, 19 | |

| Generischer Name Handelsname | Darreichungsform | Hersteller | Preis ca. DM | Bemerkung |
|---|---|---|---|---|
| | | | | Wechselwirkungen: Mit Analgetika, Antacida, Aniarrhythmika, Antikoagulantien, Antidiabetika, Antimykotika, Psychopharmaka, Betablockern, Calcium-Kanalblockern, Herzglykosiden, Kortikoiden, Cyclosporin, oralen Kontrazeptiva, Theophyllin, Thyroxin und Zytostatika. |
| **RIFAMPICIN + ISONIAZID** | | | | |
| Iso-Eremfat | Tbl. | Fatol | 92 | |
| Rifinah | Drg. | Grünenthal | 181 | |
| **RIFAMPICIN + ISONIAZID + PYRAZINAMID** | | | | |
| Rifater | Drg. | Grünenthal | 103 | Nicht bei Kindern anwenden! |
| **STREPTOMYCIN** | | | | |
| Streptomycin Grünenthal | Amp. | Grünenthal | 8 | Wird in Kombination mit anderen Wirkstoffen verwendet. Näheres siehe auch unter Aminoglykoside. |
| Streptomycin Hefa | Amp. | Hefa Pharm | 6 | |
| Streptomycin Heyl | Amp. | Heyl | 8 | |
| **Infektionen der Harnwege** | | | | |
| **NITROFURANTOIN** | | | | |
| Cystit | Kps. | Bristol-Meyers/ Squibb | 22 | Nicht anwenden bei Nierenerkrankungen, in der Schwangerschaft und Stillzeit. Auch nicht bei Kleinkindern. Nebenwirkungen: Relativ schwerwiegend, z. B. Übelkeit und Erbrechen (häufig), allergische Reaktionen wie Dermatitis, Erythema multiforma (auch Stevens-Johnson-Syndrom), Asthma, Hautausschläge und Juckreiz. Seltener: Anämie, periphere Neuropa- |
| Furadantin | Saft, Tbl. Kps., RP Kps. | Röhm Pharma | 10, 9, 9, 7, 12 | |
| Ituran | Drg., Tropfen | Promonta | 20, 10 | |
| Nifurantin | Drg. | Apogepha | 18 | |
| Nifuretten | Drg. | Apogepha | 7 | |
| Nitrofurantoin ratiopharm | Kps. | Ratiopharm | 17 | |
| Nitrofurantoin Sanorania | Tbl. | Sanorania | 7 | |
| Phenurin | Tbl. | Merckle | 8 | |
| Uro-Tablinen | Tbl. | Sanorania | 12 | |
| Uro-Selz | Drg. | Pharma Selz | 12 | |

| Generischer Name Handelsname | Darreichungsform | Hersteller | Preis ca. DM | Bemerkung |
|---|---|---|---|---|
| | | | | thien, Gelbsucht, Hepatitis, Pankreatitis, Fieberanfälle, Gliederschmerzen. Superinfektionen des Urogenitaltrakts sind möglich. Wechselwirkungen: Mit Carboanhydrasehemmern, Magnesium, Probenecid, Chinolonen, Sulfinpyrazon und Medikamenten, die den Harnsäurewert regulieren. |
| **METHENAMIN** | | | | |
| Hiprex (Hippurat) | Tbl. | 3M Medica | 23 | Für die Langzeitbehandlung von Harnweginfekten. Keine Anwendung bei Nierenschäden. Nebenwirkungen: Hautausschläge, gastro-intestinale Störungen und Blasenreizungen. Vorsicht in der Anwendung in der Schwangerschaft und Stillzeit. Wechselwirkungen: Mit Sulfonamiden und Medikamenten, die den Harnsäurewert regulieren. |
| Mandelamine (Mandelat) | Drg. | Parke Davis | 24 | |
| Urotractan (Hippurat) | Drg. | Klinge | 17 | |

## Antimykotika (Pilztötende Wirkstoffe)

Pilzzellen sind ähnlich gebaut wie Zellen von Tieren: Sie enthalten in ihrem Inneren hochentwickelte Strukturen, die es in Bakterienzellen nicht gibt. Wegen der Unterschiede zwischen Bakterien und den Zellen der Tiere wirken antibakterielle Medikamente selektiv; dagegen sind pilztötende Wirkstoffe wegen der größeren Ähnlichkeit zwischen Pilz- und Tierzellen ganz allgemein stärker toxisch. Außerdem entwickeln

sich bei der Pilzbehandlung oft Resistenzen, und deshalb sind Pilzinfektionen nur schwer zu beseitigen.
Durch den massiven Einsatz bakterientötender Antibiotika verändern sich die natürlichen ökologischen Verhältnisse im Organismus, und das kann zu Bedingungen führen, in denen »opportunistische« Pilzinfektionen auftreten. Auch werden die natürlichen Abwehrkräfte durch den Einsatz immunsuppressiver und cytotoxischer Medikamente manchmal so stark geschwächt, daß Pilze, die normalerweise harmlos sind, ernsthafte Erkrankungen hervorrufen.
Manche pilztötenden Medikamente zur Behandlung systemischer Infektionen müssen durch Injektionen verabreicht werden, weil sie über den Darm nicht aufgenommen werden. Präparate zum Einnehmen können jedoch zur Behandlung von Pilzerkrankungen in Mund, Speiseröhre, Magen und Darm verwendet werden.
Pilzinfektionen der Geschlechtsorgane sind bei Frauen häufiger als bei Männern und lassen sich mit pilztötenden Pessaren, Kapseln, Tabletten oder Salben behandeln, die in die Scheide eingeführt werden. Rückfälle sind häufig, wenn die Frau schwanger ist, an Diabetes leidet, Antibiotika oder orale Verhütungsmittel einnimmt. Eine große Gefahr erneuter Infektionen besteht, wenn auch an anderen Körperstellen Pilzinfektionen vorliegen, beispielsweise an Fingernägeln, Nabel, Darm oder Blase. Sexualpartner sollten gleichzeitig behandelt werden. Die Behandlung mit oral einzunehmenden pilztötenden Präparaten ist manchmal anzuraten, wenn die Infektion resistent ist oder immer wieder auftritt. Häufige Nebenwirkungen sind unter anderem lokale Reizungen, Juckreiz, Brennen, Schwellungen, Rötungen, Abschälen der Haut und Sekundärinfektionen. Während der Schwangerschaft sind alle Antimykotika grundsätzlich zu vermeiden.

| Generischer Name<br>Handelsname | Darreichungs-<br>form | Hersteller | Preis<br>ca. DM | Bemerkung |
|---|---|---|---|---|
| **AMPHOTERICIN** | | | | |
| Ampho Moronal | Creme,<br>Lutschtbl.,<br>Ovula, Saft, Tbl.,<br>Vag.creme | Squibb von<br>Heyden | 20, 14,<br>26, 29,<br>55, 28 | Anwendungsgebiete: Breites Wirkungsspektrum. Äußerlich für Genitalien, Mund |
| Amphotericin B<br>»Squibb« | Amp. | Squibb von<br>Heyden | 77 | und Haut, innerlich zur Behandlung systemischer Pilzinfektionen. Häufige Nebenwirkungen: Fieber, Schüttelfrost, Kopf- |

| Generischer Name Handelsname | Darreichungsform | Hersteller | Preis ca. DM | Bemerkung |
|---|---|---|---|---|
| | | | | schmerzen, Übelkeit und Erbrechen; toxisch für Nieren. Wechselwirkungen: andere Antibiotika und Antimykotika sowie Immunsuppressiva. |
| **CLOTRIMAZOL** | | | | |
| Antifungol | Lsg., Spray, Vag.creme, Ovula | Hexal | 6, 7, 10, 13, 14 | Anwendungsgebiete: Infektionen der Genitalien, Haut und Ohren. |
| Antimyk | Creme, Lsg, Spray | Pfleger | 10, 10, 12 | |
| Apocanda | Ovula, creme, Lsg., Spray | Apogepha Arzneimittel | 14, 6, 8, 10 | |
| Azutrimazol | Creme | Azuchemie | 4 | |
| Canesten | Creme, Lsg., Puder, Vag.creme, Ovula, Spray | Bayer | 10, 10, 14, 17, 20, 16 | |
| Canifug | Creme, Vag. creme, Ovula, Spray | Wolff/Bielefeld | 10, 15, 19, 10 | |
| Clotrimazol AL | Spray, Vag. creme, Ovula | Aliud | 9, 11, 13 | |
| Clotrimazol | Spray, Vag. creme | Mago | 10, 11 | |
| Clotrimazol | Spray, Creme | ct-Arzneimittel | 10, 6 | |
| Cutistad | Creme, Lsg., Ovula, Puder, Spray, Vag.creme | Stada | 8, 6, 13, 10, 10, 8 | |
| Dignotrimazol | Ovula, Creme, Spray, Vag.creme | Luitpold | 19, 8, 15, 16 | |
| Durafungol | Creme, Lsg., Vag.creme, Ovula | Durachemie | 6, 11, 15, 14 | |
| Fungizid | Ovula, Creme, Vag.creme, Spray | Ratiopharm | 14, 6, 14, 10 | |
| Gilt | Creme, Spray, Tropfen | Lyssia | 8, 15, 8 | |
| Jenamazol | Creme, Vag. creme, Ovula | Jenapharm | 7, 15, 16 | |
| KadeFungin | Vag.creme, Ovula | Kade Konstanz | 12, 12 | |
| Lokalicid | Vag.creme, Ovula, Puder, Creme, Lsg., Spray | Dermapharm | 13, 14, 10, 7, 10, 10 | |
| Mycofug | Creme, Lsg. | Hermal | 8, 9 | |
| Myko Cordes | Creme, Lösung, Vag.creme | Ichthyol | 7, 8, 17 | |

| Generischer Name Handelsname | Darreichungs-form | Hersteller | Preis ca. DM | Bemerkung |
|---|---|---|---|---|
| Mykofungin | Ovula, Vag. creme, Creme | Wyeth-Pharma | 13, 13, 7 | |
| Mykohaug | Creme, Vag. creme, Ovula | Betapharm | 4, 11, 12 | |
| Ovis-Neu | Creme, Lsg., Puder, Spray | Parke Davis | 8, 9, 9, 12 | |
| Padisafe | Lsg., Creme | Sagitta | 8, 8 | |
| SD-Hermal | Creme | Hermal | 18 | |
| Stiemazol | Creme, Lsg. | Stiefel | 8, 8 | |
| Uromykol | Creme, Vag. creme | Hoyer | 8, 18 | |
| **ECONAZOL** | | | | |
| Epi-Pevaryl | Lsg., Creme, Lotion, Puder, Spray | Cilag 25, 25 | 26, 29, 24, | Bei Infektionen der Genitalien und der Haut. |
| Gyno-Pevaryl | Ovula, Vag. creme | Cilag | 14, 15 | |
| **FLUCONAZOL** | | | | |
| Diflucan | Kps., Amp., Saft | Pfizer | 97, auf Anfrage, 139 | Anwendungsgebiete: Zur systemischen Behandlung von Candida- und Kryptokokkeninfektionen (z. B. Meningitis bei AIDS-Patienten). Nicht bei Nierenschäden und in der Schwangerschaft. Für Kinder nicht empfehlenswert. Nebenwirkungen: Übelkeit, Bauchbeschwerden, Durchfall, Blähungen, manchmal Leberfunktionsstörungen, selten Hautausschlag. Wechselwirkungen: Mit Antikoagulantien, Antiepileptika und Immunsuppressiva. |
| Fungata | Kps. | Mack/Illertissen | 29 | |
| **FLUCYTOSIN** | | | | |
| Ancotil | Amp. (5x250 ml), Tbl. | Hoffmann-LaRoche | 252, 280 | Relativ geringe Toxizität. Enges Wirkspektrum. Bei systemischen Pilzinfektionen. Nicht während der Schwangerschaft einnehmen. |

| Generischer Name Handelsname | Darreichungsform | Hersteller | Preis ca. DM | Bemerkung |
|---|---|---|---|---|
| | | | | Nebenwirkungen: Erbrechen, Durchfall, Weißverfärbung der Nägel und Hautausschläge. |
| **GRISEOFULVIN** | | | | |
| Fulcin | Tbl. | ICI | 45 | Anwendungsgebiete: Pilzinfektionen der Haut, der Kopfhaut, der Haare und Nägel. Behandlungsdauer bei Hautinfektionen: Mindestens 6 Wochen, bei Nagelmykosen bis zu 1 Jahr. Nicht bei Porphyrie und Leberschäden. Nebenwirkungen: Kopfschmerzen, Teilnahmslosigkeit, Konzentrationsstörungen, Durchfall, Übelkeit, Hautausschlag, Lichtempfindlichkeit. Wechselwirkungen: Mit Antikoagulantien, Antiepileptika und Sexualhormonen. Die Wirkung von Alkohol wird verstärkt. |
| Gricin | Tbl. | Arzneimittelwerk Dresden | 80 | |
| Gricin | Creme | Leipziger Arzneimittelwerk | 9 | |
| Griseo | Tbl. | ct-Arzneimittel | 39 | |
| Likuden | Tbl. | Cassella | 45 | |
| Polygris | Tbl. | Essex Pharma | 74 | |
| **ISOCONAZOL** | | | | |
| Travogen | Spray, Creme | Schering | 41, 16 | Bei Infektionen im Genitalbereich. |
| **ITRACONAZOL** | | | | |
| Sempera | Kps. (15 St.) | Janssen | 150 | Bei Pilzinfektionen der Haut und Vagina. Nicht bei vorausgegangener Lebererkrankung, Schwangerschaft und Stillzeit anwenden. Für Kinder nicht empfehlenswert. Nebenwirkungen: Kann Übelkeit, Bauchschmerzen, Verdauungsstörungen und Kopfschmerzen |
| Sivos | Kps. (4 St.) | Cilag | 33 | |

| Generischer Name Handelsname | Darreichungsform | Hersteller | Preis ca. DM | Bemerkung |
|---|---|---|---|---|
| | | | | verursachen. Wechselwirkungen: Mit anderen Antibiotika, Antacida, Zytostatika. |
| **KETOCONAZOL** | | | | |
| Nizoral | Tbl. Creme | Janssen | 43, 21 | Bei Infektionen der Haut, des Genitalbereichs und bei Soor. Nicht bei Porphyrie, Leberschäden und während der Schwangerschaft. Nebenwirkungen: Kann Hautirritationen, Übelkeit, Durchfall, Schwindel und irreversible Leberschäden hervorrufen. Wechselwirkungen: Mit anderen Antibiotika, Antacida, Antikoagulantien, Antiepileptika, Cyclosporin und Zytostatika. |
| Terzolin | Lsg. | Janssen | 28 | |
| **MICONAZOL** | | | | |
| Daktar | Gel, Creme, Lsg., Tbl., Amp., Puder | Janssen | 28, 21, 14, 95, 90, 21 | Anwendungsgebiete: Infektionen des Mundes, der Haut und Genitalien. Bei systemischem Candidabefall und bei Ringflechte. Nicht bei Porphyrie und während der Schwangerschaft. Nebenwirkungen: Übelkeit, Erbrechen, Hautausschläge. Wechselwirkungen: Mit anderen Antimykotika, Antikoagulantien, Antiepileptika und Antidiabetika. |
| Epi-Monistad | Creme, Puder | Cilag | 27, 25 | |
| Gyno-Monistad | Ovula, Vag. creme | Cilag | 26, 29 | |
| Gyno-Daktar | Tampon, Vag. creme, Ovula | Janssen | 22, 25, 21 | |
| Micotar | Mundgel, Creme | Dermapharm | 19, 20 | |
| **NATAMYCIN** | | | | |
| Pima-Biciron | AS | Basotherm | 13 | Bei Infektionen der Genitalien, Bindehaut, Haut und des Mundes. |
| Pimafucin | Creme, Tbl., Lutschtbl. | Basotherm | 17, 65, 16 | |

| Generischer Name Handelsname | Darreichungsform | Hersteller | Preis ca. DM | Bemerkung |
|---|---|---|---|---|
| **NYSTATIN** | | | | |
| Adiclair | Tbl. | Ardepharm | 34 | Anwendungsgebiete: Bei Candidainfektionen der Haut und der Schleimhäute. Als Injektion zu toxisch. Nebenwirkungen: Kann lokale Reizungen, Brennen, Rötungen, Ödeme, Erbrechen, Übelkeit und Durchfall hervorrufen. |
| Biofanal | Tbl., Creme, Ovula | Pfleger | 70, 9, 9 | |
| Candida-Lokalicid | Tbl., Creme, Saft, Ovula | Dorsch | 35, 14, 15, 14 | |
| Candio-Hermal | Creme, Tbl., Paste, Saft | Hermal | 14, 72, 14, 15 | |
| Cordes-Nystatin | Paste | Ichthyol | 19 | |
| Fungireduct | Creme | Azupharma | 14 | |
| Lederlind | Paste, Mundgel | Lederle | 14, 17 | |
| Moronal | Tbl., Ovula, Puder, Creme, Saft, Vag.creme | Squibb | 49, 14, 12, 9, 15, 14 | |
| Mykundexmono | Tbl., Creme, Saft | Jossa | 59, 14, 12 | |
| Nystaderm | Creme, Tbl., Mundgel, Paste, Saft, Ovula | Dermapharm | 12, 28, 11, 13, 11, 13 | |
| Nystatin | Ovula | Jenapharm | 15 | |
| Nystatin »Lederle« | Creme, Tbl., Paste, Spray, Tropfen, Ovula | Lederle | 14, 72, 14, 15, 15, 12 | |
| **TERBINAFIN** | | | | |
| Lamisil | Creme, Tbl. | Sandoz | 21, 122 | Bei Pilzinfektionen der Haut. Vorsicht bei Nieren- und Leberschäden, während der Schwangerschaft und Stillzeit. Nebenwirkungen: Abdominalbeschwerden, Appetitlosigkeit, Übelkeit, Erbrechen, Hautrötungen. |
| **FIOCONAZOL** | | | | |
| Fungibacid | Creme, Lotion, Puder, Spray | Asche | 18, 25, 22, 27 | Bei Nagelmykosen. Kann örtliche Reizungen und Allergien hervorrufen. |
| Mykontral | Creme, Lotion, Puder, Spray | LAW | 14, 13, 19, 19 | |
| **TOLNAFTAT** | | | | |
| Chlorisept | Lsg., Creme, Puder | Chinosolfabrik | 9, 6, 9 | Bei Haut- und Nagelmykosen. Allergiegefahr. |
| Fungistop | Creme, Lsg., Puder | Essex Pharma | 11, 11, 12 | |
| Sorgoa | Creme, Lsg., Spray | Scheurich | 11, 11, 15 | |
| Tinatox | Creme, Lsg. | Brenner/Efeka | 14, 14 | |

| Generischer Name Handelsname | Darreichungsform | Hersteller | Preis ca. DM | Bemerkung |
|---|---|---|---|---|
| Tolnaftat | Lsg. | Pharma Wernigerode | 8 | |
| Tolnaftat | Puder | LAW | 8 | |
| Tonoftal | Creme, Lsg., Puder | Essex Pharma | 10, 27, 14 | |

# Glossar

*Alkohol:* Erzeugt unangenehme Wirkungen, vor allem beim Zusammentreffen mit Cephalosporinen und Imidazolen. Ganz allgemein sollte man Medikamente und Alkohol nicht zusammen zu sich nehmen.

*Anästhetika:* Narkosemittel. Die Wirkung einiger derartiger Wirkstoffe (z. B. Thiopental) wird durch Sulfonamide verstärkt.

*Analgetika:* Schmerzmittel. Rifampicin vermindert die Wirkung von Methadon. Erythromycin verstärkt die Wirkung von Alfetanil.

*Antacida:* Medikamente zur Neutralisierung der Magensäure. Vermindern die Aufnahme vieler Antibiotika wie Ciprofloxacin, Ofloxacin, Pivampicillin, Rifampicin, der meisten Tetracycline, Lincomycin, Itraconazol und Ketoconazol.

*Antiarrhythmika:* Medikamente gegen Herzrhythmusstörungen. In diese Gruppe gehören die Herzglycoside (z. B. Digoxin), Calciumantagonisten (z. B. Verapamil) und die Betablocker. Erythromycin verstärkt die Wirkung von Digoxin; Rifampicin vermindert die Wirkung von Digoxin, Verepamil und Betablockern.

*antibakterielle Wirkstoffe:* Antibiotika, die Bakterien töten oder an der Vermehrung hindern. Viele Antibiotika treten untereinander in Wechselwirkung.

*Antibiotikum:* wörtlich »gegen das Leben«. Antibiotika verhindern oder hemmen die Vermehrung mancher Mikroorganismen.

*Antikonvulsiva:* (bzw. Antiepileptika) vermindern oder mildern epileptische Anfälle. Am verbreitetsten sind Carbamazepin, Phenytoin und Ethosuximid. Mehrere antibakterielle und pilzhemmende Wirkstoffe treten mit Carbamazepin, Phenytoin und Ethosuximid in Wechselwirkung. Dabei verringert sich entweder die Wirkung des Antikonvulsivums oder die des Antibiotikums.

*Antipsychotika:* gegen starke geistige Verwirrungszustände. Rifampicin vermindert die Wirkung von Haloperidol.

*Anxiolytika:* Angstlöser. Erythromycin steigert die Konzentration von Triazolam im Blut.

*Barbiturate:* Beruhigungs- und Narkosemittel. Vermindern die Wirkung von Chloramphenicol, Doxycyclin und Metronidazol. Sulfonamide verstärken die Wirkung von Thiopental.

*Betablocker:* gegen Herzrhythmusstörungen (s. Antiarrhythmika) und Bluthochdruck. Rifampicin vermindert die Wirkung von Propranolol.

*Calcium:* lebenswichtiger Mineralstoff. Calciumsalze vermindern die Aufnahme von Tetracyclinen.

*Calciumkanalblocker.* bei Herzkrankheiten (siehe Antiarrhythmika). Wirkung wird durch Rifampicin vermindert.

*Carboanhydrase-Hemmstoffe:* Acetazolamid; schwach harntreibende Mittel. Werden bei der Behandlung des grünen Stars eingesetzt. Stören die Wirkung von Antibiotika genauso wie andere harntreibende Wirkstoffe.

*cholinerge Wirkstoffe:* zur Behandlung von Nerv-Muskelkrankheiten wie Myasthenia gravis (die zu ausgeprägter Muskelschwäche führt). Aminoglykoside, Lincomycine und Polymyxine wirken Neostigmin und Pyridostigminbromid entgegen.

*Corticosteroide:* zur Entzündungshemmung. Wirksamkeit wird von Rifampicin vermindert.

*Cyclosporin:* unterdrückt das Immunsystem. Konzentration im Blut wird von Rifampicin vermindert. Antibiotikabehandlung führt zu höherem Risiko eines Cyclosporin-bedingten Nierenschadens.

*cytotoxische Medikamente:* vor allem zur Krebsbekämpfung. Aminoglykoside führen in Verbindung mit Cisplatin zu einem höheren Risiko für Nieren- und Ohrenschäden.

*Diabetesmedikamente:* Insulin, Metformin, Sulfonylharnstoff und andere. Chloramphenicol, Cotrimoxazol, Sulfonamide, Rifampicin und Miconazol verändern die Wirkung von Sulfonylharnstoff.

*Disulfiram:* zur Behandlung von Alkoholismus. Erzeugt in Verbindung mit Antibiotika (insbesondere Metronidazol) unangenehme psychotische Reaktionen.

*Diuretika:* harntreibende Mittel, zur Verringerung der Menge an Körperflüssigkeit. Steigern die toxischen Wirkungen vieler Antibiotika.

*Eisen:* lebenswichtiger Mineralstoff. Eisenmangel führt zu Anämie. Manche Antibiotika vermindern die Eisenaufnahme, und Eisen vermindert die Aufnahme mancher Antibiotika.

*Ergotamin:* zur Migränebehandlung. Kann in Verbindung mit Erythromycin zum »Ergotismus« mit Wundbrand, Durchfall, Erbrechen und Kopfschmerzen führen.

*Gicht.* siehe Probenecid und Sulfinpyrazon.

*Gummiarabicum:* (bzw. Akaziengummi). Natürliches Bindemittel, wird auch als reizmilderndes Mittel eingesetzt. Vermindert die Aufnahme mancher Antibiotika.

*Herzglykoside:* steigern die Kontraktionskraft des Herzens. Erythromycin verstärkt die Wirkung von Digoxin, Rifampicin vermindert seine Wirkung.

*Hypnotika:* Schlafmittel, vor allem zur Behandlung von Schlaflosigkeit. Erythromycin steigert die Konzentration von Triazolam im Blut.

*Immunsuppressiva:* unterdrücken das Immunsystem und werden häufig gegen Autoimmunerkrankungen eingesetzt. Können die Wirkung von Antibiotika stören.

*Krebsmedikamente:* siehe cytotoxische Wirkstoffe.

*Magengeschwüre:* Manche Medikamente, die zu ihrer Bekämpfung verwendet werden (z. B. Cimetidin und Ranitidin) stören die Wirkung bestimmter Antibiotika.

*Magnesium:* lebenswichtiger Mineralstoff. Magnesiumsalze dienen als Antacida, Abführmittel und zur Muskelentspannung (siehe Muskelrelaxantien).

*Malariamedikamente:* zur Vorbeugung oder Behandlung der Malaria. Wirkstoffe sind Chloroquin, Mefloquin, Primaquin, Proguanil, Pyrimethamin, Halofantrin und Chinin.

*Muskelrelaxantien:* zur Muskelentspannung. Manche Antibiotika verstärken ihre Wirkung.

*neuromuskuläre Hemmstoffe:* siehe cholinerge Wirkstoffe.

*orale Kontrazeptiva:* Anti-Baby-Pille. Wirkung wird durch Rifampicin vermindert.

*pilzhemmende Wirkstoffe:* Antibiotika zur Behandlung von Pilzinfektionen. Verändern auch die Wirkung anderer pilz- oder bakterienhemmender Medikamente.

*Probenecid:* bewirkt Harnsäureausscheidung mit dem Urin. Vermindert die Ausscheidung mancher Antibiotika, deren Konzentration im Blut deshalb steigt.

*Sulfinpyrazon:* bewirkt Harnsäureausscheidung mit dem Urin. Wirkt manchen Antibiotika entgegen.

*Theophyllin:* atemwegserweiternder Wirkstoff, vor allem gegen Asthma und Bronchitis. Seine Konzentration im Blut wird von manchen Antibiotika gesteigert und von Rifampicin verringert.

*Thyroxin:* Schilddrüsenhormon, das bei Schilddrüsenstörungen verschrieben wird. Rifampicin vermindert die Konzentration im Blut.

*Zink:* Spurenelement, das nur in winzigen Mengen gebraucht wird und in einer ausgewogenen Ernährung enthalten ist. Tetracycline und Ciprofloxazin vermindern die Zinkaufnahme (und umgekehrt).

# Register

D



E